王付经方用量求真

WANGFU JINGFANG YONGLIANG QIUZHEN

王　付　编著

河南科学技术出版社

·郑州·

内容提要

本书作者是全国著名经方大师王付教授，多年从事伤寒论、方剂学的教学、科研及临床工作。本书以经方用量为研究对象，以临床实际需要为目的，分析经方用药与用量之间的调配变化，汤剂、散剂、丸剂中的药物用量差别，从而归纳、总结出同一种药物治疗不同疾病的有效剂量及一种药在不同剂型里用量变化的规律性，重点突出"剂型与用量导读""证型与用量变化""配方与用量比例"。本书内容新颖、思路独特，旨在理论结合实际、突出临床疗效，对于学好、用活经方起到重要指导和示范作用。本书适用于中医药院校师生和中医临床工作者阅读参考。

图书在版编目（CIP）数据

王付经方用量求真/王付编著 . —郑州：河南科学技术出版社，2020.4
ISBN 978-7-5349-9870-6

Ⅰ.①王…　Ⅱ.①王…　Ⅲ.①经方-剂量控制-研究　Ⅳ.①R289.2

中国版本图书馆 CIP 数据核字（2020）第 007301 号

出版发行：河南科学技术出版社

地址：郑州市郑东新区祥盛街 27 号　　邮编：450016

电话：（0371）65737028　65788629

网址：www. hnstp. cn

策划编辑：邓　为

责任编辑：邓　为　王俪燕

责任校对：董静云　崔春娟

封面设计：张　伟

责任印制：朱　飞

印　　刷：河南省环发印务有限公司

经　　销：全国新华书店

开　　本：720 mm×1020 mm　1/16　　印张：37.25　　字数：560 千字

版　　次：2020 年 4 月第 1 版　　2020 年 4 月第 1 次印刷

定　　价：98.00 元

如发现印、装质量问题，影响阅读，请与出版社联系并调换。

前　言

张仲景《伤寒杂病论》中设方 260 首，用药 168 味，其中汤剂用量最大为三斤（150g），如泽漆汤中泽漆；最小用量为六铢（0.8g），如麻黄升麻汤中甘草。权衡经方用药的基本思路，思辨经方用量的特有功效，分析经方用药的组方频率，研究经方用药的属性归类，熟悉经方用药的量效关系，掌握经方用量的变化技巧，于此只有深入系统地剖析药与药及药与量之间的内在相互调配关系，才能为学好经方奠定扎实根基；只有全面地仔细研究经方用药及用量之间的内在相互转化关系，才能为用活经方开拓应用视野。

研究经方用药用量，只有从多角度、多层次深入全面地剖析与探讨经方用药用量，才能辨清仲景用药用量之间的内在必然关系；只有重视研究药、量、证之间的三位一体，才能辨清经方用药用量的特有作用。如从药、量、证三者之间研究经方中葛根的基本作用：①升清降浊，于葛根加半夏汤中辨治太阳伤寒夹胃寒证者，用量以四两（12g）为妥，针对"不下利，但呕者"，病变证机是卫闭营郁，胃气不降；于奔豚汤中辨治肝热气逆证者，用量以五两（15g）为妥，针对"奔豚，气上冲胸，腹痛，往来寒热"，病变证机是肝热气逆夹血虚，用之旨在升清降浊。②柔筋舒筋，于桂枝加葛根汤中辨治筋脉拘急病变者，用量以四两（12g）为妥，针对太阳柔痉证即"太阳病，项背强几几，反汗出，恶风者"，病变证机是卫强营弱，经筋不利；于葛根汤中针对太阳刚痉证即"太阳病，项背强几几，无汗，恶风"，病变证机是卫闭营郁，经筋不利，用之旨在柔筋舒筋。③清疏止利，于葛根芩连汤中辨治大肠热利病变者，用量以半斤（24g）为妥，针对"利遂不止，脉促者"，病变证机是湿热下注，用之旨在清疏止利。④疏散透表，于竹叶汤中辨治太阳中风夹阳虚郁热证者，用量以三两（9g）为妥，针对"中风，发热，面正赤，喘而头痛"，病变证机是营卫及阳气虚弱，郁热内生，用之旨在疏散透表。

再如从药、量、证三者之间研究经方中当归的基本作用：①补血养血，汤剂用量，于胶艾汤辨治血虚出血证病变者，用量以三两（9g）为妥，针对妇科或血虚出血，病变证机是血虚不能固藏，用之旨在补血养血。散剂用量，于当归散中辨治血虚夹热病变者，散剂配方用量以一斤（48g）为妥，每次服用方寸匕（含当归1.5～2g），针对妊娠养胎或胎动不安，病变证机是血虚不荣，郁热内扰，用之旨在补血养血。于当归芍药散中辨治气血虚夹湿病变者，用量以三两（9g）为妥，针对"妇人腹中诸疾痛"，病变证机是气血虚夹湿，用之旨在补血活血。丸剂用量，于薯蓣丸中辨治虚劳诸不足病变者，用量以十分为妥，针对"虚劳，诸不足，风气百疾"，病变证机是气血阴阳俱虚，风气浸淫或夹太阳营卫病变，用之旨在补血养血。②补血通脉，汤剂用量，于麻黄升麻汤中辨治寒热夹杂病变者，用量以六铢（0.8g）为妥，针对"手足厥逆，下部脉不至，喉咽不利，唾脓血，泄利不止者"，病变证机是寒热夹杂，血脉不利，用之旨在补血通脉；散剂用量，于赤小豆当归散中辨治湿毒瘀滞病变者，散剂配方用量以十两（30g）为妥，每次服用方寸匕（含当归2～3g），针对"病者脉数，无热，微烦，默默，但欲卧，汗出，初得之三四日，目赤如鸠眼；七八日，目四眦黑"，病变证机是湿毒蕴结，血脉不利，用之旨在补血通脉；丸剂用量，于乌梅丸中辨治久利或蛔厥病变者，用量以四两（12g）为妥，针对"蛔上入其膈，故烦，须臾复止，得食而呕，又烦者，蛔闻食臭出，其人常自吐蛔。蛔厥者，乌梅丸主之；又主久利"，病变证机是寒热交错夹气血虚弱，用之旨在补血通脉。③补血活血，于当归四逆汤、当归四逆加吴茱萸生姜汤中辨治血虚夹寒病变者，用量以三两（9g）为妥，针对"手足厥寒""久寒"，病变证机是血虚不荣，寒滞脉络，用之旨在补血活血；于温经汤中辨治虚瘀寒病变者，用量以二两（6g）为妥，针对妇科或疼痛，病变证机是血虚不养，寒瘀阻滞，用之旨在补血活血。④活血通经，于升麻鳖甲汤中辨治热毒病变者，用量以一两（3g）为妥，针对"面赤斑斑如锦纹，咽喉痛，唾脓血"，病变证机是热毒蕴结，阳气郁滞，血行不利；于升麻鳖甲去雄黄蜀椒汤中针对"面目青，身痛如被杖，咽喉痛"，病变证机是热毒蕴结，血脉瘀滞，用之旨在活血通经。⑤补血制风，于侯氏黑散中辨治心脾不足痰风病变者，用量以三分为妥，针对"治大风，四肢烦重，心中恶寒不足者"，病变证机是心脾不足、痰风内生，用之旨在补血制风。⑥补血止痛，于当归生姜羊肉汤中辨治血虚夹寒病变者，用量以三两（9g）为妥，针对"寒疝，腹中痛，及胁痛里急者""腹中疞痛"，病变证机是血虚不荣，脉络不通，用之旨在补血止痛。⑦补血通利，于当归贝母苦参丸中辨治血虚湿热病变者，用量以四两（12g）为妥，针对"小便难"，病变证机是血虚不荣，水湿蕴结，用之旨在补血通利。⑧补血柔肝，于奔豚汤中辨治肝热气逆证者，用量以二两（6g）为妥，针对"奔豚，气上冲胸，腹痛，往来寒热"，病变证机是肝热气逆夹血虚，用之旨在补血柔肝。

从经方组方频率研究用药，经方用药出现频率10次（含10次）以上者有25味如甘草组方123次，组方70~80次者有2味如桂枝78次、生姜汁70次；组方60~69次者有1味如大枣62次，组方50~59次者有1味如芍药59次，组方40~49次者有3味如干姜46次、半夏48次，组方30~39次者有3味如大黄33次、人参36次、附子38次、茯苓40次，组方20~29次者有3味如杏仁20次、黄芩26次、麻黄28次、白术29次，组方10~19次者有9味如栀子、牡蛎各10次、阿胶11次、五味子12次、厚朴14次、黄连15次、当归16次、石膏17次、细辛19次、枳实17次，组方9次者有3味如柴胡、川芎、芒硝，组方8次者有4味如桔梗、干（生）地黄、桃仁、泽泻，组方7次者有5味如黄芪、粳米、龙骨、葶苈子、知母，组方6次者有5味如百合、防己、葛根、蜀椒、香豉，组方5次者有9味如白蜜（食蜜）、甘遂、防风、栝楼根、滑石、黄柏、麦冬、牡丹皮、乌头，组方4次者有8味如赤石脂、葱茎、矾石、栝楼实、橘皮、苦酒、薤白、䗪虫，组方3次者有13味如鳖甲、赤小豆、虻虫、山药（薯蓣）、升麻、蜀漆、水蛭、吴茱萸、小麦、雄黄、薏苡仁、猪胆汁、猪苓，组方2次者有27味如艾叶、巴豆、白粉、白酒、白头翁、贝母、大麦、代赭石、瓜蒂、鸡子黄、胶饴、苦参、乱发、麻仁、秦皮、瞿麦、通草、射干（乌扇）、土瓜根、文蛤、硝石、旋覆花、茵陈、禹余粮、竹茹、竹叶、紫参，组方1次者有69味如白蔹、白鱼、白石脂、白薇、柏实、柏叶、败酱草、赤硝、大戟、豆黄卷、粉（轻粉或铅粉）、蜂窝、干漆、甘李根白皮、瓜子、海藻、寒水石、诃梨勒、槐枝、红蓝花、黄土、鸡子壳、鸡子清、鸡屎白、椒目、菊花、款冬花、葵子、裈裆、狼牙、藜芦、连翘、蒲灰、蛴螬、铅丹、蜣螂、莞花、人尿、戎盐、曲（神曲）、山茱萸、桑东南根白皮、商陆根、蛇床子、生梓白皮、石韦、鼠妇、苏叶、葫藋细叶、酸枣仁、天冬、天雄、王不留行散、葳蕤、乌梅、新绛、盐（食盐）、羊胆、羊肉、芫花、云母、皂荚、泽漆、蜘蛛、猪肤、猪膏、紫石英、紫菀、紫葳。

研究归纳分析经方用药频率前 5 味，可发现仲景组方用药长于调养脾胃，治病重在调养；一旦疾病发生，不仅以治病为主，还要重视调养，突出扶助正气在治疗疾病过程中起的主导作用。如甘草组方 123 首、桂枝组方 78 首、生姜（汁）组方 70 首、大枣组方 62 首、芍药组方 59 首，此 5 味药中具有补益作用的如甘草、大枣、芍药，突出治病重在补益气血，以补气为主；具有调理脾胃的如桂枝、生姜，突出治病还重在温胃醒脾，辨治脾胃病证应以温为主，脾胃为气血生化之源，只有从脾胃调治入手，才能更好地提高临床治病效果。

从经方药效归类研究用药，经方中用补益药最多，其次是清热药、活血化瘀药、降泄渗利药、降逆化痰药。根据张仲景用药功效以分析、探索、研究诸多疾病的演变规律及病变证机常常夹杂气血虚弱，在治病过程中重视补益气血具有重要的积极作用。可见，在临床中只有重视调治气血，才能更好地驱除邪气，才能达到治病愈疾之目的，如气血强盛既是诸脏腑功能活动的基础，又是诸多疾病趋于康复的重要保障，即"正气存内，邪不可干"；而气血虚弱既是诸多疾病发生的内在根本原因，又是疾病从内生的必有条件，即"邪之所凑，其气必虚"。可见，气血既是生命化息之源，又是疾病康复之本，气血强弱关系到疾病演变与康复，在治病过程中既要权衡致病原因又要权衡气血强弱，以此全面考虑斟酌，才能更好地选方用药定量以取得预期疗效。

根据经方用药辨治病证可归为 16 类，补益药 30 味如益气药 12 味，即人参、白术、甘草、大枣、黄芪、粳米、白蜜（食蜜）、胶饴、山药（薯蓣）、小麦、白粉、大麦；补阳药 3 味，即山茱萸、羊肉、蛇床子；补血药 4 味，如芍药、当归、阿胶、干（生）地黄；滋阴药 11 味，即天冬、葳蕤、百合、猪肤、猪膏、五味子、栝楼根、麦冬、鳖甲、鸡子黄、麻仁；清热药 28 味，如以苦寒药为主的 12 味如黄芩、黄连、栀子、黄柏、矾石、猪胆汁、白头翁、苦参、桑东南根白皮、狼牙、紫参、泽漆，以甘寒药为主的 16 味如石膏、知母、文蛤、竹叶、竹茹、白薇、败酱草、甘李根白皮、瓜子、寒水石、鸡子清、鸡屎白、连翘、人尿、生梓白皮、羊胆；活血化瘀药 22 味如破血化瘀药 12 味如虻虫、水蛭、䗪虫、干漆、蜣螂、蛴螬、鼠妇、紫葳、乱发、土瓜根、硝石、桃仁，活血行气药 10 味如川芎、牡丹皮、白酒、白鱼、槐枝、红蓝花、蒲灰、葪薚细叶、王不留行、新绛；降泄渗利药 16 味如茯苓、泽泻、防己、滑石、赤小豆、薏苡仁、猪苓、瞿麦、通草、茵陈、椒目、葵子、莞花、戎盐、商陆根、石韦；降逆化痰药 13 味，如温化降逆药 7 味如半夏、杏仁、旋覆花、款冬花、云母、皂荚、紫菀，清化降逆药 6 味如桔梗、葶苈子、栝楼实、贝母、代赭石、射干（乌扇）；温阳药 8 味如干姜、附子、细辛、乌头、蜀椒、葱白（茎）、吴茱萸、天雄；解表药 8 味，有辛温解表药 5 味如桂枝、生姜（汁）、麻黄、香豉、防风，辛凉解表药 3 味如葛根、升麻、菊花；固涩药 8 味，有固涩收敛药 5 味如赤石脂、禹余粮、白石脂、诃梨勒、鸡子壳，固涩生津药 2 味如苦酒、乌梅，固涩清热药 1 味如秦皮；通泻药 6 味，有苦寒通泻药 4 味如大黄、芒硝、甘遂、大戟，苦温通泻药 2 味如巴豆、芫花；安神药 6 味，有养心安神药 2 味如柏实、酸枣仁，重镇安神药 4 味如牡蛎、龙骨、铅丹、紫石英；理气药 6 味，有清热理气药 2 味如柴胡、枳实，温通理气药 4 味如厚朴、橘皮、薤白、苏叶；止血药 3 味，有温阳止血药即艾叶、黄土，清热止血药如柏叶；涌吐风痰药 3 味如蜀漆、瓜蒂、藜芦；软坚散结药 3 味如赤硝、海藻、盐（食盐）；和胃药 2 味如曲、豆黄卷；以及其他药 6 味如雄黄、白鼓、粉（轻粉或铅粉）、蜂窝、裈裆、蜘蛛。

遵循张仲景组方用药特色，既要重视治病扶助正气，又要重视驱除邪气；既强调体虚及郁热、瘀血、湿浊、痰阻等病变较为常见，又强调体虚，以及郁热、瘀血、湿浊、痰阻等病变比较难治；既突出诸多疑难杂病常常夹杂体虚，以及郁热、瘀血、湿浊、痰阻，又突出从体虚及郁热、瘀血、湿浊、痰阻等考虑选方用药定量。再则，辨治疾病在选用解表药、固涩药、温阳药、通泻药、安神药、理气药，以及止血药、涌吐风痰药、软坚散结药和和胃药时，尽可能全面考虑、统筹兼顾病变证机之间的复杂性及夹杂性，治病用药应密切关注虚、热、瘀、湿、痰等病变，临证只有以此权衡病变证机，分清主次，才能更好地用药定量以取得预期治疗效果。

学好经方用药的基本准则，既要重视研究经方用药的基本作用，又要重视研究经方用药之间的调配作用，更要重视研究经方用药用量之间的特有作用；

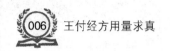

用活经方用药的关键要素，既要权衡用药之间因药配而变化，又要权衡药量之间因量调而变化，更要权衡药、量与病证之间的内在相互转化关系；学好用活经方的最佳思路及方法，既要权衡用药与病证，又要思辨病证与用量，更要权衡药、量、证之间的三位一体，以此才能学好用活经方以指导临床应用。

研究经方用药，既要重视研究药用个性，又要重视研究药用共性；既要重视研究用量的主导性，又要重视研究用药定量的随机性；既要重视用固定思维获取知识，又要重视用变化思维运用知识，只有将固定思维与变化思维有机结合，才能实现学好用活经方的目的。编写此书虽然积累数年学用体会，但仍有不尽如人意之处，肯请读者提出宝贵意见，以便今后修订与提高。

王付

2019 年 6 月

凡 例

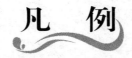

经方用量说明

经方用药剂量根据明代李时珍于《本草纲目》中说："今古异制，古之一两，今用一钱可也。"复如清代程知于《伤寒经注》中说："大约古用一两，今用一钱足也。"李氏、程氏所说的"古"，当指东汉时期；所说的"今"，是指其所处的时代。又，李氏、程氏所言"今"与当今之"今"的用量单位没有变化，结合当今用经方治病实际情况，所以，《伤寒杂病论》方药 1 两应折算为3g。附古今计量换算：

1 斤 = 16 两 = 50g

1 两 = 4 分 = 24 铢 = 3g

1 斗（重量）= 10 升 = 100 合 = 180~300g

1 斗（容量）= 10 升 = 100 合 = 600~800mL

1 方寸匕 = 6~9g

1 钱匕 = 1.5~1.8g（仲景于方中言"钱"者，当指钱匕）

1 尺 = 30g

鸡子大（鸡蛋黄大小）= 48~50g

1 盏 = 50~80mL

又，经方剂量单位之"分"，有的是言一两四分为"分"，有的不是言一两四分之"分"，而是言药物间用量比例关系，但从临床角度确定汤剂用量，可将一分按3g计算。

更如，仲景言几枚、几个等，均以实物折算为准。

目 录
CONTENTS

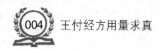

第一章　绪　言

　　学用经方欲取得最佳疗效，既要深化辨证思路准确，又要选方遴药恰当，更要仔细推敲斟酌药量。用量主导经方效用，治病用药只有合理地选定剂量，才能使方药更好地切中病变证机，取得应有治疗效果。

　　医生运用经方治病，为何有的有良好的效果，有的未能取得治疗效果，有的用后不仅没有疗效还有弊端，从用方角度究其主要原因，并非选用经方错误，而是忽视经方中用量调配。因治病用药比较容易，确定剂量则比较难。再则，治病用药究竟选用多少最为合适，仅凭某一个人在临床中摸索、积累与总结，既花费大量精力又难以得出确切结论，对此，只有借鉴历代医家治病用量经验，才能更好地运用经方辨治病证。经方是张仲景在"勤求古训，博采众方"的基础上进行提炼、归纳、总结而成，亦即经方用量是对前人经验认识与临床实践的总结。例如，用柴胡多少使其在方中能够发挥"升举阳气"作用，用多少能发挥"解表透邪"作用，用多少能发挥"疏肝解郁"作用，用多少能发挥"清热解毒"作用，又是如何确定用药之间调配的。对此，只有借鉴历代医家治病的成功经验，才能提升理论认识水平与临床应用能力。

一、方证用量内涵

　　方证是研究方剂与病证之间的对应关系及多边关系所构建的辨治体系，突出研究方剂药及量调配比例以辨治常见病、多发病、疑难杂病。研究经方要明确什么是"方""证"，以及二者间的关系。

　　"方证"之方，方是由药所组建的，药是由量所规范的，药具有特殊功效，量具有主导药效，思辨药与量的规定性以构成治病方剂，权衡药与量的调配关系限定辨治病证的范围，亦即选择任何一个方剂都不可能辨治所有病证；再则，凡是方剂辨治病证的局限性越大其疗效就越显著。探索方证用药既要研究单味药作用，又要研究药与药之间的相互作用；既要研究药与量之间的调配关

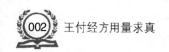

系，又要研究量与量之间的特有关系。研究经方方证只有重视药与量之间的内在相互关系，才能辨清方证的基本构建及其可变性的应用要点。

"方证"之证，证是症的集约，症是证的表现，证具有规范性与界定性，症具有可变性与疑似性。从证角度研究症，可规范症是此证而非彼证，可避免对症辨治似是而非。如研究头痛症状可从舌脉等辨析，以此规范头痛症状是热证还是寒证，或是虚证，抑或实证，亦即证具有单一性或复杂性或特有性而症具有不确定性或单纯性或普遍性，如头痛症是诸多疾病在其演变过程中的共有表现，或是某些疾病的特有表现。

"方证"之"方"与"证"，方是治证之手段，证是用方之依据；方药治病既要针对证又要针对症，只有重视标本兼治才是最佳选方，若治病仅强调任何某一方面都会直接或间接影响治疗效果。可见，研究"方证"之方是研究药与量的调配，证是研究寒热虚实的属性；证以方治，方以治证，方证结合是研究应用方证的基本出发点和最终落脚点。

研究《伤寒杂病论》中用方治病理论，还要掌握以下两点。

1. "证方"理论 即辨证用方，亦即"证"与"方"之间的关系是先辨证后用方，其为对应关系，如阳明热结证可选用大承气汤，阳明寒结证可选用大黄附子汤，阴虚血热证可选用百合地黄汤，阳虚出血证可选用黄土汤等。

2. "方证"理论 即用方辨证，亦即从方药角度研究病证，即柴胡汤证，桂枝汤证。"方证"理论是研究"方"与"证"之间的一般关系，即方证对应关系和特殊关系，亦即方证的多边关系，如四逆汤既可辨治心阳虚证，又可辨治肾阳虚证，还可辨治亡阳证，四逆汤与心阳虚证、肾阳虚证和亡阳证之间是对应关系，而心阳虚证、肾阳虚证和亡阳证之间则是多边关系。这就是研究"方证"与"证方"之间的本质区别。再则，运用"证方"理论辨治病证具有规范性和基础性，以及操作性，如虚热肺痿证可选用麦门冬汤，虚寒肺痿证可选用甘草干姜汤；而运用"方证"理论辨治病证具有前瞻性和思辨性，以及可变性，如理中丸方证可辨治病变在中焦即脾胃虚寒证，在上焦即虚寒胸痹证，在中下焦即寒湿霍乱证；再如小青龙汤方证既可辨治内外夹杂即太阳伤寒证与寒饮郁肺证，又可辨治内伤杂病之寒饮郁肺证，还可辨治水气之溢饮寒证等。可见，研究方证理论是探索与求知方与证之间的内在相互关系及诸多复杂演变关系。

二、方证用量调配

方证辨治之药和量，用量标识药效，药效因量而变。研究经方方证，既要重视用药又要重视用量，药与量调配变化主导功效及辨治病证，用量因病证随机应变。①方证用药，在多数情况下每味药常常有不同功效，功效因用量调配而变化，如麻黄大于桂枝用量调配旨在发汗如麻黄汤治"头痛，发热，身疼，腰痛，骨节疼痛，恶风，无汗而喘"，小于桂枝用量调配旨在化气行水如桂枝去芍药加麻黄附子细辛汤治"心下坚大如盘，边如旋杯，水饮所作"，与桂枝用量相等配伍旨在温宣肺气如小青龙汤治"咳逆倚息不得卧"；又如炙甘草汤由炙甘草、人参、大枣、桂枝、生姜、麦冬、麻仁、生地黄、阿胶所组成，方中重用益气药（大枣30枚）、补血药（生地黄一斤），气化阳、血化阴，以此辨治气血阴阳俱虚证。②方证用量，在多数情况下药量调配主导药效及辨治病证，如桂枝汤中配伍芍药用量旨在敛阴，芍药甘草汤中配伍芍药用量旨在缓急，胶艾汤中配伍芍药用量旨在止血，桂枝加芍药汤及当归芍药散中配伍芍药用量旨在止痛；又如麦门冬汤由"麦冬七升（168g），半夏一升（24g），人参三两（9g），甘草二两（6g），粳米三合（9g），大枣十二枚"所组成，方中重用滋阴药，以及降逆药及益气药，所以方药功效且以滋阴为主。③药与量之间的调配关系，研究经方方证若仅仅认识用药是不全面的，或仅仅剖析用量也是不全面的，只有重视研究药与量之间的调配比例，才能更好地运用经方方证理论指导临床实践。

研究经方方证，既要权衡方中用药的特有作用，又要思辨方中用量的主导作用。如研究桂枝作用必须结合方中用量，即在桂枝加桂汤中桂枝与芍药用量的比例调配旨在平冲敛降，在桂枝汤中桂枝与芍药用量比例调配旨在发汗敛营，在桂枝加芍药汤中桂枝与芍药用量比例调配旨在通经止痛；再如研究麻黄作用，在麻黄汤中桂枝与麻黄用量比例调配旨在发汗通经，在桂枝麻黄各半汤中桂枝与麻黄用量比例调配旨在通经发散，在桂枝二麻黄一汤中桂枝与麻黄用量比例调配旨在温通透散；又如研究桂枝作用，用量三两配伍以解肌、温阳、通经为主，五两配伍以平冲降逆为主。可见，研究方证必须研究药与量之间的量变关系，即相同的药与不同的量配伍所产生的治疗作用不同，相同的药量与不相同的药配伍所产生的治疗作用也不同。因此，研究方证不可仅仅局限于

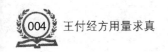

药，更要重视药量调配与病证之间的内在关系，只有重视药量及病证之间的调配比例，深入研究方证，才能辨清方证的特有功效及运用细则，才能用活方证理论以指导临床实践。

三、方证用量固定性

经方用药及用量的固定性主导方证辨治病证的相对不变性，既然经方方证具有固定性，为何还要深入学习经方方证？运用经方方证的固定性怎样启迪学习经方思维，又怎样指导临床用活经方辨治病证？于此必须认清学习经方方证的固定性是引导用活经方方证可变性的基本点和切入点，即非有经方方证的固定性就无法运用经方方证理论指导性，也即无规矩何有方圆，或无基础何有上层建筑，研究经方方证固定性是提升运用方证可变性的关键步骤。如肾气丸［干地黄八两（24g），山药四两（12g），山茱萸四两（12g），茯苓三两（9g），泽泻三两（9g），牡丹皮三两（9g），附子一两（3g），桂枝一两（3g）］中寒性药（干地黄、泽泻、牡丹皮）用量总和是十四两（42g），温热药（附子、桂枝、山茱萸）用量总和是六两（18g），平性药（山药、茯苓）用量总和是七两（21g），从药量权衡方药功用是滋补肾阴、温补肾阳，辨治证型是肾阴阳俱虚证，亦即肾气丸是辨治肾阴阳俱虚证的最佳用方，若非肾阴阳俱虚证则不能选用肾气丸。肾气丸的组成是《伤寒杂病论》中的固定方，若非学习肾气丸固定的药和量，就无法深入研究与运用肾气丸方证以辨治诸多疑难复杂病证。再如人参汤（理中丸）［人参三两（9g），干姜三两（9g），白术三两（9g），炙甘草三两（9g）］中用温补药量总和是九两（27g），辛热药用量是三两（9g），从用药属性及用量而分析其功效以温补散寒为主，若非虚寒病变证机则不能选用人参汤。可见，研究方证的固定性是构建辨治病证的基础，是引导研究方证的最佳切入及归结。

四、方证用量可变性

方证可变性是应用方证理论指导临床实践以变应变的治病宗旨和最终目的，只有重视研究方证固定性并结合临证应用可变性，才能真正学好用活经方方证，才能在临床中取得最佳预期疗效。如大黄附子汤［大黄三两（9g）、附子三枚（15g）、细辛二两（6g）］，方中温热药（附子、细辛）用量总和是

21g，用寒凉药量是 9g，其用量比例是 7：3，根据大黄附子汤药量是辨治寒结证或寒结夹热证，即寒结证者用大黄既能通泻又能制约温热药燥化伤津，寒结夹热者用大黄既能通下又能兼以泻热，权衡药与量以温阳散寒通泻为主；若调整方中大黄用量为 15g，附子量为 9g，用相同的药因用量调整变化而辨治病证也发生变化，即方药功效由原来以温阳散寒为主变为清泻与温阳并行。再如麻杏石甘汤 [麻黄去节、四两（12g），杏仁去皮尖、五十个（8.5g），炙甘草、二两（6g），石膏碎、绵裹、半斤（24g）]，方中温热药（麻黄、杏仁）用量总和是 20.5g，寒凉药用量是 24g，平性药用量是 6g；根据用治表药 1 味，治里药 3 味，分析治表治里药及用量，辨治病变部位以在里为主即肺热证或表寒里热证，肺热证者用麻黄既能宣发又能制约寒药凝滞，表寒里热者用麻黄既宣肺又兼以辛温散寒解表；若调整方中麻黄或石膏用量比例，虽用相同药可因用量调配而改变方药辨治病证。

研究经方方证可变性：①原有方药及用量不变，因病证表现不同，方与证之间的作用关系也不尽相同，如大承气汤以泻热为主，厚朴旨在行气并制约寒药凝滞，若病变夹寒，厚朴既行气又兼温通；②原有方药不变，因调整原有方药用量，可使原有方证辨治发生变化。可见，应用方证可变性是以方证固定性为基础之上的演化、深化和细化，研究经方方证只有以固定性为切入点，以可变性为突破口，才能学好用活经方方证；若研究方证仅仅局限于固定性是不切合临床现实的，若仅仅着眼于方证的可变性则是无章可循，无法可依。

五、方证药症与用量

研究方证的切入点是研究药与药、药与量、量与量之间的调配比例关系，药与药之间有相须、相使、相畏（杀）、相反调配，药与量之间是药与药用量比例增减变化，量与量之间调配是协同、制约及质变的关系。可见，研究方证的内容广泛，单元交错，结构复杂，问题难解，因此研究方证只有从多层次、多角度、多方位去思考与探索，才能辨清运用方证的基本准则与思路。如研究半夏泻心汤方证，既要考虑苦寒药配温热药，又要考虑苦寒药配补益药，还要考虑温热药配补益药，更要权衡苦寒药、温热药与补益药之间用量的调配比例关系，以此才能掌握运用半夏泻心汤方证的基本准则和变化细则，用之才能取得最佳疗效。研究方证：①全盘考虑方中用药的基本功用；②调整药量增减与

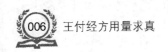

辨治病变属性；③思辨方与证之间的内在演变关系及用量比例调配关系，认清治证必有方，用方必治证，"证方"与"方证"之间的辨证关系是转化及可变关系。

研究药症的切入点是研究药的基本功效，权衡药用有多种功效，用量调配主导其功效变化。运用药症既针对病变证机，又针对病变症状，药症针对病变证机是基础，针对症状表现是配伍用药之变通，即药用与症状之间存在演化及可变关系。如大黄具泻下、祛瘀、燥湿等作用，可辨治病证既可是热结，又可是寒结或虚结或水结等，对此只有从用量调配角度深入研究才能得出药量主导药效。可见，研究药症只有重视药与量之间的调配比例关系，才能用活药症化为方证以辨治复杂多变的病证。

研究方证的对象是群体，药与量既有相互促进作用，又有相互制约作用，更有相互平衡作用；而研究药症的对象是个体，药与量既有相对的独立性，又有相对的随机性，更有相对的偏向性。例如麻黄可辨治寒证，石膏可辨治热证，麻黄配石膏因用量调配比例变化，既可辨治寒证，又可辨治热证；再如当归辨治虚证是其药症的基本功用，而辨治实证是药症转化方证用量调配的特殊功用；更如肾气丸方证因用量调配变化既可辨治以阴虚为主，又可辨治以阳虚为主，更可辨治以阴阳俱虚为主。可见，研究药症是以基本功效为切入，研究药症转化方证以药量调配为切入，研究方证的基本要素是药、量、症、证之间的内在相互必然联系。

运用经方药症辨治病证受用量的调控具有可变性，如麻黄既可治寒证头痛，又可治热证头痛，更可治虚实夹杂证头痛，亦即药症既可针对病变证机，又可针对症状表现，用之贵在剂量调配；运用方证辨治病证受到用量的调配具有相对的固定性，如麻黄汤只可辨治风寒表实证或风寒犯肺证，而对风寒表虚证、风热表证则不宜选用，亦即方证针对的是病变证机与病证表现。总之，研究方证既要从药症角度深化研究方证，又要从方证角度细化研究药症，用活药症化为方证的核心是药与药之间用量调配，用活方证的关键是由方证固定性转为方证可变性以指导辨治内伤杂病、外感疾病、内外夹杂疾病。

第二章　补益药

补益药组方可辨治气虚、血虚、气血两虚、阴虚、阳虚、气阴两虚、阴阳俱虚及阳虚血虚。又，气可化阳，血可化阴，仲景用益气补阳药 15 味，补血滋阴药 15 味。

益气药 12 味，如人参、白术、甘草、大枣、黄芪、粳米、白蜜（食蜜）、胶饴、山药（薯蓣）、小麦、白粉、大麦。

补阳药 3 味，如山茱萸、羊肉、蛇床子。

补血药 4 味，如芍药、当归、阿胶、干（生）地黄。

滋阴药 11 味，如天冬、葳蕤、百合、猪肤、猪膏、五味子、栝楼根、麦冬、鳖甲、鸡子黄、麻仁。

甘草用量及配方

《伤寒杂病论》260 首方中用甘草有 123 首，权衡仲景用甘草可辨治诸多病证，以 123 首方中甘草的剂量为切入点，归纳总结、提炼概括，以期研究、剖析、发微，用于指导临床实践，从而达到准确理解甘草量在方中的作用，更好地用活经方以辨治常见病、多发病及疑难病。又，甘草为解百毒之要药，凡有毒之药，皆可用之。

【剂型与用量导读】

不同方剂中的甘草用量见表 1。不同剂型中的甘草用量见表 2。

表 1　不同方剂中的甘草用量

用　量		经方数量	经方名称
古代量	现代量		
六铢	0.8g	1 方	麻黄升麻汤
半两	1.5g	1 方	防己黄芪汤 、防己黄芪汤加减方

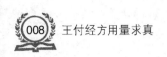

续表

用量		经方数量	经方名称
古代量	现代量		
方寸匕的 1/4	1.5~ 2.25g	1方	四逆散
一两二铢	3.2g	1方	桂枝二麻黄一汤
一两	3g	11方	大黄甘草汤、竹叶汤、附子粳米汤、茯苓甘草汤、茯苓杏仁甘草汤、栀子柏皮汤、桂枝麻黄各半汤、柴胡加芒硝汤、柴胡桂枝汤、麻杏薏甘汤、麻黄汤、麻黄加术汤、酸枣仁汤
十八铢	2.3g	1方	桂枝二越婢一汤
二钱匕	3.8g	1方	防己地黄汤
如指大一枚	5g	1方	甘遂半夏汤
二两	6g	72方	甘草汤、小建中汤、大青龙汤、风引汤、乌头桂枝汤、升麻鳖甲汤、升麻鳖甲去雄黄蜀椒汤、四逆汤、四逆加人参汤、甘草附子汤、甘草麻黄汤、甘草粉蜜汤、甘姜苓术汤、白头翁加甘草阿胶汤、白虎汤、白虎加人参汤、白虎加桂枝汤、当归四逆汤、当归四逆加吴茱萸生姜汤、竹叶石膏汤、防己茯苓汤、麦门冬汤、奔豚汤、茯苓四逆汤、茯苓桂枝甘草大枣汤（苓桂草枣汤）、苓桂术甘汤、茯苓泽泻汤、栀子甘草豉汤、厚朴生姜半夏甘草人参汤、桂枝汤、桂枝甘草汤、桂枝甘草龙骨牡蛎汤、桂枝附子汤、桂枝芍药知母汤、桂苓五味甘草去桂加姜辛夏汤、桂枝去芍药加附子汤、桂枝去芍药加蜀漆牡蛎龙骨救逆汤、桂枝去芍药加麻黄附子细辛汤、桂枝去芍药汤、桂枝去桂加茯苓白术汤、桂枝附子去桂加白术汤（白术附子汤）、桂枝加桂汤、桂枝加芍药汤、桂枝加大黄汤、桂枝加芍药生姜各一两人参三两新加汤（桂枝新加汤）、桂枝加附子汤、桂枝加葛根汤、桂枝加厚朴杏仁汤、桂枝加黄芪汤、桂枝加龙骨牡蛎汤、桃核承气汤、桔梗汤、栝楼桂枝汤、柴胡桂枝干姜汤、调胃承气汤、胶艾汤、通脉四逆汤、通脉四逆加猪胆汁汤、黄芩汤、黄芩加半夏生姜汤、黄芪建中汤、排脓汤、麻黄汤、麻黄附子甘草汤、麻杏石甘汤、葛根汤、葛根加半夏汤、葛根芩连汤、越婢加术汤、温经汤、藜芦甘草汤

续表

用量		经方数量	经方名称
古代量	现代量		
三两	9g	24方	小青龙汤、小青龙汤加减方、小青龙加石膏汤、小柴胡汤、小柴胡汤加减方、大黄䗪虫丸、文蛤汤、乌头汤、甘麦大枣汤、生姜泻心汤、半夏泻心汤、芍药甘草附子汤、泽漆汤、苓甘五味姜辛汤、苓甘五味加姜辛半夏杏仁汤、苓甘五味加姜辛半杏大黄汤、厚朴七物汤、桂苓五味甘草汤、理中丸、黄连汤、黄土汤、旋覆代赭汤、紫参汤、越婢汤、越婢加半夏汤
四两	12g	5方	甘草干姜汤、甘草泻心汤、芍药甘草汤、炙甘草汤、桂枝人参汤
五两	15g	1方	橘皮竹茹汤
七分	21g	1方	竹皮大丸
十八分	54g	1方	王不留行散
二十八分	84g	1方	薯蓣丸

表2　不同剂型中的甘草用量

剂型	不同用量	古代量	现代量	代表方名
汤剂	最小用量	六铢	0.8g	麻黄升麻汤
	最大用量	五两	15g	橘皮竹茹汤
	通常用量	二两	6g	麻黄汤
散剂	最小用量	方寸匕的1/4	1.5~2.25g	四逆散
	最大用量	十八分	54g	王不留行散
丸剂	最小用量	三两	9g	大黄䗪虫丸
	最大用量	二十八分	84g	薯蓣丸

【证型与用量变化】

(一) 甘缓益气及用量

甘缓益气，即味甘性缓，补益正气，用于制约峻药伤正或辨治虚实夹杂所引起的病证表现，用甘草组方者有19首。

表3 辨治阳热病变的甘草用量

证型	最佳用量	方名	针对主症	病变证机	用药目的
阳热盛实	二两（6g）	风引汤	热、瘫、痫	热极生风	旨在甘缓益气，并制约寒药伤胃
		白虎汤	腹满，身重，难以转侧，口不仁，面垢，谵语，遗尿	里热炽盛，充斥内外	
		白虎加人参汤	热结在里，表里俱热，时时恶风，大渴，舌上干燥而烦，欲饮水数升者	里热炽盛，损伤正气	
		白虎加桂枝汤	温疟者，其脉如平，身无寒但热，骨节疼烦，时呕	热郁肌肤营卫或热肆筋骨	
		调胃承气汤	心烦、蒸蒸发热	阳明热结或夹气虚	
胃热气逆	一两（3g）	大黄甘草汤	食已即吐	胃热气逆于上	旨在甘缓益气，并制约大黄寒泻太过，用量大又制约大黄通泻作用

表4 辨治寒热夹杂病变的甘草用量

证型	最佳用量	方名	针对主症	病变证机	用药目的
寒热夹杂	六铢（0.8g）	麻黄升麻汤	寸脉沉而迟，手足厥逆，下部脉不至，喉咽不利，唾脓血，泄利不止者	寒热夹杂，阳气阻滞	旨在甘缓益气，并制约寒药伤气，用量大又易壅滞气机
表寒里热	二两（6g）	大青龙汤	脉浮紧，发热，恶寒，身疼痛，不汗出而烦躁者。脉浮缓，身不疼，但重，乍有轻时	寒热夹杂，或湿郁营卫	旨在甘缓益气，并制约麻黄燥热及石膏寒凉，用量大又不利于麻黄宣通
脾胃寒热夹杂或兼太阳伤寒	三两（9g）	文蛤汤	吐后，渴欲得水而贪饮者	胃热津伤或夹卫闭营郁	旨在甘缓益气，并制约麻黄之燥及石膏之寒

续表

证型	最佳用量	方名	针对主症	病变证机	用药目的
阳明热结夹太阳中风	三两（9g）	厚朴七物汤	腹满，发热十日，脉浮而数	热结阳明，卫强营弱	旨在甘缓益气，并制约大黄之寒凉
表里寒热夹杂	二两（6g）	麻黄连翘赤小豆汤	伤寒，瘀热在里，身必发黄	寒侵夹湿热	旨在甘缓益气，并制约寒药伤胃

表5　辨治水湿夹杂病变的甘草用量

证型	最佳用量	方名	针对主症	病变证机	用药目的
湿热黄疸	一两（3g）	栀子柏皮汤	伤寒，身黄，发热者	湿热蕴结，以热为主	旨在甘缓益气，并制约寒药伤胃
脾胃水气夹寒	二两（6g）	甘草麻黄汤	里水	寒水郁滞	旨在甘缓益气，气以化水
水饮蕴结	一枚（5g）	甘遂半夏汤	其人欲自利，利反快，虽利，心下续坚满，此为留饮欲去故也	水饮留结	旨在甘缓益气，并制约甘遂之峻泻

表6　辨治太阳伤寒病变的甘草用量

证型	最佳用量	方名	针对主症	病变证机	用药目的
太阳伤寒	一两（3g）	麻黄汤	太阳病，头痛，发热，身疼，腰痛，骨节疼痛，恶风，无汗而喘者	卫闭营郁	旨在甘缓益气，并制约发汗药太过
		桂枝麻黄各半汤	太阳病，得之八九日，……面色反有热色者，未欲解也，以其不能得小汗出，身必痒		

表 7 辨治虫症病变的甘草用量

证型	最佳用量	方名	针对主症	病变证机	用药目的
虫症	二两（6g）	甘草粉蜜汤	蛔虫之为病，令人吐涎，心痛，发作有时	虫邪内扰	旨在甘缓益气，并制约毒药伤正

表 8 辨治肝气郁滞病变的甘草用量

证型	最佳用量	方名	针对主症	病变证机	用药目的
肝气郁滞	方寸匕的1/4（1.5~2.25g）	四逆散	四逆，其人或咳，或悸，或小便不利，或腹中痛，或泄利下重者	肝气郁滞	旨在甘缓益气，并制约疏降药太过

表 9 辨治奔豚气逆病变的甘草用量

证型	最佳用量	方名	针对主症	病变证机	用药目的
奔豚气逆	二两（6g）	奔豚汤	奔豚，气上冲胸，腹痛，往来寒热	肝热气逆夹血虚	旨在甘缓益气，气以化血

（二）补益脾胃及用量

补益脾胃，用于辨治脾胃气虚或虚实夹杂病变所引起的病证表现，用甘草组方者有 19 首。

表 10 辨治郁热病变的甘草用量

证型	最佳用量	方名	针对主症	病变证机	用药目的
脾胃水气郁热	二两（6g）	越婢加术汤	里水	水热郁滞	旨在补益脾胃，气化水津
胃热气逆伤气	二两（6g）	竹叶石膏汤	虚羸少气，气逆欲吐	胃热气逆，津气受损	旨在补益脾胃，化生阴津
虚热呃逆	五两（15g）	橘皮竹茹汤	哕逆	脾胃虚弱，热扰气逆	旨在补益脾胃，和中缓急
脾胃虚热	七分（21g）	竹皮大丸	烦乱呕逆	脾胃虚热，浊气上逆	旨在补益脾胃

表 11　辨治寒热夹杂病变的甘草用量

证型	最佳用量	方名	针对主症	病变证机	用药目的
寒热夹杂以虚为主	四两（12g）	甘草泻心汤	腹中雷鸣，心下痞硬而满，干呕，心烦不得安	寒热夹杂，中气虚弱	旨在补益脾胃
寒热夹虚	三两（9g）	生姜泻心汤	心下痞硬，干噫食臭，胁下有水气，腹中雷鸣，下利者	寒热夹杂，中气虚弱，水气内停	旨在补益脾胃，并制约寒热药伤阳伤阴
		半夏泻心汤	但满而不痛者，此为痞	寒热夹杂，中气虚弱，浊气壅滞	
		黄连汤	腹中痛，欲呕吐	脾胃虚弱，寒热夹杂，以寒为主	

表 12　辨治寒郁病变的甘草用量

证型	最佳用量	方名	针对主症	病变证机	用药目的
脾胃寒饮	一两（3g）	附子粳米汤	腹中寒气，雷鸣切痛，胸胁逆满，呕吐	脾胃寒饮，浊气上逆	旨在补益脾胃，温化水饮
阳虚饮结寒凝	二两（6g）	桂枝去芍药加麻黄附子细辛汤	心下坚大如盘，边如旋杯，水饮所作	阳虚寒饮，浊气郁滞	旨在补益脾胃，温化痰饮
脾胃虚寒或胸阳虚病变	三两（9g）	理中丸（人参汤）	脘腹疼痛，霍乱	脾胃虚弱，阴寒肆虐	旨在补益脾胃，化生阳气
脾胃虚寒或太阳中风	四两（12g）	桂枝人参汤	遂协热而利，利下不止，心下痞硬，表里不解者	卫强营弱，脾胃虚寒	旨在补益脾胃，化生卫气

续表

证型	最佳用量	方名	针对主症	病变证机	用药目的
太阳伤寒证夹寒逆	二两（6g）	葛根加半夏汤	太阳伤寒证夹呕吐	卫闭营郁，阳明寒气上逆	旨在补益脾胃，温阳化气

表13 辨治脾虚病变的甘草用量

证型	最佳用量	方名	针对主症	病变证机	用药目的
脾虚水气	二两（6g）	桂枝去桂加茯苓白术汤	仍头项强痛、翕翕发热、无汗、心下满微痛、小便不利者	脾气虚弱，水气内停	旨在补益脾胃，温化水气
		防己茯苓汤	皮水为病，四肢肿，水气在皮肤中，四肢聂聂动者	脾胃气虚，水饮内停	
脾气虚气滞	二两（6g）	厚朴生姜半夏甘草人参汤	腹胀满者	脾气虚弱，气滞不运	旨在补益脾胃
脾胃虚弱痰阻气逆	三两（9g）	旋覆代赭汤	心下痞硬，噫气不除	脾胃虚弱，痰阻气逆	旨在补益脾胃，气以化痰

表14 辨治气血虚病变的甘草用量

证型	最佳用量	方名	针对主症	病变证机	用药目的
气血虚	二两（6g）	小建中汤	虚劳，里急，悸，衄，腹中痛，梦失精，四肢酸疼，手足烦热，咽干、口燥，以及男子黄	气血虚弱，脉络拘急	旨在补益脾胃。又，甘草既可补益心气，又可补益脾胃，更可益气化阳
		黄芪建中汤	虚劳里急，诸不足		

（三）补益心气及用量

补益心气，用于辨治心气虚弱或虚实夹杂病变所引起的病证表现，用甘草组方者有 6 首。

表 15 辨治心气虚或虚实夹杂病变的甘草用量

证型	最佳用量	方名	针对主症	病变证机	用药目的
饮阻胸痹	一两 (3g)	茯苓杏仁甘草汤	胸痹，胸中气塞，短气	心气不足，饮留阻滞	旨在补益心气，气化水饮
心阳虚	二两 (6g)	桂枝甘草汤	心下悸	心阳虚弱，心气不固	旨在补益心气，温化阳气
		桂枝甘草龙骨牡蛎汤	烦躁		
		桂枝去芍药加蜀漆牡蛎龙骨救逆汤	惊狂		
心胸郁热	二两 (6g)	栀子甘草豉汤	虚烦不得眠，若剧者，必反复颠倒，心中懊恼。烦热胸中窒，心中结痛，夹少气者	热郁心胸，心气不足	旨在补益心气，并制约寒药伤阳
心阴阳俱虚	四两 (12g)	炙甘草汤	脉结代，心动悸	阳虚不温，阴虚不滋	旨在补益心气，化生阴津

（四）补益肺气及用量

补益肺气，用于辨治肺气虚弱或虚实夹杂病变所引起的病证表现，用甘草组方者有 10 首。

表 16　辨治肺热病变的甘草用量

证型	最佳用量	方名	针对主症	病变证机	用药目的
肺热病变较轻者	二两（6g）	麻杏石甘汤	汗出而喘，无大热	肺热气逆，郁热伤气	旨在补益肺气，并制约麻黄之燥和石膏之寒
肺热病变较重者	三两（9g）	泽漆汤	咳喘或哮喘	热饮伤肺，肺气不足	旨在补益肺气，并制约寒药之凝

表 17　辨治寒热夹杂病变的甘草用量

证型	最佳用量	方名	针对主症	病变证机	用药目的
肺胀寒热	二两（6g）	越婢加半夏汤	咳而上气，此为肺胀，其人喘，目如脱状，脉浮大者	寒饮郁肺夹热水气	旨在补益肺气
肺寒夹热	三两（9g）	小青龙加石膏汤	肺胀，咳而上气，烦躁而喘，脉浮者	寒饮郁肺夹热	
肺寒胃热	三两（9g）	苓甘五味加姜辛半杏大黄汤	咳喘夹面热如醉	寒饮郁肺，胃热上逆	旨在补益肺气，兼顾脾胃

表 18　辨治肺寒病变的甘草用量

证型	最佳用量	方名	针对主症	病变证机	用药目的
肺寒	三两（9g）	小青龙汤	伤寒表不解，心下有水气。咳逆倚息不得卧	卫闭营郁，寒饮郁肺	旨在补益肺气，化生阳气
		苓甘五味姜辛汤	咳喘夹胸满	寒饮郁肺	
		苓甘五味加姜辛半夏杏仁汤	咳逆水肿	肺寒溢饮，饮斥肌肤	
肺寒	二两（6g）	桂苓五味甘草去桂加姜辛夏汤	咳嗽胸满，气上冲	寒饮郁肺，浊气上逆	

表 19   辨治气阴两虚病变的甘草用量

证型	最佳用量	方名	针对主症	病变证机	用药目的
气阴两虚	二两（6g）	麦门冬汤	虚热肺痿、胃气阴两虚及咽喉不利	气阴两虚，浊气上逆	旨在补益肺气，或补益脾胃，化生阴津

（五）益气化阳及用量

益气化阳，即阳从气生，气可化阳；用于辨治阳虚病变所引起的病证表现，用甘草组方者有 16 首。

表 20   辨治阳虚阴寒病变的甘草用量

证型	最佳用量	方名	针对主症	病变证机	用药目的
阳虚与生附子配伍者	二两（6g）	四逆汤	脉浮而迟，表热里寒，下利清谷者	阳气虚弱，阴寒太盛	旨在益气化阳，壮阳散寒
		四逆加人参汤	恶寒，脉微而复利，利止，亡血也	阳虚不固，伤及阴血	
		茯苓四逆汤	烦躁者	阳虚不温，气虚不守，神明躁动	
		通脉四逆汤	下利清谷，里寒外热，手足厥逆，脉微欲绝，身反不恶寒，其人面色赤	阳气虚弱，虚阳格拒	
		通脉四逆加猪胆汁汤	吐已，下断，汗出而厥，四肢拘急不解，脉微欲绝者	阳气虚弱，虚阳被格，伤及阴津	
阳虚	二两（6g）	桂枝去芍药加附子汤	脉微恶寒	阳虚不温，卫气不固	旨在益气化阳，温固摄阳
		桂枝加桂汤	奔豚，气从少腹上冲心者	阳虚寒气上逆	

续表

证型	最佳用量	方名	针对主症	病变证机	用药目的
肾著寒湿	四两（12g）	甘草干姜茯苓白术汤（甘姜苓术汤）	肾著之病，其人身体重，腰中冷，如坐水中，形如水状	肾阳不足，寒湿肆虐	旨在益气化阳，散寒化湿
脾胃虚寒		甘草干姜汤	得之便厥，咽中干，烦躁，吐逆者	脾胃虚弱，阴寒凝结	旨在益气化阳，温暖脾胃

表 21　辨治气虚夹太阳病变的甘草用量

证型	最佳用量	方名	针对主症	病变证机	用药目的
太阳中风夹气虚或营卫虚弱夹寒湿	二两（6g）	桂枝加黄芪汤	身疼重，烦躁，小便不利，此为黄汗，或黄疸/夹太阳中风	阳虚寒湿浸淫，或营卫虚弱	旨在益气化阳，助卫化湿
太阳伤寒夹里虚寒		麻黄附子甘草汤	太阳伤寒证与里寒证相兼	阳气虚弱，卫闭营郁	旨在益气化阳

表 22　辨治阳虚郁热夹太阳中风病变的甘草用量

证型	最佳用量	方名	针对主症	病变证机	用药目的
阳虚郁热夹太阳中风	一两（3g）	竹叶汤	中风，发热，面正赤，喘而头痛	营卫及阳气虚弱，郁热内生	旨在益气化阳

表 23　辨治血虚夹寒病变的甘草用量

证型	最佳用量	方名	针对主症	病变证机	用药目的
血虚夹寒	二两（6g）	当归四逆汤	手足厥寒	血虚不荣，寒滞脉络	旨在益气化阳，气以生血
		当归四逆加吴茱萸生姜汤	久寒		

表 24　辨治虚劳及失精梦交病变的甘草用量

证型	最佳用量	方名	针对主症	病变证机	用药目的
虚劳	二十八分	薯蓣丸	虚劳, 诸不足, 风气百疾	气血阴阳俱虚或夹太阳营卫病变	旨在益气化阳, 和调阴津
失精梦交	二两 (6g)	桂枝加龙骨牡蛎汤	夫失精家, 少腹弦急, 阴头寒, 目眩, 发落, 脉极虚芤迟	心肾不交, 心神不藏	旨在益气化阳

(六) 益气化卫及用量

益气化卫, 即补益正气, 化生卫气; 用于辨治卫气虚弱病变所引起的病证表现, 用甘草组方者有 9 首。

表 25　辨治卫气虚弱病变的甘草用量

证型	最佳用量	方名	针对主症	病变证机	用药目的
太阳中风轻证	一两二铢 (3.2g)	桂枝二麻黄一汤	若形似疟, 一日再发	卫强营弱	旨在益气化卫
太阳中风证	二两 (6g)	桂枝汤	太阳病, 头痛, 发热, 汗出, 恶风		
		桂枝新加汤	身疼痛		
		桂枝加附子汤	其人恶风, 小便难, 四肢微急, 难以屈伸者		
		桂枝去芍药汤	脉促, 胸满		
		桂枝加厚朴杏仁汤	喘促		
		桂枝加葛根汤	太阳病, 项背强几几, 反汗出, 恶风者		
太阳温病证	十八铢 (2.3g)	桂枝二越婢一汤	太阳病, 发热恶寒, 热多寒少	风热郁表 (亦即表寒里热)	
太阳风水夹热	二两 (6g)	越婢汤	风水, 恶风, 一身悉肿, 脉浮, 不渴, 续自汗出无大热	郁热内扰, 水气上浸	

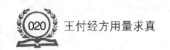

（七）益气舒筋及用量

益气舒筋，用于辨治筋脉拘急病变所引起的病证表现，用甘草组方者有 5 首。

表 26　辨治筋脉病变的甘草用量

证型	最佳用量	方名	针对主症	病变证机	用药目的
筋脉拘急	二两（6g）	栝楼桂枝汤	太阳病，其证备，身体强，几几然，脉反沉迟，此为痉	卫强营弱，经筋挛急	旨在益气舒筋，以治筋肌僵硬
		葛根汤	太阳病，项背强几几，无汗，恶风	卫闭营郁，经筋不利	
筋脉风痰	二两（6g）	藜芦甘草汤	患者常以手指臂肿动，此人身体瞤瞤者	风痰阻络，经筋不利	旨在益气舒筋，以治筋肌颤动
筋脉气血虚	四两（12g）	芍药甘草汤	脚挛急	气血虚不得滋养	旨在益气舒筋，以治筋肌拘急
筋脉气血虚夹阳虚	三两（9g）	芍药甘草附子汤	筋脉挛急	气血虚夹寒	

（八）补益少阳及用量

补益少阳，用于辨治少阳夹虚病变所引起的病证表现，用甘草组方者有 6 首。

表 27　辨治少阳夹虚病变的甘草用量

证型	最佳用量	方名	针对主症	病变证机	用药目的
少阳夹杂	三两（9g）	小柴胡汤	往来寒热，胸胁苦满，嘿嘿不欲饮食，心烦喜呕	少阳胆热，气机郁滞，正气虚弱	旨在补益少阳
少阳阳明郁热病变较轻	一两（3g）	柴胡加芒硝汤	胸胁满而呕，日晡所发潮热	少阳郁热内结夹气虚	
少阳夹太阳病	一两（3g）	柴胡桂枝汤	发热，微恶寒，支节烦痛，微呕，心下支结	少阳郁热夹气虚，卫强营弱	旨在补益太阳少阳

续表

证型	最佳用量	方名	针对主症	病变证机	用药目的
少阳阳郁伤阴或阳郁津伤水饮证	二两（6g）	柴胡桂枝干姜汤	胸胁满微结，小便不利	寒热夹津伤	旨在补益少阳
少阳虚热呕利证	二两（6g）	黄芩汤	少阳虚热下利证	少阳郁热下注，正气不足	
		黄芩加半夏生姜汤	少阳虚热呕吐者	少阳郁热，正气不足，胃气上逆	

（九）益气止痛及用量

益气止痛，用于辨治疼痛病变所引起的病证表现，用甘草组方者有 11 首。

表 28 辨治腹痛病变的甘草用量

证型	最佳用量	方名	针对主症	病变证机	用药目的
腹痛	二两（6g）	乌头桂枝汤	寒疝，腹中痛，逆冷手足不仁，若身疼痛	寒凝脉络，经脉拘急	旨在益气止痛
		桂枝加芍药汤	腹满时痛	脾胃虚弱夹瘀滞	
		桂枝加大黄汤	大实痛者	脾络不通夹热，经气不通	

表 29 辨治筋脉骨节病变的甘草用量

证型	最佳用量	方名	针对主症	病变证机	用药目的
肌肉筋脉病变	一两（3g）	麻黄加术汤	湿家，身烦疼	寒湿浸淫营卫筋骨	旨在益气止痛
		麻杏薏甘汤	病者一身尽疼，发热，日晡所剧者，名风湿	太阳营卫湿热夹寒，筋脉不通	

续表

证型	最佳用量	方名	针对主症	病变证机	用药目的
肌肉骨节疼痛病变	二两(6g)	甘草附子汤	骨节疼烦，掣痛，不得屈伸，近之则痛剧	阳气虚弱，风寒湿凝滞	旨在益气止痛
		桂枝附子汤	风湿相搏，身体疼烦，不能自转侧		
		桂枝附子去桂加白术汤(白术附子汤)	若其人大便硬，小便自利者		
		附子汤	身体痛，手足寒，骨节痛，脉沉者	阳气虚弱，寒湿痹阻	
		桂枝芍药知母汤	诸肢节疼痛	阳虚郁热	
寒凝关节病变	三两(9g)	乌头汤	病历节，不可屈伸，疼痛。脚气疼痛，不可屈伸	卫闭营郁，寒凝关节	

（十）益气化水及用量

益气化水，即气能化水；用于辨治水气病变所引起的病证表现，用甘草组方者有5首。

表30　辨治水湿病变的甘草用量

证型	最佳用量	方名	针对主症	病变证机	用药目的
太阳表虚风水或风湿	七钱(匕)半(12g)	防己黄芪汤	太阳表虚风水证或太阳表虚风湿证	风夹水或夹湿浸淫肌肤或筋脉	旨在益气化水
脾胃阳郁水气或水气凌心	一两(3g)	茯苓甘草汤	厥而心下悸	脾胃阳郁，水气内停	旨在益气化水，或益气宁心

续表

证型	最佳用量	方名	针对主症	病变证机	用药目的
欲作奔豚	二两（6g）	苓桂草枣汤	脐下悸，欲作奔豚	气虚不化，水气上逆	旨在益气化水
脾胃水气或痰饮	二两（6g）	苓桂术甘汤	心下逆满，气上冲胸，起则头眩，脉沉紧。心下有痰饮，胸胁支满，目眩	脾气虚弱，水湿浸淫	
胃反水逆	二两（6g）	茯苓泽泻汤	胃反，吐而渴欲饮水者	脾胃虚弱，寒水上逆	

（十一）益气解毒及用量

益气解毒，即益气清热解毒；用于辨治热毒伤气病变所引起的病证表现，用甘草组方者有 5 首。

表 31 辨治热毒病变的甘草用量

证型	最佳用量	方名	针对主症	病变证机	用药目的
热利	二两（6g）	白头翁加甘草阿胶汤	热毒血痢	热毒蕴结，迫血妄行，气血虚弱	旨在益气清热解毒
		葛根芩连汤	利遂不止，脉促者	湿热下注	
热毒下利	二两（9g）	紫参汤	下利，肺痛	热毒下注	
		升麻鳖甲汤	面赤斑斑如锦纹，咽喉痛，唾脓血	热毒蕴结，阳气郁滞，血行不利	
阴阳毒	二两（6g）	升麻鳖甲去雄黄蜀椒汤	面目青，身痛如被杖，咽喉痛	热毒蕴结，血脉瘀滞	

（十二）益气安神及用量

益气安神，用于辨治神明躁动病变所引起的病证表现，用甘草组方者有 3 首。

表 32　辨治神明躁动病变的甘草用量

证型	最佳用量	方名	针对主症	病变证机	用药目的
心肝阴血虚	一两（3g）	酸枣仁汤	虚劳虚烦，不得眠	心肝阴血不足，虚热内生，心神不宁	旨在益气安神，化生阴津
虚热	二钱匕（3.6g）	防己地黄汤	病如狂状，妄行，独语不休，无寒热，其脉浮	虚热扰心	旨在益气安神，兼清郁热
脏躁	三两（9g）	甘麦大枣汤	妇人脏躁，喜悲伤欲哭，象如神灵所作，数欠伸	心脾两虚，心神不安	旨在益气安神

（十三）益气止血及用量

益气止血，用于辨治出血病变所引起的病证表现，用甘草组方者有 2 首。

表 33　辨治出血病变的甘草用量

证型	最佳用量	方名	针对主症	病变证机	用药目的
血虚出血	二两（6g）	胶艾汤	血虚出血	血虚不藏	旨在益气止血
阳虚出血	三两（9g）	黄土汤	下血，先便后血，此远血也	阳气虚弱，阴血失固	

（十四）益气帅血及用量

益气帅血，用于辨治瘀血病变所引起的病证表现，用甘草组方者有 3 首。

表 34　辨治瘀血病变的甘草用量

证型	最佳用量	方名	针对主症	病变证机	用药目的
瘀热如狂	二两（6g）	桃核承气汤	如狂、少腹急结	瘀热肆虐，阻结经脉	旨在益气帅血，并制约寒药凝滞

续表

证型	最佳用量	方名	针对主症	病变证机	用药目的
瘀热两目黯黑	三两（9g）	大黄蟅虫丸	腹满，不能饮食，……肌肤甲错，两目黯黑	瘀热肆虐，脉络阻滞	旨在益气帅血，并制约寒药峻药伤正
虚瘀寒	二两（6g）	温经汤	妇科或疼痛	血虚不养，寒瘀阻滞	旨在益气帅血，温化阳气

（十五）益气生肌及用量

益气生肌，用于辨治疮疡病变所引起的病证表现，用甘草组方者有 2 首。

表 35　辨治疮疡病变的甘草用量

证型	最佳用量	方名	针对主症	病变证机	用药目的
血瘀气郁	十八分（54g）	王不留行散	病金疮	阳虚瘀热，气郁不畅	旨在益气生肌，帅血行瘀
胃寒痈脓	二两（6g）	排脓汤	胃脘痈脓	寒毒浸淫，腐蚀脉络	旨在益气生肌，托痈排脓

（十六）解毒利咽及用量

解毒利咽，用于辨治咽痛病变所引起的病证表现，用甘草组方者有 3 首。

表 36　辨治咽痛病变的甘草用量

证型	最佳用量	方名	针对主症	病变证机	用药目的
咽痛郁热或肺痈成脓	二两（6g）	甘草汤、桔梗汤	咽痛者。咳而胸满，振寒脉数，咽干不渴，时出浊唾腥臭久久吐脓如米粥者，为肺痈	热灼于咽，脉络不利，或热毒蕴肺，灼腐为脓	旨在解毒利咽，或清宣肺热
寒郁咽痛	方寸匕 1/3（2~3g）	半夏散及汤	咽中痛	寒气凝结，气机郁滞	旨在解毒利咽

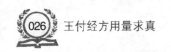

【配方与用量比例】

（一）甘草配桂枝及用量（共60方）

甘草配桂枝于大青龙汤针对"脉浮紧，发热，恶寒，身疼痛，不汗出而烦躁者""脉浮缓，身不疼，但重，乍有轻时"。病变证机是寒热夹杂，或湿郁营卫，其用量比例是二两（6g）比二两（6g）（1∶1），旨在甘缓益气，解肌通经，以辛甘化阳助卫解肌抗邪。

甘草配桂枝于小青龙汤中针对"太阳伤寒证与寒饮郁肺证相兼，或寒饮郁肺证，或溢饮寒证"，病变证机是寒饮郁肺或夹卫闭营郁；于小青龙加石膏汤中针对"肺胀，咳而上气，烦躁而喘，脉浮者"。病变证机是寒饮郁肺夹热，其用量比例是三两（9g）比三两（9g）（1∶1），旨在补益肺气，解肌宣肺，以辛甘益肺温肺，宣肺化饮。

甘草配桂枝于小柴胡汤中针对"少阳病变夹太阳中风证"，病变证机是少阳胆热气郁夹卫强营弱，其用量比例是三两（9g）比三两（9g）（1∶1），旨在补益少阳太阳，解肌调卫，以调补太阳少阳之气。

甘草配桂枝于小建中汤中针对"虚劳，里急，悸，衄，腹中痛，梦失精，四肢酸疼，手足烦热，咽干，口燥"及"男子黄"；于黄芪建中汤中针对"虚劳里急，诸不足"，病变证机是气血虚弱，寒从内生，其用量比例是二两（6g）比三两（9g）（2∶3），旨在补益心脾，温阳化气，以辛甘化阳，调补心脾。

甘草配桂枝于风引汤中针对"热、瘫、痫"，病变证机是肝热生风，其用量比例是二两（6g）比三两（9g）（2∶3），旨在甘缓益气，温阳化气，并制约寒药伤胃。

甘草桂枝于乌头桂枝汤中针对"寒疝，腹中痛，逆冷，手足不仁"，病变证机是气虚寒凝，经脉不通，其用量比例是二两（6g）比三两（9g）（2∶3），旨在益气止痛，温阳化气以辨治寒凝疼痛。

甘草配桂枝于四逆散加减方中针对"手足厥逆及心悸"，病变证机是肝气郁滞，心气因之而郁，其用量比例是十分比五分（2∶1），旨在甘缓益气，温通经脉，以辨治肝郁心悸。

甘草配桂枝于甘草附子汤中针对"风湿相搏，骨节疼烦，掣痛，不得屈伸，近之则痛剧"，病变证机是寒凝骨节，其用量比例是二两（6g）比四两（12g）（1∶2），旨在益气止痛，温通筋骨，以治筋骨疼痛。

甘草配桂枝于白虎加桂枝汤中针对温疟即"温疟者，其脉如平，身无寒但热，骨节疼烦，时呕"，病变证机是温热伏郁营卫，其用量比例是二两（6g）比三两（9g）（2∶3），旨在甘缓益气，解肌通经，并制约寒药凝滞。

甘草配桂枝于半夏散及汤中针对"咽中痛"，病变证机是寒凝脉络，经气不通，其用量比例为1∶1，旨在解毒利咽，温通经脉，以辨治寒凝经脉不通。

甘草配桂枝于当归四逆汤、当归四逆加吴茱萸生姜汤中针对"手足厥逆"，病变证机是血虚不荣，寒气凝滞，其用量比例是二两（6g）比三两（9g）（2∶3），旨在益气化阳，温通经脉。

甘草配桂枝于竹叶汤中针对"产后，中风，发热，面正赤，喘而头痛"，病变证机是寒热夹杂，卫强营弱，其用量比例是一两（3g）比一两（3g）（1∶1），旨在益气化阳，解肌调卫。

甘草配桂枝于竹皮大丸中针对"烦乱呕逆"，病变证机是虚热烦逆，其用量比例是一分比七分（1∶7），旨在补益脾胃，温阳化气。

甘草配桂枝于防己地黄汤中针对"病如狂状，妄行，独语不休，无寒热，其脉浮"，病变证机是虚热扰心，其用量比例是二钱（匕）比三钱（匕）（3.6∶5），旨在益气安神，温阳化气，并制约寒药伤阳。

甘草配桂枝于防己茯苓汤中针对"皮水"，病变证机是气虚夹水饮，其用量比例是二两（6g）比三两（9g）（2∶3），旨在补益脾胃，温化水饮。

甘草配桂枝于防己黄芪汤加减方中针对"风水"，病变证机是水气夹虚，其用量比例是半两（1.5g）比二分（2.3g）（15∶23），旨在益气化水，平冲降逆。

甘草配桂枝于炙甘草汤中针对"心动悸"，病变证机是心阴阳俱虚，空虚无主，其用量比例是四两（12g）比三两（9g）（4∶3），旨在补益心气，温阳化气。

甘草配桂枝于泽漆汤中针对"咳喘或哮喘"，病变证机是热饮伤肺，其用量比例是三两（9g）比三两（9g）（1∶1），旨在补益肺气，温化水饮。

甘草配桂枝于茯苓甘草汤中针对"厥而心下悸"，病变证机是脾胃阳郁，水气内停，或水气凌心，其用量比例是一两（3g）比二两（6g）（1∶2），旨在温化水饮，健脾利水，或益气宁心，以治心悸。

甘草配桂枝于苓桂草枣汤中针对"脐下悸，欲作奔豚"，病变证机是气虚不化，水气上逆，其用量比例是二两（6g）比四两（12g）（1∶2），旨在益气化水，温化水饮。

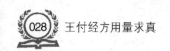

甘草配桂枝于苓桂术甘汤中针对"心下逆满，气上冲胸，起则头眩，脉沉紧""心下有痰饮，胸胁支满，目眩"，病变证机是脾气虚弱，水湿浸淫，其用量比例是二两（6g）比三两（9g）（2∶3），旨在益气温化水饮。

甘草配桂枝于茯苓泽泻汤中针对"胃反，吐而渴欲饮水者"，病变证机是脾胃虚弱，寒水上逆，其用量比例是二两（6g）比二两（6g）（1∶1），旨在益气温化水饮。

甘草配桂枝于厚朴七物汤中针对"太阳阳明夹杂证"，病变证机是卫强营弱，郁热壅结，其用量比例是三两（9g）比二两（6g）（3∶2），旨在甘缓益气，解肌调卫。

甘草配桂枝于桂枝汤针对"太阳病，头痛，发热，汗出，恶风"，病变证机是卫强营弱，其用量比例是二两（6g）比三两（9g）（2∶3），旨在益气化阳，解肌调卫。

甘草配桂枝于桂枝二麻黄一汤中针对太阳中风轻证即"若形似疟，一日再发"，病变证机是卫强营弱，其用量比例是一两二铢（3.2g）比一两十七铢5.4g（3.2∶5.4），旨在益气化卫，解肌调卫。

甘草配桂枝于桂枝二越婢一汤中针对"太阳病，发热恶寒，热多寒少"，病变证机是风热郁表（亦即表寒里热），其用量比例是十八铢（2.3g）比十八铢即（2.3g）（1∶1），旨在益气化阳，解肌调卫。

甘草配桂枝于桂枝麻黄各半汤中针对太阳伤寒轻证即"太阳病，得之八九日，……面色反有热色者，未欲解也，以其不能得小汗出，身必痒"，病变证机是卫闭营郁，其用量比例是一两（3g）比一两十六铢（5.2g）（3∶5.2），旨在益气化阳，解肌通经。

甘草配桂枝于桂枝人参汤中针对"遂协热而利，利下不止，心下痞硬，表里不解者"，病变证机是卫强营弱、脾胃虚寒，其用量比例是四两（12g）比四两（12g）（1∶1），旨在补益脾胃，解肌调卫，并温阳化气。

甘草配桂枝于桂枝甘草汤中针对"心下悸"，病变证机是阳气虚弱，其用量比例是二两（6g）比四两（12g）（1∶2），旨在补益心气，温阳化气。

甘草配桂枝于桂枝甘草龙骨牡蛎汤中针对"烦躁"，病变证机是心阳虚弱，其用量比例是二两（6g）比一两（3g）（2∶1），旨在补益心气，温阳化气。

甘草配桂枝于桂枝附子汤中针对"风湿相搏，身体疼烦，不能自转侧"，病变证机是阳气虚弱，风寒湿凝滞，其用量比例是二两（6g）比四两（12g）（1∶2），旨在益气止痛，温通筋骨。

甘草配桂枝于桂枝芍药知母汤中针对"诸肢节疼痛"，病变证机是阳虚郁热，其用量比例是二两（6g）比四两（12g）（1∶2），旨在益气止痛，温通经脉。

甘草配桂枝于桂苓五味甘草汤中针对"手足厥逆，气从小腹上冲胸咽，手足痹"，病变证机是寒饮气冲，其用量比例是三两（9g）比四两（12g）（3∶4），旨在补益肺气，平冲降逆。

甘草配桂枝于桂枝去芍药加附子汤针对脉微恶寒，病变证机是阳气虚弱，其用量比例是二两（6g）比三两（9g）（2∶3），旨在益气化阳，温阳化气。

甘草配桂枝于桂枝去芍药加蜀漆牡蛎龙骨救逆汤中针对"必惊狂，卧起不安者"，病变证机是心阳虚弱，心神不安，其用量比例是二两（6g）比三两（9g）（2∶3），旨在补益心气，温阳化气。

甘草配桂枝于桂枝去芍药加麻黄附子细辛汤中针对"心下坚，大如盘"，病变证机是阳虚寒饮，其用量比例是二两（6g）比三两（9g）（2∶3），旨在补益脾胃，温阳化饮。

甘草配桂枝于桂枝去芍药汤中针对"脉促，胸满者"，病变证机是胸阳不足，其用量比例是二两（6g）比三两（9g）（2∶3），旨在益气化卫，温阳化气。

甘草配桂枝于桂枝加桂汤中针对"奔豚"，病变证机是阳气不足，寒气上逆，其用量比例是二两（6g）比五两（15g）（2∶5），旨在益气化阳，平冲降逆。

甘草配桂枝于桂枝加芍药汤中针对"因尔腹满时痛者"，病变证机是脾胃不足，经脉不畅；于桂枝加大黄汤中针对"大实痛者"，病变证机是脾胃不足，经脉不通，其用量比例是二两（6g）比三两（9g）（2∶3），旨在益气止痛，温通经脉。

甘草配桂枝于桂枝新加汤中针对脉沉迟，身疼痛，病变证机是营卫气血虚，其用量比例是二两（6g）比三两（9g）（2∶3），旨在益气化阳，解肌调卫。

甘草配桂枝于桂枝附子汤中针对"恶风，小便难，四肢微急，难以屈伸者"，病变证机是卫阳虚弱，营阴不荣，其用量比例是二两（6g）比三两（9g）（2∶3），旨在益气化卫，解肌调卫。

甘草配桂枝于桂枝加葛根汤中针对"太阳柔痉"，病变证机是卫强营弱，经筋不利，其用量比例是二两（6g）比二两（6g）（1∶1），旨在益气化卫，

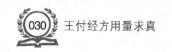

解肌舒筋。

甘草配桂枝于桂枝加厚朴杏仁汤中针对"咳喘"，病变证机是卫强营弱，肺气不降，其用量比例是二两（6g）比三两（9g）（2：3），旨在益气化卫，解肌调卫。

甘草配桂枝于桂枝加黄芪汤中针对"身疼重，烦躁，小便不利，此为黄汗"，或黄疸或夹太阳中风，病变证机是卫气虚弱而不温化，其用量比例是二两（6g）比三两（9g）（2：3），旨在益气化阳，温化湿浊。

甘草配桂枝于桂枝加龙骨牡蛎汤中针对"夫失精家，少腹弦急，阴头寒，目眩，发落，脉极虚芤迟，为清谷，亡血，失精。脉得诸芤动微紧，男子失精，女子梦交"，病变证机是营卫虚弱，心肾不交，其用量比例是二两（6g）比三两（9g）（2：3），旨在益气温阳化气。

甘草配桂枝于桃核承气汤中针对"如狂、少腹急结"，病变证机是瘀热蕴结，其用量比例是二两（6g）比二两（6g）（1：1），旨在甘缓益气，通经散瘀。

甘草配桂枝于栝楼桂枝汤中针对"身体强，几几然，脉反沉迟"，病变证机是经筋挛急，其用量比例是三两（9g）比三两（9g）（1：1），旨在解肌益气舒筋。

甘草配桂枝于柴胡桂枝汤中针对"太阳少阳夹杂证"，病变证机是卫强营弱，胆热郁滞，其用量比例是一两（3g）比一两半（4.5g）（1：1.5），旨在补益太阳少阳，解肌调卫。

甘草配桂枝于柴胡桂枝干姜汤中针对"胸胁满微结，小便不利"，病变证机是寒热夹津伤，其用量比例是二两（6g）比三两（9g）（2：3），旨在补益少阳，温阳化气。

甘草配桂枝于黄连汤中针对"腹中痛，欲呕吐"，病变证机是寒热夹气虚，其用量比例是三两（9g）比三两（9g）（1：1），旨在补益脾胃，温阳化气。

甘草配桂枝于麻黄汤中针对太阳伤寒证即"太阳病，头痛，发热，身疼，腰痛，骨节疼痛，恶风，无汗而喘者"，病变证机是卫闭营郁，其用量比例是一两（3g）比二两（6g）（1：2），旨在甘缓益气，解肌通经。

甘草配桂枝于麻黄加术汤中针对"湿家，身烦疼"，病变证机是营卫筋骨寒湿浸淫，其用量比例是一两（3g）比二两（6g）（1：2），旨在益气止痛，温通筋骨。

甘草配桂枝于麻黄升麻汤中针对"泄利不止，唾脓血"，病变证机是寒热夹杂，虚实互见，其用量比例是六铢（0.8g）比六铢（0.8g）（1∶1），旨在甘缓益气，温通经脉。

甘草配桂枝于葛根汤中针对太阳刚痉证即"太阳病，项背强几几，无汗，恶风"，病变证机是卫闭营郁，经筋不利，其用量比例是二两（6g）比二两（6g）（1∶1），旨在益气解肌舒筋。

甘草配桂枝于葛根加半夏汤中针对"太阳伤寒证与胃寒证相兼"，即"太阳与阳明合病，不下利，但呕者"，病变证机是营卫不和，胃气上逆，其用量比例是二两（6g）比二两（6g）（1∶1），旨在补益脾胃，解肌温阳。

甘草配桂枝于温经汤中针对"妇科或疼痛"，病变证机是血虚不养，寒瘀阻滞，其用量比例是二两（6g）比二两（6g）（1∶1），旨在益气帅血，通经散瘀。

甘草配桂枝于薯蓣丸中针对"虚劳，诸不足，风气百疾"，病变证机是气血阴阳俱虚或夹太阳营卫病变，其用量比例是二十八分比十分（14∶5），旨在益气化阳，解肌温阳。

（二）甘草配芍药及用量（共38方）

甘草配芍药于大黄䗪虫丸针对"腹满，不能饮食，……肌肤甲错，两目黯黑"，病变证机是瘀热肆虐，脉络阻滞，其用量比例是三两（9g）比四两（12g）（3∶4），旨在甘缓益气，补血泻瘀。

甘草配芍药于小青龙汤中针对"寒饮郁肺证或夹太阳伤寒证"，病变证机是寒饮郁肺或夹卫闭营郁；于小青龙加石膏汤针对"肺胀，咳而上气，烦躁而喘，脉浮者"，病变证机是寒饮郁肺夹热，其用量比例是三两（9g）比三两（9g）（1∶1），旨在补益肺气，补血敛阴，并制约化饮药伤血耗阴。

甘草配芍药于小柴胡汤加减方中针对"腹中痛"，病变证机是少阳胆热乘脾，脉络拘急，其用量比例是三两（9g）比三两（9g）（1∶1），旨在补益少阳，柔补缓急。

甘草配芍药于小建中汤中针对"虚劳，里急，悸，衄，腹中痛，梦失精，四肢酸疼，手足烦热，咽干，口燥"及"男子黄"；于黄芪建中汤中针对"虚劳里急，诸不足"，其用量比例是二两（6g）比四两（18g）（1∶3），旨在补益脾胃，益气化阳，柔补缓急。

甘草配芍药于王不留行散中针对"病金疮"，病变证机是阳虚瘀热，气郁

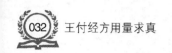

不畅，其用量比例是十八分比二分（9∶1），旨在益气生肌，通络养血。

甘草配芍药于乌头汤中针对"病历节，不可屈伸，疼痛"，病变证机是气血虚弱，寒气凝结，其用量比例是三两（9g）比三两（9g）（1∶1），旨在益气止痛，柔补缓急。

甘草配芍药于乌头桂枝汤中针对"寒疝，腹中痛，逆冷，手足不仁，若身疼痛"，病变证机是寒凝脉络，经脉拘急，其用量比例是二两（6g）比三两（9g）（2∶3），旨在益气止痛，柔补缓急。

甘草配芍药于四逆散中针对"四逆，其人或咳，或悸，或小便不利，或腹中痛，或泄利下重者"，病变证机是肝气郁滞，其用量比例为1∶1，旨在甘缓益气，养血敛肝。

甘草配芍药于甘遂半夏汤中针对"其人欲自利，利反快，虽利，心下续坚满，此为留饮欲去故也"，病变证机是水饮留结，其用量比例是如指大一枚（5g）比五枚（15g）（1∶3），旨在甘缓益气，养血入阴。

甘草配芍药于当归四逆汤、当归四逆加吴茱萸生姜汤中针对"手足厥寒"，病变证机是血虚不荣，寒滞脉络，其用量比例是二两（6g）比三两（9g）（2∶3），旨在益气化阳，通络养血。

甘草配芍药于防己黄芪汤加减方中针对风水夹"胃中不和者"，病变证机是风水或风湿夹胃中脉络不畅，其用量比例是半两（1.5g）比三分（2.3g）（1.5∶2.3），旨在益气化水，柔补缓急。

甘草配芍药于芍药甘草汤中针对"脚挛急"，病变证机是气血虚不得滋养，其用量比例是四两（12g）比四两（12g）（1∶1），旨在益气缓急，补血柔筋。

甘草配芍药于芍药甘草附子汤中针对"筋脉挛急"，病变证机是气血虚夹寒，其用量比例是三两（9g）比三两（9g）（1∶1），旨在益气缓急，补血柔筋。

甘草配芍药于奔豚汤中针对"奔豚，气上冲胸，腹痛，往来寒热"，病变证机是肝热气逆夹血虚，其用量比例是二两（6g）比二两（6g）（1∶1），旨在益气缓急，养血平冲。

甘草配芍药于桂枝汤中针对"发热，汗出，恶风，脉缓者"，病变证机是卫强营弱，其用量比例是二两（6g）比三两（9g）（2∶3），旨在益气化卫，益营敛汗。

甘草配芍药于桂枝二麻黄一汤中针对"若形似疟，一日再发，汗出必解"，病变证机是卫强营弱，其用量比例是一两二铢（3.2g）比一两六铢（3.7g）（3.2∶3.7），旨在益气化卫，益营敛汗。

甘草配芍药于桂枝麻黄各半汤中针对"面色反有热色者，未欲解也，以其不能得小汗出，身必痒"，病变证机是卫闭营郁，阴津不足，其用量比例是一两（3g）比一两（3g）（1∶1），旨在益气化卫，益营生津。

甘草配芍药于桂枝二越婢一汤中针对"太阳病，发热恶寒，热多寒少"，病变证机是卫热营灼，阴津不足，其用量比例是十八铢（2.3g）比十八铢（2.3g）（1∶1），旨在益气化卫，益营生津。

甘草配芍药于桂枝芍药知母汤中针对"诸肢节疼痛，身体尪羸，脚肿如脱，头眩短气，温温欲吐"，病变证机是阳虚寒凝，郁热内生，其用量比例是二两（6g）比三两（9g）（2∶3），旨在益气止痛，养血清热。

甘草配芍药于桂枝去桂加茯苓白术汤中针对"仍头项强痛、翕翕发热、无汗、心下满微痛、小便不利者"，病变证机是脾气虚弱，水气浸淫，其用量比例是二两（6g）比三两（9g）（2∶3），旨在补益脾胃，养血入阴。

甘草配芍药于桂枝加桂汤中针对"必发奔豚，气从少腹上冲心者"，病变证机是阳气虚弱，浊气上逆，其用量比例是二两（6g）比三两（9g）（2∶3），旨在益气化阳，养血平冲。

甘草配芍药于桂枝加芍药汤中针对"腹满时痛"，于桂枝加大黄汤中针对"大实痛者"，病变证机是脾络不通夹热，经气不通，其用量比例是二两（6g）比六两（18g）（1∶3），旨在益气止痛，通络养血。

甘草配芍药于桂枝新加汤中针对"身疼痛，脉沉迟者"，病变证机是营血虚弱，其用量比例是二两（6g）比四两（12g）（1∶2），旨在益气化阳，柔补缓急。

甘草配芍药于桂枝加附子汤中针对"其人恶风，小便难，四肢微急，难以屈伸者"，病变证机是卫强营弱，阳虚不固，其用量比例是二两（6g）比三两（9g）（2∶3），旨在益气化卫，益营敛汗。

甘草配芍药于桂枝加葛根汤中针对太阳柔痉证即"太阳病，项背强几几，反汗出，恶风者"，病变证机是卫强营弱，经筋不利，其用量比例是二两（6g）比二两（6g）（1∶1），旨在益气化卫，补血柔筋。

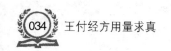
甘草配芍药于葛根汤中针对太阳刚痉证即"太阳病，项背强几几，无汗，恶风"，病变证机是卫闭营郁，经筋不利，其用量比例是二两（6g）比二两（6g）（1：1），旨在益气舒筋，补血柔筋。

甘草配芍药于桂枝加厚朴杏仁汤中针对"太阳中风夹喘逆"，病变证机是卫强营弱，肺气不降，其用量比例是二两（6g）比三两（9g）（2：3），旨在益气化卫，益营敛汗。

甘草配芍药于桂枝加黄芪汤中针对"身疼重，烦躁，小便不利，此为黄汗"，或黄疸或夹太阳中风，病变证机是营卫虚弱，寒湿浸淫，其用量比例是二两（6g）比三两（9g）（2：3），旨在益气化阳，益营敛汗。

甘草配芍药于桂枝加龙骨牡蛎汤中针对"夫失精家，少腹弦急，阴头寒，目眩，发落，脉极虚芤迟"，病变证机是心肾不交，心神不藏，其用量比例是二两（6g）比三两（9g）（2：3），旨在益气化阳，补血敛阴。

甘草配芍药于栝楼桂枝汤中针对"太阳病，其证备，身体强，几几然，脉反沉迟，此为痉"，病变证机是卫强营弱，经筋挛急，其用量比例是二两（6g）比三两（9g）（2：3），旨在益气舒筋，补血柔筋。

甘草配芍药于柴胡桂枝汤中针对"少阳太阳夹杂证"，病变证机是少阳胆热气郁，卫强营弱，其用量比例是一两（3g）比一两半（4.5g）（1：1.5），旨在补益太阳少阳，益营敛汗。

甘草配芍药于胶艾汤中针对"妇科血虚或血虚出血"，病变证机是血虚不能固藏，其用量比例是二两（6g）比四两（12g）（1：2），旨在益气止血，补血敛阴。

甘草配芍药于通脉四逆汤中针对"腹中痛"，病变证机是阳虚不温，筋脉挛急，其用量比例是二两（6g）比二两（6g）（1：1），旨在益气化阳，柔补缓急。

甘草配芍药于黄芩汤中针对"少阳虚热下利证"，病变证机是少阳郁热下注，正气不足；于黄芩加半夏生姜汤中针对少阳虚热呕吐证，病变证机是少阳郁热下注，正气不足，胃气上逆，其用量比例是二两（6g）比二两（6g）（1：1），旨在补益少阳，柔泻胆热。

甘草配芍药于麻黄升麻汤中针对"手足厥逆，下部脉不至，喉咽不利，唾脓血，泄利不止者"，病变证机是寒热夹杂，气血不足，其用量比例是六铢

（0.8g）比六铢（0.8g）（1∶1），旨在甘缓益气，补血敛阴。

甘草配芍药于葛根加半夏汤中针对"不下利，但呕者"，病变证机是卫闭营郁，胃气不降，其用量比例是二两（6g）比二两（6g）（1∶1），旨在补益脾胃，补血敛阴。

甘草配芍药于温经汤中针对"妇科或疼痛"，病变证机是血虚不养，寒瘀阻滞，其用量比例是二两（6g）比二两（6g）（1∶1），旨在益气帅血，补血敛阴。

甘草配芍药于薯蓣丸中针对"虚劳，诸不足，风气百疾"，病变证机是气血阴阳俱虚或夹太阳营卫病变，其用量比例是二十八分比六分（14∶3），旨在益气化阳，养血敛阴。

（三）甘草配半夏及用量（共26方）

（1）甘草配半夏于小青龙汤中，针对"寒饮郁肺证、太阳伤寒证与寒饮郁肺证相兼，溢饮寒证"。

（2）甘草配半夏于桂苓五味甘草去桂加姜辛夏汤中，针对"咳嗽胸满，气上冲"，病变证机是寒饮郁肺，浊气上逆。

（3）甘草配半夏于苓甘五味加姜辛半夏杏仁汤中，针对"咳逆水肿"，病变证机是肺寒溢饮，饮斥肌肤。

（4）甘草配半夏于小青龙加石膏汤中针对"肺胀，咳而上气，烦躁而喘，脉浮者"。

以上甘草用量比例是三两（9g）比半升12g（3∶4），旨在补益肺气，降肺化痰。

甘草配半夏于小柴胡汤中，针对"往来寒热，胸胁苦满，嘿嘿，不欲饮食，心烦，喜呕"，病变证机是少阳胆热，气机郁滞，正气虚弱，其用量比例是三两（9g）比半升（12g）（3∶4），旨在补益少阳，辛开苦降。

甘草配半夏于半夏泻心汤中，针对心下"但满而不痛者，此为痞"；于生姜泻心汤中针对"心下痞硬，干噫食臭，胁下有水气，腹中雷鸣，下利者"；于黄连汤中针对"腹中痛，欲呕吐"，病变证机是寒热夹杂，中气虚弱，其用量比例是三两（9g）比半升（12g）（3∶4），旨在补益脾胃，辛开苦降。

甘草配半夏于甘草泻心汤中针对"腹中雷鸣，心下痞硬而满，干呕，心烦不得安"，病变证机是寒热夹杂，中气虚弱，其用量比例是四两（12g）比半升

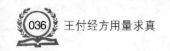

（12g）（1∶1），旨在补益脾胃，辛开苦降。

甘草配半夏于黄连汤中对"腹中痛，欲呕吐"，病变证机是寒热夹杂，中气虚弱，其用量比例是三两（9g）比半升（12g）（3∶4），旨在补益中气，降泄浊逆。

甘草配半夏于甘遂半夏汤中针对"其人欲自利，利反快，虽利，心下续坚满"，病变证机是水饮郁结，其用量比例是如指大一枚（5g）比大者十二枚（24g）（近1∶5），旨在甘缓益气，燥湿化痰。

甘草配半夏于半夏散及汤中针对"咽中痛"，病变证机是寒气凝结，气机郁滞，其用量比例为1∶1，旨在解毒利咽化痰。

甘草配半夏于竹叶石膏汤中针对"虚羸少气，气逆欲吐"，病变证机是胃热气逆，津气损伤，其用量比例是二两（6g）比半升（12g）（1∶2），旨在补益脾胃，辛开苦降。

甘草配半夏于竹叶汤加减方中针对"中风，发热，面正赤，喘而头痛"夹呕吐，病变证机是营卫及阳气虚弱，郁热内生，胃气上逆，其用量比例是一两（3g）比半斤（24g）（1∶8），旨在益气化阳，辛开苦降。

甘草配半夏于附子粳米汤中针对"腹中寒气，雷鸣切痛，胸胁逆满，呕吐"，病变证机是脾胃寒饮，浊气上逆，其用量比例是一两（3g）比半升（12g）（1∶4），旨在补益脾胃，降逆和胃。

甘草配半夏于麦门冬汤中针对"虚热肺痿、胃气阴两虚及咽喉不利"，病变证机是气阴两虚，浊气上逆，其用量比例是二两（6g）比一升（24g）（1∶4），旨在补益肺气，辛开苦降。

甘草配半夏于泽漆汤中针对咳喘或哮喘，病变证机是热饮伤肺，肺气不足，其用量比例是三两（9g）比半升（12g）（3∶4），旨在补益肺气，降肺化痰。

甘草配半夏于奔豚汤中针对"奔豚，气上冲胸，腹痛，往来寒热"，病变证机是肝热气逆，其用量比例是二两（6g）比四两（12g）（1∶2），旨在甘缓益气，降逆下气。

甘草配半夏于桂苓五味甘草去桂加姜辛夏汤中针对"咳嗽胸满，气上冲"，病变证机是寒饮郁肺，浊气上逆；于苓甘五味加姜辛半夏杏仁汤中针对"咳逆水肿"，病变证机是肺寒溢饮，饮斥肌肤；于苓甘五味加姜辛半杏大黄汤中针对"面热如醉"，病变证机是寒饮郁肺，胃热上逆，其用量比例是二两（6g）

比半升（12g）（1：2），旨在补益肺气，降肺化痰。

甘草配半夏于厚朴生姜半夏人参甘草汤中针对"腹胀满"，病变证机是脾气虚弱，浊气壅滞，其用量比例是二两（6g）比半升（12g）（1：2），旨在补益脾胃，辛开苦降。

甘草配半夏于厚朴七物汤加减方中针对"病腹满，发热十日，脉浮而数"夹呕吐者，病变证机是热结阳明，胃气上逆，卫强营弱，其用量比例是三两（9g）比五合（12g）（3：4），旨在甘缓益气，降逆和胃。

甘草配半夏于柴胡加芒硝汤中针对"胸胁满而呕，日晡所发潮热"，病变证机是少阳郁热内结夹气虚，其用量比例是一两（3g）比二十铢（2.1g）（10：7），旨在补益少阳，辛开苦降。

甘草配半夏于柴胡桂枝汤中针对"发热，微恶寒，支节烦痛，微呕，心下支结"，病变证机是少阳郁热夹气虚，卫强营弱，其用量比例是一两（3g）比二合半（6g）（1：2），旨在补益少阳，辛开苦降。

甘草配半夏于黄芩加半夏生姜汤中针对"少阳胆热呕吐"，病变证机是少阳郁热，胃气上逆，其用量比例是二两（6g）比半升（12g）（1：2），旨在补益少阳，降逆和胃。

甘草配半夏于黄连汤中针对"腹中痛，欲呕吐"，病变证机是寒热夹杂，中气虚弱，其用量比例是三两（9g）比半升（12g）（3：4），旨在补益脾胃，辛开苦降。

甘草配半夏于黄芪建中汤加减方中针对"气血虚证或夹太阳中风证"，病变证机是气血虚弱，脉络不荣，其用量比例是二两（6g）比三两（9g）（2：3），旨在补益脾胃，辛开苦降。

甘草配半夏于旋覆代赭汤中针对"心下痞硬，噫气不除"，病变证机是脾胃虚弱，痰阻气逆，其用量比例是三两（9g）比半升（12g）（3：4），旨在补益脾胃，燥湿化痰。

甘草配半夏于葛根加半夏汤中针对"不下利，但呕者"，病变证机是卫闭营郁，胃气不降，其用量比例是二两（6g）比半升（12g）（1：2），旨在补益脾胃，降逆和胃。

甘草配半夏于温经汤中针对"妇科或疼痛"，病变证机是血虚不养，寒瘀阻滞，其用量比例是二两（6g）比半升（12g）（1：2），旨在益气帅血，辛开

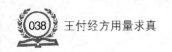

苦降。

甘草配半夏于越婢加半夏汤中针对"咳而上气，此为肺胀，其人喘，目如脱状，脉浮大者"，病变证机是寒饮郁肺夹热水气，其用量比例是二两（6g）比半升即（12g）（1：2），旨在补益肺气，降肺化痰。

（四）甘草配麻黄及用量（共24方）

甘草配麻黄于大青龙汤中针对"脉浮紧，发热，恶寒，身疼痛，不汗出而烦躁者""脉浮缓，身不疼，但重，乍有轻时"，病变证机是寒热夹杂，或湿郁营卫，其用量比例是二两（6g）比六两（18g）（1：3），旨在甘缓益气，发汗宣通。

甘草配麻黄于小青龙汤中针对"伤寒表不解，心下有水气""咳逆倚息不得卧"，病变证机是卫闭营郁，寒饮郁肺；于小青龙加石膏汤中针对"肺胀，咳而上气，烦躁而喘，脉浮者"，病变证机是寒饮郁肺夹热，其用量比例是三两（9g）比三两（9g）（1：1），旨在补益肺气，宣肺平喘。

甘草配麻黄于文蛤汤中针对"吐后，渴欲得水而贪饮者"，病变证机是寒热夹杂，或兼卫闭营郁，其用量比例是三两（9g）比三两（9g）（1：1），旨在甘缓益气，温阳宣通。

甘草配麻黄于乌头汤中针对"病历节，不可屈伸，疼痛""脚气疼痛，不可屈伸"，病变证机是卫闭营郁，寒凝关节，其用量比例是三两（9g）比三两（9g）（1：1），旨在益气止痛，宣通经筋。

甘草配麻黄于甘草麻黄汤中针对"里水"，病变证机是寒水郁滞，其用量比例是二两（6g）比四两（12g）（1：2），旨在甘缓益气，宣利水饮。

甘草配麻黄于防己黄芪汤加减方中针对"太阳表虚风水夹喘"，病变证机是卫虚水逆，肺气上逆，其用量比例是半两（1.5g）比半两（1.5g）（1：1），旨在益气化水，宣肺平喘。

甘草配麻黄于桂枝二麻黄一汤中针对"若形似疟，一日再发者"，病变证机是卫强营弱，其用量比例是一两二铢（3.2g）比十六铢（2.1g）（3.2：2.1），旨在益气化卫，发汗宣通。

甘草配麻黄于桂枝二越婢一汤中针对"太阳病，发热恶寒，热多寒少"，病变证机是风热郁表（亦即表寒里热），其用量比例是十八铢（2.3g）比十八铢（2.3g）（1：1），旨在益气化卫，发汗宣通。

甘草配麻黄于桂枝麻黄各半汤中针对"面色反有热色者，未欲解也，以其不能得小汗出，身必痒"，病变证机是卫闭营郁，其用量比例是一两（3g）比一两（3g）（1∶1），旨在益气化卫，发汗宣通。

甘草配麻黄于桂枝芍药知母汤中针对诸肢节疼痛，病变证机是阳虚郁热，其用量比例是二两（6g）比二两（6g）（1∶1），旨在益气止痛，宣通经筋。

甘草配麻黄于桂枝去芍药加麻黄附子细辛汤中针对"心下坚，大如盘，边如旋杯，水饮所作"，病变证机是阳虚寒凝，水饮内结，其用量比例是二两（6g）比二两（6g）（1∶1），旨在补益脾胃，宣利水饮。

甘草配麻黄于麻黄汤中针对太阳伤寒证即"太阳病，头痛，发热，身疼，腰痛，骨节疼痛，恶风，无汗而喘者"，病变证机是卫闭营郁，其用量比例是一两（3g）比三两（9g）（1∶3），旨在甘缓益气，发汗宣通。

甘草配麻黄于麻黄加术汤中针对"湿家，身烦疼"，病变证机是营卫筋骨寒湿浸淫，其用量比例是一两（3g）比三两（9g）（1∶3），旨在益气止痛，宣通筋骨。

甘草配麻黄于麻黄连翘赤小豆汤中针对"伤寒，瘀热在里，身必发黄"，病变证机是湿热夹风寒，其用量比例是二两（6g）比二两（6g）（1∶1），旨在甘缓益气，发汗宣通。

甘草配麻黄于麻黄附子甘草汤中针对"太阳伤寒证与里寒证相兼"，病变证机是卫闭营郁，寒气内结，其用量比例是二两（6g）比二两（6g）（1∶1），旨在益气化阳，发汗宣通。

甘草配麻黄于麻杏石甘汤中针对"汗出而喘，无大热"，病变证机是肺热气逆，其用量比例是二两（6g）比四两（12g）（1∶2），旨在补益肺气，宣肺平喘。

甘草配麻黄于麻杏薏甘汤中针对"病者一身尽疼，发热，日晡所剧者，名风湿"，病变证机是太阳营卫湿热夹寒，其用量比例是一两（3g）比半两（1.5g）（2∶1），旨在益气止痛，宣通经筋。

甘草配麻黄于麻黄升麻汤中针对"寸脉沉而迟，手足厥逆，下部脉不至，喉咽不利，唾脓血，泄利不止者"，病变证机是寒热夹杂，阳气阻滞，其用量比例是六铢（0.8g）比二两半（7.5g）（0.8∶7.5），旨在甘缓益气，温阳宣通。

甘草配麻黄于葛根汤中针对太阳刚痉证"太阳病,项背强几几,无汗,恶风",病变证机是卫闭营郁,经筋不利,其用量比例是二两(6g)比三两(9g)(2:3),旨在益气舒筋,宣通经筋。

甘草配麻黄于葛根加半夏汤中针对"太阳伤寒证夹呕吐者",病变证机是卫闭营郁,阳明寒气上逆,其用量比例是二两(6g)比三两(9g)(2:3),旨在补益脾胃,发汗宣通。

甘草配麻黄于越婢汤中针对"风水,恶风,一身悉肿,脉浮,不渴,续自汗出,无大热",病变证机是郁热内扰,水气上浸;于越婢加术汤中针对"里水",病变证机是寒热夹杂,水气郁滞;于越婢加半夏汤中针对"咳而上气,此为肺胀,其人喘,目如脱状,脉浮大者",病变证机是寒饮郁肺夹热水气,其用量比例是二两(6g)比四两(18g)(1:3),旨在益气化卫,宣利水饮。

(五)甘草配茯苓及用量(共21方)

甘草配茯苓于小青龙汤加减方中针对"伤寒表不解,心下有水气""咳逆倚息不得卧"夹"小便不利,少腹满者",病变证机是卫闭营郁,寒饮郁肺,夹水气内停者,其用量比例是三两(9g)比四两(12g)(3:4),旨在补益肺气,健脾利水。

甘草配茯苓于小柴胡汤加减方中针对"往来寒热,胸胁苦满,嘿嘿,不欲饮食,心烦,喜呕",病变证机是少阳胆热,气机郁滞,正气虚弱,夹心神不宁者,其用量比例是三两(9g)比四两(12g)(3:4),旨在补益少阳,益气宁心。

甘草配茯苓于甘草干姜茯苓白术汤(甘姜苓术汤)中针对"肾著之病,其人身体重,腰中冷,如坐水中,形如水状",病变证机是肾阳不足,寒湿肆虐,其用量比例是二两(6g)比四两(12g)(1:2),旨在益气化阳,益肾泻浊。

甘草配茯苓于防己茯苓汤中针对"皮水为病,四肢肿,水气在皮肤中,四肢聂聂动者",病变证机是脾气虚弱,水气浸淫,其用量比例是二两(6g)比四两(18g)(1:3),旨在补益脾胃,健脾利水。

甘草配茯苓于苓甘五味姜辛汤中针对"胸满",病变证机是寒饮郁肺;于苓甘五味加姜辛半夏杏仁汤中针对"咳逆水肿",病变证机是肺寒溢饮,饮斥肌肤;于苓甘五味加姜辛半杏大黄汤针对肺寒夹"面热如醉",病变证机是寒饮郁肺,胃热上逆,其用量比例是三两(9g)比四两(12g)(3:4),旨在补益肺气,利肺化痰。

甘草配茯苓于茯苓甘草汤中针对"厥而心下悸",病变证机是脾胃阳郁,水气内停,其用量比例是一两(3g)比二两(6g)(1:2),旨在益气化水,健脾利水,或益气宁心。

甘草配茯苓于茯苓四逆汤中针对"烦躁者",病变证机是阳虚不温,气虚不守,神明躁动,其用量比例是二两(6g)比四两(12g)(1:2),旨在益气化阳宁心。

甘草配茯苓于苓桂草枣汤中针对"脐下悸,欲作奔豚",病变证机是气虚不化,水气上逆,其用量比例是二两(6g)比半斤(24g)(1:4),旨在益气化水,健脾利水。

甘草配茯苓于苓桂术甘汤中针对"心下逆满,气上冲胸,起则头眩,脉沉紧""心下有痰饮,胸胁支满,目眩",病变证机是脾气虚弱,水湿浸淫,其用量比例是二两(6g)比四两(12g)(1:2),旨在益气化水,健脾利水。

甘草配茯苓于茯苓泽泻汤中针对"胃反,吐而渴欲饮水者",病变证机是脾胃虚弱,寒水上逆,其用量比例是二两(6g)比半斤(24g)(1:4),旨在益气化水,健脾利水。

甘草配茯苓于茯苓杏仁甘草汤中针对"胸痹,胸中气塞,短气",病变证机是心气不足,饮留阻滞,其用量比例是一两(3g)比三两(9g)(1:3),旨在益气宁心。

甘草配茯苓于桂苓五味甘草汤中针对"手足厥逆,气从小腹上冲胸咽,手足痹",病变证机是寒饮气冲,其用量比例是二两(9g)比四两(12g)(3:4),旨在补益肺气,利肺化痰。

甘草配茯苓于桂苓五味甘草去桂加姜辛夏汤中针对咳嗽胸满,气上冲,病变证机是寒饮郁肺,浊气上逆,其用量比例是二两(6g)比四两(12g)(1:2),旨在补益肺气,利肺化痰。

甘草配茯苓于桂枝去桂加茯苓白术汤中针对"仍头项强痛,翕翕发热,无汗,心下满微痛,小便不利者",病变证机是脾气虚弱,水气内停,其用量比例是二两(6g)比三两(9g)(2:3),旨在补益脾胃,健脾利水。

甘草配茯苓于理中丸(人参汤)加味中针对脘腹疼痛,霍乱,病变证机是脾胃虚弱,阴寒肆虐,夹心神不宁,其用量比例是二两(6g)比三两(9g)(2:3),旨在补益脾胃,益气宁心。

甘草配茯苓于黄芪建中汤加减方中针对"虚劳里急，诸不足"，病变证机是气血虚弱，湿浊壅滞，其用量比例是二两（6g）比一两（3g）（2∶1），旨在补益脾胃，健脾利湿。

甘草配茯苓于麻黄升麻汤中针对"寸脉沉而迟，手足厥逆，下部脉不至，喉咽不利，唾脓血，泄利不止者"，病变证机是寒热夹杂，阳气阻滞，其用量比例是六铢（0.8g）比六铢（0.8g）（1∶1），旨在甘缓益气，健脾利水。

甘草配茯苓于酸枣仁汤中针对"虚劳虚烦，不得眠"，病变证机是心肝阴血不足，虚热内生，心神不宁，其用量比例是一两（3g）比二两（6g）（1∶2），旨在益气宁心安神。

甘草配茯苓于薯蓣丸中针对"虚劳，诸不足，风气百疾"，病变证机是气血阴阳俱虚或夹太阳营卫病变，其用量比例是二十八分比五分（28∶5），旨在益气化阳，益气宁心。

（六）甘草配杏仁及用量（共16方）

甘草配杏仁于大青龙汤中针对"脉浮紧，发热，恶寒，身疼痛，不汗出而烦躁者""脉浮缓，身不疼，但重，乍有轻时"，病变证机是寒热夹杂，或湿郁营卫，其用量比例是二两（6g）比四十枚（7g）（1∶1），旨在甘缓益气，肃降肺气。

甘草配杏仁于大黄䗪虫丸中针对"内有干血，肌肤甲错，两目黯黑"，病变证机是瘀血阻结夹血虚，其用量比例是三两（9g）比一升（24g）（3∶8），旨在甘缓益气，降泄浊逆。

甘草配杏仁于小青龙汤加减方中针对"伤寒表不解，心下有水气""咳逆倚息不得卧"，病变证机是卫闭营郁，寒饮郁肺，其用量比例是三两（9g）比半升（12g）（3∶4），旨在补益肺气，降肺平喘。

甘草配杏仁于文蛤汤中针对"吐后，渴欲得水而贪饮者"，病变证机是寒热夹杂，或兼卫闭营郁，其用量比例是三两（9g）比三两（9g）（1∶1），旨在甘缓益气，降泄浊逆。

甘草配杏仁于苓甘五味加姜辛半夏杏仁汤中针对"咳逆水肿"，病变证机是肺寒溢饮，饮斥肌肤；于苓甘五味加姜辛半杏大黄汤中针对"面热如醉"，病变证机是寒饮郁肺，胃热上逆，其用量比例是三两（9g）比半升（12g）（3∶4），旨在补益肺气，降肺化痰。

甘草配杏仁于茯苓杏仁甘草汤中针对"胸痹，胸中气塞，短气"，病变证机是心气不足，饮留阻滞，其用量比例是一两（3g）比五十个（9g）（1∶3），旨在益气宁心，通阳降泄。

甘草配杏仁于桂枝二麻黄一汤中针对"若形似疟，一日再发者"，病变证机是卫强营弱，其用量比例是一两二铢（3.2g）比十六铢（2.1g）（3.2∶2.1），旨在益气化卫，肃降肺气。

甘草配杏仁于桂枝麻黄各半汤中针对"面色反有热色者，未欲解也，以其不能得小汗出，身必痒"，病变证机是卫闭营郁，其用量比例是一两（3g）比二十四个（4g）（3∶4），旨在益气化卫，肃降肺气。

甘草配杏仁于桂枝加厚朴杏仁汤中针对"咳喘"，病变证机是卫强营弱，肺气不降，其用量比例是二两（6g）比五十个（9g）（2∶3），旨在益气化卫，肃降肺气。

甘草配杏仁于麻黄汤中针对太阳伤寒证"太阳病，头痛，发热，身疼，腰痛，骨节疼痛，恶风，无汗而喘者"，病变证机是卫闭营郁，其用量比例是一两（3g）比七十个（12g）（1∶4），旨在甘缓益气，肃降肺气。

甘草配杏仁于麻黄加术汤中针对"湿家，身烦疼"，病变证机是营卫筋骨寒湿浸淫，其用量比例是一两（3g）比七十个即（12g）（1∶4），旨在益气止痛，肃降浊逆。

甘草配杏仁于麻黄连翘赤小豆汤中针对"伤寒，瘀热在里，身必发黄"，病变证机是湿热夹风寒，其用量比例是二两（6g）比一两（6g）（1∶1），旨在甘缓益气，降泄浊逆。

甘草配杏仁于麻杏石甘汤中针对"汗出而喘，无大热"，病变证机是肺热气逆，其用量比例是二两（6g）比五十个（9g）（2∶3），旨在补益肺气，宣肺平喘。

甘草配杏仁于麻杏薏甘汤中针对"病者一身尽疼，发热，日晡所剧者，名风湿"，病变证机是太阳营卫湿热夹寒，其用量比例是一两（3g）比十个（1.8g）（3∶1.8），旨在益气止痛，降泄湿浊。

甘草配杏仁于薯蓣丸中针对"虚劳，诸不足，风气百疾"，病变证机是气血阴阳俱虚或夹太阳营卫病变，其用量比例是二十八分比六分（14∶3），旨在益气化阳，降肺利气。

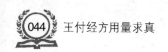

（七）甘草配黄芩及用量（共16方）

甘草配黄芩于大黄䗪虫丸中针对"腹满，不能饮食，……肌肤甲错，两目黯黑"，病变证机是瘀热肆虐，脉络阻滞，其用量比例是三两（9g）比三两（9g）（1∶1），旨在甘缓益气，清泻肝胆。

甘草配黄芩于小柴胡汤中针对"往来寒热，胸胁苦满，嘿嘿，不欲饮食，心烦，喜呕"，病变证机是少阳胆热，气机郁滞，正气虚弱，其用量比例是三两（9g）比三两（9g）（1∶1），旨在补益少阳，清泻少阳。

甘草配黄芩于王不留行散中针对"病金疮"，病变证机是阳虚瘀热，气郁不畅，其用量比例是十八分（54g）比二分（6g）（9∶1），旨在益气生肌，清热愈疮。

甘草配黄芩于半夏泻心汤中针对心下"但满而不痛者，此为痞"，病变证机是寒热夹气虚；于生姜泻心汤中针对"心下痞硬，干噫食臭，胁下有水气，腹中雷鸣，下利者"，病变证机是寒热夹气虚，水气内停，其用量比例是三两（9g）比三两（9g）（1∶1），旨在补益脾胃，清热燥湿。

甘草配黄芩于甘草泻心汤中针对"腹中雷鸣，心下痞硬而满，干呕，心烦不得安"，病变证机是寒热夹杂，气虚较甚，其用量比例是四两（12g）比三两（9g）（4∶3），旨在补益脾胃，清热燥湿。

甘草配黄芩于泽漆汤中针对"咳喘或哮喘"，病变证机是热饮伤肺，肺气不足，其用量比例是三两（9g）比三两（9g）（1∶1），旨在补益肺气，清泻肺热。

甘草配黄芩于奔豚汤中针对"奔豚，气上冲胸，腹痛，往来寒热"，病变证机是肝热气逆夹血虚，其用量比例是二两（6g）比二两（6g）（1∶1），旨在甘缓益气，清泻肝热。

甘草配黄芩于柴胡加芒硝汤中针对"胸胁满而呕，日晡所发潮热"，病变证机是少阳郁热内结夹气虚；于柴胡桂枝汤针对"发热，微恶寒，支节烦痛，微呕，心下支结"，病变证机是少阳郁热夹气虚，卫强营弱，其用量比例是一两（3g）比一两（3g）（1∶1），旨在补益少阳，清泻少阳。

甘草配黄芩于柴胡桂枝干姜汤中针对"胸胁满微结，小便不利"，病变证机是寒热夹津伤，其用量比例是二两（6g）比三两（9g）（2∶3），旨在补益少阳，清泻胆热。

甘草配黄芩于黄芩汤中针对"少阳虚热下利证"，病变证机是少阳郁热下注，正气不足，其用量比例是二两（6g）比三两（9g）（2：3），旨在补益少阳，清热止利。

甘草配黄芩于黄芩加半夏生姜汤中针对"少阳虚热呕吐证"，病变证机是少阳郁热下注，正气不足，胃气上逆，其用量比例是二两（6g）比三两（9g）（2：3），旨在补益少阳，清泻胆胃。

甘草配黄芩于黄土汤中针对"出血"，病变证机是脾气虚弱，气不摄血，其用量比例是三两（9g）比三两（9g）（1：1），旨在益气止血制燥。

甘草配黄芩于麻黄升麻汤中针对"寸脉沉而迟，手足厥逆，下部脉不至，喉咽不利，唾脓血，泄利不止者"，病变证机是寒热夹杂，阳气阻滞，其用量比例是六铢（0.8g）比十八铢（2.2g）（0.8：2.2），旨在甘缓益气，清热燥湿。

甘草配黄芩于葛根芩连汤中针对"利遂不止，脉促者"，病变证机是湿热下注，其用量比例是二两（6g）比三两（9g）（2：3），旨在益气解毒，清热止利。

（八）甘草配石膏及用量（共15方）

甘草配石膏于大青龙汤中针对"脉浮紧，发热，恶寒，身疼痛，不汗出而烦躁者""脉浮缓，身不疼，但重，乍有轻时"，病变证机是寒热夹杂，或湿郁营卫，其用量比例是二两（6g）比如鸡子大（48g）（1：8），旨在甘缓益气，清泻郁/肺热。

甘草配石膏于小青龙加石膏汤中针对"肺胀，咳而上气，烦躁而喘，脉浮者"，病变证机是寒饮郁肺夹热，其用量比例是三两（9g）比二两（6g）（3：2），旨在补益肺气，清泻肺热。

甘草配石膏于文蛤汤中针对"吐后，渴欲得水而贪饮者"，病变证机是寒热夹杂，或兼卫闭营郁，其用量比例是三两（9g）比五两（15g）（3：5），旨在甘缓益气，清胃泻热。

甘草配石膏于风引汤中针对"热、瘫、痫"，病变证机是肝热生风，其用量比例是二两（6g）比六两（18g）（1：3），旨在甘缓益气，清泻肝热。

甘草配石膏于白虎汤中针对"腹满，身重，难以转侧，口不仁，面垢，谵语，遗尿"，病变证机是里热炽盛，充斥内外；于白虎加人参汤中针对"热结在里，表里俱热，时时恶风，大渴，舌上干燥而烦，欲饮水数升者"，病变证机是里热炽盛，损伤正气；于白虎加桂枝汤中针对"温疟者，其脉如平，身无寒但热，骨节疼烦，时呕"，病变证机是热郁肌肤营卫或热虐筋骨，其用量比例是二两（6g）比一斤（48g）（1∶8），旨在甘缓益气，清泻盛热。

甘草配石膏于竹叶石膏汤中针对"虚羸少气，气逆欲吐"，病变证机是胃热气逆，津气损伤，其用量比例是二两（6g）比一斤（48g）（1∶8），旨在补益脾胃，清胃泻热。

甘草配石膏于竹皮大丸中针对烦乱呕逆，病变证机是脾胃虚热，浊气上逆，其用量比例是七分比二分（7∶2），旨在补益脾胃，清胃泻热。

甘草配石膏于桂枝二越婢一汤中针对"太阳病，发热恶寒，热多寒少"，病变证机是风热郁表（亦即表寒里热），其用量比例是十八铢（2.3g）比一两（3g）（2.3∶3），旨在益气化阳，清泻营卫。

甘草配石膏于麻杏石甘汤中针对"汗出而喘，无大热"，病变证机是肺热气逆，其用量比例是二两（6g）比半斤（24g）（1∶4），旨在补益肺气，清泻肺热。

甘草配石膏于麻黄升麻汤中针对"寸脉沉而迟，手足厥逆，下部脉不至，喉咽不利，唾脓血，泄利不止者"，病变证机是寒热夹杂，阳气阻滞，其用量比例是六铢（0.8g）比六铢（0.8g）（1∶1），旨在甘缓益气，清解郁热。

甘草配石膏于越婢汤中针对"风水，恶风，一身悉肿，脉浮，不渴，续自汗出，无大热"，病变证机是郁热内扰，水气上浸，其用量比例是二两（6g）比半斤（24g）（1∶4），旨在益气化卫，清泻营卫。

甘草配石膏于越婢加术汤中针对"里水"，病变证机是寒热夹杂，水气郁滞，其用量比例是二两（6g）比半斤（24g）（1∶4），旨在补益脾胃，清泻营卫。

甘草配石膏于越婢加半夏汤中针对"咳而上气，此为肺胀，其人喘，目如脱状，脉浮大者"，病变证机是寒饮郁肺夹热水气，其用量比例是二两（6g）比半斤（24g）（1∶4），旨在补益肺气，清泻肺热。

（九）甘草配细辛及用量（共10方）

甘草配细辛于小青龙汤中针对"伤寒表不解，心下有水气""咳逆倚息不得卧"，病变证机是卫闭营郁，寒饮郁肺；于小青龙加石膏汤中针对"肺胀，咳而上气，烦躁而喘，脉浮者"，病变证机是寒饮郁肺夹热，其用量比例是三两（9g）比三两（9g）（1∶1），旨在补益肺气，温肺化饮。

甘草配细辛于当归四逆汤、当归四逆加吴茱萸生姜汤中针对手足厥逆，病变证机是血虚不荣，寒滞脉络，其用量比例是三两（9g）比二两（6g）（3∶2），旨在益气化阳，温阳散寒。

甘草配细辛于防己黄芪汤加减方中针对太阳表虚风水证或太阳表虚风湿证夹"陈寒者"，病变证机是风夹水浸淫于上或风湿肆虐肌筋夹阴寒久郁者，其用量比例是半两（1.5g）比三分（2.3g）（15∶23），旨在益气化水，温阳散寒。

甘草配细辛于苓甘五味姜辛汤中针对"胸满"，病变证机是寒饮郁肺；于苓甘五味加姜辛半夏杏仁汤中针对"咳逆水肿"，病变证机是肺寒溢饮，饮斥肌肤；于苓甘五味加姜辛半杏大黄汤中针对肺寒夹"面热如醉"，病变证机是寒饮郁肺，胃热上逆；于桂苓五味甘草去桂加姜辛夏汤中针对"咳嗽胸满，气上冲"，病变证机是寒饮郁肺，浊气上逆，其用量比例是三两（9g）比三两（9g）（1∶1），旨在补益肺气，温肺化饮。

甘草配细辛于桂枝去芍药加麻黄附子细辛汤中针对"心下坚大如盘，边如旋杯，水饮所作"，病变证机是脾胃阳虚，寒饮阻结，其用量比例是二两（6g）比二两（6g）（1∶1），旨在补益脾胃，温中化饮。

（十）甘草配大黄及用量（共8方）

甘草配大黄于大黄甘草汤中针对食已即吐，病变证机是胃热气逆，其用量比例是一两（3g）比四两（12g）（1∶4），旨在甘缓益气，清泻胃热。

甘草配大黄于大黄䗪虫丸中针对"内有干血，肌肤甲错，两目黯黑"，病变证机是瘀血阻结夹血虚，其用量比例是三两（9g）比十分即（7.5g）（9∶7.5），旨在甘缓益气，通泻瘀热。

甘草配大黄于风引汤中针对热、瘫、痫，病变证机是肝热生风，其用量比例是二两（6g）比四两（12g）（1∶2），旨在甘缓益气，泻热息风。

甘草配大黄于苓甘五味加姜辛半杏大黄汤中针对"面热如醉"，病变证机是寒饮郁肺，胃热上逆，其用量比例是三两（9g）比三两（9g）（1∶1），旨在补益肺气，清泻胃热。

甘草配大黄于厚朴七物汤中针对"病腹满，发热十日，脉浮而数"，病变证机是热结阳明，卫强营弱，其用量比例是三两（9g）比三两（9g）（1∶1），

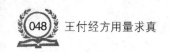

旨在甘缓益气，通泻秘结。

甘草配大黄于桂枝加大黄汤中针对"大实痛者"，病变证机是脾络不通，其用量比例是二两（6g）比二两（6g）（1∶1），旨在益气通泻止痛。

甘草配大黄于桃核承气汤中针对如狂、少腹急结，病变证机是瘀热肆虐，阻结经脉，其用量比例是二两（6g）比四两（12g）（1∶2），旨在甘缓益气，通泻瘀热。

甘草配大黄于调胃承气汤中针对心烦、蒸蒸发热，病变证机是热结阳明，气机不畅，或夹气虚，其用量比例是二两（6g）比四两（12g）（1∶2），旨在甘缓益气，通泻秘结。

（十一）甘草配五味子及用量（共8方）

甘草配五味子于小青龙汤中针对"伤寒表不解，心下有水气""咳逆倚息不得卧"，病变证机是卫闭营郁，寒饮郁肺；于小青龙加石膏汤中针对"肺胀，咳而上气，烦躁而喘，脉浮者"，病变证机是寒饮郁肺夹热，其用量比例是三两（9g）比半升（12g）（3∶4），旨在补益肺气，益气敛肺。

甘草配五味子于小柴胡汤加减方中针对"往来寒热，胸胁苦满，嘿嘿，不欲饮食，心烦，喜呕"夹咳嗽，病变证机是少阳胆热，气机郁滞，肺气不收，其用量比例是三两（9g）比半升（12g）（3∶4），旨在补益少阳，益气敛肺。

甘草配五味子于四逆散加减方中针对"四逆，其人或咳，或悸，或小便不利，或腹中痛，或泄利下重者"夹咳嗽，病变证机是肝气郁滞，肺气不敛，其用量比例是十分比五分（2∶1），旨在甘缓益气敛肺。

甘草配五味子于苓甘五味姜辛汤中针对"胸满"，病变证机是寒饮郁肺；于苓甘五味加姜辛半夏杏仁汤中针对咳逆水肿，病变证机是肺寒溢饮，饮斥肌肤；于苓甘五味加姜辛半杏大黄汤针对肺寒夹"面热如醉"，病变证机是寒饮郁肺，胃热上逆，其用量比例是三两（9g）比半升（12g）（3∶4），旨在益肺敛肺。

甘草配五味子于桂苓五味甘草去桂加姜辛夏汤中针对"咳嗽胸满，气上冲"，病变证机是寒饮郁肺，浊气上逆，其用量比例是二两（6g）比半升（12g）（1∶2），旨在益肺敛肺。

（十二）甘草配干地黄（生地黄）及用量（共6方）

甘草配干地黄于大黄䗪虫丸中针对"腹满，不能饮食，……肌肤甲错，两目黯黑"，病变证机是瘀热肆虐，脉络阻滞，其用量比例是三两（9g）比十两（30g）（3∶10），旨在甘缓益气，凉血补血。

甘草配生地黄于防己地黄汤中针对"病如狂状，妄行，独语不休，无寒热，其脉浮"，病变证机是虚热扰心，心神不定，其用量比例是二钱（匕）（3.8g）比二斤（100g）（近1∶28），旨在益气安神，凉血滋阴。

甘草配生地黄于炙甘草汤中针对"脉结代，心动悸"，病变证机是阳虚不温，阴虚不滋，其用量比例是四两（12g）比一斤（48g）（1∶4），旨在补益心气，补血滋阴。

甘草配干地黄于胶艾汤中针对妇科或血虚出血，病变证机是血虚不能固藏，其用量比例是二两（6g）比四两（18g）（1∶3），旨在益气补血，滋阴止血。

甘草配干地黄于黄土汤中针对"下血，先便后血，此远血也"，病变证机是阳虚不温，血虚不养，其用量比例是三两（9g）比三两（9g）（1∶1），旨在益气补血止血。

甘草配干地黄于薯蓣丸中针对"虚劳，诸不足，风气百疾"，病变证机是气血阴阳俱虚或夹太阳营卫病变，其用量比例是二十八分比十分（14∶5），旨在益气化阳，补血滋阴。

（十三）甘草配柴胡及用量（共6方）

甘草配柴胡于小柴胡汤中针对"往来寒热，胸胁苦满，嘿嘿，不欲饮食，心烦，喜呕"，病变证机是少阳胆热，气机郁滞，正气虚弱，其用量比例是三两（9g）比半斤（24g）（3∶8），旨在补益少阳，清疏少阳。

甘草配柴胡于四逆散中针对"四逆，其人或咳，或悸，或小便不利，或腹中痛，或泄利下重者"，病变证机是肝气郁滞，气机不利，其用量比例为1∶1，旨在甘缓益气，疏肝理气。

甘草配柴胡于柴胡加芒硝汤中针对"胸胁满而呕，日晡所发潮热"，病变证机是少阳郁热内结夹气虚，其用量比例是一两（3g）比二两十六铢（8g）（3∶8），旨在补益少阳，清疏少阳。

甘草配柴胡于柴胡桂枝汤中针对"发热，微恶寒，支节烦痛，微呕，心下支结"，病变证机是少阳郁热夹气虚，卫强营弱，其用量比例是一两（3g）比四两（12g）（1∶4），旨在补益少阳，清疏少阳。

甘草配柴胡于柴胡桂枝干姜汤中针对"胸胁满微结，小便不利"，病变证

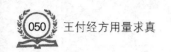

机是寒热夹津伤，其用量比例是二两（6g）比半斤（24g）（1：4），旨在补益少阳，清疏郁热。

甘草配柴胡于薯蓣丸中针对"虚劳，诸不足，风气百疾"，病变证机是气血阴阳俱虚或夹太阳营卫病变，其用量比例是二十八分比五分（28：5），旨在益气化阳，疏利气机。

（十四）甘草配黄连及用量（共6方）

甘草配黄连于甘草泻心汤中针对"腹中雷鸣，心下痞硬而满，干呕，心烦不得安"，病变证机是寒热夹气虚，其用量比例是四两（12g）比一两（3g）（4：1），旨在补益脾胃，清热燥湿。

甘草配黄连于半夏泻心汤中针对"心下但满而不痛者，此为痞"，病变证机是寒热夹气虚；于生姜泻心汤中针对"心下痞硬，干噫食臭，胁下有水气，腹中雷鸣，下利者"，病变证机是寒热夹气虚，水气内停，其用量比例是三两（9g）比一两（3g）（3：1），旨在补益脾胃，清热燥湿。

甘草配黄连于白头翁加甘草阿胶汤中针对热毒血痢，病变证机是热毒蕴结，迫血妄行，气血虚弱，其用量比例是二两（6g）比三两（9g）（2：3），旨在益气清热，燥湿解毒。

甘草配黄连于黄连汤中针对"腹中痛，欲呕吐"，病变证机是脾胃虚弱，寒热夹杂，其用量比例是三两（9g）比三两（9g）（1：1），旨在补益脾胃，清热燥湿。

甘草配黄连于葛根芩连汤中针对"利遂不止，脉促者"，病变证机是湿热下注，其用量比例是二两（6g）比三两（9g）（2：3），旨在益气解毒，清热止利。

（十五）甘草配阿胶及用量（共6方）

甘草配阿胶于白头翁加甘草阿胶汤中针对热毒血痢，病变证机是热毒蕴结，迫血妄行，气血虚弱，其用量比例是二两（6g）比二两（6g）（1：1），旨在益气清热，补血养血。

甘草配阿胶于炙甘草汤中针对"脉结代，心动悸"，病变证机是阳虚不温，阴虚不滋，其用量比例是二两（6g）比二两（6g）（1：1），旨在补益心气，补血化阴。

甘草配阿胶于胶艾汤中针对"血虚出血"，病变证机是血虚不藏，其用量比例是二两（6g）比二两（6g）（1∶1），旨在益气补血止血。

甘草配阿胶于黄土汤中针对"下血，先便后血，此远血也"，病变证机是阳气虚弱，阴血失固，其用量比例是三两（9g）比三两（9g）（1∶1），旨在益气补血止血。

甘草配阿胶于温经汤中针对"妇科或疼痛"，病变证机是血虚不养，寒瘀阻滞，其用量比例是二两（6g）比二两（6g）（1∶1），旨在益气帅血，补血养血。

甘草配阿胶于薯蓣丸中针对"虚劳，诸不足，风气百疾"，病变证机是气血阴阳俱虚或夹太阳营卫病变，其用量比例是二十八分（84g）比七分（21g）（4∶1），旨在益气化阳，补血化阴。

（十六）甘草配知母及用量（共5方）

甘草配知母于白虎汤中针对"腹满，身重，难以转侧，口不仁，面垢，谵语，遗尿"，病变证机是里热炽盛，充斥内外；于白虎加人参汤中针对"热结在里，表里俱热，时时恶风，大渴，舌上干燥而烦，欲饮水数升者"，病变证机是里热炽盛，损伤正气；于白虎加桂枝汤中针对"温疟者，其脉如平，身无寒但热，骨节疼烦，时呕"，病变证机是热郁肌肤营卫或热虐筋骨，其用量比例是二两（6g）比六两（18g）（1∶3），旨在甘缓益气，清热润燥。

甘草配知母于桂枝芍药知母汤中针对诸肢节疼痛，病变证机是阳虚郁热，其用量比例是二两（6g）比四两（12g）（1∶2），旨在益气止痛，清热润燥。

甘草配知母于麻黄升麻汤中针对"寸脉沉而迟，手足厥逆，下部脉不至，喉咽不利，唾脓血，泄利不止者"，病变证机是寒热夹杂，阳气阻滞，其用量比例是六铢（0.8g）比十八铢（2.2g）（0.8∶2.2），旨在甘缓益气，清热润燥。

（十七）甘草配桔梗及用量（共5方）

甘草配桔梗于竹叶汤中针对"产后，中风，发热，面正赤，喘而头痛"，病变证机是寒热夹杂，营卫不和，其用量比例是一两（3g）比一两（3g）（1∶1），旨在益气化阳，宣利气机。

甘草配桔梗于桔梗汤中针对"咽痛者""咳而胸满，振寒脉数，咽干不渴，时出浊唾腥臭，久久吐脓如米粥者，为肺痈"，病变证机是热灼于咽，脉络不利，或热毒蕴肺，灼腐为脓，其用量比例是二两（6g）比一两（3g）（2∶1），旨在解毒利咽，或清热排脓。

甘草配桔梗于通脉四逆汤加减方中针对"下利清谷，里寒外热，手足厥逆，脉微欲绝，身反不恶寒，其人面色赤"夹咽痛者，病变证机是阳气虚弱，虚阳格拒，咽喉不利，其用量比例是二两（6g）比一两（3g）（2∶1），旨在益气化阳，宣利咽喉。

甘草配桔梗于排脓汤中针对"胃脘痈脓"，病变证机是寒毒浸淫，腐蚀脉络，其用量比例是二两（6g）比三两（9g）（2∶3），旨在益气生肌，排脓解毒。

甘草配桔梗于薯蓣丸中针对"虚劳，诸不足，风气百疾"，病变证机是气血阴阳俱虚或夹太阳营卫病变，其用量比例是二十八分比五分（28∶5），旨在益气化阳，宣利气机。

（十八）甘草配厚朴及用量（共4方）

甘草配厚朴于王不留行散中针对"病金疮"，病变证机是阳气不足，瘀热蕴结，其用量比例是十八分比二分（9∶1），旨在益气生肌，行气帅血。

甘草配厚朴于厚朴生姜半夏甘草人参汤中针对"腹胀满者"，病变证机是脾气虚弱，气滞不行，其用量比例是二两（6g）比半斤（24g）（1∶4），旨在补益脾胃，行气除满。

甘草配厚朴于厚朴七物汤中针对"病腹满，发热十日，脉浮而数，饮食如故"，病变证机是热结阻滞，气郁不行，或夹卫强营弱，其用量比例是三两（9g）比半斤（24g）（3∶8），旨在甘缓益气，行气除满。

甘草配厚朴于桂枝加厚朴杏仁汤中针对咳喘，病变证机是肺气不足，寒饮郁滞，或夹卫强营弱，其用量比例是二两（6g）比二两（6g）（1∶1），旨在补益肺气，下气平喘。

（十九）甘草配麦冬及用量（共4方）

甘草配麦冬于竹叶石膏汤中针对"虚羸少气，气逆欲吐"，病变证机是胃热气逆，津气损伤，其用量比例是二两（6g）比一升（24g）（1∶4），旨在补益脾胃，益胃清热。

甘草配麦冬于麦门冬汤中针对"大逆上气，咽喉不利"，病变证机是阴津不足，中气虚弱，其用量比例是二两（6g）比七升（168g）（1∶28），旨在益气滋补肺胃阴津。

甘草配麦冬于炙甘草汤中针对"脉结代，心动悸"，病变证机是阳虚不温，阴虚不滋，其用量比例是四两（12g）比半升（12g）（1∶1），旨在益气滋补心阴。

甘草配麦冬于温经汤中针对"妇科或瘀血"，病变证机是虚瘀寒，其用量比例是二两（6g）比一升（24g）（1：4），旨在益气帅血，滋养胞宫。

（二十）甘草配防己及用量（共3方）

甘草配防己于防己地黄汤中针对"病如狂状，妄行，独语不休，无寒热，其脉浮"，病变证机是虚热扰心，心神不定，其用量比例是二钱（匕）（3.6g）比一钱（匕）（1.8g）（2：1），旨在益气安神，降泄通窍。

甘草配防己于防己茯苓汤中针对"皮水为病，四肢肿，水气在皮肤中，四肢聂聂动者"，病变证机是脾气虚弱，水气泛滥，其用量比例是二两（6g）比三两（9g）（2：3），旨在补益脾胃，降利水湿。

甘草配防己于防己黄芪汤中针对"风水，脉浮，身重，汗出，恶风者""风湿，脉浮，身重，汗出，恶风者"，病变证机是肌表营卫虚弱，水气浸淫，其用量比例是一两一分（3.8g）比一两（3g）（3.8：3），旨在益气化水，降利水湿。

（二十一）甘草配桃仁及用量（共2方）

甘草配桃仁于大黄䗪虫丸中针对"腹满，不能饮食，……肌肤甲错，两目黯黑"，病变证机是瘀热肆虐，脉络阻滞，其用量比例是三两（9g）比一升（24g）（3：8），旨在益气帅血，破血通经。

甘草配桃仁于桃核承气汤中针对"如狂、少腹急结"，病变证机是瘀热肆虐，阻结经脉，其用量比例是二两（6g）比五十个（9g）（2：3），旨在益气帅血，破血通经。

（二十二）甘草配栀子及用量（共2方）

甘草配栀子于栀子甘草豉汤中针对"虚烦不得眠，若剧者，必反复颠倒，心中懊憹""烦热胸中窒""心中结痛"夹少气，病变证机是郁热内扰心胸，心气不足，其用量比例是二两（6g）比十四个（14g）（3：7），旨在补益心气，清热除烦。

甘草配栀子于栀子柏皮汤中针对"伤寒，身黄，发热者"，病变证机是湿热蕴结，以热为主，其用量比例是一两（3g）比十五个（15g）（1：5），旨在甘缓益气，清热退黄。

（二十三）甘草配甘遂及用量（共1方）

甘草配甘遂于甘遂半夏汤中针对"其人欲自利，利反快，虽利，心下续坚

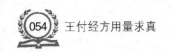

满，此为留饮欲去故也"，病变证机是水饮留结，其用量比例是如指大一枚（5g）比三枚（5g）（1∶1），旨在甘缓益气，泻逐水饮。

（二十四）甘草配粉（轻粉或铅粉）及用量（共1方）

甘草配粉于甘草粉蜜汤中针对虫症，病变证机是虫邪内扰，其用量比例是二两（6g）比一两（3g）（2∶1），旨在甘缓益气，杀虫驱虫，以诱虫食药。

大枣用量及配方

《伤寒杂病论》260方中用大枣有62首，其中组方有60首，于用法加味中有2首。权衡仲景用大枣可辨治诸多病证，以62首方中大枣的剂量为切入点，归纳总结、提炼概括，以期研究、剖析、发微，用于指导临床实践，从而达到准确理解大枣用量在方中的作用，更好地用活经方以辨治常见病、多发病及疑难病。又，大枣为药食之佳品，防病治病者，皆可用之。

【剂型与用量导读】

表1　不同方剂中的大枣用量

用量		经方数量	经方名称
古代量	现代量		
一枚	2.5g	1首	防己黄芪汤加减方
四枚	10g	3首	桂枝二越婢一汤、桂枝麻黄各半汤、柴胡加芒硝汤
五枚	12.5g	1首	桂枝二麻黄一汤
六枚	15g	2首	柴胡桂枝汤、柴胡加龙骨牡蛎汤
七枚	17.5g	1首	射干麻黄汤
十枚	25g	5首	大青龙汤、甘麦大枣汤、附子粳米汤、厚朴七物汤、排脓汤
十二枚	30g	38首	桂枝汤、大柴胡汤、小柴胡汤、小建中汤、吴茱萸汤、文蛤汤、乌头桂枝汤、黄连汤、甘草泻心汤、生姜泻心汤、半夏泻心汤、麦门冬汤、桂枝附子汤、桂枝去芍药加附子汤、桂枝去芍药加蜀漆牡蛎龙骨救逆汤、桂枝去芍药加麻黄附子细辛汤、桂枝去芍药汤、桂枝去桂加茯苓白术汤、桂枝附子去桂加白术汤（白

续表

用量		经方数量	经方名称
古代量	现代量		
			术附子汤）、桂枝加桂汤、桂枝加芍药汤、桂枝加大黄汤、桂枝新加汤、桂枝加葛根汤、桂枝加附子汤、桂枝加厚朴杏仁汤、桂枝加黄芪汤、桂枝加龙骨牡蛎汤、栝楼桂枝汤、黄芩汤、黄芩加半夏生姜汤、黄芪建中汤、黄芪桂枝五物汤、旋覆代赭汤、麻黄连翘赤小豆汤、葛根汤、葛根加半夏汤、葶苈大枣泻肺汤
十五枚	37.5g	5首	竹叶汤、茯苓桂枝甘草大枣汤（苓桂草枣汤）、越婢汤、越婢加术汤、越婢加半夏汤
二十五枚	62.5g	2首	当归四逆汤、当归四逆加吴茱萸生姜汤
三十枚	75g	2首	炙甘草汤、橘皮竹茹汤
百枚	250g	1首	薯蓣丸
仲景未言用量		1首	竹皮大丸加减方

表2　不同剂型中的大枣用量

剂型	不同用量	古代量	现代量	代表方名
汤剂	最小用量	一枚	2.5g	防己黄芪汤
	最大用量	三十枚	75g	炙甘草汤
	通常用量	十二枚	30g	桂枝汤
丸剂	用量	百枚	250g	薯蓣丸
	仲景未言用量			竹皮大丸

【证型与用量变化】

（一）甘缓益气及用量

益气缓急，用于辨治病变不是以虚为主所引起的病证表现，用大枣组方者有8首。

表3 辨治少阳阳明热证病变的大枣用量

证型	最佳用量	方名	针对主症	病变证机	用药目的
少阳阳明热证	十二枚（30g）	大柴胡汤	少阳阳明热证	少阳郁热，阳明热结	旨在甘缓益气，制约寒药伤胃

表4 辨治表寒里热病变的大枣用量

证型	最佳用量	方名	针对主症	病变证机	用药目的
表寒里热	十枚（25g）	大青龙汤	脉浮紧，发热，恶寒，身疼痛，不汗出而烦躁者。脉浮缓，身不疼，但重，乍有轻时	寒热夹杂，或湿郁营卫	旨在甘缓益气，制约麻黄之燥、石膏之寒

表5 辨治脾胃寒热夹杂或兼太阳伤寒病变的大枣用量

证型	最佳用量	方名	针对主症	病变证机	用药目的
脾胃寒热夹杂或兼太阳伤寒	十二枚（30g）	文蛤汤	吐后，渴欲得水而贪饮者	胃热津伤或夹卫闭营郁	旨在甘缓益气，制约温药之燥和寒药之凝

表6 辨治疼痛病变的大枣用量

证型	最佳用量	方名	针对主症	病变证机	用药目的
疼痛	十二枚（30g）	桂枝附子汤	风湿相搏，身体疼烦，不能自转侧	阳气虚弱，风寒湿凝滞	旨在甘缓益气止痛
		桂枝附子去桂加白术汤（白术附子汤）	若其人大便硬，小便自利者		
		桂枝加芍药汤	腹满时痛	脾络不通夹热，经气不通	
		桂枝加大黄汤	大实痛者		

表7 辨治脾胃水气郁热病变的大枣用量

证型	最佳用量	方名	针对主症	病变证机	用药目的
脾胃水气郁热	十五枚（37.5g）	越婢加术汤	里水	寒热夹杂，水气郁滞	旨在甘缓益气，气化水气

（二）补益脾胃及用量

补益脾胃，用于辨治脾胃病变所引起的病证表现，用大枣组方者有13首。

表8 辨治脾胃病变的大枣用量

证型	最佳用量	方名	针对主症	病变证机	用药目的
脾胃寒饮	十枚(25g)	附子粳米汤	腹中寒气，雷鸣切痛，胸胁逆满，呕吐	脾胃寒饮，浊气上逆	旨在补益脾胃
脘腹寒凝	十二枚（30g）	乌头桂枝汤	寒疝，腹中痛，逆冷，手足不仁，若身疼痛	寒凝脉络，经脉拘急	旨在补益脾胃
寒热夹虚		生姜泻心汤	心下痞硬，干噫食臭，胁下有水气，腹中雷鸣，下利者	寒热夹杂，中气虚弱，水气内停	旨在补益脾胃
		半夏泻心汤	心下但满而不痛者，此为痞	寒热夹杂，中气虚弱	
		甘草泻心汤	腹中雷鸣，心下痞硬而满，干呕，心烦不得安。		
		黄连汤	腹中痛，欲呕吐		
肝胃虚寒		吴茱萸汤	食谷欲呕者。干呕，吐涎沫，头痛者	肝胃虚弱，寒从内生	
阳虚饮结寒凝		桂枝去芍药加麻黄附子细辛汤	心下坚大如盘，边如旋杯，水饮所作	阳虚寒饮，浊气郁滞	
脾虚水气		桂枝去桂加茯苓白术汤	仍头项强痛、翕翕发热、无汗、心下满微痛、小便不利者	脾气虚弱，水气内停	

续表

证型	最佳用量	方名	针对主症	病变证机	用药目的
脾胃虚弱痰阻气逆	以枣肉和丸	旋覆代赭汤	心下痞硬，噫气不除	脾胃虚弱，痰阻气逆	旨在补益脾胃
太阳伤寒证夹寒逆		葛根加半夏汤	太阳伤寒证夹呕吐	卫闭营郁，阳明寒气上逆	
脾胃虚热	三十枚（75g）	竹皮大丸	烦乱呕逆	脾胃虚热，浊气上逆	
虚热呃逆		橘皮竹茹汤	呃逆	脾胃虚弱，热扰气逆	

（三）益气化营及用量

益气化营，用于辨治营卫病变所引起的病证表现，用大枣组方者有 15 首。

表 9　辨治营卫病变的大枣用量

证型	最佳用量	方名	针对主症	病变证机	用药目的
太阳伤寒	四枚（10g）	桂枝麻黄各半汤	太阳病，得之八九日……面色反有热色者，未欲解也，以其不能得小汗出，身必痒	卫闭营郁	旨在益气化营
太阳温病	四枚（10g）	桂枝二越婢一汤	太阳病，发热恶寒，热多寒少	风热郁表（亦即表寒里热）	
太阳中风轻证	五枚（12.5g）	桂枝二麻黄一汤	若形似疟，一日再发	卫强营弱	
阳明热结夹太阳中风	十枚（25g）	厚朴七物汤	病腹满，发热十日，脉浮而数	热结阳明，卫强营弱	

续表

证型	最佳用量	方名	针对主症	病变证机	用药目的
太阳中风	十二枚（30g）	桂枝汤	太阳病，头痛，发热，汗出，恶风	卫强营弱	旨在益气化营
		桂枝新加汤	身疼痛		
		桂枝加附子汤	其人恶风，小便难，四肢微急，难以屈伸者		
		桂枝去芍药汤	脉促，胸满		
		桂枝去芍药加附子汤	脉微恶寒		
		桂枝加厚朴杏仁汤	喘促		
		桂枝加黄芪汤	身疼重，烦躁，小便不利，此为黄汗，或黄疸/夹太阳中风		
心阳虚		黄芪桂枝五物汤	气血虚痹证	阳气虚弱	旨在益气，化营生血
表里寒热夹杂		麻黄连翘赤小豆汤	伤寒，瘀热在里，身必发黄	湿热夹风寒	
阳虚郁热夹太阳中风	十五枚（37.5g）	竹叶汤	中风，发热，面正赤，喘而头痛	营卫及阳气虚弱，郁热内生	旨在益气化营
太阳风水夹热		越婢汤	风水，恶风，一身悉肿，脉浮，不渴，续自汗出，无大热	郁热内扰，水气上浸	益气化营，气化水气

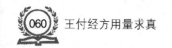
（四）补益少阳及用量

补益少阳，用于辨治少阳气虚病变所引起的病证表现，用大枣组方者有6首。

表10　辨治少阳病变的大枣用量

证型	最佳用量	方名	针对主症	病变证机	用药目的
少阳阳明郁热	四枚（10g）	柴胡加芒硝汤	胸胁满而呕，日晡所发潮热	少阳郁热内结夹气虚	旨在补益少阳
少阳夹太阳	六枚（15g）	柴胡桂枝汤	发热，微恶寒，支节烦痛，微呕，心下支结	少阳郁热夹气虚	旨在补益太阳少阳
少阳夹少阴	六枚（15g）	柴胡加龙骨牡蛎汤	胸满烦惊，小便不利，谵语，一身尽重，不可转侧者	心胆郁热，正气不足	旨在补益少阳少阴
少阳夹杂病变	十二枚（30g）	小柴胡汤	往来寒热，胸胁苦满，嘿嘿，不欲饮食，心烦，喜呕	少阳胆热，气机郁滞，正气虚弱	旨在补益少阳
		黄芩汤	少阳虚热下利证	少阳郁热下注，正气不足	
		黄芩加半夏生姜汤	少阳虚热呕吐证	少阳郁热下注，正气不足，胃气上逆	

（五）补益肺气及用量

补益肺气，用于辨治肺气病变所引起的病证表现，用大枣组方者有4首。

表11　辨治肺气病变的大枣用量

证型	最佳用量	方名	针对主症	病变证机	用药目的
寒饮郁肺结喉	七枚（17.5g）	射干麻黄汤	咳而上气，喉中有水鸡声	寒饮郁肺，痰结咽喉	旨在补益肺气
肺胃气阴两虚	十二枚（30g）	麦门冬汤	大逆上气，咽喉不利	阴津不足，中气虚弱	旨在补益肺气，又可补益脾胃

续表

证型	最佳用量	方名	针对主症	病变证机	用药目的
肺痈夹虚	十二枚（30g）	葶苈大枣泻肺汤	肺痈，胸满胀，一身面目浮肿，鼻塞，清涕出，不闻香臭酸辛，咳逆上气，喘鸣迫塞	郁热蕴肺，肺气上逆	旨在补益肺气
肺胀	十五枚（37.5g）	越婢加半夏汤	咳而上气，此为肺胀，其人喘，目如脱状，脉浮大者	寒饮郁肺夹热水气	

（六）益气生血及用量

益气生血，用于辨治气血虚病变所引起的病证表现，用大枣组方者有7首。

表 12　辨治气血虚病变的大枣用量

证型	最佳用量	方名	针对主症	病变证机	用药目的
脏躁	十枚（25g）	甘麦大枣汤	妇人脏躁，喜悲伤欲哭，象如神灵所作，数欠伸	心脾两虚，心神不安	旨在益气生血
气血虚	十二枚（30g）	甘麦大枣汤	妇人脏躁，喜悲伤欲哭，象如神灵所作，数欠伸	气血虚弱，脉络拘急	
		小建中汤	虚劳，里急，悸，衄，腹中痛，梦失精，四肢酸疼，手足烦热，咽干、口燥，及男子黄		
血虚夹寒	二十五枚（62.5g）	黄芪建中汤	虚劳里急，诸不足	血虚不荣，寒滞脉络	
		当归四逆汤	手足厥寒		
		当归四逆加吴茱萸生姜汤	久寒		
		薯蓣丸	虚劳，诸不足，风气百疾	气血阴阳俱虚或夹太阳营卫病变	

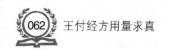

（七）益气柔筋及用量

益气柔筋，用于辨治筋脉病变所引起的病证表现，用大枣组方者有 3 首。

表 13　辨治筋脉病变的大枣用量

证型	最佳用量	方名	针对主症	病变证机	用药目的
项背筋脉拘急	十二枚（30g）	桂枝加葛根汤	太阳病，项背强几几，反汗出，恶风者	卫强营弱，经筋不利	旨在益气柔筋
		葛根汤	太阳病，项背强几几，无汗，恶风	卫闭营郁，经筋不利	
		栝楼桂枝汤	太阳病，其证备，身体强，几几然，脉反沉迟，此为痉	卫强营弱，经筋挛急	

（八）补益肾气及用量

补益肾气，用于辨治肾气虚弱病变所引起的病证表现，用大枣组方者有 2 首。

表 14　辨治肾气虚病变的大枣用量

证型	最佳用量	方名	针对主症	病变证机	用药目的
心肾阳虚	十二枚（30g）	桂枝加桂汤	奔豚，气从少腹上冲心者	阳气不足，寒气上逆	旨在补益肾气
失精梦交		桂枝加龙骨牡蛎汤	夫失精家，少腹弦急，阴头寒，目眩，发落，脉极虚芤迟	心肾不交，心神不藏	

（九）补益心气及用量

补益心气，用于辨治心气虚弱病变所引起的病证表现，用大枣组方者有 2 首。

表 15　辨治心气虚病变的大枣用量

证型	最佳用量	方名	针对主症	病变证机	用药目的
心阳虚	十二枚 (30g)	桂枝去芍药加蜀漆牡蛎龙骨救逆汤	惊狂	心阳虚弱，心气不固	旨在补益心气
心阴阳俱虚	三十枚 (75g)	炙甘草汤	脉结代，心动悸	阳虚不温，阴虚不滋	旨在益气生血

（十）益气化水及用量

益气化水，用于辨治水气病变所引起的病证表现，用大枣组方者有 2 首。

表 16　辨治水气病变的大枣用量

证型	最佳用量	方名	针对主症	病变证机	用药目的
欲作奔豚	十五枚 (37.5g)	苓桂草枣汤	脐下悸，欲作奔豚	气虚不化，水气上逆	旨在益气化水
太阳表虚风水或风湿	一枚 (2.5g)	防己黄芪汤	太阳表虚风水证或太阳表虚风湿证	风夹水上浸或风夹湿浸淫肌筋	

（十一）益气生肌及用量

益气生肌，用于辨治痈脓病变所引起的病证表现，用大枣组方者有 1 首。

表 17　辨治胃寒痈脓病变的大枣用量

证型	最佳用量	方名	针对主症	病变证机	用药目的
胃寒痈脓	十枚 (25g)	排脓汤	胃脘痈脓	寒毒浸淫，腐蚀脉络	旨在益气生肌

【配方与用量比例】

（一）大枣配甘草及用量（共 55 方）

大枣配甘草于大青龙汤中针对"脉浮紧，发热，恶寒，身疼痛，不汗出而烦躁者""脉浮缓，身不疼，但重，乍有轻时"，病变证机是寒热夹杂，或湿郁营卫，其用量比例是十枚（25g）比二两（6g）（近 4∶1），旨在甘缓益气。

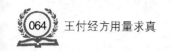

　　大枣配甘草于小柴胡汤中针对"往来寒热，胸胁苦满，嘿嘿，不欲饮食，心烦，喜呕"，病变证机是少阳胆热，气机郁滞，正气虚弱，其用量比例是十二枚（30g）比三两（9g）（10∶3），旨在补益少阳。

　　大枣配甘草于小建中汤中针对"虚劳，里急，悸，衄，腹中痛，梦失精，四肢酸疼，手足烦热，咽干，口燥"及"男子黄"；于黄芪建中汤中针对"虚劳里急，诸不足"，其用量比例是十二枚（30g）比二两（6g）（5∶1），旨在益气生血，补益脾胃。

　　大枣配甘草于文蛤汤中针对"吐后，渴欲得水而贪饮者"，病变证机是寒热夹杂，或兼卫闭营郁，其用量比例是十二枚（30g）比三两（9g）（10∶3），旨在甘缓益气，温阳宣通。

　　大枣配甘草于乌头桂枝汤中针对"寒疝，腹中痛，逆冷，手足不仁，若身疼痛"，病变证机是寒凝脉络，经脉拘急，其用量比例是十二枚（30g）比三两（9g）（10∶3），旨在补益脾胃，益气止痛。

　　大枣配甘草于半夏泻心汤中针对心下"但满而不痛者，此为痞"；又如配甘草于生姜泻心汤中针对"心下痞硬，干噫食臭，胁下有水气，腹中雷鸣，下利者"；于黄连汤中针对"腹中痛，欲呕吐"，病变证机是寒热夹杂，中气虚弱，其用量比例是十二枚（30g）比三两（9g）（10∶3），旨在补益脾胃。

　　大枣配甘草于甘草泻心汤中针对"腹中雷鸣，心下痞硬而满，干呕，心烦不得安"，病变证机是寒热夹杂，中气虚弱，其用量比例是十二枚（30g）比四两（12g）（5∶2），旨在补益脾胃。

　　大枣配甘草于当归四逆汤中针对"手足厥寒"，于当归四逆加吴茱萸生姜汤中针对"久寒"，病变证机是血虚不荣，寒滞脉络，其用量比例是二十五枚（62.5g）比二两（6g）（近10∶1），旨在益气生血化阳。

　　大枣配甘草于竹叶汤中针对"产后，中风，发热，面正赤，喘而头痛"，病变证机是寒热夹杂，营卫不和，其用量比例是十五枚（37.5g）比一两（3g）（近12∶1），旨在益气化营化阳。

　　大枣配甘草于防己黄芪汤加减方中针对太阳表虚风水夹喘，病变证机是卫虚水逆，肺气上逆，其用量比例是一枚（2.5g）比半两（1.5g）（5∶3），旨在甘缓益气化水。

　　大枣配甘草于附子粳米汤中针对"腹中寒气，雷鸣切痛，胸胁逆满，呕吐"，病变证机是脾胃寒饮，浊气上逆，其用量比例是十枚（25g）比一两（3g）（25∶3），旨在补益脾胃。

大枣配甘草于麦门冬汤中针对虚热肺痿、胃气阴两虚及咽喉不利，病变证机是气阴两虚，浊气上逆，其用量比例是十二枚（30g）比二两（6g）（5∶1），旨在补益肺气，又补益脾胃。

大枣配甘草于炙甘草汤中针对"脉结代，心动悸"，病变证机是阳虚不温，阴虚不滋，其用量比例是三十枚（75g）比四两（12g）（近6∶1），旨在益气生血，补益心气。

大枣配甘草于苓桂草枣汤中针对脐下悸，欲作奔豚，病变证机是气虚不化，水气上逆，其用量比例是十五枚（37.5g）比二两（6g）（近6∶1），旨在补益脾胃，益气化水。

大枣配甘草于厚朴七物汤中针对太阳阳明夹杂证，病变证机是卫强营弱，郁热壅结，其用量比例是十枚（25g）比三两（9g）（近5∶2），旨在甘缓益气化营。

大枣配甘草于桂枝汤中针对"太阳病，头痛，发热，汗出，恶风"；于桂枝去芍药汤中针对"脉促胸满"；于桂枝去芍药加附子汤中针对"脉微恶寒"；于桂枝加附子汤中针对"其人恶风，小便难，四肢微急，难以屈伸者"；于桂枝加厚朴杏仁汤中针对"喘促"；于桂枝加葛根汤中针对"太阳病，项背强几几，反汗出，恶风者"；于桂枝加附子汤中针对"其人恶风，小便难，四肢微急，难以屈伸者"；于葛根汤针对"项背强几几，无汗，恶风"；于桂枝新加汤针对"身疼痛，脉沉迟"，病变证机是卫强营弱，其用量比例是十二枚（30g）比二两（6g）（5∶1），旨在益气化营化卫。

大枣配甘草于桂枝二麻黄一汤中针对太阳中风轻证"若形似疟，一日再发"，病变证机是卫强营弱，其用量比例是五枚（12.5g）比一两二铢（3.2g）（12.5∶3.2），旨在益气化营化卫。

大枣配甘草于桂枝二越婢一汤中针对"太阳病，发热恶寒，热多寒少"，病变证机是风热郁表（亦即表寒里热），其用量比例是四枚（10g）比十八铢（2.3g）（10∶2.3），旨在益气化营化阳。

大枣配甘草于桂枝麻黄各半汤中针对太阳伤寒轻证即"太阳病，得之八九日，……面色反有热色者，未欲解也，以其不能得小汗出，身必痒"，病变证

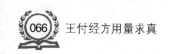

机是卫闭营郁，其用量比例是四枚（12g）比一两（3g）（4：1），旨在益气化营化阳。

大枣配甘草于桂枝附子汤、桂枝附子去桂加白术汤（白术附子汤）中针对"风湿相搏，身体疼烦，不能自转侧"，病变证机是阳气虚弱，风寒湿凝滞，其用量比例是十二枚（30g）比二两（6g）（5：1），旨在甘缓益气止痛，温通筋骨。

大枣配甘草于桂枝去芍药加蜀漆牡蛎龙骨救逆汤中针对"必惊狂，卧起不安者"，病变证机是心阳虚弱，心神不安，其用量比例是十二枚（30g）比二两（6g）（5：1），旨在补益心气。

大枣配甘草于桂枝去芍药加麻黄附子细辛汤中针对"心下坚，大如盘"，病变证机是阳虚寒饮，其用量比例是十二枚（30g）比二两（6g）（5：1），旨在补益脾胃。

大枣配甘草于桂枝去桂加茯苓白术汤中针对"仍头项强痛、翕翕发热、无汗、心下满微痛、小便不利者"，病变证机是脾气虚弱，水气浸淫，其用量比例是十二枚（30g）比二两（6g）（5：1），旨在补益脾胃。

大枣配甘草于桂枝加桂汤中针对"奔豚，气从少腹上冲心者"，病变证机是阳气不足，寒气上逆，其用量比例是十二枚（30g）比二两（6g）（5：1），旨在补益肾气，益气化阳。

大枣配甘草于桂枝加芍药汤中针对"因尔腹满时痛者"；于桂枝加大黄汤中针对"大实痛者"，病变证机是脾络不通或夹热，其用量比例是十二枚（30g）比二两（6g）（5：1），旨在甘缓益气止痛。

大枣配甘草于桂枝新加汤中针对"脉沉迟，身疼痛"，病变证机是营卫气血虚；于桂枝加黄芪汤中针对"身疼重，烦躁，小便不利，此为黄汗"，或黄疸或夹太阳中风，病变证机是卫气虚弱而不温化，其用量比例是十二枚（30g）比二两（6g）（5：1），旨在益气化营化阳。

大枣配甘草于桂枝加龙骨牡蛎汤中针对"夫失精家，少腹弦急，阴头寒，目眩，发落，脉极虚芤迟，为清谷，亡血，失精。脉得诸芤动微紧，男子失精，女子梦交"，病变证机是营卫虚弱，心肾不交，其用量比例是十二枚（30g）比二两（6g）（5：1），旨在补益肾气，益气化阳。

大枣配甘草于栝楼桂枝汤中针对"身体强，几几然，脉反沉迟"，病变证机是经筋挛急，其用量比例是十二枚（30g）比二两（6g）（5：1），旨在益气化营舒筋。

大枣配甘草于柴胡加芒硝汤中针对"胸胁满而呕，日晡所发潮热"，病变证机是少阳郁热内结夹气虚，其用量比例是四枚（10g）比一两（3g）（10：3），旨在补益少阳。

大枣配甘草于柴胡桂枝汤中针对太阳少阳夹杂证，病变证机是卫强营弱，胆热郁滞，其用量比例是六枚（15g）比一两（3g）（5：1），旨在补益太阳少阳。

大枣配甘草于黄芩汤中针对少阳虚热下利证，病变证机是少阳郁热下注，正气不足；于黄芩加半夏生姜汤中针对少阳虚热呕吐证，病变证机是少阳郁热下注，正气不足，胃气上逆，其用量比例是十二枚（30g）比二两（6g）（5：1），旨在补益少阳。

大枣配甘草于排脓汤中针对"胃脘痛脓"，病变证机是寒毒浸淫，腐蚀脉络，其用量比例是十枚（25g）比二两（6g）（近4：1），旨在益气生肌。

大枣配甘草于旋覆代赭汤中针对"心下痞硬，噫气不除"，病变证机是脾胃虚弱，痰阻气逆，其用量比例是十二枚（30g）比三两（9g）（10：3），旨在补益脾胃。

大枣配甘草于麻黄连翘赤小豆汤中针对"伤寒，瘀热在里，身必发黄"，病变证机是湿热夹风寒，其用量比例是十二枚（30g）比二两（6g）（5：1），旨在甘缓益气化营。

大枣配甘草于葛根加半夏汤中针对太阳伤寒证夹呕吐者，病变证机是卫闭营郁，阳明寒气上逆，其用量比例是十二枚（30g）比二两（6g）（5：1），旨在补益脾胃。

大枣配甘草于越婢汤中针对"风水，恶风，一身悉肿，脉浮，不渴，续自汗出，无大热"，病变证机是郁热内扰，水气上浸，其用量比例是十五枚（37.5g）比二两（6g）（近6：1），旨在益气化营化卫。

大枣配甘草于越婢加术汤中针对"里水"，病变证机是寒热夹杂，水气郁滞，其用量比例是十五枚（37.5g）比二两（6g）（近6：1），旨在补益脾胃。

大枣配甘草于越婢加半夏汤中针对"咳而上气，此为肺胀，其人喘，目如脱状，脉浮大者"，病变证机是寒饮郁肺夹热水气，其用量比例是十五枚（37.5g）比二两（6g）（近6：1），旨在补益肺气。

大枣配甘草于橘皮竹茹汤中针对"呃逆"，病变证机是脾胃虚弱，热扰气

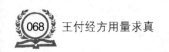

逆，其用量比例是三十枚（75g）比四两（15g）（15∶3），旨在补益脾胃。

大枣配甘草于薯蓣丸中针对"虚劳，诸不足，风气百疾"，病变证机是气血阴阳俱虚或夹太阳营卫病变，其用量比例是百枚（250g）比二十八分（84g）（125∶42），旨在益气生血化阳。

（二）大枣配生姜及用量（共50方）

大枣配生姜于大柴胡汤中针对"心中痞硬，呕吐而下利者"，病变证机是热扰胃气，浊气上逆，其用量比例是十二枚（30g）比四两（12g）（5∶2），旨在甘缓益气，辛开醒脾。

大枣配生姜于大青龙汤中针对"脉浮紧，发热，恶寒，身疼痛，不汗出而烦躁者"及"脉浮缓，身不疼，但重，乍有轻时"，病变证机是表寒里热夹杂，其用量比例是十枚（25g）比三两（9g）（近8∶3），旨在甘缓益气，解表和胃。

大枣配生姜于小柴胡汤中针对"往来寒热，胸胁苦满，嘿嘿，不欲饮食，心烦，喜呕"，病变证机是少阳胆热，气机郁滞，正气虚弱，其用量比例是十二枚（30g）比三两（9g）（10∶3），旨在补益少阳，辛开醒脾。

大枣配生姜于小建中汤中针对"虚劳，里急，悸，衄，腹中痛，梦失精，四肢酸疼，手足烦热，咽干，口燥"及"男子黄"。于黄芪建中汤中针对"虚劳里急，诸不足"，病变证机是气血虚弱，脉络拘急，病变证机是气血虚弱，脉络拘急，其用量比例是十二枚（30g）比三两（9g）（10∶3），旨在益气生血，辛开醒脾。

大枣配生姜于文蛤汤中针对"吐后，渴欲得水而贪饮者"，病变证机是胃热津伤或夹卫闭营郁，其用量比例是十二枚（30g）比三两（9g）（10∶3），旨在甘缓益气，辛开醒脾。

大枣配生姜于乌头桂枝汤中针对"寒疝，腹中痛，逆冷，手足不仁，若身疼痛"，病变证机是寒凝脉络，经脉拘急，其用量比例是十二枚（30g）比三两（9g）（10∶3），旨在益气止痛，辛开醒脾。

大枣配生姜于生姜泻心汤中针对"心下痞硬，干噫食臭，胁下有水气，腹中雷鸣，下利者"，病变证机是寒热夹气虚，水气内停，其用量比例是十二枚（30g）比四两（12g）（5∶2），旨在补益脾胃，辛开醒脾。

大枣配生姜于当归四逆加吴茱萸生姜汤中针对"久寒"，病变证机是血虚不荣，寒滞脉络，其用量比例是二十五枚（62.5g）比半斤（24g）（近13∶

5），旨在益气生血，温通阳气。

大枣配生姜于竹叶汤中针对"中风，发热，面正赤，喘而头痛"，病变证机是营卫及阳气虚弱，郁热内生，其用量比例是十五枚（37.5g）比一两（3g）（25∶1），旨在益气化营，解表和胃。

大枣配生姜于防己黄芪汤加减方中针对"太阳表虚风水或风湿"，病变证机是风水或风湿浸淫肌肤筋脉，其用量比例是一枚（2.5g）比四片（12g）（1∶4.8），旨在甘缓益气，辛宣散水。

大枣配生姜于吴茱萸汤中针对"食谷欲呕者""干呕，吐涎沫，头痛者"，病变证机是肝胃虚弱，寒从内生，其用量比例是十二枚（30g）比四两（18g）（5∶3），旨在补益脾胃，开胃降逆。

大枣配生姜于炙甘草汤中针对"脉结代，心动悸"，病变证机是阳虚不温，阴虚不滋，其用量比例是三十枚（75g）比三两（9g）（25∶3），旨在益气生血，温通心阳。

大枣配生姜于厚朴七物汤加减方中针对"病腹满，发热十日，脉浮而数"夹呕吐者，病变证机是热结阳明，胃气上逆，卫强营弱，其用量比例是十枚（25g）比五两（15g）（5∶3），旨在益气化营，辛开醒脾。

大枣配生姜于桂枝汤中针对"太阳病，头痛，发热，汗出，恶风"；于桂枝去芍药汤中针对脉促胸满；于桂枝去芍药加附子汤中针对脉微恶寒；于桂枝加附子汤中针对"其人恶风，小便难，四肢微急，难以屈伸者"；于桂枝加厚朴杏仁汤中针对喘促；于桂枝加葛根汤针中刘"太阳病，项背强几几，反汗出，恶风者"，于葛根汤中针对"项背强几几，无汗，恶风"，于桂枝新加汤中针对身疼痛，脉沉迟，病变证机是卫强营弱，其用量比例是十二枚（30g）比三两（9g）（10∶3），旨在益气化营，解表和胃。

大枣配生姜于桂枝二麻黄一汤中针对"若形似疟，一日再发，汗出必解"，病变证机是卫强营弱，其用量比例是五枚（12.5g）比一两六铢（3.7g）（12.5∶3.7），旨在益气化营，解表和胃。

大枣配生姜于桂枝二越婢一汤中针对"太阳病，发热恶寒，热多寒少"，病变证机是卫热营灼，阴津不足，其用量比例是四枚（10g）比一两二铢（3.3g）（近3∶1），旨在益气化营，解表和胃。

大枣配生姜于桂枝麻黄各半汤中针对"面色反有热色者，未欲解也，以其不能得小汗出，身必痒"，病变证机是卫闭营郁，阴津不足，其用量比例是四枚（10g）比一两（3g）（近3：1），旨在益气化营，解表和胃。

大枣配生姜于桂枝附子汤中针对"风湿相搏，身体疼烦，不能自转侧"；于桂枝附子去桂加白术汤（白术附子汤）中针对"若其人大便硬，小便自利者"，病变证机是阳气虚弱，风寒湿凝滞，其用量比例是十二枚（30g）比三两（9g）（10：3），旨在甘缓益气，宣通止痛。

大枣配生姜于桂枝去芍药加蜀漆牡蛎龙骨救逆汤中针对"惊狂"，病变证机是心阳虚弱，心气不固，其用量比例是十二枚（30g）比三两（9g）（10：3），旨在补益心气，温通心阳。

大枣配生姜于桂枝去芍药加麻黄附子细辛汤中针对"心下坚大如盘，边如旋杯，水饮所作"，病变证机是阳虚寒饮，浊气郁滞，其用量比例是十二枚（30g）比三两（9g）（10：3），旨在补益脾胃，辛开醒脾。

大枣配生姜于桂枝去桂加茯苓白术汤中针对"仍头项强痛、翕翕发热、无汗、心下满微痛、小便不利者"，病变证机是脾气虚弱，水气浸淫，其用量比例是十二枚（30g）比三两（9g）（10：3），旨在补益脾胃，辛开醒脾。

大枣配生姜于桂枝加桂汤中针对"必发奔豚，气从少腹上冲心者"，病变证机是阳气虚弱，浊气上逆，其用量比例是十二枚（30g）比三两（9g）（10：3），旨在补益肾气，温通阳气。

大枣配生姜于桂枝加芍药汤中针对"腹满时痛"；于桂枝加大黄汤中针对"大实痛者"，病变证机是脾络不通夹热，经气不通，其用量比例是十二枚（30g）比三两（9g）（10：3），旨在甘缓益气，辛开醒脾。

大枣配生姜于桂枝加黄芪汤中针对"身疼重，烦躁，小便不利，此为黄汗"，病变证机是营卫虚弱，寒湿浸淫，其用量比例是十二枚（30g）比三两（9g）（10：3），旨在益气化营，温通阳气。

大枣配生姜于桂枝加龙骨牡蛎汤中针对"阴头寒，梦失精"，病变证机是阳气虚弱，其用量比例是十二枚（30g）比三两（9g）（10：3），旨在补益肾气，温阳化气。

大枣配生姜于栝楼桂枝汤中针对"太阳病，其证备，身体强，几几然，脉反沉迟，此为痉"，病变证机是卫强营弱，经筋挛急，其用量比例是十二枚（30g）比三两（9g）（10：3），旨在益气化营，温通阳气。

　　大枣配生姜于柴胡加芒硝汤中针对"胸胁满而呕，日晡所发潮热"，病变证机是少阳郁热内结夹气虚，其用量比例是四枚（10g）比一两（3g）（10∶3），旨在补益少阳，辛开醒脾。

　　大枣配生姜于柴胡桂枝汤中针对"发热，微恶寒，支节烦痛，微呕，心下支结"，病变证机是少阳郁热夹气虚；于柴胡加龙骨牡蛎汤中针对"胸满烦惊，小便不利，谵语，一身尽重，不可转侧者"，病变证机是心胆郁热，正气不足，其用量比例是六枚（15g）比一两半（4.5g）（10∶3），旨在补益少阳，辛开醒脾。

　　大枣配生姜于射干麻黄汤中针对"咳而上气，喉中有水鸡声"，病变证机是寒饮郁肺，痰结咽喉，其用量比例是七枚（17.5g）比四两（12g）（35∶24），旨在补益肺气，宣肺降逆。

　　大枣配生姜于黄芩加半夏生姜汤中针对"少阳虚热呕吐证"，病变证机是少阳郁热下注，正气不足，胃气上逆，其用量比例是十二枚（30g）比一两半（4.5g）（20∶3），旨在补益少阳，开胃降逆。

　　大枣配生姜于黄芪桂枝五物汤中针对"外证身体不仁，如风痹状"，病变证机是气血虚弱，络脉不通，其用量比例是十二枚（30g）比三两（9g）（10∶3），旨在益气化营，辛开醒脾。

　　大枣配生姜于排脓汤中针对"胃脘痈脓"，病变证机是寒毒浸淫，腐蚀脉络，其用量比例是十枚（25g）比一两（3g）（近8∶1），旨在益气生肌，醒脾和胃。

　　大枣配生姜于旋覆代赭汤中针对"心下痞硬，噫气不除"，病变证机是脾胃虚弱，痰阻气逆，其用量比例是十二枚（30g）比五两（15g）（2∶1），旨在补益脾胃，醒脾化痰。

　　大枣配生姜于麻黄连翘赤小豆汤中针对"伤寒，瘀热在里，身必发黄"，病变证机是湿热夹风寒，其用量比例是十二枚（30g）比二两（6g）（5∶1），旨在益气化营，醒脾和胃。

　　大枣配生姜于葛根加半夏汤中针对"不下利，但呕者"，病变证机是卫闭营郁，胃气不降，其用量比例是十二枚（30g）比三两（9g）（10∶3），旨在补益脾胃，解表和胃。

　　大枣配生姜于越婢汤中针对"风水，恶风，一身悉肿，脉浮，不渴，续自汗出，无大热"，病变证机是风水夹热，浸淫于上，其用量比例是十五枚

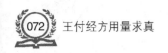

（37.5g）比三两（9g）（近4∶1），旨在益气化营，辛宣散水。

大枣配生姜于越婢加术汤中针对"里水"，病变证机是风水郁热，脾虚失制，其用量比例是十五枚（37.5g）比三两（9g）（近4∶1），旨在补益脾胃，辛宣散水。

大枣配生姜于越婢加半夏汤中针对"咳而上气，此为肺胀，其人喘，目如脱状，脉浮大者"，病变证机是寒饮郁肺夹热水气，其用量比例是十五枚（37.5g）比三两（9g）（近4∶1），旨在补益肺气，宣肺降逆。

大枣配生姜于橘皮竹茹汤中针对呃逆，病变证机是脾胃虚弱，热扰气逆，其用量比例是三十枚（75g）比半斤（24g）（近3∶1），旨在补益脾胃，开胃降逆。

（三）大枣配桂枝及用量（共37方）

大枣配桂枝于大青龙汤中针对"脉浮紧，发热，恶寒，身疼痛，不汗出而烦躁者""脉浮缓，身不疼，但重，乍有轻时"，病变证机是表寒里热夹杂，其用量比例是十枚（25g）比二两（6g）（近4∶1），旨在甘缓益气，解肌通经。

大枣配桂枝于小柴胡汤加减方中针对少阳夹杂，病变证机是胆热气郁少气，其用量比例是十二枚（30g）比三两（9g）（10∶3），旨在补益少阳，解肌调卫。

大枣配桂枝于小建中汤中针对"虚劳，里急，悸，衄，腹中痛，梦失精，四肢酸疼，手足烦热，咽干，口燥"及"男子黄"；于黄芪建中汤中针对"虚劳里急，诸不足"，病变证机是气血虚弱，脉络拘急，其用量比例是十二枚（30g）比三两（9g）（10∶3），旨在益气生血，温阳化气。

大枣配桂枝于乌头桂枝汤中针对"寒疝，腹中痛，逆冷，手足不仁"，病变证机是气虚寒凝，其用量比例是十二枚（30g）比三两（9g）（10∶3），旨在补益脾胃，温阳化气。

大枣配桂枝于当归四逆汤、当归四逆加吴茱萸生姜汤中针对"手足厥寒"，病变证机是血虚不荣，寒滞脉络，其用量比例是二十五枚（62.5g）比三两（9g）（近7∶1），旨在益气生血，温通经脉。

大枣配桂枝于竹叶汤中针对"中风，发热，面正赤，喘而头痛"，病变证机是营卫及阳气虚弱，郁热内生，其用量比例是十五枚（37.5g）比五两（15g）（近7∶3），旨在益气化营，解肌调卫。

　　大枣配桂枝于炙甘草汤中针对"脉结代，心动悸"，病变证机是阳虚不温，阴虚不滋，其用量比例是三十枚（75g）比三两（9g）（25∶3），旨在补益心气，温通心阳。

　　大枣配桂枝于苓桂草枣汤中针对"脐下悸，欲作奔豚"，病变证机是气虚不化，水气上逆，其用量比例是十五枚（37.5g）比四两（12g）（近3∶1），旨在补益脾胃，温化水饮。

　　大枣配桂枝于厚朴七物汤中针对"病腹满，发热十日，脉浮而数"夹呕吐者，病变证机是热结阳明，胃气上逆，卫强营弱，其用量比例是十枚（25g）比二两（6g）（近4∶1），旨在益气化营，解肌调卫。

　　大枣配桂枝于桂枝汤中针对"太阳病，头痛，发热，汗出，恶风"；于桂枝去芍药汤中针对脉促胸满；于桂枝去芍药加附子汤中针对脉微恶寒；于桂枝加附子汤中针对"其人恶风，小便难，四肢微急，难以屈伸者"；于桂枝加厚朴杏仁汤中针对喘促；于桂枝加葛根汤中针对"太阳病，项背强几几，反汗出，恶风者"；于葛根汤中针对"项背强几几，无汗，恶风"；于桂枝新加汤中针对"身疼痛，脉沉迟"，病变证机是卫强营弱，其用量比例是十二枚（30g）比二两（6g）（5∶1），旨在益气化营，解肌调卫。

　　大枣配桂枝于桂枝二麻黄一汤中针对太阳中风轻证即"若形似疟，一日再发"，病变证机是卫强营弱，其用量比例是五枚（12.5g）比一两十七铢（5.4g）（12.5∶5.4），旨在益气化营，解肌调卫。

　　大枣配桂枝于桂枝二越婢一汤中针对"太阳病，发热恶寒，热多寒少"，病变证机是风热郁表（亦即表寒里热），其用量比例是四枚（10g）比十八铢（2.3g）（10∶2.3），旨在益气化营，解肌调卫。

　　大枣配桂枝于桂枝麻黄各半汤中针对太阳伤寒轻证即"太阳病，得之八九日，……面色反有热色者，未欲解也，以其不能得小汗出，身必痒"，病变证机是卫闭营郁，其用量比例是四枚（12g）比一两十六铢（5.2g）（12∶5.2），旨在益气化营，解肌通经。

　　大枣配桂枝于桂枝附子汤中针对"风湿相搏，身体疼烦，不能自转侧"，病变证机是阳气虚弱，风寒湿凝滞，其用量比例是十二枚（30g）比四两（12g）（5∶2），旨在甘缓益气，温通筋骨。

大枣配桂枝于桂枝去芍药加蜀漆牡蛎龙骨救逆汤中针对惊狂，病变证机是心阳虚弱，心气不固，其用量比例是十二枚（30g）比三两（9g）（10：3），旨在补益心气，温通心阳。

大枣配桂枝于桂枝去芍药加麻黄附子细辛汤中针对"心下坚大如盘，边如旋杯，水饮所作"，病变证机是阳虚寒饮，浊气郁滞，其用量比例是十二枚（30g）比三两9g（10：3），旨在补益脾胃，温化水饮。

大枣配桂枝于桂枝加桂汤中针对"必发奔豚，气从少腹上冲心者"，病变证机是阳气虚弱，浊气上逆，其用量比例是十二枚（30g）比四两（15g）（2：1），旨在补益肾气，平冲降逆。

大枣配桂枝于桂枝加芍药汤中针对"腹满时痛"；于桂枝加大黄汤中针对"大实痛者"，病变证机是脾络不通夹热，经气不通，其用量比例是十二枚（30g）比三两（9g）（10：3），旨在甘缓益气，温通经脉。

大枣配桂枝于桂枝加黄芪汤中针对"身疼重，烦躁，小便不利，此为黄汗"，病变证机是营卫虚弱，寒湿浸淫，其用量比例是十二枚（30g）比三两（9g）（10：3），旨在益气化营，温化湿浊。

大枣配桂枝于桂枝加龙骨牡蛎汤中针对阴头寒梦失精，病变证机是阳气虚弱，其用量比例是十二枚（30g）比三两（9g）（10：3），旨在补益肾气，温阳化气。

大枣配桂枝于栝楼桂枝汤中针对"太阳病，其证备，身体强，几几然，脉反沉迟，此为痉"，病变证机是卫强营弱，经筋挛急，其用量比例是十二枚（30g）比三两（9g）（10：3），旨在益气化营，解肌舒筋。

大枣配桂枝于柴胡桂枝汤中针对"发热，微恶寒，支节烦痛，微呕，心下支结"，病变证机是少阳郁热夹气虚，卫强营弱，其用量比例是六枚（15g）比一两半（4.5g）（10：3），旨在补益少阳，解肌调卫。

大枣配桂枝于柴胡加龙骨牡蛎汤中针对"胸满烦惊，小便不利，谵语，一身尽重，不可转侧者"，病变证机是心胆郁热，正气不足，其用量比例是六枚（15g）比一两半（4.5g）（10：3），旨在补益少阳，温阳化气。

大枣配桂枝于黄连汤中针对"腹中痛，欲呕吐"，病变证机是寒热夹杂，中气虚弱，其用量比例是十二枚（30g）比三两（9g）（10：9），旨在补益脾胃，温阳化气。

大枣配桂枝于黄芪桂枝五物汤中针对"外证身体不仁，如风痹状"，病变证机是气血虚弱，络脉不通，其用量比例是十二枚（30g）比三两（9g）（10：3），旨在益气化营，温阳化敁。

大枣配桂枝于葛根加半夏汤中针对"不下利，但呕者"，病变证机是卫闭营郁，胃气不降，其用量比例是十二枚（30g）比三两（9g）（10：3），旨在补益脾胃，解肌温阳。

大枣配桂枝于薯蓣丸中针对"虚劳，诸不足，风气百疾"，病变证机是气血阴阳俱虚或夹太阳营卫病变，其用量比例是百枚（250g）比十分（30g）（25：3），旨在益气生血，温阳化气。

（四）大枣配芍药及用量（共30方）

大枣配芍药于大柴胡汤中针对"心中痞硬，呕吐而下利者"，病变证机是热扰胃气，浊气上逆，其用量比例是十二枚（30g）比三两（9g）（10：3），旨在甘缓益气，泻利少阳。

大枣配芍药于小柴胡汤加减方中针对"腹中痛"，病变证机是少阳胆热乘脾，脉络拘急，其用量比例是十二枚（30g）比三两（9g）（10：3），旨在补益少阳，补柔缓急。

大枣配芍药于小建中汤中针对"虚劳，里急，悸，衄，腹中痛，梦失精，四肢酸疼，手足烦热，咽干，口燥"及"男子黄"；于黄芪建中汤中针对"虚劳里急，诸不足"，病变证机是气血虚弱，脉络拘急，其用量比例是十二枚（30g）比六两（18g）（5：3），旨在益气生血，补柔缓急。

大枣配芍药于乌头桂枝汤中针对腹中寒疝，病变证机是阳气虚弱，阴血不足，其用量比例是十二枚（30g）比三两（9g）（10：3），旨在补益脾胃，补血敛阴。

大枣配芍药于当归四逆汤、当归四逆加吴茱萸生姜汤中针对"手足厥寒"，病变证机是血虚不荣，寒滞脉络，其用量比例是二十五枚（62.5g）比三两（9g）（近7：1），旨在益气生血，通络养血。

大枣配芍药于桂枝汤中针对"太阳病，头痛，发热，汗出，恶风"；于桂枝加附子中汤针对"其人恶风，小便难，四肢微急，难以屈伸者"；于桂枝加厚朴杏仁汤中针对喘促；于桂枝加葛根汤中针对"太阳病，项背强几几，反汗出，恶风者"；于葛根汤中针对"项背强几几，无汗，恶风"，病变证机是卫强

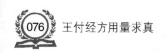

营弱，其用量比例是十二枚（30g）比三两（9g）（10：3），旨在益气化营，益营敛汗。

大枣配芍药于桂枝二麻黄一汤中针对"若形似疟，一日再发，汗出必解"，病变证机是卫强营弱，其用量比例是五枚（12.5g）比一两六铢（3.7g）（125：37），旨在益气化营，益营敛汗。

大枣配芍药于桂枝二越婢一汤中针对"太阳病，发热恶寒，热多寒少"，病变证机是卫热营灼，阴津不足，其用量比例是四枚（10g）比十八铢（2.3g）（100：23），旨在益气化营，益营敛汗。

大枣配芍药于桂枝麻黄各半汤中针对"面色反有热色者，未欲解也，以其不能得小汗出，身必痒"，病变证机是卫闭营郁，阴津不足，其用量比例是四枚（10g）比一两（3g）（近3：1），旨在益气化营，益营敛汗。

大枣配芍药于桂枝去桂加茯苓白术汤中针对"仍头项强痛、翕翕发热、无汗、心下满微痛、小便不利者"，病变证机是脾气虚弱，水气浸淫，其用量比例是十二枚（30g）比三两（9g）（10：3），旨在补益脾胃，养血入阴。

大枣配芍药于桂枝加桂汤中针对"必发奔豚，气从少腹上冲心者"，病变证机是阳气虚弱，浊气上逆，其用量比例是十二枚（30g）比三两（9g）（10：3），旨在补益肾气，养血平冲。

大枣配芍药于桂枝加芍药汤中针对"腹满时痛"；于桂枝加大黄汤中针对"大实痛者"，病变证机是脾络不通夹热，经气不通，其用量比例是十二枚（30g）比六两（18g）（5：3），旨在甘缓益气，通络养血。

大枣配芍药于桂枝新加汤中针对"身疼痛，脉沉迟者"，病变证机是营血虚弱，其用量比例是十二枚（30g）比四两（12g）（5：2），旨在益气化营，补柔缓急。

大枣配芍药于桂枝加黄芪汤中针对"身疼重，烦躁，小便不利，此为黄汗"，病变证机是营卫虚弱，寒湿浸淫，其用量比例是十二枚（30g）比三两（9g）（10：3），旨在益气化营，益营敛汗。

大枣配芍药于桂枝加龙骨牡蛎汤中针对阴头寒梦失精，病变证机是阳气虚弱，阴血不足，其用量比例是十二枚（30g）比三两（9g）（10：3），旨在补益肾气，补血敛阴。

大枣配芍药于栝楼桂枝汤中针对"太阳病，其证备，身体强，几几然，脉反沉迟，此为痉"，病变证机是卫强营弱，经筋挛急，其用量比例是十二枚（30g）比三两（9g）（10∶3），旨在益气化营，补血柔筋。

大枣配芍药于柴胡桂枝汤中针对少阳太阳夹杂证，病变证机是少阳胆热气郁，卫强营弱，其用量比例是六枚（15g）比一两半（4.5g）（10∶3），旨在补益少阳，益营敛汗。

大枣配芍药于黄芩汤中针对少阳胆热下利证，病变证机是少阳郁热下注，其用量比例是十二枚（30g）比二两（6g）（5∶1），旨在柔泻胆热，清热止利。

大枣配芍药于黄芩加半夏生姜汤中针对少阳胆热呕吐证，病变证机是少阳郁热，胃气上逆，其用量比例是十二枚（30g）比二两（6g）（5∶1），旨在补益少阳，柔泻胆热。

大枣配芍药于黄芪桂枝五物汤中针对"外证身体不仁，如风痹状"，病变证机是气血虚弱，络脉不通，其用量比例是十二枚（30g）比三两（9g）（5∶3），旨在益气化营，通络养血。

大枣配芍药于葛根加半夏汤中针对"不下利，但呕者"，病变证机是卫闭营郁，胃气不降，其用量比例是十二枚（30g）比二两（6g）（5∶1），旨在补益脾胃，补血敛阴。

大枣配芍药于薯蓣丸中针对"虚劳，诸不足，风气百疾"，病变证机是气血阴阳俱虚或夹太阳营卫病变，其用量比例是百枚（250g）比六分（18g）（125∶9），旨在益气生血，养血敛阴。

（五）大枣配人参及用量（共16方）

大枣配人参于小柴胡汤中针对"往来寒热，胸胁苦满，嘿嘿，不欲饮食，心烦，喜呕"，病变证机是少阳胆热，气机郁滞，正气虚弱，其用量比例是十二枚（30g）比三两（9g）（10∶3），旨在补益少阳。

大枣配人参于甘草泻心汤中针对"腹中雷鸣，心下痞硬而满，干呕，心烦不得安"；于生姜泻心汤针对"心下痞硬，干噫食臭，胁下有水气，腹中雷鸣，下利者"；于半夏泻心汤中针对心下"但满而不痛者，此为痞"；于黄连汤中针对"腹中痛，欲呕吐"，病变证机是寒热夹杂，中气虚弱，其用量比例是十二枚（30g）比三两（9g）（10∶3），旨在补益脾胃。

大枣配人参于竹叶汤中针对"中风，发热，面正赤，喘而头痛"，病变证

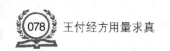

机是营卫及阳气虚弱，郁热内生，其用量比例是十五枚（37.5g）比一两（3g）（近12∶1），旨在补益营卫。

大枣配人参于桂枝加芍药生姜各一两人参三两新加汤（桂枝新加汤）中针对"身疼痛，脉沉迟"，病变证机是营气不足，营血虚弱，其用量比例是十二枚（30g）比二两（6g）（5∶1），旨在补益营卫。

大枣配人参于吴茱萸汤中针对"食谷欲呕者""干呕，吐涎沫，头痛者"，病变证机是肝胃虚弱，寒从内生，其用量比例是十二枚（30g）比三两（9g）（10∶3），旨在补益脾胃。

大枣配人参于麦门冬汤中针对"大逆上气，咽喉不利"，病变证机是阴津不足，中气虚弱，其用量比例是十二枚（30g）比二两（6g）（5∶1），旨在补益肺气，或补益脾胃。

大枣配人参于炙甘草汤中针对"脉结代，心动悸"，病变证机是阳虚不温，阴虚不滋，其用量比例是三十枚（75g）比三两（9g）（15∶3），旨在补益心气。

大枣配人参于柴胡加芒硝汤中针对"胸胁满而呕，日晡所发潮热"，病变证机是少阳郁热内结夹气虚，其用量比例是四枚（10g）比一两（3g）（10∶3），旨在补益少阳。

大枣配人参于柴胡桂枝汤中针对"发热，微恶寒，支节烦痛，微呕，心下支结"，病变证机是少阳郁热夹气虚；于柴胡加龙骨牡蛎汤中针对"胸满烦惊，小便不利，谵语，一身尽重，不可转侧者"，病变证机是心胆郁热，正气不足，其用量比例是六枚（15g）比一两半（4.5g）（10∶3），旨在补益少阳。

大枣配人参于旋覆代赭汤中针对"心下痞硬，噫气不除"，病变证机是脾胃虚弱，痰阻气逆，其用量比例是十二枚（30g）比二两（6g）（5∶1），旨在补益脾胃。

大枣配人参于橘皮竹茹汤中针对呃逆，病变证机是脾胃虚弱，热扰气逆，其用量比例是三十枚（75g）比一两（3g）（25∶1），旨在补益脾胃。

大枣配人参于薯蓣丸中针对"虚劳，诸不足，风气百疾"，病变证机是气血阴阳俱虚或夹太阳营卫病变，其用量比例是百枚（250g）比七分（21g）（约50∶4），旨在益气生血化阳。

（六）大枣配石膏及用量（共6方）

大枣配石膏于大青龙汤中针对"脉浮紧，发热，恶寒，身疼痛，不汗出而烦躁者""脉浮缓，身不疼，但重，乍有轻时"，病变证机是表寒里热夹杂，其用量比例是十枚（25g）比如鸡子大（48g）（近1∶2），旨在甘缓益气，清泻肺热。

大枣配石膏于文蛤汤中针对"吐后，渴欲得水而贪饮者"，病变证机是胃热津伤或夹卫闭营郁，其用量比例是十二枚（30g）比三两（9g）（10∶3），旨在甘缓益气，清胃泻热。

大枣配石膏于桂枝二越婢一汤中针对"太阳病，发热恶寒，热多寒少"，病变证机是风热郁表（亦即表寒里热），其用量比例是四枚（10g）比一两（3g）（近10∶3），旨在益气化营，清泻营卫。

大枣配石膏于越婢汤中针对"风水，恶风，一身悉肿，脉浮，不渴，续自汗出，无大热"，病变证机是风水夹热，浸淫于上，其用量比例是十五枚（37.5g）比半斤（24g）（近3∶2），旨在益气化营，清泻营卫。

大枣配石膏于越婢加术汤中针对"里水"，病变证机是风水郁热，脾虚失制，其用量比例是十五枚（37.5g）比半斤（24g）（近3∶2），旨在补益脾胃，清解郁热。

大枣配石膏于越婢加半夏汤中针对"咳而上气，此为肺胀，其人喘，目如脱状，脉浮大者"，病变证机是寒饮郁肺夹热水气，其用量比例是十五枚（37.5g）比半斤（24g）（近3∶2），旨在补益肺气，清泻肺热。

（七）大枣配茯苓及用量（共6方）

大枣配茯苓于小柴胡汤加减方中针对"往来寒热，胸胁苦满，嘿嘿，不欲饮食，心烦，喜呕"，病变证机是少阳胆热，气机郁滞，正气虚弱，夹心神不宁者，其用量比例十二枚（30g）比四两（12g）（5∶2），旨在补益少阳，益气宁心。

大枣配茯苓于苓桂草枣汤中针对"脐下悸，欲作奔豚"，病变证机是气虚不化，水气上逆，其用量比例是十五枚（37.5g）比半斤（24g）（近3∶2），旨在补益脾胃，健脾利水。

大枣配茯苓于桂枝去桂加茯苓白术汤中针对"仍头项强痛，翕翕发热，无汗、心下满微痛、小便不利者"，病变证机是脾气虚弱，水气内停，其用量比

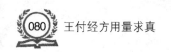

例是十二枚（30g）比三两（9g）（10∶3），旨在补益脾胃，健脾利水。

大枣配茯苓于柴胡加龙骨牡蛎汤中针对"胸满，烦惊，小便不利，谵语"，病变证机是心胆郁热，心神不藏，其用量比例是六枚（15g）比一两半（4.5g）（10∶3），旨在补益少阳，益气宁心。

大枣配茯苓于黄芪建中汤加减方中针对"虚劳里急，诸不足"，病变证机是气血虚弱，湿浊壅滞，其用量比例是十二枚（30g）比一两（3g）（10∶1），旨在补益脾胃，健脾利湿。

大枣配茯苓于薯蓣丸中针对"虚劳，诸不足，风气百疾"，病变证机是气血阴阳俱虚或夹太阳营卫病变，其用量比例是百枚（250g）比五分（15g）（50∶3），旨在益气生血宁心。

（八）大枣配白术及用量（共4方）

大枣配白术于防己黄芪汤中针对太阳表虚风水证或太阳表虚风湿证，病变证机是风夹水上浸或风夹湿浸淫肌筋，其用量比例是一枚（2.5g）比七钱（匕）（12g）（2.5∶12），旨在甘缓益气，健脾制水。

大枣配白术于桂枝去桂加茯苓白术汤中针对"仍头项强痛，翕翕发热，无汗，心下满微痛，小便不利者"，病变证机是脾气虚弱，水气内停，其用量比例是十二枚（30g）比三两（9g）（10∶3），旨在补益脾胃，健脾制水。

大枣配白术于桂枝附子去桂加白术汤（白术附子汤）中针对肢节疼痛，病变证机是阳气虚弱，寒湿痹阻，其用量比例是十二枚（30g）比四两（12g）（5∶2），旨在甘缓益气，燥湿除痹。

大枣配白术于越婢加术汤中针对"里水"，病变证机是寒热夹杂，水气郁滞，其用量比例是十五枚（37.5g）比四两（12g）（近3∶1），旨在甘缓益气，健脾制水。

（九）大枣配当归及用量（共3方）

大枣配当归于当归四逆汤中针对"手足厥寒"；于当归四逆加吴茱萸生姜汤中针对"久寒"，病变证机是血虚不荣，寒滞脉络，其用量比例是二十五枚（62.5g）比三两（9g）（近7∶1），旨在益气生血，补血活血。

大枣配当归于薯蓣丸中针对"虚劳，诸不足，风气百疾"，病变证机是气血阴阳俱虚或夹太阳营卫病变，其用量比例是百枚（250g）比十分（30g）（25∶3），旨在益气生血，补血养血。

（十）大枣配麦冬及用量（共3方）

大枣配麦冬于麦门冬汤中针对"大逆上气，咽喉不利"，病变证机是阴津不足，中气虚弱，其用量比例是十二枚（30g）比七升（168g）（5∶28），旨在补益肺气，滋补肺胃阴津。

大枣配麦冬于炙甘草汤中针对"脉结代，心动悸"，病变证机是阳虚不温，阴虚不滋，其用量比例是三十枚（75g）比半升（12g）（25∶4），旨在补益心气，滋补心阴。

大枣配麦冬于薯蓣丸中针对"虚劳，诸不足，风气百疾"，病变证机是气血阴阳俱虚或夹太阳营卫病变，其用量比例是百枚（250g）比六分（18g）（125∶9），旨在益气生血，滋补阴津。

（十一）大枣配干（生）地黄及用量（共2方）

大枣配生地黄于炙甘草汤中针对"脉结代，心动悸"，病变证机是阳虚不温，阴虚不滋，其用量比例是三十枚（75g）比一斤（48g）（25∶16），旨在补益心气，滋补心阴。

大枣配干地黄于薯蓣丸中针对"虚劳，诸不足，风气百疾"，病变证机是气血阴阳俱虚或夹太阳营卫病变，其用量比例是百枚（250g）比十分（30g）（25∶3），旨在益气生血，滋补阴津。

芍药用量及配方

《伤寒杂病论》260方中用芍药有59首，其中组方有54首，于用法加味中有5首。权衡仲景用芍药可辨治诸多病证，以59首方中芍药的剂量为切入点，归纳总结、提炼概括，以期研究、剖析、发微，用于指导临床实践，从而达到准确理解芍药量在方中的作用，更好地用活经方以辨治常见病、多发病及疑难病。又，芍药既是补血缓急药又是泻肝柔肝药。

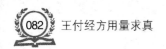

【剂型与用量导读】

表1　不同方剂中的芍药用量

用量		经方数量	经方名称
古代量	现代量		
二分	6g	1方	王不留行散
三分	9g	1方	防己黄芪汤加减方
五分	15g	1方	鳖甲煎丸
六分	18g	2方	排脓散、薯蓣丸
十分	30g	1方	四逆散
六铢	0.8g	1方	麻黄升麻汤
十八铢	2.3g	1方	桂枝二越婢一汤
一两	3g	1方	桂枝麻黄各半汤
一两六铢	3.8g	1方	桂枝二麻黄一汤
一两半	4.5g	1方	柴胡桂枝汤
二两	6g	9方	奔豚汤、桂枝加葛根汤、葛根汤、葛根加半夏汤、通脉四逆汤加减方、黄芩汤、黄芩加半夏生姜汤、黄连阿胶汤、温经汤
三两	9g	24方	桂枝汤、附子汤、真武汤、桂枝芍药知母汤、三物白散加减方、土瓜根散、大柴胡汤、小青龙汤、小青龙加石膏汤、小柴胡汤加减方、乌头汤、乌头桂枝汤、当归四逆汤、当归四逆加吴茱萸生姜汤、芍药甘草附子汤、桂枝去桂加茯苓白术汤、桂枝加桂汤、桂枝加附子汤、桂枝加厚朴杏仁汤、桂枝加龙骨牡蛎汤、桂枝加黄芪汤、栝楼桂枝汤、黄芪桂枝五物汤、黄芪芍桂苦酒汤
四两	12g	4方	大黄䗪虫丸、芍药甘草汤、桂枝新加汤、胶艾汤
六两	18g	4方	小建中汤、黄芪建中汤、桂枝加芍药汤、桂枝加大黄汤
半斤	24g	1方	麻子仁丸
一斤	48g	2方	当归芍药散、当归散
五枚	15g	1方	甘遂半夏汤
方寸匕的1/2	(6~9g)/2	1方	枳实芍药散
仲景未言用量		2方	白术散加减方、桂枝茯苓丸

表2 不同剂型中的芍药用量

剂型	不同用量	古代量	现代量	代表方名
汤剂	最小用量	六铢	0.8g	麻黄升麻汤
	最大用量	五枚	15g	甘遂半夏汤
	通常用量	三两	9g	桂枝汤
	次于通常用量	二两	6g	温经汤
散剂	最小用量	二分	6g	王不留行散
	最大用量	一斤	48g	当归芍药散
丸剂（分）	最小用量	五分	15g	鳖甲煎丸
	最大用量	六分	18g	薯蓣丸
丸剂（两）	最小用量	四两	12g	大黄䗪虫丸
	最大用量	半斤	24g	麻子仁丸
丸剂、散剂	仲景未言用量			白术散加减方、桂枝茯苓丸

【证型与用量变化】

（一）补柔缓急及用量

补柔缓急，即柔肝补血，缓急止痛，用于辨治肌肉筋脉拘急所引起的病证表现，用芍药组方者有5首，加味方5首。

表3 辨治肌肉筋脉病变的芍药（汤剂）用量

证型	最佳用量	方名	针对主症	病变证机	用药目的
寒痹夹气血虚	三两(9g)	乌头汤	病历节，不可屈伸，疼痛	气血虚弱，寒气凝结	旨在补柔缓急
营血虚	四两(12g)	桂枝新加汤	身疼痛，脉沉迟者	营血虚弱	
气血虚	六两(18g)	小建中汤	虚劳，里急，悸，衄，腹中痛，梦失精，四肢酸疼，手足烦热，咽干，口燥。及男子黄	气血虚弱，脉络拘急	
		黄芪建中汤	虚劳里急，诸不足		

续表

证型	最佳用量	方名	针对主症	病变证机	用药目的
少阳胆热夹腹痛	三两(9g)	小柴胡汤加减方	腹中痛	少阳胆热乘脾，脉络拘急	旨在补柔缓急
少阴阳虚格阳	二两(6g)	通脉四逆汤加减方		阳虚不温，筋脉挛急	
阴寒凝滞	三两(9g)	乌头桂枝汤	寒疝，腹中痛，逆冷，手足不仁，若身疼痛	寒凝脉络，经脉拘急	旨在补柔缓急

表4　辨治肌肉筋脉病变的芍药（散剂）用量

证型	最佳用量	方名	针对主症	病变证机	用药目的
阴寒凝滞	三两(9g)	三物白散加减方中	腹中痛	寒凝脉络，经脉拘急	旨在补柔缓急
		白术散加减方中	妊娠夹苦痛者	寒湿郁结，经脉不利	

表5　辨治肌肉筋脉病变的芍药（汤散合剂）用量

证型	最佳用量	方名	针对主症	病变证机	用药目的
脘腹疼痛	三分（9g）	防己黄芪汤加减方	太阳风水或风湿夹胃中不和者	风水或风湿夹胃中脉络不和	旨在补柔缓急

（二）通络养血及用量

通络养血，即通络泻滞，养血生新，用于辨治脉络不和病变所引起的病证表现，用芍药组方者有6首。

表 6　辨治脉络不和病变的芍药（汤剂）用量

证型	最佳用量	方名	针对主症	病变证机	用药目的
血虚夹寒	三两(9g)	当归四逆汤、当归四逆加吴茱萸生姜汤	手足厥寒	血虚不荣，寒滞脉络	旨在通络养血
		黄芪桂枝五物汤	外证身体不仁，如风痹状	气血虚弱，络脉不通	
太阴腹痛	六两(18g)	桂枝加芍药汤	腹满时痛	脾络不通	
		桂枝加大黄汤	大实痛者	脾络不通夹热，经气不通	

表 7　辨治脉络不和病变的芍药（散剂）用量

证型	最佳用量	方名	针对主症	病变证机	用药目的
血瘀气郁	二分（6g）	王不留行散	病金疮	阳虚瘀热，气郁不畅	旨在通络养血

（三）补血泻瘀及用量

补血泻瘀，即酸敛补血，苦泻瘀滞，用于辨治瘀血阻滞所引起的病证表现，用芍药组方者有 6 首。

表 8　辨治瘀血阻滞病变的芍药（汤剂）用量

证型	最佳用量	方名	针对主症	病变证机	用药目的
虚瘀寒	二两（6g）	温经汤	妇科或疼痛	血虚不养，寒瘀阻滞	旨在补血泻瘀

表 9　辨治瘀血阻滞病变的芍药（散剂）用量

证型	最佳用量	方名	针对主症	病变证机	用药目的
阳郁瘀血	三两（9g）	土瓜根散	带下，经水不利，少腹满痛，经一月再见者	阳气郁滞，瘀血阻滞	旨在补血泻瘀，并制约泻瘀药伤血

表 10　辨治瘀血阻滞病变的芍药（丸剂）用量

证型	最佳用量	方名	针对主症	病变证机	用药目的
瘀滞夹虚	四两（12g）	大黄䗪虫丸	内有干血，肌肤甲错，两目黯黑	瘀血阻结夹血虚	旨在补血泻瘀，并制约泻瘀药伤血
瘀血夹水	与配伍用药相等	桂枝茯苓丸	胞宫症积证	血水相结	旨在补血泻瘀，并制约消癥药伤血
瘀热	六分（18g）	排脓散	胃热痈证	瘀热生脓	旨在补血泻瘀
	五分（15g）	鳖甲煎丸	疟母（症瘕）	瘀血阻滞，痰湿蕴结，气血不足	

（四）柔泻肝胆及用量

柔泻肝胆，即补血柔肝，泻利胆郁，用于辨治肝胆相乘所引起的病证表现，用芍药组方者有 4 首。

表 11　辨治肝胆相乘病变的芍药用量

证型	最佳用量	方名	针对主症	病变证机	用药目的
少阳虚热呕利	二两（6g）	黄芩汤	少阳虚热下利证	少阳郁热下注，正气不足	旨在补血泻瘀
		黄芩加半夏生姜汤	少阳虚热呕吐证	少阳郁热下注，正气不足，胃气上逆	旨在柔泻胆热
少阳阳明郁热	三两（9g）	大柴胡汤	少阳阳明热证	少阳郁热，阳明热结	旨在柔泻少阳，兼缓急止痛
脾约	半斤（24g）	麻子仁丸	脾约证	脾因热不能为胃家行其津液，肝气相乘	旨在柔泻补血

（五）补血敛阴及用量

补血敛阴，即滋补阴血，敛固阴津，用于辨治阴血损伤病变所引起的病证表现，用芍药组方者有 11 首。

表 12　辨治阴血损伤病变的芍药（汤剂）用量

证型	最佳用量	方名	针对主症	病变证机	用药目的
肺寒	三两（9g）	小青龙汤	寒饮郁肺证或夹太阳伤寒证	寒饮郁肺或夹卫闭营郁	旨在补血敛阴，并制约化饮药伤血耗阴
		小青龙加石膏汤	肺胀，咳而上气，烦躁而喘，脉浮者	寒饮郁肺夹热	
气血虚夹寒	三两（9g）	桂枝加龙骨牡蛎汤	阴头寒梦失精	阳气虚弱，阴血不足	旨在补血敛阴
		乌头桂枝汤	腹中寒疝		
		桂枝去芍药加附子汤	胸满		
血虚出血	四两（12g）	胶艾汤	妇科血虚或血虚出血	血虚不能固藏	旨在补血敛阴
心肾虚热	二两（6g）	黄连阿胶汤	心中烦，不得卧	心肾虚热，阴血不足	
太阳伤寒夹胃寒	二两（6g）	葛根加半夏汤	不下利，但呕者	卫闭营郁，胃气不降	
寒热夹杂	六铢（0.8g）	麻黄升麻汤	手足厥逆，下部脉不至，喉咽不利，唾脓血，泄利不止者	寒热夹杂，气血不足	

表 13　散剂辨治阴血损伤病变的芍药用量

证型	最佳用量	方名	针对主症	病变证机	用药目的
血虚	一斤（48g）	当归散	血虚热证	血虚夹热	旨在补血敛阴
		当归芍药散	妇人腹中诸疾痛	气血虚夹湿	

表 14　丸剂辨治阴血损伤病变的芍药用量

证型	最佳用量	方名	针对主症	病变证机	用药目的
虚劳	六分（18g）	薯蓣丸	虚劳，诸不足，风气百疾	气血阴阳俱虚或夹太阳营卫病变	旨在养血敛阴

（六）养血敛肝及用量

表 15　辨治肝气郁滞病变的芍药用量

证型	最佳用量	方名	针对主症	病变证机	用药目的
肝气郁滞	方寸匕的 1/4（1.5~2.25g）	四逆散	四逆，其人或咳，或悸或小便不利，或腹中痛，或泄利下重者	肝气郁滞	旨在养血敛肝
产后腹痛	方寸匕的 1/2（3~4.5g）	枳实芍药散	产后腹痛，烦满不得卧	气血郁滞	

（七）养血入阴及用量

表 16　辨治水饮郁结病变的芍药用量

证型	最佳用量	方名	针对主症	病变证机	用药目的
水饮蕴结	五枚（15g）	甘遂半夏汤	其人欲自利，利反快，虽利，心下续坚满，此为留饮欲去故也	水饮留结	旨在养血入阴
阳虚水泛	三两（9g）	真武汤	心下悸，头眩，身瞤动，振振欲擗地者。腹痛，小便不利，四肢沉重疼痛，自下利者	阳气虚弱，水气泛滥	
脾虚水气	三两（9g）	桂枝去桂加茯苓白术汤	仍头项强痛、翕翕发热、无汗、心下满微痛、小便不利者	脾气虚弱，水气浸淫	

（八）补血柔筋及用量

补血柔筋，即滋补阴血，柔筋和脉，用于辨治筋脉拘急病变所引起的病证表现，用芍药组方者有 6 首。

表 17　辨治筋脉拘急病变的芍药用量

证型	最佳用量	方名	针对主症	病变证机	用药目的
气血虚	四两（12g）	芍药甘草汤	脚挛急	气血虚不得滋养	旨在补血柔筋
气血虚夹阳虚	三两（9g）	芍药甘草附子汤	筋脉挛急	气血虚夹寒	
营血不足筋急	二两（6g）	桂枝加葛根汤	太阳病，项背强几几，反汗出，恶风者	卫强营弱，经筋不利	
		葛根汤	太阳病，项背强几几，无汗，恶风	卫闭营郁，经筋不利	
太阳柔痉夹津亏	三两（9g）	栝楼桂枝汤	太阳病，其证备，身体强，几几然，脉反沉迟，此为痉	卫强营弱，经筋挛急	
关节疼痛	三两（9g）	附子汤	身体痛，手足寒，骨节痛，脉沉者	寒湿浸淫骨节	补血柔筋，缓急止痛

（九）益营敛汗及用量

益营敛汗，即益营补血，敛阴止汗，用于辨治营阴不固病变所引起的病证表现，用芍药组方者有 6 首。

表 18　辨治营阴不固病变的芍药用量

证型	最佳用量	方名	针对主症	病变证机	用药目的
太阳中风	三两（9g）	桂枝汤	发热，汗出，恶风，脉缓者	卫强营弱	旨在益营敛汗
太阳中风轻证	一两六铢（3.7g）	桂枝二麻黄一汤	若形似疟，一日再发，汗出必解		

证型	最佳用量	方名	针对主症	病变证机	用药目的
太阳中风夹杂	三两（9g）	桂枝加附子汤	其人恶风，小便难，四肢微急，难以屈伸者	卫强营弱，阳虚不固	旨在益营敛汗
		桂枝加厚朴杏仁汤	太阳中风夹喘逆	卫强营弱，肺气不降	
		桂枝加黄芪汤	身疼重，烦躁，小便不利，此为黄汗	营卫虚弱，寒湿浸淫	
太阳中风夹少阳胆热气郁	一两半（4.5g）	柴胡桂枝汤	少阳太阳夹杂证	少阳胆热气郁，卫强营弱	

（十）益营生津及用量

益营生津，即补益营血，化阴生津，用于辨治营阴不足病变所引起的病证表现，用芍药组方者有 2 首。

表 19　辨治营阴不足病变的芍药用量

证型	最佳用量	方名	针对主症	病变证机	用药目的
太阳伤寒	一两（3g）	桂枝麻黄各半汤	面色反有热色者，未欲解也，以其不能得小汗出，身必痒	卫闭营郁，阴津不足	旨在益营生津
太阳温病	十八铢（2.3g）	桂枝二越婢一汤	太阳病，发热恶寒，热多寒少	卫热营灼，阴津不足	

（十一）养血清热及用量

养血清热，即滋养阴血，清泻郁热，用于辨治血虚郁热病变所引起的病证表现，用芍药组方者有 2 首。

表 20 辨治血虚郁热病变的芍药用量

证型	最佳用量	方名	针对主症	病变证机	用药目的
阳虚郁热痹	三两（9g）	桂枝芍药知母汤	诸肢节疼痛，身体尪羸，脚肿如脱，头眩短气，温温欲吐	阳虚寒凝，郁热内生	旨在养血清热
湿热黄汗		黄芪芍桂酒汤	黄汗之为病，身体重，发热，汗出而渴，状如风水，汗沾衣，色正黄如柏汁，脉自沉	营卫虚弱，湿热浸淫	

（十二）养血平冲及用量

养血平冲，即滋养阴血，平冲泻逆，用于辨治浊气上逆病变所引起的病证表现，用芍药组方者有 2 首。

表 21 辨治浊气上逆病变的芍药用量

证型	最佳用量	方名	针对主症	病变证机	用药目的
奔豚夹寒	三两（9g）	桂枝加桂汤	必发奔豚，气从少腹上冲心者	阳气虚弱，浊气上逆	旨在养血平冲
奔豚夹热	二两（6g）	奔豚汤	奔豚，气上冲胸，腹痛，往来寒热	肝热气逆夹血虚	

【配方与用量比例】

（一）芍药配半夏及用量（共 12 方）

芍药配半夏于大柴胡汤中针对少阳阳明热证，病变证机是少阳郁热，阳明热结，其用量比例是三两（9g）比半升（12g）（3∶4），旨在泻利少阳，醒脾降逆。

芍药配半夏于小青龙汤中针对寒饮郁肺证或夹太阳伤寒证，病变证机是寒饮郁肺，痰饮上逆；于小青龙加石膏汤中针对"肺胀，咳而上气，烦躁而喘，脉浮者"，病变证机是寒饮郁肺夹热，其用量比例是三两（9g）比半升（12g）（3∶4），旨在补血敛阴，降逆化痰。

芍药配半夏于小柴胡汤加减方中针对"腹中痛"，病变证机是少阳胆热乘脾，浊气不降，其用量比例是三两（9g）比半升（12g）（3∶4），旨在补柔缓急，降逆和胃。

芍药配半夏于甘遂半夏汤中针对"其人欲自利，利反快，虽利，心下续坚

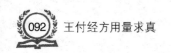

满，此为留饮欲去故也"，病变证机是水饮留结，其用量比例是五枚（15g）比十二枚即（12g）（5∶4），旨在养血入阴，降逆化饮。

芍药配半夏于奔豚汤中针对"奔豚，气上冲胸，腹痛，往来寒热"，病变证机是肝热气逆夹血虚，其用量比例是二两（6g）比四两（12g）（1∶2），旨在养血平冲，降泄浊气。

芍药配半夏于柴胡桂枝汤中针对少阳太阳夹杂证，病变证机是少阳胆热气郁，卫强营弱，其用量比例是一两半（4.5g）比二合半（6g）（3∶4），旨在益营敛汗，降逆和中。

芍药配半夏于黄芩加半夏生姜汤中针对少阳胆热呕吐证，病变证机是少阳郁热，胃气上逆，其用量比例是二两（6g）比半升（12g）（1∶2），旨在柔泻胆热，降逆和胃。

芍药配半夏于黄芪建中汤加减方中针对气血虚证，病变证机是气血虚弱，脉络不荣，其用量比例是六两（18g）比三两（9g）（2∶1），旨在补柔缓急，降逆益肺。

芍药配半夏于葛根加半夏汤中针对"不下利，但呕者"，病变证机是卫闭营郁，胃气不降，其用量比例是二两（6g）比三两（9g）（2∶3），旨在补血敛阴，降逆和胃。

芍药配半夏于温经汤中针对"妇科或疼痛"，病变证机是血虚不养，寒瘀阻滞，其用量比例是二两（6g）比半升（12g）（1∶2），旨在补血敛阴，降泄浊逆。

芍药配半夏于鳖甲煎丸中针对"疟母（癥瘕）"，病变证机是瘀血阻滞，痰湿蕴结，气血不足，其用量比例是五分（15g）比一分（3g）（5∶1），旨在补血泻瘀，降逆化痰。

（二）芍药配黄芩及用量（共11方）

芍药配黄芩于大柴胡汤中针对少阳阳明热证，病变证机是少阳郁热，阳明热结，其用量比例是三两（9g）比三两（9g）（1∶1），旨在泻利少阳，清热降逆。

芍药配黄芩于大黄䗪虫丸中针对"内有干血，肌肤甲错，两目黯黑"，病变证机是瘀血阻结夹血虚，其用量比例是四两（12g）比二两（6g）（2∶1），旨在补血泻瘀，清泻郁热。

芍药配黄芩于王不留行散中针对"病金疮"，病变证机是阳虚瘀热，其用量比例是二分（6g）比二分（6g）（1∶1），旨在通络养血，清热和阴。

芍药配黄芩于当归散中针对血虚热证，病变证机是血虚夹热，其用量比例是一斤（48g）比一斤（48g）（1∶1），旨在补血敛阴，清泻郁热。

芍药配黄芩于奔豚汤中针对"奔豚，气上冲胸，腹痛，往来寒热"，病变证机是肝热气逆夹血虚，其用量比例是二两（6g）比二两（6g）（1：1），旨在养血平冲，清泻肝热。

芍药配黄芩于柴胡桂枝汤中针对"少阳太阳夹杂证"，病变证机是少阳胆热气郁，卫强营弱，其用量比例是一两半（4.5g）比二合半（6g）（1.5：2），旨在益营敛汗，降逆和中。

芍药配黄芩于黄芩汤中针对"少阳胆热下利证"，病变证机是少阳郁热下注，其用量比例是二两（6g）比三两（9g）（2：3），旨在柔泻胆热，清热止利。

芍药配黄芩于黄芩加半夏生姜汤中针对"少阳胆热呕吐证"，病变证机是少阳郁热，胃气上逆，其用量比例是二两（6g）比三两（9g）（2：3），旨在柔泻胆热，清热降逆。

芍药配黄芩于黄连阿胶汤中针对"心中烦，不得卧"，病变证机是心肾虚热，阴血不足，其用量比例是二两（6g）比二两（6g）（1：1），旨在补血敛阴，清泻郁热。

芍药配黄芩于麻黄升麻汤中针对"手足厥逆，下部脉不至，喉咽不利，唾脓血，泄利不止者"，病变证机是寒热夹杂，气血不足，其用量比例是六铢比十八铢（1：3），旨在补血敛阴，清泻郁热。

芍药配黄芩于鳖甲煎丸中针对"疟母（症瘕）"，病变证机是瘀血阻滞，痰湿蕴结，气血不足，其用量比例是五分（15g）比三分（9g）（5：3），旨在补血泻瘀，清泻郁热。

（三）芍药配白术及用量（共10方）

芍药配白术于白术散加减方中针对妊娠夹寒湿"苦痛者"，病变证机是寒湿郁结，经脉不利，仲景未明言用量比例，旨在补柔缓急，健脾益气。

芍药配白术于当归散中针对"血虚热证"，病变证机是血虚夹热，其用量比例是一斤（48g）比半斤（24g）（2：1），旨在补血敛阴，健脾养胎。

芍药配白术于当归芍药散中针对"妇人腹中诸疾痛"，病变证机是气血虚夹湿，其用量比例是一斤（48g）比四两（12g）（4：1），旨在补血敛阴，健脾益气。

芍药配白术于防己黄芪汤加减方中针对"胃中不和者"，病变证机是风水或风湿夹胃中脉络不和，其用量比例是三分（9g）比七钱匕（12g）（3：4），旨在补柔缓急，健脾益气。

芍药配白术于附子汤中针对"身体痛，手足寒，骨节痛，脉沉者"，病变

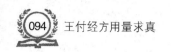

证机是寒湿浸淫骨节，其用量比例是三两（9g）比四两（12g）（3∶4），旨在补血柔筋，健脾益气。

芍药配白术于真武汤中针对"心下悸，头眩，身瞤动，振振欲擗地者"及"腹痛，小便不利，四肢沉重疼痛，自下利者"，病变证机是阳气虚弱，水气泛滥，其用量比例是三两（9g）比二两（6g）（3∶2），旨在养血入阴，健脾制水。

芍药配白术于桂枝芍药知母汤中针对"诸肢节疼痛，身体尪羸，脚肿如脱，头眩短气，温温欲吐"，病变证机是阳虚寒凝，郁热内生，其用量比例是三两（9g）比四两（15g）（3∶5），旨在养血清热，燥湿除痹。

芍药配白术于桂枝去桂加茯苓白术汤中针对"仍头项强痛、翕翕发热、无汗、心下满微痛、小便不利者"，病变证机是脾气虚弱，水气浸淫，其用量比例是三两（9g）比三两（9g）（1∶1），旨在养血入阴，健脾制水。

芍药配白术于麻黄升麻汤中针对"手足厥逆，下部脉不至，喉咽不利，唾脓血，泄利不止者"，病变证机是寒热夹杂，气血不足，其用量比例是六铢比六铢（1∶1），旨在补血敛阴，健脾益气。

芍药配白术于薯蓣丸中针对"虚劳，诸不足，风气百疾"，病变证机是气血阴阳俱虚或夹太阳营卫病变，其用量比例是六分（18g）比七分（21g）（6∶7），旨在养血敛阴，健脾益气。

（四）芍药配茯苓及用量（共9方）

芍药配茯苓于小青龙汤中针对寒饮郁肺证或夹太阳伤寒证，病变证机是寒饮郁肺，痰饮上逆，其用量比例是三两（9g）比四两（12g）（3∶4），旨在补血敛阴，渗利水气。

芍药配茯苓于当归芍药散中针对"妇人腹中诸疾痛"，病变证机是气血虚夹湿，其用量比例是一斤（48g）比四两（12g）（4∶1），旨在补血敛阴，健脾利水。

芍药配茯苓于附子汤中针对"身体痛，手足寒，骨节痛，脉沉者"，病变证机是寒湿浸淫骨节，其用量比例是三两（9g）比三两（9g）（1∶1），旨在补血柔筋，健脾渗湿。

芍药配茯苓于真武汤中针对"心下悸，头眩，身瞤动，振振欲擗地者"及"腹痛，小便不利，四肢沉重疼痛，自下利者"，病变证机是阳气虚弱，水气泛滥，其用量比例是三两（9g）比三两（9g）（1∶1），旨在养血入阴，健脾利水。

芍药配茯苓于桂枝茯苓丸中针对胞宫症积证，病变证机是血水相结，其用量比例是1∶1，旨在补血泻瘀，渗利瘀浊。

芍药配茯苓于桂枝去桂加茯苓白术汤中针对"仍头项强痛、翕翕发热、无汗、心下满微痛、小便不利者"，病变证机是脾气虚弱，水气浸淫，其用量比例是三两（9g）比三两（9g）（1∶1），旨在养血入阴，健脾利水。

芍药配茯苓于黄芪建中汤加减方中针对气血虚证夹腹满，病变证机是气血虚弱，脉络不荣，其用量比例是六两（18g）比一两（3g）（6∶1），旨在补柔缓急，健脾渗利。

芍药配茯苓于麻黄升麻汤中针对"手足厥逆，下部脉不至，喉咽不利，唾脓血，泄利不止者"，病变证机是寒热夹杂，气血不足，其用量比例是六铢（0.8g）比六铢（0.8g）（1∶1），旨在补血敛阴，健脾止泻。

芍药配茯苓于薯蓣丸中针对"虚劳，诸不足，风气百疾"，病变证机是气血阴阳俱虚或夹太阳营卫病变，其用量比例是六分（18g）比六分（18g）（1∶1），旨在养血敛阴，健脾宁心。

（五）芍药配干姜及用量（共8方）

芍药配干姜于小青龙汤中针对寒饮郁肺证或夹太阳伤寒证，病变证机是寒饮郁肺，痰饮上逆；于小青龙加石膏汤中针对"肺胀，咳而上气，烦躁而喘，脉浮者"，病变证机是寒饮郁肺夹热，其用量比例是三两（9g）比三两（9g）（1∶1），旨在补血敛阴，温肺散寒。

芍药配干姜于王不留行散中针对"病金疮"，病变证机是阳虚瘀热，其用量比例是二分（6g）比二分（6g）（1∶1），旨在通络养血，温通血脉。

芍药配干姜于四逆散加减方中针对"四逆，其人或咳，或悸，或小便不利，或腹中痛，或泄利下重者"，病变证机是肝气郁滞，阳郁不通，其用量比例是十分比五分（2∶1），旨在养血敛肝，温散宣肺。

芍药配干姜于真武汤加减方中针对"心下悸，头眩，身瞤动，振振欲擗地者""腹痛，小便不利，四肢沉重疼痛，自下利者"。病变证机是阳气虚弱，水气泛滥，其用量比例是三两（9g）比二两（6g）（3∶2），旨在养血入阴，温脾止泻。

芍药配干姜于通脉四逆汤加减方中针对"腹中痛"，病变证机是阳虚不温，筋脉挛急，其用量比例是二两（6g）比三两（9g）（2∶3），旨在补柔缓急，温阳散寒。

芍药配干姜于麻黄升麻汤中针对"手足厥逆，下部脉不至，喉咽不利，唾脓血，泄利不止者"，病变证机是寒热夹杂，气血不足，其用量比例是六铢（0.8g）比六铢（0.8g）（1∶1），旨在补血敛阴，温通阳气。

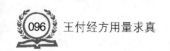

芍药配干姜于薯蓣丸中针对"虚劳，诸不足，风气百疾"，病变证机是气血阴阳俱虚或夹太阳营卫病变，其用量比例是六分（18g）比三分（9g）（2∶1），旨在养血敛阴，温化阳气。

（六）芍药配当归及用量（共8方）

芍药配当归于当归散中针对血虚热证，病变证机是血虚夹热，其用量比例是一斤（48g）比一斤（48g）（1∶1），旨在补血敛阴，活血通经。

芍药配当归于当归芍药散中针对"妇人腹中诸疾痛"，病变证机是气血虚夹湿，其用量比例是一斤（48g）比三两（9g）（16∶3），旨在补血敛阴，活血通经。

芍药配当归于当归四逆汤、当归四逆加吴茱萸生姜汤中针对"手足厥寒"，病变证机是血虚不荣，寒滞脉络，其用量比例是三两（9g）比三两（9g）（1∶1），旨在通络养血。

芍药配当归于奔豚汤中针对"奔豚，气上冲胸，腹痛，往来寒热"，病变证机是肝热气逆夹血虚，其用量比例是二两（6g）比二两（6g）（1∶1），旨在养血平冲，补血活血。

芍药配当归于胶艾汤中针对妇科血虚或血虚出血，病变证机是血虚不能固藏，其用量比例是四两（12g）比三两（9g）（4∶3），旨在补血敛阴。

芍药配当归于麻黄升麻汤中针对"手足厥逆，下部脉不至，喉咽不利，唾脓血，泄利不止者"，病变证机是寒热夹杂，气血不足，其用量比例是六铢（0.8g）比一两一分（3.7g）（约1∶5），旨在补血敛阴通脉。

芍药配当归于温经汤中针对妇科疼痛，病变证机是血虚不养，寒瘀阻滞，其用量比例是二两（6g）比二两（6g）（1∶1），旨在补血敛阴，活血通经。

芍药配当归于薯蓣丸中针对"虚劳，诸不足，风气百疾"，病变证机是气血阴阳俱虚或夹太阳营卫病变，其用量比例是六分（18g）比十分（30g）（3∶5），旨在养血敛阴，温化阳气。

（七）芍药配附子及用量（共8方）

芍药配附子于小青龙汤加减方中针对寒饮郁肺证或夹太阳伤寒证，病变证机是寒饮郁肺，阳气郁滞，其用量比例是三两（9g）比一枚（5g）（近2∶1），旨在补血敛阴，温通阳气，并制约温通阳气伤阴。

芍药配附子于四逆散加减方中针对"四逆，其人或咳，或悸，或小便不利，或腹中痛，或泄利下重者"，病变证机是肝气郁滞，阳郁不通，其用量比例是方寸匕的1/4（1.5~2.25g）比一枚（5g）[（1.5~2.25）∶5]，旨在养血敛肝，温通阳气，并制约温通阳气伤阴。

芍药配附子于芍药甘草附子汤中针对"筋脉挛急",病变证机是气血虚夹寒,其用量比例是三两(9g)比一枚(5g)(近2∶1),旨在补血柔筋,温阳舒筋。

芍药配附子于附子汤中针对"身体痛,手足寒,骨节痛,脉沉者",病变证机是寒湿浸淫骨节,其用量比例是三两(9g)比二枚(10g)(近1∶1),旨在补血柔筋,温阳通脉。

芍药配附子于真武汤中针对"心下悸,头眩,身𬌗动,振振欲擗地者"及"腹痛,小便不利,四肢沉重疼痛,自下利者",病变证机是阳气虚弱,水气泛滥,其用量比例是三两(9g)比一枚(5g)(近2∶1),旨在养血入阴,温阳化水。

芍药配附子于桂枝芍药知母汤中针对"诸肢节疼痛,身体尪羸,脚肿如脱,头眩短气,温温欲吐",病变证机是阳虚寒凝,郁热内生,其用量比例是三两(9g)比二枚(10g)(近1∶1),旨在养血清热,温阳散寒。

芍药配附子于桂枝加附子汤中针对"其人恶风,小便难,四肢微急,难以屈伸者",病变证机是卫强营弱,阳虚不固,其用量比例是三两(9g)比一枚(5g)(近2∶1),旨在益营敛汗,温阳化气。

芍药配附子于通脉四逆汤加减方中针对"腹中痛",病变证机是阳虚不温,筋脉挛急,其用量比例是二两(6g)比一枚(5g)(近1∶1),旨在补柔缓急,温壮阳气。

(八)芍药配川芎及用量(共7方)

芍药配川芎于白术散加减方中针对妊娠夹"苦痛者",病变证机是寒湿郁结,经脉不利,仲景未明言用量比例,旨在补柔缓急,活血安胎。

芍药配川芎于当归散中针对血虚热证,病变证机是血虚夹热,其用量比例是一斤(48g)比一斤(48g)(1∶1),旨在补血敛阴,理血安胎。

芍药配川芎于当归芍药散中针对"妇人腹中诸疾痛",病变证机是气血虚夹湿,其用量比例是一斤(48g)比半斤(24g)(2∶1),旨在补血敛阴,行气活血。

芍药配川芎于奔豚汤中针对"奔豚,气上冲胸,腹痛,往来寒热",病变证机是肝热气逆夹血虚,其用量比例是二两(6g)比二两(6g)(1∶1),旨在养血平冲,行气活血。

芍药配川芎于胶艾汤中针对妇科血虚或血虚出血,病变证机是血虚不能固藏,其用量比例是四两(12g)比二两(6g)(2∶1),旨在补血敛阴,行气活血。

芍药配川芎于温经汤中针对妇科或疼痛,病变证机是血虚不养,寒瘀阻滞,

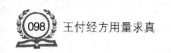

其用量比例是二两（6g）比二两（6g）（1∶1），旨在补血敛阴，行气化瘀。

芍药配川芎于薯蓣丸中针对"虚劳，诸不足，风气百疾"，病变证机是气血阴阳俱虚或夹太阳营卫病变，其用量比例是六分（18g）比六分（18g）（1∶1），旨在养血敛阴，行气理血。

（九）芍药配杏仁及用量（共7方）

芍药配杏仁于大黄䗪虫丸中针对"内有干血，肌肤甲错，两目黯黑"，病变证机是瘀血阻结夹血虚，其用量比例是四两（12g）比一升（24g）（1∶2），旨在补血泻瘀，通调气机。

芍药配杏仁于小青龙汤加减方中针对寒饮郁肺证或夹太阳伤寒证，病变证机是寒饮郁肺，痰饮上逆，其用量比例是三两（9g）比半升（12g）（3∶4），旨在补血敛阴，润肺平喘。

芍药配杏仁于桂枝二麻黄一汤中针对"若形似疟，一日再发，汗出必解"，病变证机是卫强营弱，其用量比例是一两六铢（3.8g）比十六个（2.5g）（约3∶4），旨在益营敛汗，肃降肺气。

芍药配杏仁于桂枝麻黄各半汤中针对"面色反有热色者，未欲解也，以其不能得小汗出，身必痒"，病变证机是卫闭营郁，阴津不足，其用量比例是一两（3g）比二十四枚（4g）（3∶4），旨在益营生津，润肺降逆。

芍药配杏仁于桂枝加厚朴杏仁汤中针对太阳中风夹喘逆，病变证机是卫强营弱，肺气不降，其用量比例是三两（9g）比二两（6g）（3∶2），旨在益营敛汗，降肺平喘。

芍药配杏仁于麻子仁丸中针对脾约证，病变证机是脾因热不能为胃家行其津液，肝气相乘，其用量比例是半斤（24g）比一升（24g）（1∶1），旨在柔泻补血，降肺润肠。

芍药配杏仁于薯蓣丸中针对"虚劳，诸不足，风气百疾"，病变证机是气血阴阳俱虚或夹太阳营卫病变，其用量比例是六分（18g）比六分（18g）（1∶1），旨在养血敛阴，肃降肺气。

（十）芍药配人参及用量（共7方）

芍药配人参于小柴胡汤加减方中针对少阳夹"腹中痛"，病变证机是少阳胆热乘脾，脉络拘急，其用量比例是三两（9g）比三两（9g）（1∶1），旨在补柔缓急，益气和中。

芍药配人参于附子汤中针对"身体痛，手足寒，骨节痛，脉沉者"，病变证机是寒湿浸淫骨节，其用量比例是三两（9g）比二两（6g）（3∶2），旨在补血柔筋，益气化阳。

芍药配人参于桂枝新加汤中针对"身疼痛，脉沉迟者"，病变证机是营血虚弱，其用量比例是四两（12g）比三两（9g）（4∶3），旨在补柔缓急，益气和营。

芍药配人参于柴胡桂枝汤中针对少阳太阳夹杂证，病变证机是少阳胆热气郁，卫强营弱，其用量比例是一两半（4.5g）比四两（12g）（4.5∶12），旨在益营敛汗，疏利郁热。

芍药配人参于温经汤中针对妇科或疼痛，病变证机是血虚不养，寒瘀阻滞，其用量比例是二两（6g）比二两（6g）（1∶1），旨在补血敛阴，活血通经。

芍药配人参于薯蓣丸中针对"虚劳，诸不足，风气百疾"，病变证机是气血阴阳俱虚或夹太阳营卫病变，其用量比例是六分（18g）比七分（21g）（6∶7），旨在养血敛阴，益气化阳。

芍药配人参于鳖甲煎丸中针对"疟母（症瘕）"，病变证机是瘀血阻滞，痰湿蕴结，气血不足，其用量比例是五分（15g）比一分（3g）（5∶1），旨在补血泻瘀，益气帅血。

（十一）芍药配柴胡及用量（共6方）

芍药配柴胡于大柴胡汤中针对少阳阳明热证，病变证机是少阳郁热，阳明热结；于小柴胡汤加减方中针对"腹中痛"，病变证机是少阳胆热乘脾，脉络拘急，其用量比例是三两（9g）比半斤（24g）（3∶8），旨在泻利少阳，疏利郁热。

芍药配柴胡于四逆散中针对"四逆，其人或咳，或悸，或小便不利，或腹中痛，或泄利下重者"，病变证机是肝气郁滞，气机不利，其用量比例是1∶1，旨在养血敛肝，疏肝升举。

芍药配柴胡于柴胡桂枝汤中针对少阳太阳夹杂证，病变证机是少阳胆热气郁，卫强营弱，其用量比例是一两半（4.5g）比四两（12g）（3∶8），旨在益营敛汗，疏利郁热。

芍药配柴胡于薯蓣丸中针对"虚劳，诸不足，风气百疾"，病变证机是气血阴阳俱虚或夹太阳营卫病变，其用量比例是六分（18g）比四两（15g）（6∶5），旨在养血敛阴，疏利气机。

芍药配柴胡于鳖甲煎丸中针对"疟母（症瘕）"，病变证机是瘀血阻滞，痰湿蕴结，气血不足，其用量比例是五分（15g）比六分（18g）（5∶6），旨在补血泻瘀，疏利气机。

（十二）芍药配黄芪及用量（共6方）

芍药配黄芪于乌头汤中针对"病历节，不可屈伸，疼痛"，病变证机是气血虚弱，寒气凝结，其用量比例是三两（9g）比三两（9g）（1∶1），旨在补

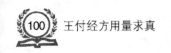

柔缓急，益气固表。

芍药配黄芪于防己黄芪汤加减方中针对"胃中不和者"，病变证机是风水或风湿夹胃中脉络不和，其用量比例是三分（2.2g）比一两一分（3.8g）（3：4），旨在补柔缓急，健脾制水。

芍药配黄芪于桂枝加黄芪汤中针对"身疼重，烦躁，小便不利，此为黄汗"，病变证机是营卫虚弱，寒湿浸淫，其用量比例是三两（9g）比二两（6g）（3：2），旨在益营敛汗，益气固表。

芍药配黄芪于黄芪建中汤中针对气血虚证夹腹满，病变证机是气血虚弱，脉络不荣，其用量比例是六两（18g）比一两半（4.5g）（4：1），旨在补柔缓急，补益中气。

芍药配黄芪于黄芪桂枝五物汤中针对"外证身体不仁，如风痹状"，病变证机是气血虚弱，络脉不通，其用量比例是三两（9g）比三两（9g）（1：1），旨在通络养血，益气固表。

芍药配黄芪于黄芪芍桂苦酒汤中针对"黄汗之为病，身体重，发热，汗出而渴，状如风水，汗沾衣，色正黄如柏汁，脉自沉"，病变证机是营卫虚弱，湿热浸淫，其用量比例是三两（9g）比五两（15g）（3：5），旨在养血清热，益气化湿。

（十三）芍药配枳实及用量（共5方）

芍药配枳实于大柴胡汤中针对少阳阳明热证，病变证机是少阳郁热，阳明热结，其用量比例是三两（9g）比四枚（4g）（9：4），旨在泻利少阳，行气降逆。

芍药配枳实于四逆散中针对"四逆，其人或咳，或悸，或小便不利，或腹中痛，或泄利下重者"，病变证机是肝气郁滞，气机不利；于枳实芍药散中针对"产后腹痛，烦满不得卧"，病变证机是气血郁滞，其用量比例是1：1，旨在养血敛肝，行气降逆。

芍药配枳实于排脓散中针对胃热痈证，病变证机是瘀热生脓，其用量比例是六分（18g）比十六枚（16g）（9：8），旨在补血泻瘀，理气调血。

芍药配枳实于麻子仁丸中针对脾约证，病变证机是脾因热不能为胃家行其津液，肝气相乘，其用量比例是半斤（24g）比半斤（24g）（1：1），旨在柔泻补血，行气降逆。

（十四）芍药配细辛及用量（共5方）

芍药配细辛于小青龙汤中针对寒饮郁肺证或夹太阳伤寒证，病变证机是寒饮郁肺，痰饮上逆；于小青龙加石膏汤中针对"肺胀，咳而上气，烦躁而喘，脉浮者",病变证机是寒饮郁肺夹热,其用量比例是三两(9g)比三两(9g)(1:1),旨在补血敛阴,温肺化饮。

芍药配细辛于当归四逆汤、当归四逆加吴茱萸生姜汤中针对"手足厥寒",病变证机是血虚不荣,寒滞脉络,其用量比例是三两(9g)比三两(9g)(1:1),旨在通络养血,温阳通脉。

芍药配细辛于真武汤加减方中针对"心下悸,头眩,身瞤动,振振欲擗地者"及"腹痛,小便不利,四肢沉重疼痛,自下利者",病变证机是阳气虚弱,水气泛滥,其用量比例是三两(9g)比二两(6g)(3:2),旨在养血入阴,温肺化饮。

(十五)芍药配阿胶及用量(共5方)

芍药配阿胶于胶艾汤中针对妇科血虚或血虚出血,病变证机是血虚不能固藏,其用量比例是四两(12g)比二两(6g)(2:1),旨在补血敛阴。

芍药配阿胶于黄连阿胶汤针对"心中烦,不得卧",病变证机是心肾虚热,阴血不足,其用量比例是二两(6g)比三两(9g)(2:3),旨在补血敛阴。

芍药配阿胶于温经汤中针对妇科或疼痛,病变证机是血虚不养,寒瘀阻滞,其用量比例是二两(6g)比二两(6g)(1:1),旨在补血敛阴。

芍药配阿胶于薯蓣丸中针对"虚劳,诸不足,风气百疾",病变证机是气血阴阳俱虚或夹太阳营卫病变,其用量比例是六分(18g)比七分(21g)(6:7),旨在养血敛阴。

芍药配阿胶于鳖甲煎丸中针对"疟母(症瘕)",病变证机是瘀血阻滞,痰湿蕴结,气血不足,其用量比例是五分(15g)比三分(9g)(5:3),旨在补血泻瘀。

(十六)芍药配大黄及用量(共5方)

芍药配大黄于大柴胡汤中针对少阳阳明热证,病变证机是少阳郁热,阳明热结,其用量比例是三两(9g)比二两(6g)(3:2),旨在泻利少阳,清泻阳明。

芍药配大黄于大黄䗪虫丸中针对"内有干血,肌肤甲错,两目黯黑",病变证机是瘀血阻结夹血虚,其用量比例是四两(12g)比十分(7.5g)(8:5),旨在补血泻瘀,泻热祛瘀。

芍药配大黄于桂枝加大黄汤中针对"大实痛者",病变证机是脾络不通夹热,经气不通,其用量比例是六两(18g)比二两(6g)(3:1),旨在通络养血,泻瘀降浊。

芍药配大黄于麻子仁丸中针对脾约证,病变证机是脾因热不能为胃家行其津液，其用量比例是半斤（24g）比一斤（48g）（1：2），旨在柔泻补血，清泻热结。

芍药配大黄于鳖甲煎丸中针对"疟母（症瘕）"，病变证机是瘀血阻滞，痰湿蕴结，气血不足，其用量比例是五分（15g）比三分（9g）（5：3），旨在补血泻瘀，泻热祛瘀。

（十七）芍药配五味子及用量（共4方）

芍药配五味子于小青龙汤中针对寒饮郁肺证或夹太阳伤寒证，病变证机是寒饮郁肺，痰饮上逆；于小青龙加石膏汤中针对"肺胀，咳而上气，烦躁而喘，脉浮者"，病变证机是寒饮郁肺夹热，其用量比例是三两（9g）比半升（12g）（3：4），旨在补血敛阴，敛肺益气。

芍药配五味子于四逆散中针对"四逆，其人或咳，或悸，或小便不利，或腹中痛，或泄利下重者"，病变证机是肝气郁滞，阳郁不通，其用量比例是十分比五分（2：1），旨在养血敛肝，敛肺益气。

芍药配五味子于真武汤加减方中针对"心下悸，头眩，身瞤动，振振欲擗地者"及"腹痛，小便不利，四肢沉重疼痛，自下利者"，病变证机是阳气虚弱，水气泛滥，其用量比例是三两（9g）比半升（12g）（3：4），旨在养血入阴，敛肺益气。

（十八）芍药配厚朴及用量（共4方）

芍药配厚朴于王不留行散中针对"病金疮"，病变证机是阳虚瘀热，其用量比例是二分（6g）比二分（6g）（1：1），旨在通络养血，下气行气。

芍药配厚朴于桂枝加厚朴杏仁汤中针对太阳中风夹喘逆，病变证机是卫强营弱，肺气不降，其用量比例是三两（9g）比二两（6g）（3：2），旨在益营敛汗，下气降逆。

芍药配厚朴于麻子仁丸中针对脾约证，病变证机是脾因热不能为胃家行其津液，肝气相乘，其用量比例是半斤（24g）比一尺（30g）（4：5），旨在柔泻补血，温通下气。

芍药配厚朴于鳖甲煎丸中针对"疟母（症瘕）"，病变证机是瘀血阻滞，痰湿蕴结，气血不足，其用量比例是五分（15g）比三分（9g）（5：3），旨在补血泻瘀，下气消瘀。

（十九）芍药配蟅虫及用量（共3方）

芍药配蟅虫于土瓜根散中针对"带下，经水不利，少腹满痛，经一月再见者"，病变证机是阳气郁滞，瘀血阻滞，其用量比例是三两（9g）比三两（9g）（1：1），旨在补血泻瘀，并制约泻瘀伤血。

芍药配䗪虫于大黄䗪虫丸中针对"内有干血，肌肤甲错，两目黯黑"，病变证机是瘀血阻结夹血虚，其用量比例是四两（12g）比半升（12g）（1：1），旨在补血泻瘀，并制约泻瘀伤血。

芍药配䗪虫于鳖甲煎丸中针对"疟母（症瘕）"，病变证机是瘀血阻滞，痰湿蕴结，气血不足，其用量比例是五分（15g）比五分（15g）（1：1），旨在补血泻瘀。

（二十）芍药配桃仁及用量（共3方）

芍药配桃仁于大黄䗪虫丸中针对"内有干血，肌肤甲错，两目黯黑"，病变证机是瘀血阻结夹血虚，其用量比例是四两（12g）比一升（24g）（1：2），旨在补血泻瘀。

芍药配桃仁于桂枝茯苓丸中针对胞宫症积证，病变证机是血水相结，其用量比例是1：1，旨在补血泻瘀，并消症伤血。

芍药配桃仁于鳖甲煎丸中针对"疟母（症瘕）"，病变证机是瘀血阻滞，痰湿蕴结，气血不足，其用量比例是五分（15g）比二分（6g）（5：2），旨在补血泻瘀。

（二十一）芍药配干地黄及用量（共3方）

芍药配干地黄于大黄䗪虫丸中针对"内有干血，肌肤甲错，两目黯黑"，病变证机是瘀血阻结夹血虚，其用量比例是四两（12g）比十两（30g）（2：5），旨在补血泻瘀，清热凉血。

芍药配干地黄于胶艾汤中针对妇科血虚或血虚出血，病变证机是血虚不能固藏，其用量比例是四两（12g）比六两（18g）（2：3），旨在补血敛阴。

芍药配干地黄于薯蓣丸中针对"虚劳，诸不足，风气百疾"，病变证机是气血阴阳俱虚或夹太阳营卫病变，其用量比例是六分（18g）比十分（30g）（3：5），旨在养血敛阴。

（二十二）芍药配牡丹皮及用量（共3方）

芍药配牡丹皮于桂枝茯苓丸中针对胞宫症积证，病变证机是血水相结，其用量比例是1：1，旨在补血泻瘀，凉血散瘀。

芍药配牡丹皮于温经汤中针对妇科或疼痛，病变证机是血虚不养，寒瘀阻滞，其用量比例是二两（6g）比二两（6g）（1：1），旨在补血敛阴，凉血活血。

芍药配牡丹皮于鳖甲煎丸中针对"疟母（症瘕）"，病变证机是瘀血阻滞，痰湿蕴结，气血不足，其用量比例是五分（15g）比三分（9g）（5：3），旨在补血泻瘀，散瘀通经。

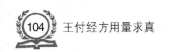

（二十三）芍药配石膏及用量（共3方）

芍药配石膏于小青龙加石膏汤中针对"肺胀，咳而上气，烦躁而喘，脉浮者"，病变证机是寒饮郁肺夹热，其用量比例是三两（9g）比半升（12g）（3∶4），旨在补血敛阴，兼清肺热。

芍药配石膏于桂枝二越婢一汤中针对"太阳病，发热恶寒，热多寒少"，病变证机是卫热营灼，阴津不足，其用量比例是十八铢（2.3g）比一两（3g）（约3∶4），旨在益营生津，清解郁热。

芍药配石膏于麻黄升麻汤中针对"手足厥逆，下部脉不至，喉咽不利，唾脓血，泄利不止者"，病变证机是寒热夹杂，气血不足，其用量比例是六铢比六铢（1∶1），旨在补血敛阴，清泻郁热。

（二十四）芍药配麦冬及用量（共2方）

芍药配麦冬于温经汤中针对妇科或疼痛，病变证机是血虚不养，寒瘀阻滞，其用量比例是二两（6g）比一升（24g）（1∶4），旨在补血敛阴，清热滋阴。

芍药配麦冬于薯蓣丸中针对"虚劳，诸不足，风气百疾"，病变证机是气血阴阳俱虚或夹太阳营卫病变，其用量比例是六分（18g）比六分（18g）（1∶1），旨在养血敛阴，滋补阴津。

（二十五）芍药配桔梗及用量（共2方）

芍药配桔梗于排脓散中针对胃热痈证，病变证机是瘀热生脓，其用量比例是六分比二分（3∶1），旨在补血泻瘀，排脓解毒。

芍药配桔梗于薯蓣丸中针对"虚劳，诸不足，风气百疾"，病变证机是气血阴阳俱虚或夹太阳营卫病变，其用量比例是六分（18g）比五两（15g）（6∶5），旨在养血敛阴，宣利气机。

人参用量及配方

《伤寒杂病论》260方中用人参有36首，其中组方有35首，于用法加味中有1首。权衡仲景用人参可辨治诸多病证，以36首方中人参的剂量为切入点，归纳总结、提炼概括，以期研究、剖析、发微，用于指导临床实践，从而达到准确理解人参量在方中的作用，更好地用活经方以辨治常见病、多发病及疑难病。

【剂型与用量导读】

表1 不同方剂中的人参用量

用量		经方数量	经方名称
古代量	现代量		
一分	3g	1方	鳖甲煎丸
三分	9g	1方	侯氏黑散
七分	21g	1方	薯蓣丸
一两	3g	7方	茯苓四逆汤、厚朴生姜半夏甘草人参汤、柴胡加芒硝汤、干姜人参半夏丸、四逆加人参汤、竹叶汤、橘皮竹茹汤
一两半	4.5g	2方	柴胡桂枝汤、柴胡加龙骨牡蛎汤
二两	6g	8方	炙甘草汤、黄连汤、旋覆代赭汤、温经汤、大建中汤、竹叶石膏汤、附子汤、通脉四逆汤加减方
三两	9g	13方	理中丸、干姜黄连黄芩人参汤、桂枝人参汤、桂枝新加汤、大半夏汤、小柴胡汤、甘草泻心汤、生姜泻心汤、白虎加人参汤、半夏泻心汤、吴茱萸汤、麦门冬汤、泽漆汤
四两	12g	2方	木防己汤、木防己去石膏加茯苓芒硝汤
六两	18g	1方	乌梅丸

表2 不同剂型中的人参用量

剂型	不同用量	古代量	现代量	代表方名
汤剂	最小用量	一两	3g	茯苓四逆汤
	最大用量	四两	15g	木防己汤
	通常用量	三两	9g	桂枝人参汤
	次于通常用量	二两	6g	炙甘草汤
散剂	基本用量	三分	9g	侯氏黑散
丸剂（分）	最小用量	一分	3g	鳖甲煎丸
	最大用量	七分	21g	薯蓣丸
丸剂（两）	基本用量	四两	18g	乌梅丸

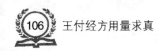

【证型与用量变化】

（一）补益脾胃及用量

补益脾胃，即补中益气，健脾和胃，用于辨治脾胃气虚病变所引起的病证表现，用人参组方者有 17 首。

表 3　汤剂辨治脾胃夹热病变的人参用量

证型	最佳用量	方名	针对主症	病变证机	用药目的
阳明热盛伤气	三两（9g）	白虎加人参汤	时时恶风，大渴，舌上干燥而烦，欲饮水数升者	阳明热盛，津气损伤	旨在补益脾胃
胃热气逆伤气	二两（6g）	竹叶石膏汤	虚羸少气，气逆欲吐	胃热气逆，津气损伤	
虚热呃逆	一两（3g）	橘皮竹茹汤呃逆	脾胃虚弱，热扰气逆		

表 4　汤剂辨治脾胃夹寒病变的人参用量

证型	最佳用量	方名	针对主症	病变证机	用药目的
脾胃寒痛	二两（6g）	大建中汤	心胸中大寒痛，呕不能饮食，腹中寒，上冲皮起，出见有头足，上下痛而不可触近	脾胃虚弱，寒气凝结	旨在补益脾胃
虚寒	三两（9g）	吴茱萸汤	食谷欲呕者。干呕，吐涎沫，头痛者	肝胃虚弱，寒从内生	
		大半夏汤	胃反呕吐	脾胃虚弱，寒饮上逆	
		桂枝人参汤	遂协热而利，利下不止，心下痞硬，表里不解者	脾胃虚弱，阴寒肆虐	

表5 汤剂辨治脾胃寒热夹杂病变的人参用量

证型	最佳用量	方名	针对主症	病变证机	用药目的
痞满	三两（9g）	干姜黄连黄芩人参汤	食入口即吐	寒热夹杂，中气虚弱	旨在补益脾胃
		半夏泻心汤	心下但满而不痛者，此为痞		
		生姜泻心汤	心下痞硬，干噫食臭，胁下有水气，腹中雷鸣，下利者		
		甘草泻心汤	腹中雷鸣，心下痞硬而满，干呕，心烦不得安		
痛呕	二两（6g）	黄连汤	腹中痛，欲呕吐	脾胃虚弱，寒热夹杂	
久利或蛔厥	六两（18g）	乌梅丸	蛔上入其膈，故烦，须臾复止，得食而呕，又烦者，蛔闻食臭出，其人常自吐蛔。蛔厥者，乌梅丸主之；又主久利	脾胃寒热夹气血虚弱	

表6 汤剂辨治脾胃气滞气虚病变的人参用量

证型	最佳用量	方名	针对主症	病变证机	用药目的
脾胃气滞气虚	一两（3g）	厚朴生姜半夏甘草人参汤	腹胀满者	脾气虚弱，气滞不运	旨在补益脾胃

表7 辨治脾胃气虚气逆病变的人参（汤剂）用量

证型	最佳用量	方名	针对主症	病变证机	用药目的
脾胃气虚气逆	二两（6g）	旋覆代赭汤	心下痞硬，噫气不除	脾胃虚弱，痰阻气逆	旨在补益脾胃

表 8　辨治脾胃虚寒病变的人参（丸剂）用量

证型	最佳用量	方名	针对主症	病变证机	用药目的
脾胃虚寒或胸阳虚	三两（9g）	理中丸（人参汤）	脘腹疼痛，霍乱	脾胃虚弱，阴寒肆虐	旨在补益脾胃
脾胃虚寒夹饮逆	一两（3g）	干姜人参半夏丸	妊娠呕吐不止	脾胃虚寒，浊饮上逆	

（二）补益少阳及用量

补益少阳，用于辨治病变以少阳气虚为主或夹气虚所引起的病证表现，用人参组方者有 4 首。

表 9　辨治以少阳气虚为主或夹气虚病变的人参用量

证型	最佳用量	方名	针对主症	病变证机	用药目的
少阳夹杂	三两（9g）	小柴胡汤	往来寒热，胸胁苦满，嘿嘿，不欲饮食，心烦，喜呕	少阳胆热，气机郁滞，正气虚弱	旨在补益少阳
少阳夹阳明	一两（3g）	柴胡加芒硝汤	胸胁满而呕，日晡所发潮热	少阳郁热内结夹气虚	
少阳夹杂	一两半（4.5g）	柴胡桂枝汤	发热，微恶寒，支节烦痛，微呕，心下支结	少阳郁热夹气虚，卫强营弱	
		柴胡加龙骨牡蛎汤	胸满烦惊，小便不利，谵语，一身尽重，不可转侧者	心胆郁热，正气不足	

（三）补益营卫及用量

补益营卫，即补气化卫，生津益营，用于辨治营卫虚弱病变所引起的病证表现，用人参组方者有 2 首。

表 10　辨治营卫虚弱病变的人参用量

证型	最佳用量	方名	针对主症	病变证机	用药目的
营卫血虚	三两（9g）	桂枝加芍药生姜各一两人参三两新加汤（桂枝新加汤）	身疼痛，脉沉迟	营气不足，营血虚弱	旨在补益营卫
太阳中风夹阳虚郁热	一两（3g）	竹叶汤	中风，发热，面正赤，喘而头痛	营卫及阳气虚弱，郁热内生	

（四）益气化阳及用量

益气化阳，即补益正气，化生阳气，用于辨治阳气虚弱病变所引起的病证表现，用人参组方者有 4 首。

表 11　辨治阳气虚弱病变的人参用量

证型	最佳用量	方名	针对主症	病变证机	用药目的
阳虚格阳	二两（6g）	通脉四逆汤加减方	利止脉不出者	阳气虚弱，浮越于外	旨在益气化阳
阳虚	一两（3g）	茯苓四逆汤	烦躁者	阳虚不温，气虚不守，神明躁动	
		四逆加人参汤	恶寒，脉微而复利，利止，亡血也	阳虚不固，伤及阴血	
虚劳	七分（21g）	薯蓣丸	虚劳，诸不足，风气百疾	气血阴阳俱虚或夹太阳营卫病变	

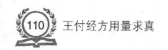

（五）益气化痰及用量

表 12　辨治痰浊夹虚病变的人参用量

证型	最佳用量	方名	针对主症	病变证机	用药目的
痰风	三分（9g）	侯氏黑散	治大风，四肢烦重，心中恶寒不足者	心脾不足、痰风内生	旨在益气化痰
痰瘀蕴结	一分（3g）	鳖甲煎丸	疟母（症瘕）	瘀血阻滞，痰湿蕴结，气血不足	

（六）补益肺气及用量

表 13　辨治肺部病变的人参用量

证型	最佳用量	方名	针对主症	病变证机	用药目的
肺热气虚	三两（9g）	泽漆汤	咳喘或哮喘	热饮伤肺，肺气不足	旨在补益肺气
肺气阴两虚		麦门冬汤	大逆上气，咽喉不利	阴津不足，中气虚弱	

（七）补益心气及用量

补益心气，用于辨治心气虚弱或病变夹心气虚所引起的病证表现，用人参组方者有 1 首。

表 14　辨治心阴阳俱虚病变的人参用量

证型	最佳用量	方名	针对主症	病变证机	用药目的
心阴阳俱虚	二两（6g）	炙甘草汤	脉结代，心动悸	阳虚不温，阴虚不滋	旨在补益心气

（八）补益宗气及用量

补益宗气，即补益心肺，化生阳气，用于辨治以胸膈气虚为主或病变夹气虚所引起的病证表现，用人参组方者有 2 首。

表15 辨治病变以膈间为主的人参用量

证型	最佳用量	方名	针对主症	病变证机	用药目的
病变以膈间为主	四两（12g）	木防己汤、木防己去石膏加茯苓芒硝汤	膈间支饮，其人喘满，心下痞坚，面色黧黑	膈间阳郁热饮，正气损伤	旨在补益宗气

（九）补益筋骨及用量

补益筋骨，即益肾壮骨，补肝强筋，用于辨治肌肉筋骨病变夹气虚所引起的病证表现，用人参组方者有1首。

表16 辨治肌肉筋骨夹气虚病变的人参用量

证型	最佳用量	方名	针对主症	病变证机	用药目的
阳虚骨节疼痛	二两（6g）	附子汤	身体痛，手足寒，骨节痛，脉沉者	阳气虚弱，寒湿痹阻	旨在补益筋骨

（十）益气帅血及用量

益气帅血，即补益正气，帅血行瘀，用于辨治瘀血夹气虚病变所引起的病证表现，用人参组方者有1首。

表17 辨治瘀血病变的人参用量

证型	最佳用量	方名	针对主症	病变证机	用药目的
瘀血	二两（6g）	温经汤	瘀血	虚瘀寒	旨在益气帅血

【配方与用量比例】

（一）人参配半夏及用量（共18方）

人参配半夏于干姜人参半夏丸中针对"妊娠呕吐不止"，病变证机是脾胃虚寒，浊饮上逆，其用量比例是一两（3g）比二两（6g）（1∶2），旨在补益脾胃，醒脾燥湿。

人参配半夏于大半夏汤中针对"胃反呕吐"，病变证机是脾胃虚弱，寒饮上逆，其用量比例是三两（9g）比二升（48g）（3∶16），旨在补益脾胃，降

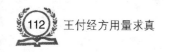

逆化饮。

人参配半夏于小柴胡汤中针对"往来寒热，胸胁苦满，嘿嘿，不欲饮食，心烦，喜呕"，病变证机是少阳胆热，气机郁滞，正气虚弱，其用量比例是三两（9g）比半升（12g）（3∶4），旨在补益少阳，醒脾降逆。

人参配半夏于柴胡桂枝汤中针对"发热，微恶寒，支节烦痛，微呕，心下支结"，病变证机是少阳郁热夹气虚；于柴胡加龙骨牡蛎汤中针对"胸满烦惊，小便不利，谵语，一身尽重，不可转侧者"，病变证机是心胆郁热，正气不足，其用量比例是一两半（4.5g）比二合半（6g）（3∶4），旨在补益少阳，降泻浊逆。

人参配半夏于柴胡加芒硝汤中针对"胸胁满而呕，日晡所发潮热"，病变证机是少阳郁热内结夹气虚，其用量比例是一两（3g）比二十铢（2.1g）（10∶7），旨在补益少阳，降泻浊逆。

人参配半夏于半夏泻心汤中针对心下"但满而不痛者，此为痞"；于生姜泻心汤针对"心下痞硬，干噫食臭，胁下有水气，腹中雷鸣，下利者"；于甘草泻心汤中针对"腹中雷鸣，心下痞硬而满，干呕，心烦不得安"，病变证机是寒热夹杂，中气虚弱，其用量比例是三两（9g）比半升（12g）（3∶4），旨在补益脾胃，醒脾燥湿。

人参配半夏于黄连汤中针对"腹中痛，欲呕吐"，病变证机是脾胃虚弱，寒热夹杂，其用量比例是二两（6g）比半升（12g）（1∶2），旨在补益脾胃，醒脾燥湿。

人参配半夏于竹叶石膏汤中针对"虚羸少气，气逆欲吐"，病变证机是胃热气逆，津气损伤，其用量比例是二两（6g）比半升（12g）（1∶2），旨在补益脾胃，降逆和胃。

人参配半夏于竹叶汤加减方中针对"中风，发热，面正赤，喘而头痛"，病变证机是营卫及阳气虚弱，郁热内生，其用量比例是一两（3g）比半斤（24g）（1∶8），旨在补益营卫，降逆和胃。

人参配半夏于麦门冬汤中针对"大逆上气，咽喉不利"，病变证机是阴津不足，中气虚弱，其用量比例是三两（9g）比一升（24g）（3∶8），旨在补益肺气，降泄浊逆。

人参配半夏于泽漆汤中针对"咳喘或哮喘"，病变证机是热饮伤肺，肺气不足，其用量比例是三两（9g）比半升（12g）（3：4），旨在补益肺气，降肺化痰。

人参配半夏于厚朴生姜半夏甘草人参汤中针对"腹胀满者"，病变证机是脾气虚弱，气滞不运，其用量比例是一两（3g）比半升（12g）（1：4），旨在补益脾胃，醒脾和胃。

人参配半夏于旋覆代赭汤中针对"心下痞硬，噫气不除"，病变证机是脾胃虚弱，痰阻气逆，其用量比例是二两（6g）比半升（12g）（1：2），旨在补益脾胃，降逆化痰。

人参配半夏于温经汤中针对"瘀血"，病变证机是虚瘀寒，其用量比例是二两（6g）比半升（12g）（1：2），旨在益气帅血，降泄浊逆。

人参配半夏于鳖甲煎丸中针对"疟母（症瘕）"，病变证机是瘀血阻滞，痰湿蕴结，气血不足，其用量比例是一分比一分（1：1），旨在益气化痰，醒脾燥湿。

（二）人参配干姜及用量（共17方）

人参配干姜于干姜黄连黄芩人参汤针对"食入口即吐"，病变证机是寒热夹杂，中气虚弱，其用量比例是三两（9g）比三两（9g）（1：1），旨在补益温暖脾胃。

人参配干姜于干姜人参半夏丸中针对"妊娠呕吐不止"，病变证机是脾胃虚寒，浊饮上逆，其用量比例是一两（3g）比一两（3g）（1：1），旨在补益温暖脾胃。

人参配干姜于大建中汤中针对"心胸中大寒痛，呕不能饮食，腹中寒，上冲皮起，出见有头足，上下痛而不可触近"，病变证机是脾胃虚弱，寒气凝结，其用量比例是二两（6g）比四两（12g）（1：2），旨在补益温暖脾胃。

人参配干姜于小柴胡汤加减方中针对"往来寒热，胸胁苦满，嘿嘿，不欲饮食，心烦，喜呕"夹咳嗽，病变证机是少阳胆热，气机郁滞，正气虚弱，肺气上逆，其用量比例是三两（9g）比二两（6g）（3：2），旨在补益少阳，温肺止咳。

人参配干姜于乌梅丸中针对"蛔上入其膈，故烦，须臾复止，得食而呕，又烦者，蛔闻食臭出，其人常自吐蛔。蛔厥者，乌梅丸主之；又主久利"，病变证机是脾胃寒热夹气血虚弱，其用量比例是六两（18g）比十两（30g）（3：

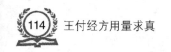

5），旨在补益脾胃，温通阳气。

人参配干姜于四逆加人参汤中针对"恶寒，脉微而复利，利止，亡血也"，病变证机是阳虚不固，伤及阴血，其用量比例是一两（3g）比一两半（4.5g）（2∶3），旨在益气化阳，温暖心肾。

人参配干姜于半夏泻心汤中针对心下"但满而不痛者，此为痞"；于生姜泻心汤中针对"心下痞硬，干噫食臭，胁下有水气，腹中雷鸣，下利者"；于甘草泻心汤中针对"腹中雷鸣，心下痞硬而满，干呕，心烦不得安"，病变证机是寒热夹杂，中气虚弱，其用量比例是三两（9g）比三两（9g）（1∶1），旨在补益温暖脾胃。

人参配干姜于茯苓四逆汤中针对"烦躁者"，病变证机是阳虚不温，气虚不守，神明躁动，其用量比例是一两（3g）比一两半（4.5g）（2∶3），旨在益气化阳，温暖心肾。

人参配干姜于侯氏黑散中针对"治大风，四肢烦重，心中恶寒不足者"，病变证机是心脾不足，痰风内生，其用量比例是三分比三分（1∶1），旨在益气化痰，温阳化痰。

人参配干姜于理中丸（人参汤）中针对"脘腹疼痛，霍乱，胸痹"；于桂枝人参汤中针对"遂协热而利，利下不止，心下痞硬，表里不解者"，病变证机是脾胃虚弱，阳气不温，或夹卫强营弱，其用量比例是三两（9g）比三两（9g）（1∶1），旨在补益温暖脾胃。

人参配干姜于通脉四逆汤加减方中针对"利止脉不出者"，病变证机是阳气虚弱，浮越于外，其用量比例是二两（6g）比三两（9g）（2∶3），旨在益气化阳。

人参配干姜于黄连汤中针对"腹中痛，欲呕吐"，病变证机是脾胃虚弱，寒热夹杂，其用量比例是二两（6g）比三两（9g）（2∶3），旨在补益温暖脾胃。

人参配干姜于薯蓣丸中针对"虚劳，诸不足，风气百疾"，病变证机是气血阴阳俱虚或夹太阳营卫病变，其用量比例是七分比三分（7∶3），旨在益气化阴，化生阳气。

人参配干姜于鳖甲煎丸中针对"疟母（症瘕）"，病变证机是瘀血阻滞，痰湿蕴结，气血不足，其用量比例是一分比三分（1∶3），旨在益气化痰，温通阳气。

（三）人参配黄芩及用量（共 10 方）

人参配黄芩于干姜黄连黄芩人参汤中针对"食入口即吐"，病变证机是寒热夹杂，中气虚弱，其用量比例是三两（9g）比三两（9g）（1∶1），旨在补益脾胃，清热燥湿。

人参配黄芩于半夏泻心汤中针对心下"但满而不痛者，此为痞"；于生姜泻心汤中针对"心下痞硬，干噫食臭，胁下有水气，腹中雷鸣，下利者"，于甘草泻心汤中针对"腹中雷鸣，心下痞硬而满，干呕，心烦不得安"，病变证机是寒热夹杂，中气虚弱，其用量比例是三两（9g）比三两（9g）（1∶1），旨在补益脾胃，清热燥湿。

人参配黄芩于黄连汤中针对"腹中痛，欲呕吐"，病变证机是脾胃虚弱，寒热夹杂，其用量比例是二两（6g）比三两（9g）（2∶3），旨在补益脾胃，清热燥湿。

人参配黄芩于小柴胡汤中针对"往来寒热，胸胁苦满，嘿嘿，不欲饮食，心烦，喜呕"，病变证机是少阳胆热，气机郁滞，正气虚弱，其用量比例是三两（9g）比三两（9g）（1∶1），旨在补益少阳，清泻郁热。

人参配黄芩于柴胡桂枝汤中针对"发热，微恶寒，支节烦痛，微呕，心下支结"，病变证机是少阳郁热夹气虚；于柴胡加龙骨牡蛎汤中针对"胸满烦惊，小便不利，谵语，一身尽重，不可转侧者"，病变证机是心胆郁热，正气不足，其用量比例是一两半（4.5g）比一两半（4.5g）（1∶1），旨在补益少阳，清泻少阳。

人参配黄芩于柴胡加芒硝汤中针对"胸胁满而呕，日晡所发潮热"，病变证机是少阳郁热内结夹气虚，其用量比例是一两（3g）比一两（3g）（1∶1），旨在补益清泻少阳。

人参配黄芩于鳖甲煎丸中针对"疟母（症瘕）"，病变证机是瘀血阻滞，痰湿蕴结，气血不足，其用量比例是一分比三分（1∶3），旨在益气化痰，清泻郁热。

（四）人参配茯苓及用量（共 8 方）

人参配茯苓于小柴胡汤加减方中针对"往来寒热，胸胁苦满，嘿嘿，不欲饮食，心烦，喜呕"夹心下悸，小便不利，病变证机是少阳胆热，气机郁滞，正气虚弱，水气凌心，其用量比例是三两（9g）比四两（12g）（3∶4），旨在补益少阳，渗利宁心。

人参配茯苓于木防己去石膏加茯苓芒硝汤中针对"膈间支饮，其人喘满，心下痞坚，面色黧黑"，病变证机是膈间阳郁热饮，正气损伤，其用量比例是四两（12g）比四两（12g）（1∶1），旨在补益宗气，渗利浊饮。

人参配茯苓于附子汤中针对"身体痛，手足寒，骨节痛，脉沉者"，病变证机是阳气虚弱，寒湿痹阻，其用量比例是二两（6g）比四两（12g）（1∶2），旨在补益筋骨，益气渗湿。

人参配茯苓于茯苓四逆汤中针对"烦躁者"，病变证机是阳虚不温，气虚不守，神明躁动，其用量比例是一两（3g）比一两半（4.5g）（2∶3），旨在益气化阳，宁心安神。

人参配茯苓于侯氏黑散中针对"治大风，四肢烦重，心中恶寒不足者"，病变证机是心脾不足，痰风内生，其用量比例是三分比十分（3∶10），旨在益气化痰，渗利湿浊。

人参配茯苓于柴胡加龙骨牡蛎汤中针对"胸满烦惊，小便不利，谵语，一身尽重，不可转侧者"，病变证机是心胆郁热，正气不足，其用量比例是一两半（4.5g）比一两半（4.5g）（1∶1），旨在补益少阳，宁心安神。

人参配茯苓于理中丸（人参汤）加味中针对"脘腹疼痛、霍乱夹心悸"，病变证机是脾胃虚弱，阴寒肆虐，其用量比例是三两（9g）比二两（6g）（3∶2），旨在补益脾胃，宁心安神。

人参配茯苓于薯蓣丸中针对"虚劳，诸不足，风气百疾"，病变证机是气血阴阳俱虚或夹太阳营卫病变，其用量比例是七分比六分（7∶6），旨在益气化阴，健脾渗利。

（五）人参配黄连及用量（共6方）

人参配黄连于干姜黄连黄芩人参汤中针对"食入口即吐"，病变证机是寒热夹杂，中气虚弱，其用量比例是三两（9g）比三两（9g）（1∶1），旨在补益脾胃，温通阳气。

人参配黄连于乌梅丸中针对"蛔上入其膈，故烦，须臾复止，得食而呕，又烦者，蛔闻食臭出，其人常自吐蛔。蛔厥者，乌梅丸主之；又主久利"，病变证机是脾胃寒热夹气血虚弱，其用量比例是六两（18g）比十六两（48g）

（3：8），旨在补益脾胃，清热安蛔。

人参配黄连于半夏泻心汤中针对心下"但满而不痛者，此为痞"；于生姜泻心汤中针对"心下痞硬，干噫食臭，胁下有水气，腹中雷鸣，下利者"；于甘草泻心汤中针对"腹中雷鸣，心下痞硬而满，干呕，心烦不得安"，病变证机是寒热夹杂，中气虚弱，其用量比例是三两（9g）比一两（3g）（3：1），旨在补益脾胃，清热燥湿。

人参配黄连于黄连汤中针对"腹中痛，欲呕吐"，病变证机是脾胃虚弱，寒热夹杂，其用量比例是二两（6g）比三两（9g）（2：3），旨在补益脾胃，清热燥湿。

（六）人参配柴胡及用量（共6方）

人参配柴胡于小柴胡汤中针对"往来寒热，胸胁苦满，嘿嘿，不欲饮食，心烦，喜呕"，病变证机是少阳胆热，气机郁滞，正气虚弱，其用量比例是三两（9g）比半斤（24g）（3：8），旨在补益清疏少阳。

人参配柴胡于柴胡加芒硝汤中针对"胸胁满而呕，日晡所发潮热"，病变证机是少阳郁热内结夹气虚，其用量比例是一两（3g）比二两十六铢（8g）（3：8），旨在补益少阳，清疏郁热。

人参配柴胡于柴胡桂枝汤中针对"发热，微恶寒，支节烦痛，微呕，心下支结"，病变证机是少阳郁热夹气虚；于柴胡加龙骨牡蛎汤中针对"胸满烦惊，小便不利，谵语，一身尽重，不可转侧者"，病变证机是心胆郁热，正气不足，其用量比例是一两半（4.5g）比四两（12g）（3：8），旨在补益清疏少阳。

人参配柴胡于薯蓣丸中针对"虚劳，诸不足，风气百疾"，病变证机是气血阴阳俱虚或夹太阳营卫病变，其用量比例是七分比三分（7：3），旨在益气化阴，疏利气机。

人参配柴胡于鳖甲煎丸中针对"疟母（癥瘕）"，病变证机是瘀血阻滞，痰湿蕴结，气血不足，其用量比例是一分比六分（1：6），旨在益气化痰，疏利气机。

（七）人参配麦冬及用量（共5方）

人参配麦冬于竹叶石膏汤中针对"虚羸少气，气逆欲吐"，病变证机是胃热气逆，津气损伤，其用量比例是二两（6g）比一升（24g）（1：4），旨在补益脾胃，清热生津。

人参配麦冬于麦门冬汤中针对"大逆上气，咽喉不利"，病变证机是阴津不足，中气虚弱，其用量比例是三两（9g）比七升（168g）（3∶56），旨在补益肺气，滋补阴津。

人参配麦冬于炙甘草汤中针对"脉结代，心动悸"，病变证机是阳虚不温，阴虚不滋，其用量比例是二两（6g）比半升（12g）（1∶2），旨在补益心气，滋补心阴。

人参配麦冬于温经汤中针对"瘀血或者妇科疼痛"，病变证机是虚瘀寒，其用量比例是二两（6g）比半升（12g）（1∶2），旨在益气帅血，滋阴润燥。

人参配麦冬于薯蓣丸中针对"虚劳，诸不足，风气百疾"，病变证机是气血阴阳俱虚或夹太阳营卫病变，其用量比例是七分比六分（7∶6），旨在益气化阴，滋阴生津。

（八）人参配白术及用量（共5方）

人参配白术于附子汤中针对"身体痛，手足寒，骨节痛，脉沉者"，病变证机是阳气虚弱，寒湿痹阻，其用量比例是二两（6g）比四两（12g）（1∶2），旨在补益筋骨，健脾燥湿。

人参配白术于侯氏黑散中针对"治大风，四肢烦重，心中恶寒不足者"，病变证机是心脾不足，痰风内生，其用量比例是三分比十分（3∶10），旨在益气化痰，健脾燥湿。

人参配白术于理中丸（人参汤）中针对"脘腹疼痛，霍乱，胸痹"；于桂枝人参汤中针对"遂协热而利，利下不止，心下痞硬，表里不解者"，病变证机是脾胃虚弱，寒气肆虐或夹卫强营弱，其用量比例是三两（9g）比三两（9g）（1∶1），旨在补益脾胃，生化气血。

人参配白术于薯蓣丸中针对"虚劳，诸不足，风气百疾"，病变证机是气血阴阳俱虚或夹太阳营卫病变，其用量比例是七分比六分（7∶6），旨在益气化阴，健脾益气。

（九）人参配当归及用量（共4方）

人参配当归于乌梅丸中针对"蛔上入其膈，故烦，须臾复止，得食而呕，又烦者，蛔闻食臭出，其人常自吐蛔。蛔厥者，乌梅丸主之；又主久利"，病变证机是脾胃寒热夹气血虚弱，其用量比例是六两（18g）比四两（12g）（3∶2），旨在补益脾胃，补血通脉。

人参配当归于侯氏黑散中针对"治大风，四肢烦重，心中恶寒不足者"，病变证机是心脾不足，痰风内生，其用量比例是三分（9g）比三分（9g）（1∶1），旨在益气化痰，补血制风。

人参配当归于温经汤中针对瘀血，病变证机是虚瘀寒，其用量比例是二两（6g）比二两（6g）（1∶1），旨在益气帅血，补血活血。

人参配当归于薯蓣丸中针对"虚劳，诸不足，风气百疾"，病变证机是气血阴阳俱虚或夹太阳营卫病变，其用量比例是七分（21g）比十分（30g）（7∶10），旨在益气化阴，补血养血。

（十）人参配石膏及用量（共3方）

人参配石膏于木防己汤中针对"膈间支饮，其人喘满，心下痞坚，面色黧黑"，病变证机是膈间阳郁热饮，正气损伤，其用量比例是四两（12g）比十二枚鸡子大（48g）（1∶4），旨在补益宗气，清泻膈热。

人参配石膏于白虎加人参汤中针对"时时恶风，大渴，舌上干燥而烦，欲饮水数升者"，病变证机是阳明热盛，津气损伤，其用量比例是三两（9g）比一斤（48g）（3∶16），旨在补益脾胃，清泻盛热。

人参配石膏于竹叶石膏汤中针对"虚羸少气，气逆欲吐"，病变证机是胃热气逆，津气损伤，其用量比例是二两（6g）比一斤（48g）（1∶8），旨在补益脾胃，清泻胃热。

（十一）人参配蜀椒及用量（共2方）

人参配蜀椒于大建中汤中针对"心胸中大寒痛，呕不能饮食，腹中寒，上冲皮起，出见有头足，上下痛而不可触近"，病变证机是脾胃虚弱，寒气凝结，其用量比例是二两（6g）比二合（5g）（近1∶1），旨在补益脾胃，温阳止痛。

人参配蜀椒于乌梅丸中针对"蚘上入其膈，故烦，须臾复止，得食而呕，又烦者，蚘闻食臭出，其人常自吐蚘。蚘厥者，乌梅丸主之；又主久利"，病变证机是脾胃寒热夹气血虚弱，其用量比例是六两（18g）比四两（12g）（3∶2），旨在补益脾胃，温阳止痛。

（十二）人参配细辛及用量（共2方）

人参配细辛于乌梅丸中针对"蚘上入其膈，故烦，须臾复止，得食而呕，又烦者，蚘闻食臭出，其人常自吐蚘。蚘厥者，乌梅丸主之；又主久利"，病变证机是脾胃寒热夹气血虚弱，其用量比例是六两（18g）比四两（12g）（3∶

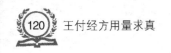
2），旨在补益脾胃，散寒止痛。

人参配细辛于侯氏黑散中针对"治大风，四肢烦重，心中恶寒不足者"，病变证机是心脾不足，痰风内生，其用量比例是三分（9g）比三分（9g）（1：1），旨在益气化痰，温阳化痰。

（十三）人参配大黄及用量（共2方）

人参配大黄于柴胡加龙骨牡蛎汤中针对"胸满烦惊，小便不利，谵语，一身尽重，不可转侧者"，病变证机是心胆郁热，正气不足，其用量比例是一两半（4.5g）比二两（6g）（3：4），旨在补益少阳，清泻郁热。

人参配大黄于鳖甲煎丸中针对"疟母（症瘕）"，病变证机是瘀血阻滞，痰湿蕴结，气血不足，其用量比例是一分（3g）比三分（9g）（1：3），旨在益气化痰，泻热祛瘀。

（十四）人参配芒硝及用量（共2方）

人参配芒硝于木防己去石膏加茯苓芒硝汤中针对"膈间支饮，其人喘满，心下痞坚，面色黧黑"，病变证机是膈间阳郁热饮，正气损伤，其用量比例是四两（12g）比三合（8g）（3：2），旨在补益宗气，软坚泻饮。

人参配芒硝于柴胡加芒硝汤中针对"胸胁满而呕，日晡所发潮热"，病变证机是少阳郁热内结夹气虚，其用量比例是一两（3g）比二两（6g）（1：2），旨在补益少阳，清泻热结。

（十五）人参配竹叶及用量（共2方）

人参配竹叶于竹叶石膏汤中针对"虚羸少气，气逆欲吐"，病变证机是胃热气逆，津气损伤，其用量比例是二两（6g）比二把（20g）（3：10），旨在补益脾胃，清泻胃热。

人参配竹叶于竹叶汤中针对"中风，发热，面正赤，喘而头痛"，病变证机是营卫及阳气虚弱，郁热内生，其用量比例是一两（3g）比一把（10g）（3：10），旨在补益营卫，清泻郁热。

（十六）人参配黄柏及用量（共1方）

人参配黄柏于乌梅丸中针对寒热夹杂或蛔厥，病变证机是寒热夹杂，气血不足，或蛔虫内扰，其用量比例是六两（18g）比六两（18g）（1：1），旨在补益脾胃，清热燥湿或苦能下蛔。

白术用量及配方

《伤寒杂病论》260 方中用白术有 29 首，其中组方中有 28 首，于用法加味中有 1 首。权衡仲景用白术可辨治诸多病证，以 29 首方中白术的剂量为切入点，归纳总结、提炼概括，以期研究、剖析、发微，用于指导临床实践，从而达到准确理解白术量在方中的作用，更好地用活经方以辨治常见病、多发病及疑难病。

【剂型与用量导读】

表 1 不同方剂中的白术用量

用 量		经方数量	经方名称
古代量	现代量		
方寸匕的1/3	2~3g	1 方	猪苓散
六铢	0.8g	1 方	麻黄升麻汤
十八铢	2.3g	2 方	五苓散、茵陈五苓散
四分	12g	1 方	白术散
六分	18g	1 方	薯蓣丸
十分	30g	1 方	侯氏黑散
一两	3g	1 方	当归生姜羊肉汤加减方
二两	6g	7 方	苓桂术甘汤、真武汤、甘草附子汤、茯苓戎盐汤、甘姜苓术汤、枳术汤、泽泻汤
三两	9g	5 方	桂枝人参汤、理中丸、桂枝去桂加茯苓白术汤、茯苓泽泻汤、黄土汤
四两	12g	5 方	附子汤、当归芍药散、白术附子汤、麻黄加术汤、越婢加术汤
七钱（匕）半	12g	1 方	防己黄芪汤
五两	15g	1 方	桂枝芍药知母汤
八两	24g	1 方	天雄散
半斤	24g	1 方	当归散

表2 不同剂型中的白术用量

剂型	不同用量	古代量	现代量	代表方名
汤剂	最小用量	六铢	0.8g	麻黄升麻汤
	最大用量	五两	15g	桂枝芍药知母汤
	通常用量	二两	6g	苓桂术甘汤
	次于通常用量	三两或四两	9g或12g	桂枝人参汤、附子汤
散剂	最小用量	方寸匕的1/3	2~3g	猪苓散
	最大用量	十分	30g	侯氏黑散
丸剂	最小用量	三两	9g	理中丸
	最大用量	六分	18g	薯蓣丸

【证型与用量变化】

（一）健脾制水及用量

健脾制水，即健脾益气，燥湿制水，用于辨治脾胃水湿病变所引起的病证表现，用白术组方者有 8 首。

表3 辨治脾胃水湿病变的白术（汤剂）用量

证型	最佳用量	方名	针对主症	病变证机	用药目的
风水或风湿	七钱（匕）半（12g）	防己黄芪汤	太阳表虚风水证或太阳表虚风湿证	风夹水上浸或风夹湿浸淫肌筋	旨在健脾制水
气虚	二两（6g）	茯苓戎盐汤	小便不利	气虚不化，湿热蕴结	
		真武汤	心下悸，头眩，身瞤动，振振欲擗地者。腹痛，小便不利，四肢沉重疼痛，自下利者	阳气虚弱，水气泛滥	

续表

证型	最佳用量	方名	针对主症	病变证机	用药目的
水气病变较轻者	三两（9g）	茯苓泽泻汤	胃反，吐而渴欲饮水者	脾胃虚弱，寒水上逆	旨在健脾制水
		桂枝去桂加茯苓白术汤	仍头项强痛、翕翕发热、无汗、心下满微痛、小便不利者	脾气虚弱，水气内停	
水气病变较重者	四两（12g）	越婢加术汤	里水	寒热夹杂，水气郁滞	

表4　辨治脾胃水湿病变的白术（散剂）用量

证型	最佳用量	方名	针对主症	病变证机	用药目的
三焦水气	十八铢（2.3g）	五苓散	脉浮，小便不利，微热，消渴者	三焦水气内停或夹太阳卫强营弱	旨在健脾制水
气虚水饮	方寸匕的1/3（2~3g）	猪苓散	呕吐而病在膈上，后思水者	气不化水，水气上逆	

（二）健脾益肾及用量

健脾益肾，健脾化气，益肾固摄，即用于辨治肾虚不固病变所引起的病证表现，用白术组方者有2首。

表5　辨治肾虚不固病变的白术（汤剂）用量

证型	最佳用量	方名	针对主症	病变证机	用药目的
肾著寒湿	二两（6g）	甘草干姜茯苓白术汤（甘姜苓术汤）	肾著之病，其人身体重，腰中冷，如坐水中，形如水状	肾阳不足，寒湿浸淫	旨在健脾益肾

表6　辨治肾虚不固病变的白术（散剂）用量

证型	最佳用量	方名	针对主症	病变证机	用药目的
阳虚不固	八两（24g）	天雄散	遗尿滑泄	阳气虚弱，精气不固	旨在健脾益肾

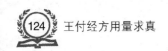

（三）健脾益气及用量

健脾益气，即健脾和胃，益气补中，即用于辨治脾胃虚弱病变所引起的病证表现，用白术组方者有4首。

表7　辨治脾胃虚弱病变的白术（汤剂）用量

证型	最佳用量	方名	针对主症	病变证机	用药目的
脾胃虚寒	三两（9g）	桂枝人参汤	遂协热而利，利下不止，心下痞硬，表里不解者	脾胃虚弱，阴寒肆虐	旨在健脾益气
寒热夹杂	六铢（0.8g）	麻黄升麻汤	寸脉沉而迟，手足厥逆，下部脉不至，喉咽不利，唾脓血，泄利不止者	寒热夹杂，经脉不利	

表8　辨治脾胃虚弱病变的白术（丸剂）用量

证型	最佳用量	方名	针对主症	病变证机	用药目的
脾胃虚寒或胸阳虚	三两（9g）	理中丸（人参汤）	脘腹疼痛，霍乱，胸痹	脾胃虚弱，阴寒肆虐	旨在健脾益气
虚劳	六分（18g）	薯蓣丸	虚劳，诸不足，风气百疾	气血阴阳俱虚或夹太阳营卫病变	

（四）燥湿除痹及用量

燥湿除痹，即健脾燥湿，苦温除痹，用于辨治湿浊痹阻病变所引起的病证表现，用白术组方者有5首。

表9　辨治湿浊痹阻病变的白术用量

证型	最佳用量	方名	针对主症	病变证机	用药目的
阳虚骨痹	二两（6g）	甘草附子汤	风湿相搏，骨节疼烦，掣痛不得屈伸，近之则痛剧，汗出短气，小便不利，恶风不欲去衣，或身微肿者	阳气虚弱，寒湿痹阻	旨在燥湿除痹

续表

证型	最佳用量	方名	针对主症	病变证机	用药目的
寒湿	四两（12g）	附子汤	身体痛，手足寒，骨节痛，脉沉者	阳气虚弱，寒湿阻滞筋骨	旨在燥湿除痹
		桂枝附子去桂加白术汤（白术附子汤）	肢节疼痛	阳气虚弱，寒湿阻滞肢节	
		麻黄加术汤	湿家，身烦疼	寒湿浸淫营卫，筋脉阻滞不通	
筋骨关节疼痛	五两（15g）	桂枝芍药知母汤	诸肢节疼痛	阳虚郁热，筋脉不痛	

（五）健脾化饮及用量

健脾化饮，即健脾益气，燥湿化饮，用于辨治痰饮湿浊病变所引起的病证表现，用白术组方者有 4 首。

表 10　辨治痰湿病变的白术（汤剂）用量

证型	最佳用量	方名	针对主症	病变证机	用药目的
脾胃痰饮	二两（6g）	泽泻汤	心下有支饮，其人苦冒眩	脾气虚弱，痰饮内生	旨在健脾化饮
		苓桂术甘汤	心下逆满，气上冲胸，起则头眩，脉沉紧。心下有痰饮，胸胁支满，目眩	脾气虚弱，水湿浸淫，痰饮蕴结	
		枳术汤	心下坚，大如盘，边如旋盘，水饮所作	脾气虚弱，气虚不化，水饮内停	

表11 辨治痰湿病变的白术（散剂）用量

证型	最佳用量	方名	针对主症	病变证机	用药目的
痰风	十分（30g）	侯氏黑散	治大风，四肢烦重，心中恶寒不足者	心脾不足，痰风内生	旨在健脾化痰

（六）健脾养胎及用量

健脾养胎，即健脾益气，养胎安胎，用于辨治胎疾病变所引起的病证表现，用白术组方者有2首。

表12 辨治胎疾病变的白术用量

证型	最佳用量	方名	针对主症	病变证机	用药目的
脾胃寒湿	四分（12g）	白术散	胎疾	脾气虚弱，寒湿肆虐	旨在健脾养胎
血虚夹热	半斤（24g）	当归散	妊娠养胎或胎动不安	血虚不荣，郁热内扰	

当归散：每次用方寸匕，含白术0.8～1g；若防病养胎以散剂为妥，若治病愈疾以汤剂为善，汤剂可用原方量的1/2。

（七）益气止痛及用量

益气止痛，即健脾益气，温通止痛，用于辨治疼痛病变所引起的病证表现，用白术组方者有2首。

表13 辨治疼痛病变的白术用量

证型	最佳用量	方名	针对主症	病变证机	用药目的
气血虚夹寒	一两（3g）	当归生姜羊肉汤加减方中	寒疝，腹中痛，及胁痛里急者。腹中疞痛	血虚不荣，脉络不通	旨在益气止痛
气血虚夹湿	四两（12g）	当归芍药散	妇人腹中诸疾痛	气血虚夹湿	

当归芍药散方名虽为散剂，作汤剂也可用散剂量。

（八）健脾止血及用量

健脾止血，即健脾益气，固摄阴血，用于辨治出血病变所引起的病证表现，用白术组方者有 1 首。

表 14　辨治出血病变的白术用量

证型	最佳用量	方名	针对主症	病变证机	用药目的
阳虚出血	三两（9g）	黄土汤	出血	脾气虚弱，气不摄血	旨在健脾止血

（九）健脾退黄及用量

表 15　辨治黄疸病变的白术用量

证型	最佳用量	方名	针对主症	病变证机	用药目的
黄疸	十八铢（2.3g）	茵陈五苓散	黄疸病	湿热蕴结	旨在健脾退黄

【配方与用量比例】

（一）白术配茯苓及用量（共 15 方）

白术配茯苓于五苓散中针对"脉浮，小便不利，微热，消渴者"，病变证机是三焦水气内停或夹太阳卫强营弱，其用量比例是十八铢（2.3g）比十八铢（2.3g）（1:1），旨在健脾制水，渗利水湿。

白术配茯苓于茵陈五苓散中针对"黄疸病"，病变证机是湿热蕴结，其用量比例是十八铢（2.3g）比十八铢（2.3g）（1:1），旨在健脾利湿退黄。

白术配茯苓于甘草干姜茯苓白术汤（甘姜苓术汤）中针对"肾著之病，其人身体重，腰中冷，如坐水中，形如水状"，病变证机是肾阳不足，寒湿浸淫，其用量比例二两（6g）比四两（12g）（1:2），旨在健脾益肾，益气渗湿。

白术配茯苓于当归芍药散中针对"妇人腹中诸疾痛"，病变证机是气血虚夹湿，其用量比例四两（12g）比四两（12g）（1:1），旨在益气止痛，健脾渗湿。

白术配茯苓于附子汤中针对"身体痛，手足寒，骨节痛，脉沉者"，病变证机是阳气虚弱，寒湿痹阻，其用量比例是四两（12g）比三两（9g）（4:3），旨在燥湿除痹，益气渗湿。

白术配茯苓于苓桂术甘汤中针对"心下逆满，气上冲胸，起则头眩，脉沉紧"及"心下有痰饮，胸胁支满，目眩"，病变证机是脾气虚弱，水湿浸淫，其用量比例是二两（6g）比四两（12g）（1:2），旨在健脾化饮，益气渗湿。

白术配茯苓于茯苓戎盐汤中针对"小便不利"，病变证机是气虚不化，湿

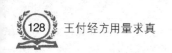

热蕴结，其用量比例是二两（6g）比半斤（24g）（1：4），旨在健脾制水，益气利水。

白术配茯苓于茯苓泽泻汤中针对"胃反，吐而渴欲饮水者"，病变证机是脾胃虚弱，寒水上逆，其用量比例是三两（9g）比半斤（24g）（3：8），旨在健脾制水，益气利水。

白术配茯苓于侯氏黑散中针对"治大风，四肢烦重，心中恶寒不足者"，病变证机是心脾不足，痰风内生，其用量比例是十分比三分（10：3），旨在健脾化饮化痰，益气渗湿。

白术配茯苓于真武汤中针对"心下悸，头眩，身𥆧动，振振欲擗地者"及"腹痛，小便不利，四肢沉重疼痛，自下利者"，病变证机是阳气虚弱，水气泛滥，其用量比例是二两（6g）比三两（9g）（2：3），旨在健脾制水，益气利水。

白术配茯苓于桂枝去桂加茯苓白术汤中针对"仍头项强痛、翕翕发热、无汗、心下满微痛、小便不利者"，病变证机是脾气虚弱，水气内停，其用量比例是三两（9g）比三两（9g）（1：1），旨在健脾制水，益气渗湿。

白术配茯苓于理中丸（人参汤）中针对"脘腹疼痛，霍乱，胸痹"，病变证机是脾胃虚弱，阴寒肆虐，其用量比例是三两（9g）比二两（6g）（3：2），旨在健脾益气，宁心安神。

白术配茯苓于猪苓散中针对"呕吐而病在膈上，后思水者"，病变证机是气不化水，水气上逆，其用量比例为相等，旨在健脾制水，益气渗利。

白术配茯苓于麻黄升麻汤中针对"寸脉沉而迟，手足厥逆，下部脉不至，喉咽不利，唾脓血，泄利不止者"，病变证机是寒热夹杂，经脉不利，其用量比例是六铢（0.8g）比六铢（0.8g）（1：1），旨在健脾益气，渗湿止泻。

白术配茯苓于薯蓣丸中针对"虚劳，诸不足，风气百疾"，病变证机是气血阴阳俱虚或夹太阳营卫病变，其用量比例是六分比五分（6：5），旨在健脾益气，安心安神。

（二）白术配生姜及用量（共8方）

白术配生姜于当归生姜羊肉汤加减方中针对"寒疝，腹中痛，及胁痛里急者"及"腹中疠痛"夹痛而呕者，病变证机是血虚不荣，脉络不通，其用量比例是一两（3g）比四两（12g）（1：4），旨在益气止痛，温中散寒。

白术配生姜于防己黄芪汤中针对太阳表虚风水证或太阳表虚风湿证，病变证机是风夹水上浸或风夹湿浸淫肌筋，其用量比例是七钱（匕）半（12g）比四片（12g）（1∶1），旨在健脾制水，温宣散水。

白术配生姜于茯苓泽泻汤中针对"胃反，吐而渴欲饮水者"，病变证机是脾胃虚弱，寒水上逆，其用量比例是三两（9g）比四两（12g）（3∶4），旨在健脾制水，温宣散水。

白术配生姜于真武汤中针对"心下悸，头眩，身眴动，振振欲擗地者"及"腹痛，小便不利，四肢沉重疼痛，自下利者"，病变证机是阳气虚弱，水气泛滥，其用量比例是二两（6g）比三两（9g）（2∶3），旨在健脾制水，温宣散水。

白术配生姜于桂枝芍药知母汤中针对"诸肢节疼痛"，病变证机是阳虚郁热，筋脉不痛，其用量比例是五两（15g）比五两（15g）（1∶1），旨在燥湿除痹，温散止痛。

白术配生姜于桂枝去桂加茯苓白术汤中针对"仍头项强痛、翕翕发热、无汗、心下满微痛、小便不利者"，病变证机是脾气虚弱，水气内停，其用量比例是三两（9g）比三两（9g）（1∶1），旨在健脾制水，辛温通阳。

白术配生姜于桂枝附子去桂加白术汤（白术附子汤）中针对"肢节疼痛"，病变证机是阳气虚弱，寒湿痹阻，其用量比例是四两（12g）比三两（9g）（4∶3），旨在燥湿除痹，辛温通阳。

白术配生姜于越婢加术汤中针对"里水"，病变证机是寒热夹杂，水气郁滞，其用量比例是四两（12g）比三两（9g）（4∶3），旨在健脾制水，辛散行水。

（三）白术配泽泻及用量（共5方）

白术配泽泻于五苓散中针对"脉浮，小便不利，微热，消渴者"，病变证机是三焦水气内停或夹太阳卫强营弱，其用量比例是十八铢（2.3g）比一两六铢（3.8g）（23∶38），旨在健脾制水，利水渗湿。

白术配泽泻于茵陈五苓散中针对"黄疸病"，病变证机是湿热蕴结，其用量比例是十八铢（2.3g）比一两六铢（3.8g）（23∶38），旨在健脾泻湿退黄。

白术配泽泻于当归芍药散中针对"妇人腹中诸疾痛"，病变证机是气血虚夹湿，其用量比例是二两（6g）比半斤（24g）（1∶4），旨在益气止痛，渗利湿浊。

白术配泽泻于泽泻汤中针对"心下有支饮，其人苦冒眩"。病变证机是脾气虚弱，痰饮内生，其用量比例是二两（6g）比五两（15g）（2∶5），旨在健脾化饮，渗利饮浊。

白术配泽泻于茯苓泽泻汤中针对"胃反，吐而渴欲饮水者"，病变证机是脾胃虚弱，寒水上逆，其用量比例是三两（9g）比四两（12g）（3∶4），旨在

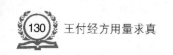

健脾制水，渗利水饮。

（四）白术配川芎及用量（共5方）

白术配川芎于白术散中针对"胎疾"，病变证机是脾气虚弱，寒湿肆虐，其用量比例是四分比四分（1∶1），旨在健脾养胎，理血安胎。

白术配川芎于当归散中针对"妊娠养胎或胎动不安"，病变证机是血虚不荣，郁热内扰，其用量比例是半斤（24g）比一斤（48g）（1∶2），旨在健脾养胎，理血安胎。

白术配川芎于当归芍药散中针对"妇人腹中诸疾痛"，病变证机是气血虚夹湿，其用量比例是四两（12g）比半斤（24g）（1∶2），旨在益气止痛，行气理血。

白术配川芎于侯氏黑散中针对"治大风，四肢烦重，心中恶寒不足者"，病变证机是心脾不足，痰风内生，其用量比例是十分比三分（10∶3），旨在健脾化饮化痰，活血息风。

白术配川芎于薯蓣丸中针对"虚劳，诸不足，风气百疾"，病变证机是气血阴阳俱虚或夹太阳营卫病变，其用量比例是六分比六分（1∶1），旨在健脾益气，行气理血。

（五）白术配黄芩及用量（共4方）

白术配黄芩于当归散中针对"妊娠养胎或胎动不安"，病变证机是血虚不荣，郁热内扰，其用量比例是半斤（24g）比一斤（48g）（1∶2），旨在健脾养胎，清热保胎。

白术配黄芩于侯氏黑散中针对"治大风，四肢烦重，心中恶寒不足者"，病变证机是心脾不足，痰风内生，其用量比例是十分比五分（2∶1），旨在健脾化饮化痰，清热燥湿。

白术配黄芩于黄土汤中针对"出血"，病变证机是脾气虚弱，气不摄血，其用量比例是三两（9g）比三两（9g）（1∶1），旨在健脾止血，止血制燥。

白术配黄芩于麻黄升麻汤中针对"寸脉沉而迟，手足厥逆，下部脉不至，喉咽不利，唾脓血，泄利不止者"，病变证机是寒热夹杂，经脉不利，其用量比例是六铢比十八铢（1∶3），旨在健脾益气，清热燥湿。

（六）白术配牡蛎及用量（共2方）

白术配牡蛎于白术散中针对"胎疾"，病变证机是脾气虚弱，寒湿肆虐，其用量比例是四分比二分（2∶1），旨在健脾养胎，收涩固脱。

白术配牡蛎于侯氏黑散中针对"治大风，四肢烦重，心中恶寒不足者"，病变证机是心脾不足，痰风内生，其用量比例是十分比三分（10：3），旨在健脾化饮化痰，潜阳息风。

（七）白术配阿胶及用量（共2方）

白术配阿胶于黄土汤中针对"出血"，病变证机是脾气虚弱，气不摄血，其用量比例是三两（9g）比三两（9g）（1：1），旨在健脾补血止血。

白术配阿胶于薯蓣丸中针对"虚劳，诸不足，风气百疾"，病变证机是气血阴阳俱虚或夹太阳营卫病变，其用量比例六分比七分（6：7），旨在健脾益气，补血化阴。

（八）白术配干地黄及用量（共2方）

白术配干地黄于黄土汤中针对"出血"，病变证机是脾气虚弱，气不摄血，其用量比例是三两（9g）比三两（9g）（1：1），旨在健脾止血，益阴补血。

白术配干地黄于薯蓣丸中针对"虚劳，诸不足，风气百疾"，病变证机是气血阴阳俱虚或夹太阳营卫病变，其用量比例是六分比十分（3：5），旨在健脾益气，益阴补血。

（九）白术配石膏及用量（共2方）

白术配石膏于麻黄升麻汤中针对"寸脉沉而迟，手足厥逆，下部脉不至，喉咽不利，唾脓血，泄利不止者"，病变证机是寒热夹杂，经脉不利，其用量比例是六铢比六铢（1：1），旨在健脾益气，清泻郁热。

白术配石膏于越婢加术汤中针对"里水"，病变证机是寒热夹杂，水气郁滞，其用量比例是四两（12g）比半斤（24g）（1：2），旨在健脾制水，清泻郁热。

（十）白术配枳实及用量（共1方）

白术配黄芩于枳术汤中针对"心下坚，大如盘，边如旋盘，水饮所作"，病变证机是脾气虚弱，气虚不化，气滞饮停，其用量比例是二两（6g）比七枚（7g）（近1：1），旨在健脾化饮，行气宽中。

当归用量及配方

《伤寒杂病论》260方中用当归有16首。权衡仲景用当归可辨治诸多病证，以16首方中当归的剂量为切入点，归纳总结、提炼概括，以期研究、剖析、

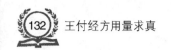

发微，用于指导临床实践，从而达到准确理解当归量在方中的作用，更好地用活经方以辨治常见病、多发病及疑难病。

【剂型与用量导读】

表1　不同方剂中的当归用量

用量		经方数量	经方名称
古代量	现代量		
三分	9g	1方	侯氏黑散
十分	30g	1方	薯蓣丸
一两	3g	2方	升麻鳖甲汤、升麻鳖甲去雄黄蜀椒汤
一两一分	3.8g	1方	麻黄升麻汤
二两	6g	2方	奔豚汤、温经汤
三两	9g	5方	当归芍药散、当归四逆汤、当归四逆加吴茱萸生姜汤、当归生姜羊肉汤、胶艾汤
四两	12g	1方	当归贝母苦参丸、乌梅丸
十两	30g	1方	赤小豆当归散
一斤	48g	1方	当归散

表2　不同剂型中的当归用量

剂型	不同用量	古代量	现代量	代表方名
汤剂	最小用量	一两	3g	升麻鳖甲汤
	最大用量	三两	9g	当归四逆汤
	通常用量	三两	9g	当归四逆汤
散剂	最小用量	三分	9g	侯氏黑散
	最大用量	一斤	48g	当归散
丸剂	最小用量	四两	12g	当归贝母苦参丸
	最大用量	六两	18g	乌梅丸

【证型与用量变化】

（一）补血养血及用量

补血养血，即补血生血，滋养脉络，用于辨治血虚病变所引起的病证表现，用当归组方者有4首。

表3 辨治血虚病变的当归（汤剂）用量

证型	最佳用量	方名	针对主症	病变证机	用药目的
血虚出血	三两（9g）	胶艾汤	妇科或血虚出血	血虚不能固藏	旨在补血养血

表4 辨治血虚病变的当归（散剂）用量

证型	最佳用量	方名	针对主症	病变证机	用药目的
血虚夹热	一斤（48g）	当归散	妊娠养胎或胎动不安	血虚不荣，郁热内扰	旨在补血养血
气血虚夹湿	三两（9g）	当归芍药散	妇人腹中诸疾痛	气血虚夹湿	旨在补血活血

当归散：每次服用方寸匕中含当归1.5~2g；当归芍药散方名虽为散剂，但作汤剂可用散剂用量。

表5 辨治血虚病变的当归（丸剂）用量

证型	最佳用量	方名	针对主症	病变证机	用药目的
虚劳诸不足	十分（30g）	薯蓣丸	虚劳，诸不足，风气百疾	气血阴阳俱虚，风气浸淫或夹太阳营卫病变	旨在补血养血

（二）补血通脉及用量

补血通脉，即补血养血，通利血脉，用于辨治血脉不利病变所引起的病证表现，用当归组方者有3首。

表6　辨治血脉不利病变的当归（汤剂）用量

证型	最佳用量	方名	针对主症	病变证机	用药目的
寒热夹杂	六铢（0.8g）	麻黄升麻汤	手足厥逆，下部脉不至，喉咽不利，唾脓血，泄利不止者	寒热夹杂，血脉不利	旨在补血通脉

表7　辨治血脉不利病变的当归（散剂）用量

证型	最佳用量	方名	针对主症	病变证机	用药目的
湿毒瘀滞	十两（30g）	赤小豆当归散	病者脉数，无热，微烦，默默，但欲卧，汗出，初得之三四日，目赤如鸠眼；七八日，目四眦黑	湿毒蕴结，血脉不利	旨在补血通脉

每次服用方寸匕中含当归2~3g，赤小豆当归散方名虽是散剂，汤剂用量可用散剂用量。

表8　辨治血脉不利病变的当归（丸剂）用量

证型	最佳用量	方名	针对主症	病变证机	用药目的
久利或蛔厥	四两（12g）	乌梅丸	蛔上入其膈，故烦，须臾复止，得食而呕，又烦者，蛔闻食臭出，其人常自吐蛔。蛔厥者，乌梅丸主之；又主久利	寒热交错夹气血虚弱	旨在补血通脉

（三）补血活血及用量

补血活血，即补血生新，活血祛瘀，用于辨治虚瘀病变所引起的病证表现，用当归组方者有2首。

表 9 辨治虚瘀病变的当归用量

证型	最佳用量	方名	针对主症	病变证机	用药目的
血虚夹寒	三两（9g）	当归四逆汤	手足厥寒	血虚不荣，寒滞脉络	旨在补血活血
		当归四逆加吴茱萸生姜汤	久寒		
虚瘀寒	二两（6g）	温经汤	妇科或疼痛	血虚不养，寒瘀阻滞	

（四）活血通经及用量

活血通经，即活血祛瘀，通经利脉，用于辨治血瘀病变所引起的病证表现，用当归组方者有 2 首。

表 10 辨治血瘀病变的当归用量

证型	最佳用量	方名	针对主症	病变证机	用药目的
热毒	一两（3g）	升麻鳖甲汤	面赤斑斑如锦纹，咽喉痛，唾脓血	热毒蕴结，阳气郁滞，血行不利	旨在活血通经
		升麻鳖甲去雄黄蜀椒汤	面目青，身痛如被杖，咽喉痛	热毒蕴结，血脉瘀滞	

（五）补血制风及用量

补血制风，即补血养血，平息制风，用于辨治血虚夹风病变所引起的病证表现，用当归组方者有 1 首。

表 11 辨治血虚夹风病变的当归用量

证型	最佳用量	方名	针对主症	病变证机	用药目的
心脾不足夹风	三分（9g）	侯氏黑散	治大风，四肢烦重，心中恶寒不足者	心脾不足、痰风内生	旨在补血制风

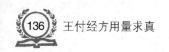

（六）补血止痛及用量

表 12　辨治血虚疼痛病变的当归用量

证型	最佳用量	方名	针对主症	病变证机	用药目的
血虚夹寒	三两（9g）	当归生姜羊肉汤	寒疝，腹中痛，及胁痛里急者。腹中疞痛	血虚不荣，脉络不通	旨在补血止痛

（七）补血通利及用量

表 13　辨治血虚水湿病变的当归用量

证型	最佳用量	方名	针对主症	病变证机	用药目的
血虚湿热	四两（12g）	当归贝母苦参丸	小便难	血虚不荣，水湿蕴结	旨在补血通利

（八）补血柔肝及用量

表 14　辨治肝热气逆病变的当归用量

证型	最佳用量	方名	针对主症	病变证机	用药目的
肝热气逆	二两（6g）	奔豚汤	奔豚，气上冲胸，腹痛，往来寒热	肝热气逆夹血虚	旨在补血柔肝

【配方与用量比例】

（一）当归配川芎及用量（共7方）

当归配川芎于当归散中针对血虚热证，病变证机是血虚夹热，其用量比例是一斤（48g）比一斤（48g）（1∶1），旨在补血养血，理血安胎。

当归配川芎于当归芍药散中针对"妇人腹中诸疾痛"，病变证机是气血虚夹湿，其用量比例是三两（9g）比半斤（24g）（3∶8），旨在补血敛阴，理血安胎。

当归配川芎于奔豚汤中针对"奔豚，气上冲胸，腹痛，往来寒热"，病变证机是肝热气逆夹血虚，其用量比例是二两（6g）比二两（6g）（1∶1），旨在补血柔肝，行气理血。

当归配川芎于温经汤中针对妇科或疼痛，病变证机是血虚不养，寒瘀阻滞，其用量比例是二两（6g）比半斤（24g）（1：4），旨在补血活血，行气化瘀。

当归配川芎于侯氏黑散中针对"治大风，四肢烦重，心中恶寒不足者"，病变证机是心脾不足，痰风内生，其用量比例是三分比三分（1：1），旨在补血制风，活血息风。

当归配川芎于胶艾汤中针对妇科或血虚出血，病变证机是血虚不能固藏，其用量比例是三两（9g）比二两（6g）（3：2），旨在补血养血，行气理血。

当归配川芎于薯蓣丸中针对"虚劳，诸不足，风气百疾"，病变证机是气血阴阳俱虚或夹太阳营卫病变，其用量比例是十分比六分（5：3），旨在补血养血，行气理血。

（二）当归配白术及用量（共6方）

当归配白术于当归散中针对血虚热证，病变证机是血虚夹热，其用量比例是一斤（48g）比半斤（24g）（2：1），旨在补血养血，健脾养胎。

当归配白术于当归芍药散中针对"妇人腹中诸疾痛"，病变证机是气血虚夹湿，其用量比例是三两（9g）比四两（12g）（3：4），旨在补血敛阴，健脾益气。

当归配白术于当归生姜羊肉汤加减方中针对"寒疝，腹中痛，及胁痛里急者"及"腹中疗痛"，夹"痛多而呕者"，病变证机是血虚不荣，脉络不通，胃气不降，其用量比例是三两（9g）比一两（3g）（3：1），旨在补血止痛，健脾和胃。

当归配白术于侯氏黑散中针对"治大风，四肢烦重，心中恶寒不足者"，病变证机是心脾不足，痰风内生，其用量比例是三分比十分（3：10），旨在补血制风，健脾燥湿。

当归配白术于麻黄升麻汤中针对"手足厥逆，下部脉不至，喉咽不利，唾脓血，泄利不止者"，病变证机是寒热夹杂，气血不足，其用量比例是一两一分（3.8g）比六铢（0.8g）（38：8），旨在补血通脉，健脾益气。

当归配白术于薯蓣丸中针对"虚劳，诸不足，风气百疾"，病变证机是气血阴阳俱虚或夹太阳营卫病变，其用量比例是十分比六分（5：3），旨在补血养血，健脾益气。

（三）当归配黄芩及用量（共4方）

当归配黄芩于当归散中针对血虚热证，病变证机是血虚夹热，其用量比例是一斤（48g）比一斤（48g）（1：1），旨在补血养血，清热安胎。

当归配黄芩于奔豚汤中针对"奔豚，气上冲胸，腹痛，往来寒热"，病变证机是肝热气逆夹血虚，其用量比例是二两（6g）比二两（6g）（1∶1），旨在补血柔肝，清泻郁热。

当归配黄芩于侯氏黑散中针对"治大风，四肢烦重，心中恶寒不足者"，病变证机是心脾不足，痰风内生，其用量比例是三分比五分（3∶5），旨在补血制风，清热燥湿。

当归配黄芩于麻黄升麻汤中针对"手足厥逆，下部脉不至，喉咽不利，唾脓血，泄利不止者"，病变证机是寒热夹杂，气血不足，其用量比例是一两一分（3.8g）比六铢（0.8g）（3.8∶0.8），旨在补血通脉，清泻郁热。

（四）当归配茯苓及用量（共4方）

当归配茯苓于当归芍药散中针对"妇人腹中诸疾痛"，病变证机是气血虚夹湿，其用量比例是三两（9g）比四两（12g）（3∶4），旨在补血敛阴，益气渗利。

当归配茯苓于侯氏黑散中针对"治大风，四肢烦重，心中恶寒不足者"，病变证机是心脾不足，痰风内生，其用量比例是三分比三分（1∶1），旨在补血制风，渗利痰湿。

当归配茯苓于麻黄升麻汤中针对"手足厥逆，下部脉不至，喉咽不利，唾脓血，泄利不止者"，病变证机是寒热夹杂，气血不足，其用量比例是一两一分（3.8g）比六铢（0.8g）（3.8∶0.8），旨在补血通脉，健脾益气。

当归配茯苓于薯蓣丸中针对"虚劳，诸不足，风气百疾"，病变证机是气血阴阳俱虚或夹太阳营卫病变，其用量比例是十分比六分（5∶3），旨在补血养血，益气渗利。

（五）当归配细辛及用量（共4方）

当归配细辛于乌梅丸中针对"蛔上入其膈，故烦，须臾复止，得食而呕，又烦者，蛔闻食臭出，其人常自吐蛔。蛔厥者，乌梅丸主之；又主久利"，病变证机是脾胃寒热夹气血虚弱，其用量比例是四两（12g）比十六两（48g）（1∶4），旨在补血通脉，温通散寒。

当归配细辛于当归四逆汤中针对"手足厥寒"，于当归四逆加吴茱萸生姜汤中针对"久寒"，病变证机是血虚不荣，寒滞脉络，其用量比例是三两（9g）比三两（9g）（1∶1），旨在补血活血，温通散寒。

当归配细辛于侯氏黑散中针对"治大风，四肢烦重，心中恶寒不足者"，病变证机是心脾不足，痰风内生，其用量比例是三分比三分（1∶1），旨在补血制风，温阳化饮。

（六）当归配干姜及用量（共4方）

当归配干姜于乌梅丸中针对"蛔上入其膈，故烦，须臾复止，得食而呕，又烦者，蛔闻食臭出，其人常自吐蛔。蛔厥者，乌梅丸主之；又主久利"，病变证机是脾胃寒热夹气血虚弱，其用量比例是四两（12g）比十两（30g）（2∶5），旨在补血通脉，温阳散寒。

当归配干姜于侯氏黑散中针对"治大风，四肢烦重，心中恶寒不足者"，病变证机是心脾不足，痰风内生，其用量比例是三分比三分（1∶1），旨在补血制风，温通宣散。

当归配干姜于麻黄升麻汤中针对"手足厥逆，下部脉不至，喉咽不利，唾脓血，泄利不止者"，病变证机是寒热夹杂，气血不足，其用量比例是一两一分（3.8g）比六铢（0.8g）（38∶8），旨在补血通脉，温通阳气。

当归配干姜于薯蓣丸中针对"虚劳，诸不足，风气百疾"，病变证机是气血阴阳俱虚或夹太阳营卫病变，其用量比例是十分比六分（5∶3），旨在补血养血，温阳化气。

（七）当归配升麻及用量（共3方）

当归配升麻于升麻鳖甲汤中针对"面赤斑斑如锦纹，咽喉痛，唾脓血"，病变证机是热毒蕴结，阳气郁滞，血行不利；于升麻鳖甲去雄黄蜀椒汤中针对"面目青，身痛如被杖，咽喉痛"，病变证机是热毒蕴结，血脉瘀滞，其用量比例是一两（3g）比二两（6g）（1∶2），旨在活血通经，透热解毒。

当归配升麻于麻黄升麻汤中针对"手足厥逆，下部脉不至，喉咽不利，唾脓血，泄利不止者"，病变证机是寒热夹杂，气血不足，其用量比例是一两一分（3.8g）比六铢（0.8g）（38∶8），旨在补血通脉，透发郁阳。

（八）当归配阿胶及用量（共3方）

当归配阿胶于胶艾汤针中对妇科或血虚出血，病变证机是血虚不能固藏，其用量比例是三两（9g）比二两（6g）（3∶2），旨在补血养血止血。

当归配阿胶于温经汤中针对妇科或疼痛，病变证机是血虚不养，寒瘀阻滞，其用量比例是二两（6g）比二两（6g）（1∶1），旨在补血养血活血。

当归配阿胶于薯蓣丸中针对"虚劳,诸不足,风气百疾",病变证机是气血阴阳俱虚或夹太阳营卫病变,其用量比例是十分比七分(10:7),旨在补血养血。

(九)当归配干地黄及用量(共2方)

当归配干地黄于胶艾汤中针对妇科或血虚出血,病变证机是血虚不能固藏,其用量比例是三两(9g)比二两(6g)(3:2),旨在补血养血,益阴止血。

当归配干地黄于薯蓣丸中针对"虚劳,诸不足,风气百疾",病变证机是气血阴阳俱虚或夹太阳营卫病变,其用量比例是十分比七分(10:7),旨在补血养血益阴。

(十)当归配麦冬及用量(共2方)

当归配麦冬于温经汤中针对妇科或疼痛,病变证机是血虚不养,寒瘀阻滞,其用量比例是二两(6g)比二两(6g)(1:1),旨在补血活血,滋阴生津。

当归配麦冬于薯蓣丸中针对"虚劳,诸不足,风气百疾",病变证机是气血阴阳俱虚或夹太阳营卫病变,其用量比例是十分比七分(10:7),旨在补血养血,滋阴生津。

(十一)当归配鳖甲及用量(共2方)

当归配鳖甲于升麻鳖甲汤中针对"面赤斑斑如锦纹,咽喉痛,唾脓血",病变证机是热毒蕴结,阳气郁滞,血行不利;于升麻鳖甲去雄黄蜀椒汤中针对"面目青,身痛如被杖,咽喉痛",病变证机是热毒蕴结,血脉瘀滞,其用量比例是一两(3g)比手指大一枚(10g)(3:10),旨在活血通经,软坚散结。

(十二)当归配半夏及用量(共2方)

当归配半夏于奔豚汤中针对"奔豚,气上冲胸,腹痛,往来寒热",病变证机是肝热气逆夹血虚,其用量比例是二两(6g)比四两(12g)(1:2),旨在补血柔肝,降逆下气。

当归配半夏于温经汤中针对妇科或疼痛,病变证机是血虚不养,寒瘀阻滞,其用量比例是二两(6g)比半升(12g)(1:2),旨在补血活血,醒脾燥湿。

(十三)当归配吴茱萸及用量(共2方)

当归配吴茱萸于当归四逆加吴茱萸生姜汤中针对"久寒",病变证机是血虚不荣,寒滞脉络,其用量比例是三两(9g)比二升(48g)(3:16),旨在补血活血,温阳散寒。

当归配吴茱萸于温经汤中针对妇科或疼痛，病变证机是血虚不养，寒瘀阻滞，其用量比例是二两（6g）比半升（12g）（1∶2），旨在补血活血，温阳降逆。

（十四）当归配黄连及用量（共1方）

当归配黄连于乌梅丸中针对"蚘上入其膈，故烦，须臾复止，得食而呕，又烦者，蚘闻食臭出，其人常自吐蚘。蚘厥者，乌梅丸主之；又主久利"，病变证机是脾胃寒热夹气血虚弱，其用量比例是四两（12g）比十六两（48g）（1∶4），旨在补血通脉，清热燥湿或苦能下蛔。

（十五）当归配乌梅及用量（共1方）

当归配乌梅于乌梅丸中针对"蚘上入其膈，故烦，须臾复止，得食而呕，又烦者，蚘闻食臭出，其人常自吐蚘。蚘厥者，乌梅丸主之；又主久利"，病变证机是脾胃寒热夹气血虚弱，其用量比例是四两（12g）比300枚（500g）（1∶25），旨在补血通脉，敛阴生津。

（十六）当归配雄黄及用量（共1方）

当归配雄黄于升麻鳖甲汤中针对"面赤斑斑如锦纹，咽喉痛，唾脓血"，病变证机是热毒蕴结，阳气郁滞，血行不利，其用量比例是一两（3g）比半两（1.5g）（2∶1），旨在活血通经，温通解毒。

（十七）当归配赤小豆及用量（共1方）

当归配赤小豆于赤小豆当归散中针对"病者脉数，无热，微烦，默默，但欲卧，汗出，初得之三四日，目赤如鸠眼；七八日，目四眦黑"，病变证机是湿毒蕴结，血脉不利，其用量比例是十两（30g）比三升（72g）（5∶12），旨在补血通脉，清热解毒。

（十八）当归配菊花及用量（共1方）

当归配菊花于侯氏黑散中针对"治大风，四肢烦重，心中恶寒不足者"，病变证机是心脾不足，痰风内生，其用量比例是三分比四十分（3∶40），旨在补血制风，清解郁热。

（十九）当归配艾叶及用量（共1方）

当归配艾叶于胶艾汤中针对妇科或血虚出血，病变证机是血虚不能固藏，其用量比例是三两（9g）比三两（9g）（1∶1），旨在补血养血，温经止血。

（二十）当归配牡蛎及用量（共1方）

当归配牡蛎于侯氏黑散中针对"治大风，四肢烦重，心中恶寒不足者"，

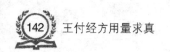

病变证机是心脾不足，痰风内生，其用量比例是三分比三分（1∶1），旨在补血制风，潜阳息风。

（二十一）当归配苦参及用量（共1方）

当归配苦参于当归贝母苦参丸中针对"小便难"，病变证机是血虚不荣，水湿蕴结，其用量比例是四两（12g）比四两（12g）（1∶1），旨在补血通利，降泄湿热。

五味子用量及配方

《伤寒杂病论》260方中用五味子有12首，其中组方有9首，于用法加味中有3首。权衡仲景用五味子可辨治诸多病证，以12首方中五味子的剂量为切入点，归纳总结、提炼概括，以期研究、剖析、发微，用于指导临床实践，从而达到准确理解五味子量在方中的作用，更好地用活经方以辨治常见病、多发病及疑难病。

【剂型与用量导读】

表1　不同方剂中的五味子用量

用 量		经方	经方名称
古代量	现代量	数量	
五分	15g	1方	四逆散加减方
半升	12g	11方	小青龙汤、小青龙加石膏汤、射干麻黄汤、厚朴麻黄汤、苓甘五味姜辛汤、桂苓五味甘草汤、桂苓甘草五味去桂加姜辛夏汤、苓甘五味加姜辛半夏杏仁汤、苓甘五味加姜辛半杏大黄汤、小柴胡汤加减方、真武汤加减方

表2　不同剂型中的五味子用量

剂型	不同用量	古代量	现代量	代表方名
汤剂	基本用量	半升	12g	小青龙汤
散剂	基本用量	五分	15g	四逆散加减方

【证型与用量变化】

益气敛肺，用于辨治肺气不收病变所引起的病证表现，用五味子组方者有12首。又，仲景用五味子凡是辨治肺系病变作为汤剂者，常以半升（12g）辨治病证。

表3 辨治肺寒病变的五味子用量

证型	最佳用量	方名	针对主症	病变证机	用药目的
肺寒	半升(12g)	小青龙汤	伤寒表不解，心下有水气。咳逆倚息不得卧	卫闭营郁，寒饮郁肺	旨在益气敛肺
		苓甘五味姜辛汤	胸满	寒饮郁肺	
		桂苓五味甘草去桂加姜辛夏汤	咳嗽胸满，气上冲	寒饮郁肺，浊气上逆	
		苓甘五味加姜辛半夏杏仁汤	咳逆水肿	肺寒溢饮，饮斥肌肤	
		桂苓五味甘草汤	手足厥逆，气从小腹上冲胸咽，手足痹	寒饮气冲	
		射干麻黄汤	咳而上气，喉中有水鸡声	寒饮郁肺，痰结咽喉	

表4 辨治寒热夹杂病变的五味子用量

证型	最佳用量	方名	针对主症	病变证机	用药目的
肺寒夹热	半升(12g)	小青龙加石膏汤	肺胀，咳而上气，烦躁而喘，脉浮者	寒饮郁肺夹热	旨在益气敛肺
		厚朴麻黄汤	咳而脉浮者		
肺寒胃热		苓甘五味加姜辛半杏大黄汤	肺寒夹面热如醉	寒饮郁肺，胃热上逆	

表5　辨治少阳夹杂病变的五味子用量

证型	最佳用量	方名	针对主症	病变证机	用药目的
少阳夹杂	半升（12g）	小柴胡汤加减方	往来寒热，胸胁苦满，嘿嘿，不欲饮食，心烦，喜呕，夹咳嗽	少阳胆热，气机郁滞，正气虚弱，肺气上逆	旨在益气敛肺

表6　辨治肝气郁滞病变的五味子用量

证型	最佳用量	方名	针对主症	病变证机	用药目的
肝气郁滞	五分（15g）	四逆散加味	四逆，其人或咳，或悸，或小便不利，或腹中痛，或泄利下重者夹咳嗽	肝气郁滞，肺气上逆	旨在益气敛肺

表7　辨治阳虚水泛病变的五味子用量

证型	最佳用量	方名	针对主症	病变证机	用药目的
阳虚水泛	半升（12g）	真武汤加减方	心下悸，头眩，身瞤动，振振欲擗地者。腹痛，小便不利，四肢沉重疼痛，自下利者，夹咳嗽	阳气虚弱，水气泛滥，肺气上逆	旨在益气敛肺

【配方与用量比例】

五味子配大枣及用量（共2方）

五味子配大枣于小柴胡汤加减方中针对"往来寒热，胸胁苦满，嘿嘿，不欲饮食，心烦，喜呕，夹咳嗽"，病变证机是少阳胆热，气机郁滞，正气虚弱，肺气上逆，其用量比例是半升（12g）比十二枚（30g）（2∶5），旨在益气敛肺，补益少阳。

五味子配大枣于射干麻黄汤中针对"咳而上气，喉中有水鸡声"，病变证机是寒饮郁肺，痰结咽喉，其用量比例是半升（12g）比七枚（17.5g）（近2∶3），旨在益气敛肺。

阿胶用量及配方

《伤寒杂病论》260 方中用阿胶有 11 首。权衡仲景用阿胶可辨治诸多病证，以 11 首方中阿胶的剂量为切入点，归纳总结、提炼概括，以期研究、剖析、发微，用于指导临床实践，从而达到准确理解阿胶量在方中的作用，更好地用活经方以辨治常见病、多发病及疑难病。

【剂型与用量导读】

表1 不同方剂中的阿胶用量

用 量		经方数量	经方名称
古代量	现代量		
一两	3g	1 方	猪苓汤
二两	6g	5 方	炙甘草汤、胶艾汤、温经汤、大黄甘遂汤、白头翁加甘草阿胶汤
三两	9g	3 方	黄连阿胶汤、黄土汤、胶姜汤
三分	9g	1 方	鳖甲煎丸
七分	21g	1 方	薯蓣丸

表2 不同剂型中的阿胶用量

剂型	不同用量	古代量	现代量	代表方名
汤剂	最小用量	一两	3g	猪苓汤
	最大用量	三两	9g	黄连阿胶汤
	通常用量	二两	6g	炙甘草汤
	次于通常用量	三两	9g	黄连阿胶汤
丸剂	最小用量	三分	9g	鳖甲煎丸
	最大用量	七分	21g	薯蓣丸

【证型与用量变化】

（一）补血养血及用量

补血养血，用于制约峻猛药太过或辨治血虚病变所引起的病证表现，用阿胶组方者有 4 首。

表 3 辨治制约峻猛药太过或血虚病变的阿胶用量

证型	最佳用量	方名	针对主症	病变证机	用药目的
水血互结	二两（6g）	大黄甘遂汤	腹满如敦状，小便微难而不渴	水与血相结	旨在补血养血，并制约甘遂、大黄峻下伤血
痰瘀蕴结	三分（9g）	鳖甲煎丸	疟母（症瘕）	瘀血阻滞，痰湿蕴结，气血不足	旨在补血养血，并制约虫、蜣螂、鼠妇伤血
热毒血痢夹虚	二两（6g）	白头翁加甘草阿胶汤	热毒血痢	热毒蕴结，迫血妄行，气血虚弱	旨在补血养血
虚瘀寒	二两（6g）	温经汤	妇科或疼痛	血虚不养，寒瘀阻滞	

（二）补血化阴及用量

补血化阴，用于阴血虚病变所引起的病证表现，用阿胶组方者有 4 首。

表 4 辨治阴血虚病变的阿胶用量

证型	最佳用量	方名	针对主症	病变证机	用药目的
心阴阳俱虚	二两（6g）	炙甘草汤	脉结代，心动悸	阳虚不温，阴虚不滋	旨在补血化阴
心肾虚热	三两（9g）	黄连阿胶汤	心中烦，不得卧	心肾虚热，阴血不足	
阴虚水气	一两（3g）	猪苓汤	少阴病，下利六七日，咳而呕渴，心烦，不得眠者	阴虚生热，水气内停	
虚劳	七分（21g）	薯蓣丸	虚劳，诸不足，风气百疾	气血阴阳俱虚或夹太阳营卫病变	

（三）补血止血及用量

补血止血，用于出血病变所引起的病证表现，用阿胶组方者有 3 首。

表 5　辨治出血病变的阿胶用量

证型	最佳用量	方名	针对主症	病变证机	用药目的
血虚出血	二两（6g）	胶艾汤	血虚出血	血虚不藏	旨在补血止血
阳虚出血	三两（9g）	黄土汤	下血，先便后血，此远血也	阳气虚弱，阴血失固	
阳虚血虚		胶姜汤	妇人，陷经，漏下黑不解	阳虚不固，血虚不藏	

【配方与用量比例】

（一）阿胶配川芎及用量（共 3 方）

阿胶配川芎于胶艾汤中针对血虚出血，病变证机是血虚不藏，其用量比例是二两（6g）比二两（6g）（1∶1），旨在补血止血，行气理血。

阿胶配川芎于温经汤中针对妇科或疼痛，病变证机是血虚不养，寒瘀阻滞，其用量比例是二两（6g）比二两（6g）（1∶1），旨在补血养血，行气化瘀。

阿胶配川芎于薯蓣丸中针对"虚劳，诸不足，风气百疾"，病变证机是气血阴阳俱虚或夹太阳营卫病变，其用量比例是七分比六分（7∶6），旨在补血养血，行气理血。

（二）阿胶配生姜及用量（共 2 方）

阿胶配生姜于炙甘草汤中针对"脉结代，心动悸"，病变证机是阳虚不温，阴虚不滋，其用量比例是二两（6g）比三两（9g）（2∶3），旨在补血化阴，温通心阳。

阿胶配生姜于温经汤中针对妇科或疼痛，病变证机是血虚不养，寒瘀阻滞，其用量比例是二两（6g）比二两（6g）（1∶1），旨在补血养血，温通阳气。

干（生）地黄用量及配方

《伤寒杂病论》260 方中用干（生）地黄有 8 首。于组方中有 7 首，于用法中加味有 1 首。权衡仲景用干（生）地黄可辨治诸多病证，以 8 首方中干（生）地黄的剂量为切入点，归纳总结、提炼概括，以期研究、剖析、发微，用于指导临床实践，从而达到准确理解干（生）地黄量在方中的作用，更好地用活经方以辨治常见病、多发病及疑难病。

【剂型与用量导读】

表 1　不同方剂中的干（生）地黄用量

用　量		经方数量	经方名称
古代量	现代量		
十分	30g	1 方	薯蓣丸
三两	9g	1 方	黄土汤
六两	18g	1 方	胶艾汤
八两	24g	1 方	肾气丸
十两	30g	1 方	大黄䗪虫丸
一升	80mL 或 50g	1 方	百合地黄汤
一斤	48g 或 50g	1 方	炙甘草汤
二斤	100g	1 方	防己地黄汤

表 2　不同剂型中的干（生）地黄用量

剂型	不同用量	古代量	现代量	代表方名
汤剂	最大用量	二斤	100g	防己地黄汤
	最小用量	三两	9g	黄土汤
丸剂	最小用量	八两	24g	肾气丸
	最大用量	十两	30g	大黄䗪虫丸

【证型与用量变化】

（一）凉血滋阴及用量

凉血滋阴，用于辨治阴虚血热病变所引起的病证表现，用干地黄（生地黄）组方者有 3 首。

表3 辨治阴虚血热病变的干（生）地黄（汤剂）用量

证型	最佳用量	方名	针对主症	病变证机	用药目的
心虚热发狂	二斤（96g或100g）	防己地黄汤	病如狂状，妄行，独语不休，无寒热，其脉浮	虚热扰心，心神不定	旨在凉血滋阴
阴虚内热	一升（80mL或50g）	百合地黄汤	心悸，心烦，心痛，失眠，多梦，健忘	阴虚血热	

表4 辨治阴阳俱虚病变的干（生）地黄（丸剂）用量

证型	最佳用量	方名	针对主症	病变证机	用药目的
阴阳俱虚	八两（24g）	肾气丸	腰痛、脚气、消渴、微饮、转胞	肾阴阳俱虚	旨在凉血滋阴

（二）补血滋阴及用量

补血滋阴，用于辨治阴血虚病变所引起的病证表现，用干地黄（生地黄）组方者有2首。

表5 辨治阴血虚病变的干（生）地黄（汤剂）用量

证型	最佳用量	方名	针对主症	病变证机	用药目的
心阴阳俱虚	一斤（48g）	炙甘草汤	脉结代，心动悸	阳虚不温，阴虚不滋	旨在补血滋阴
血虚出血	六两（18g）	胶艾汤	妇科或血虚出血	血虚不能固藏	

（三）凉血补血及用量

凉血补血，即清热凉血，补血化阴，用于辨治血热血虚病变所引起的病证表现，用干地黄组方者有1首。

表6 辨治瘀热脉阻病变的干（生）地黄用量

证型	最佳用量	方名	针对主症	病变证机	用药目的
瘀热脉阻	十两（30g）	大黄䗪虫丸	五劳虚极羸瘦，腹满……肌肤甲错，两目黯黑	瘀热阻滞，血热血虚	旨在凉血补血

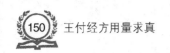

（四）补血止血及用量

补血止血，用于辨治血虚出血病变所引起的病证表现，用干地黄组方者有1首。

表7　辨治血虚出血病变的干（生）地黄用量

证型	最佳用量	方名	针对主症	病变证机	用药目的
血虚出血	三两（9g）	黄土汤	下血，先便后血，此远血也	阳虚不温，血虚不养	旨在补血止血

【配方与用量比例】

（一）干地黄（生地黄）配阿胶及用量（共4方）

生地黄配阿胶于炙甘草汤中针对"脉结代，心动悸"，病变证机是阳虚不温，阴虚不滋，其用量比例是一斤（48g）比二两（6g）（8∶1），旨在补血滋阴。

干地黄配阿胶于胶艾汤中针对妇科或血虚出血，病变证机是血虚不能固藏，其用量比例是六两（18g）比二两（6g）（3∶1），旨在补血滋阴止血。

干地黄配阿胶于黄土汤中针对"下血，先便后血，此远血也"，病变证机是阳虚不温，血虚不养，其用量比例是三两（9g）比三两（9g）（1∶1），旨在补血止血。

干地黄配阿胶于薯蓣丸中针对"虚劳，诸不足，风气百疾"，病变证机是气血阴阳俱虚或夹太阳营卫病变，其用量比例是十分比七分（10∶7），旨在补血滋阴。

（二）干地黄（生地黄）配麦冬及用量（共2方）

生地黄配麦冬于炙甘草汤中针对"脉结代，心动悸"，病变证机是阳虚不温，阴虚不滋，其用量比例是一斤（48g）比半升（12g）（4∶1），旨在补血滋阴。

干地黄配麦冬于薯蓣丸中针对"虚劳，诸不足，风气百疾"，病变证机是气血阴阳俱虚或夹太阳营卫病变，其用量比例是十分比六分（5∶3），旨在补血滋阴。

（三）干地黄（生地黄）配薯蓣（山药）及用量（共2方）

干地黄配山药于肾气丸中针对"腰痛、脚气、消渴、微饮、转胞"，病变证机是肾阴阳俱虚，其用量比例是八两（24g）比四两（12g）（2：1），旨在凉血滋阴，益气化阴。

干地黄配山药于薯蓣丸中针对"虚劳，诸不足，风气百疾"，病变证机是气血阴阳俱虚或夹太阳营卫病变，其用量比例是三十分比十分（10：6），旨在补血滋阴。

（四）干地黄配黄芩及用量（共2方）

干地黄配黄芩于大黄䗪虫丸中针对"五劳虚极羸瘦，腹满，……肌肤甲错，两目黯黑"，病变证机是瘀热阻滞，血热血虚，其用量比例是十两（30g）比二两（6g）（5：1），旨在凉血补血，清泻郁热。

干地黄配黄芩于黄土汤中针对"下血，先便后血，此远血也"，病变证机是阳虚不温，血虚不养，其用量比例是三两（9g）比三两（9g）（1：1），旨在补血止血，止血制燥。

（五）干地黄配川芎及用量（共2方）

干地黄配川芎于胶艾汤中针对妇科或血虚出血，病变证机是血虚不能固藏，其用量比例是六两（18g）比二两（6g）（3：2），旨在补血滋阴止血，行气理血。

干地黄配川芎于薯蓣丸中针对"虚劳，诸不足，风气百疾"，病变证机是气血阴阳俱虚或夹太阳营卫病变，其用量比例是三十分比十分（10：6），旨在补血滋阴，行气理血。

（六）干地黄（生地黄）配防风及用量（共2方）

生地黄配防风于防己地黄汤中针对"病如狂状，妄行，独语不休，无寒热，其脉浮"，病变证机是虚热扰心，心神不定，其用量比例是二斤（100g）比三钱匕（5g）（20：1），旨在凉血滋阴，通透疏散。

干地黄配防风于薯蓣丸中针对"虚劳，诸不足，风气百疾"，病变证机是气血阴阳俱虚或夹太阳营卫病变，其用量比例是十分比十分（1：1），旨在补血滋阴，疏散透达。

（七）干地黄配牡丹皮及用量（共1方）

干地黄配牡丹皮于肾气丸中针对"腰痛、脚气、消渴、微饮、转胞"，病

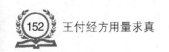

变证机是肾阴阳俱虚，其用量比例是八两（24g）比三两（9g）（8：3），旨在清热凉血滋阴。

黄芪用量及配方

《伤寒杂病论》260 方中用黄芪有 7 首。权衡仲景用黄芪可辨治诸多病证，以 7 首方中黄芪的剂量为切入点，归纳总结、提炼概括，以期研究、剖析、发微，用于指导临床实践，从而达到准确理解黄芪量在方中的作用，更好地用活经方以辨治常见病、多发病及疑难病。

【剂型与用量导读】

表 1　不同方剂中的黄芪用量

用量		经方数量	经方名称
古代量	现代量		
一两一分	3.8g	1 方	防己黄芪汤
一两半	4.5g	1 方	黄芪建中汤
二两	6g	1 方	桂枝加黄芪汤
三两	9g	3 方	乌头汤、防己茯苓汤、黄芪桂枝五物汤
五两	15g	1 方	黄芪芍药桂枝苦酒汤

表 2　不同剂型中的黄芪用量

剂型	不同用量	古代量	现代量	代表方名
汤剂	最小用量	一两一分	3.8g	防己黄芪汤
	最大用量	五两	15g	黄芪芍药桂枝苦酒汤
	通常用量	三两	9g	乌头汤

【证型与用量变化】

（一）益气固表及用量

益气固表，用于辨治营卫气虚所引起的病证表现，用黄芪组方有 2 首。

表3 辨治肌表筋脉营卫不固病变的黄芪用量

证型	最佳用量	方名	针对主症	病变证机	用药目的
气血虚痹	三两（9g）	黄芪桂枝五物汤	外证身体不仁，如风痹状	营阴不滋，卫气不固	旨在益气固表
湿热黄汗	五两（15g）	黄芪芍药桂枝苦酒汤（芪芍桂苦酒汤）	黄汗之为病，身体重，发热，汗出而渴，状如风水，汗沾衣，色正黄如柏汁，脉自沉	营卫虚弱，湿热浸淫	

（二）益气化水及用量

益气化水，用于辨治气虚不能化水所引起的病证表现，用黄芪组方有3首。

表4 辨治气虚水气病变的黄芪用量

证型	最佳用量	方名	针对主症	病变证机	用药目的
皮水	三两（9g）	防己茯苓汤	皮水为病，四肢肿，水气在皮肤中，四肢聂聂动者	脾气虚弱，水气泛滥	旨在益气化水
风水或风湿	一两一分（3.8g）	防己黄芪汤	风水，脉浮，身重，汗出，恶风者；风湿，脉浮，身重，汗出，恶风者	肌表营卫虚弱，水气浸淫	
身黄	二两（6g）	桂枝加黄芪汤	身黄，黄汗	寒湿浸淫，肌肤不荣	旨在益气化湿

（三）益气止痛及用量

益气止痛，用于辨治气虚不温所引起的病证表现，用黄芪组方有1首。

表5 辨治骨节疼痛病变的黄芪用量

证型	最佳用量	方名	针对主症	病变证机	用药目的
气虚疼痛	三两（9g）	乌头汤	病历节，不可屈伸，疼痛	寒湿浸淫，筋脉拘急	旨在益气止痛

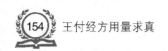

（四）补益中气及用量

补益中气，用于辨治脾胃气虚所引起的病证表现，用黄芪组方有 1 首。

表6 辨治脾胃气虚病变的黄芪用量

证型	最佳用量	方名	针对主症	病变证机	用药目的
脾胃气虚	一两半（4.5g）	黄芪建中汤	气血虚证或夹太阳中风证	气血虚弱，脉络不荣	旨在补益中气

【配方与用量比例】

（一）黄芪配防己及用量（共2方）

黄芪配防己于防己茯苓汤中针对"皮水为病，四肢肿，水气在皮肤中，四肢聂聂动者"，病变证机是脾气虚弱，水气泛滥，其用量比例是三两（9g）比三两（9g）（1∶1），旨在益气化水，利湿通窍。

黄芪配防己于防己黄芪汤中针对"风水，脉浮，身重，汗出，恶风者""风湿，脉浮，身重，汗出，恶风者"，病变证机是肌表营卫虚弱，水气浸淫，其用量比例是一两一分（3.8g）比一两 3g（3.8∶3），旨在益气化水，发汗利湿。

（二）黄芪配川乌及用量（共1方）

黄芪配川乌于乌头汤中针对"病历节，不可屈伸，疼痛"，病变证机是寒湿浸淫，筋脉拘急，其用量比例是三两（9g）比五枚（10g）或（15g）（近1∶1或3∶5），旨在益气逐寒止痛。

粳米用量及配方

《伤寒杂病论》260 方中用粳米有 7 首。权衡仲景用粳米可辨治诸多病证，以 7 首方中粳米的剂量为切入点，归纳总结、提炼概括，以期研究、剖析、发微，用于指导临床实践，从而达到准确理解粳米量在方中的作用，更好地用活经方以辨治常见病、多发病及疑难病。

【剂型与用量导读】

表1 不同方剂中的粳米用量

用 量		经方数量	经方名称
古代量	现代量		
三合	9g	1方	麦门冬汤
半升	12g	2方	竹叶石膏汤、附子粳米汤
六合	18g	3方	白虎汤、白虎加人参汤、白虎加桂枝汤
一升	24g	1方	桃花汤

表2 不同剂型中的粳米用量

剂型	不同用量	古代量	现代量	代表方名
汤剂	最小用量	三合	9g	麦门冬汤
	最大用量	一升	24g	桃花汤
	通常用量	六合	18g	白虎汤

【证型与用量变化】

（一）益气生津及用量

益气生津，用于辨治气虚津伤病变所引起的病证表现，用粳米组方者有3首。

表3 辨治气虚津伤病变的粳米用量

证型	最佳用量	方名	针对主症	病变证机	用药目的
里热炽盛	六合(18g)	白虎汤	腹满，身重，难以转侧，口不仁，面垢，谵语，遗尿	里热炽盛，充斥内外	旨在益气生津
		白虎加人参汤	热结在里，表里俱热，时时恶风，大渴，舌上干燥而烦，欲饮水数升者	里热炽盛，损伤正气	
胃热气逆伤气	半升(12g)	竹叶石膏汤	虚羸少气，气逆欲吐	胃热气逆，津气损伤	

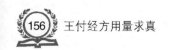

（二）补益脾胃及用量

补益脾胃，用于辨治脾胃气虚引起的病证表现，用粳米组方有 1 首。

表 4　辨治脾胃病变的粳米用量

证型	最佳用量	方名	针对主症	病变证机	用药目的
阳虚寒饮	半升（12g）	附子粳米汤	腹中寒气，雷鸣切痛，胸胁逆满，呕吐	阳气虚弱，寒饮郁结	旨在补益脾胃

（三）补益肺气及用量

补益肺气，用于辨治肺气虚所引起的病证表现，用粳米组方有 1 首。

表 5　辨治肺虚病变的粳米用量

证型	最佳用量	方名	针对主症	病变证机	用药目的
肺胃气阴两虚	三合（9g）	麦门冬汤	大逆上气，咽喉不利	阴津不足，中气虚弱	旨在补益肺气

（四）益气化卫及用量

益气化卫，用于辨治肌肉筋脉营卫气虚所引起的病证表现，用粳米组方有 1 首。

表 6　辨治肌筋营卫病变的粳米用量

证型	最佳用量	方名	针对主症	病变证机	用药目的
温疟或热痹	六合（18g）	白虎加桂枝汤	温疟者，其脉如平，身无寒但热，骨节疼烦，时呕	热郁肌肤营卫或热虐筋骨	旨在益气化卫

（五）益气止泻及用量

益气止泻，用于脾肾气虚所引起的病证表现，用粳米组方有 1 首。

表 7　辨治大便滑泻病变的粳米用量

证型	最佳用量	方名	针对主症	病变证机	用药目的
阳虚便血	一升（24g）	桃花汤	少阴病，下利，便脓血者	阳气虚弱，脉络不固	旨在益气止泻

【配方与用量比例】

（一）粳米配甘草及用量（共6方）

粳米配甘草于白虎汤中针对"腹满，身重，难以转侧，口不仁，面垢，谵语，遗尿"，病变证机是里热炽盛，充斥内外；于白虎加人参汤中针对"热结在里，表里俱热，时时恶风，大渴，舌上干燥而烦，欲饮水数升者"，病变证机是里热炽盛，损伤正气；于白虎加桂枝汤中针对"温疟者，其脉如平，身无寒但热，骨节疼烦，时呕"，病变证机是热郁肌肤营卫或热肆筋骨，其用量比例是六合（18g）比二两（6g）（3：1），旨在甘缓益气生津。

粳米配甘草于竹叶石膏汤中针对"虚羸少气，气逆欲吐"，病变证机是胃热气逆，津气损伤，其用量比例是半升（12g）比二两（6g）（2：1），旨在补益脾胃，益气生津。

粳米配甘草于附子粳米汤中针对"腹中寒气，雷鸣切痛，胸胁逆满，呕吐"，病变证机是脾胃寒饮，浊气上逆，其用量比例是半升（12g）比一两（3g）（4：1），旨在补益脾胃。

粳米配甘草于麦门冬汤中针对"虚热肺痿、胃气阴两虚及咽喉不利"，病变证机是气阴两虚，浊气上逆，其用量比例是三合（9g）比二两（6g）（3：2），旨在补益肺气，或补益脾胃。

（二）粳米配人参及用量（共3方）

粳米配人参于白虎加人参汤中针对"热结在里，表里俱热，时时恶风，大渴，舌上干燥而烦，欲饮水数升者"，病变证机是里热炽盛，损伤正气，其用量比例是六合（18g）比三两（9g）（2：1），旨在益气生津，补益脾胃。

粳米配人参于竹叶石膏汤中针对"虚羸少气，气逆欲吐"，病变证机是胃热气逆，津气损伤，其用量比例是半升（12g）比二两（6g）（2：1），旨在益气生津，补益脾胃。

粳米配人参于麦门冬汤中针对"虚热肺痿、胃气阴两虚及咽喉不利"，病变证机是气阴两虚，浊气上逆，其用量比例是三合（9g）比三两（9g）（1：1），旨在补益肺气，或补益脾胃。

（三）粳米配半夏及用量（共3方）

粳米配半夏于竹叶石膏汤中针对"虚羸少气，气逆欲吐"，病变证机是胃热气逆，津气损伤，其用量比例是半升（12g）比半升（12g）（1：1），旨在

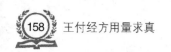

补益脾胃，辛开苦降。

粳米配半夏于附子粳米汤中针对"腹中寒气，雷鸣切痛，胸胁逆满，呕吐"，病变证机是脾胃寒饮，浊气上逆，其用量比例是半升（12g）比半升（12g）（1：1），旨在补益脾胃，降逆和胃。

粳米配半夏于麦门冬汤中针对"虚热肺痿、胃气阴两虚及咽喉不利"，病变证机是气阴两虚，浊气上逆，其用量比例是三合（9g）比一升（24g）（3：8），旨在补益肺气或补益脾胃，辛开苦降。

（四）粳米配大枣及用量（共2方）

粳米配大枣于附子粳米汤中针对"腹中寒气，雷鸣切痛，胸胁逆满，呕吐"，病变证机是脾胃寒饮，浊气上逆，其用量比例是半升（12g）比十枚（25g）（近1：2），旨在补益脾胃。

粳米配大枣于麦门冬汤中针对"虚热肺痿、胃气阴两虚及咽喉不利"，病变证机是气阴两虚，浊气上逆，其用量比例是三合（9g）比十二枚（30g）（近1：3），旨在补益肺气，或补益脾胃。

百合用量及配方

《伤寒杂病论》260方中用百合有6首。权衡仲景用百合可辨治诸多病症，以6首方中百合的剂量为切入点，归纳总结、提炼概括，以期研究、剖析、发微，用于指导临床实践，从而达到准确理解百合量在方中的作用，更好地用活经方以辨治常见病、多发病及疑难病。

【剂型与用量导读】

表1　不同方剂中的百合用量

用量		经方数量	经方名称
古代量	现代量		
一两	3g	1方	百合滑石散
七枚	14g	4方	百合知母汤、百合地黄汤、百合鸡子汤、滑石代赭汤
一升	24g	1方	百合洗方

表2 不同剂型中的百合用量

剂型	不同用量	古代量	现代量	代表方名
汤剂	基本用量	七枚	14g	百合知母汤
散剂	基本用量	一两	3g	百合滑石散
外用	基本用量	一升	24g	百合洗方

【证型与用量变化】

表3 辨治阴津不足病变的百合用量

证型	最佳用量	方名	针对主症	病变证机	用药目的
阴虚内热	七枚 （14g）	百合知母汤	心烦，咳嗽，口渴	郁热内扰，消灼阴津	旨在滋补阴津
		百合地黄汤	百合病	阴虚血热	
		百合鸡子汤	心烦，心悸，面色不荣，头晕目眩	阴血不足	
		滑石代赭汤	心悸，心烦，头沉，头闷，肢体困重	虚热内生，湿浊上逆	
阴虚内热	一升 （24g）	百合洗方	口渴，心烦，心悸，失眠，咳嗽，盗汗，手足心热	郁热内生，消灼阴津	
湿热阴虚	·两 （3g）	百合滑石散	发热，手足心热，肢体困重，头沉，小便少	湿热蕴结，阴津不足	

【配方与用量比例】

（一）百合配滑石及用量（共2方）

百合配滑石于百合滑石散中针对"发热，手足心热，肢体困重，头沉，小便少"，病变证机是湿热蕴结，阴津不足，其用量比例是一两（3g）比三两（9g）（1∶3），旨在滋补阴津，清热利湿。

百合配滑石于滑石代赭汤中针对"心悸，心烦，头沉，头闷，肢体困重"，病变证机是虚热内生，湿浊上逆，其用量比例是七枚（14g）比三两（9g）（近5∶3），旨在滋补阴津，清热利湿。

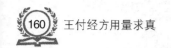

（二）百合配知母及用量（共1方）

百合配知母于百合知母汤中针对"心烦，咳嗽，口渴"，病变证机是郁热内扰，消灼阴津，其用量比例是七枚（14g）比三两（9g）（近5：3），旨在滋补阴津，清滋除烦。

（三）百合配生地黄汁及用量（共1方）

百合配生地黄汁于百合地黄汤中针对"心悸，心烦，心痛，失眠，多梦，健忘"，病变证机是阴虚血热，其用量比例是七枚（14g）比一升（80mL）或（50g）（近5：18），旨在凉血滋补阴津。

（四）百合配鸡子黄及用量（共1方）

百合配鸡子黄于百合鸡子汤中针对"心烦，心悸，面色不荣，头晕目眩"，病变证机是阴津血亏虚，其用量比例是七枚（14g）比一枚（30g）（近1：2），旨在滋补阴津，补血养血。

白蜜（食蜜）用量及配方

《伤寒杂病论》260方中用白蜜（食蜜）有5首，其中组方有3首，于用法加味中有2首。权衡仲景用白蜜（食蜜）可辨治诸多病证，以5首方中白蜜（食蜜）的剂量为切入点，归纳总结、提炼概括，以期研究、剖析、发微，用于指导临床实践，从而达到准确理解白蜜（食蜜）量在方中的作用，更好地用活经方以辨治常见病、多发病及疑难病。

又，《伤寒杂病论》中有诸多丸剂以蜜制作，其用蜜者既有缓和药性又有兼顾正气，所以对仲景丸剂中以蜜制作者不做专题讨论。

【剂型与用量导读】

表1　不同方剂中的白蜜（食蜜）用量

用量		经方数量	经方名称
古代量	现代量		
二合	5g	1方	大陷胸丸
四两	12g	1方	甘草粉蜜汤
七合	50mL	1方	蜜煎导
一升	60mL或50g	2方	大半夏汤、猪肤汤

表2 不同剂型中的白蜜（食蜜）用量

剂型	不同用量	古代量	现代量	代表方名
汤剂	最小用量	四两	12g	甘草粉蜜汤
	最大用量	一升	60mL 或 50g	大半夏汤
丸剂	基本用量	二合	5g	大陷胸丸
导剂	基本用量	二合	5g	蜜煎导

【证型与用量变化】

（一）滋阴生津及用量

滋阴生津，用于辨治阴津不足所引起的病证表现，用蜜组方有2首。

表3 辨治阴津不足病变的白蜜（食蜜）用量

证型	最佳用量	方名	针对主症	病变证机	用药目的
阴虚燥热	一升（60mL 或 50g）	猪肤汤	下利，咽痛，胸满，心烦	阴津不足，虚热内扰	旨在滋阴生津
阴虚燥结	七合（50mL）	蜜煎导	大便干结	阴虚津亏，燥结不通	

（二）甘缓益气及用量

甘缓益气，用于辨治气虚所引起的疼痛，用蜜组方有1首。

表4 辨治正气不足或病情较急病变的白蜜（食蜜）用量

证型	最佳用量	方名	针对主症	病变证机	用药目的
结胸	二合（5g）	大陷胸丸	膈内拒痛、心中懊恼、心下痛如石硬	饮热相结	旨在甘缓益气

（三）补益脾胃及用量

补益脾胃，用于辨治脾胃气虚所引起的病证表现，用蜜组方有1首。

表5 辨治脾胃病变的白蜜（食蜜）用量

证型	最佳用量	方名	针对主症	病变证机	用药目的
脾胃寒饮	一升（60mL 或 50g）	大半夏汤	胃反呕吐者	脾胃虚弱，寒饮上逆	旨在补益脾胃

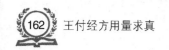

（四）甘缓诱入及用量

甘缓诱入，用于辨治虫邪所引起的病证表现，用蜜组方有 1 首。

表 6　辨治虫症病变的白蜜（食蜜）用量

证型	最佳用量	方名	针对主症	病变证机	用药目的
虫症	四两（12g）	甘草粉蜜汤	虫症	虫邪内扰	旨在甘缓诱入

【配方与用量比例】

（一）白蜜配人参及用量（共1方）

白蜜配人参于大半夏汤中针对"胃反呕吐者"，病变证机是脾胃虚弱，寒饮上逆，其用量比例是一升（60mL 或 50g）比三两（9g）（近 5 : 1），旨在甘缓补益脾胃。

（二）白蜜配半夏及用量（共1方）

白蜜配半夏于大半夏汤中针对"胃反呕吐者"，病变证机是脾胃虚弱，寒饮上逆，其用量比例是一升（60mL 或 50g）比二升（48g）（1 : 1），旨在补益脾胃，降逆和胃。

（三）白蜜配甘遂及用量（共1方）

白蜜配甘遂于大陷胸丸中针对"膈内拒痛、心中懊恼、心下痛如石硬"，病变证机是饮热相结，其用量比例是二合（5g）比一钱匕（1.5g）（10 : 3），旨在甘缓益气，泻逐水饮。

（四）白蜜配大黄及用量（共1方）

白蜜配大黄于大陷胸丸中针对"膈内拒痛、心中懊恼、心下痛如石硬"，病变证机是饮热相结，其用量比例是二合（5g）比半斤（24g）（近 1 : 5），旨在甘缓益气，通泻水饮。

栝楼根用量及配方

《伤寒杂病论》260 方中用栝楼根有 5 首。权衡仲景用栝楼根可辨治诸多病证，以 5 首方中栝楼根的剂量为切入点，归纳总结、提炼概括，以期研究、剖析、发微，用于指导临床实践，从而达到准确理解栝楼根量在方中的作用，更好地用活经方以辨治常见病、多发病及疑难病。

【剂型与用量导读】

表1 不同方剂中的栝楼根用量

用量		经方数量	经方名称
古代量	现代量		
方寸匕的 1/7	1g	1方	牡蛎泽泻散
方寸匕的 1/2	3~4.5g	1方	栝楼牡蛎散
二两	6g	2方	栝楼桂枝汤、栝楼瞿麦丸
四两	12g	1方	柴胡桂枝干姜汤

表2 不同剂型中的栝楼根用量

剂型	不同用量	古代量	现代量	代表方名
汤剂	最小用量	二两	6g	栝楼桂枝汤
	最大用量	四两	12g	柴胡桂枝干姜汤
散剂	最小用量	方寸匕的 1/7	1g	牡蛎泽泻散
	最大用量	方寸匕的 1/2	3~4.5g	栝楼牡蛎散
丸剂	最小用量	二两	6g	栝楼瞿麦丸

【证型与用量变化】

（一）益阴利水及用量

益阴利水，即以益阴为主，以利水为次，用于辨治阴伤水气病变所引起的病证表现，用栝楼根组方者有3首。

表3 辨治阴伤水气病变的栝楼根用量

证型	最佳用量	方名	针对主症	病变证机	用药目的
水气下注	方寸匕的 1/7（1g）	牡蛎泽泻散	从腰以下有水气者	湿热蕴结，水气滞留	旨在益阴利水，并制约渗利药伤阴

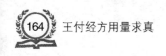

续表

证型	最佳用量	方名	针对主症	病变证机	用药目的
肾虚水气	二两（6g）	栝楼瞿麦丸	小便不利者，有水气，其人苦渴	阳虚不化，水气肆虐	旨在益阴利水
寒热夹杂	四两（12g）	柴胡桂枝干姜汤	胸胁满微结，小便不利	寒热夹津伤	

（二）益阴柔筋及用量

益阴柔筋，用于辨治筋脉拘急的病证表现，用栝楼根组方有1首。

表4　辨治筋脉拘急病变的栝楼根用量

证型	最佳用量	方名	针对主症	病变证机	用药目的
颈项强	二两（6g）	栝楼桂枝汤	太阳病，其证备，身体强，几几然，脉反沉迟，此为痉	经筋挛急	旨在益阴柔筋

（三）益阴润燥及用量

益阴润燥，用于辨治阴津亏虚所引起的病证表现，用栝楼根组方有1首。

表5　辨治阴津亏虚病变的栝楼根用量

证型	最佳用量	方名	针对主症	病变证机	用药目的
阴虚内热	方寸匕的1/2（3~4.5g）	栝楼牡蛎散	内热烦渴	阴津亏损，燥热内扰	旨在益阴润燥

【配方与用量比例】

（一）栝楼根配牡蛎及用量（共3方）

栝楼根配牡蛎于栝楼牡蛎散中针对"内热烦渴"，病变证机是阴津亏损，燥热内扰，其用量比例为1：1，旨在益阴敛阴润燥。

栝楼根配牡蛎于牡蛎泽泻散中针对"从腰以下有水气者"，病变证机是湿热蕴结，水气滞留，其用量比例为1：1，旨在益阴利水，软坚散结。

栝楼根配牡蛎于柴胡桂枝干姜汤中针对"胸胁满微结，小便不利"，病变证机是寒热夹津伤，其用量比例是四两（12g）比三两（9g）（4：3），旨在益阴利水，软坚散结。

（二）栝楼根配商陆根及用量（共1方）

栝楼根配商陆根于牡蛎泽泻散中针对"从腰以下有水气者"，病变证机是湿热蕴结，水气滞留，其用量比例为1：1，旨在益阴利水，散结泻水。

（三）栝楼根配芍药及用量（共1方）

栝楼根配芍药于栝楼桂枝汤中针对"太阳病，其证备，身体强，几几然，脉反沉迟，此为痉"，病变证机是卫强营弱，经筋挛急，其用量比例是二两（6g）比三两（9g）（2：3），旨在益阴柔筋，补血柔筋。

（四）栝楼根配瞿麦及用量（共1方）

栝楼根配瞿麦于栝楼瞿麦丸中针对"小便不利者，有水气，其人苦渴"，病变证机是阳虚不化，水气肆虐，其用量比例是二两（6g）比一两（3g）（2：1），旨在益阴通利小便。

麦冬用量及配方

《伤寒杂病论》260方中用麦冬有5首。权衡仲景用麦冬可辨治诸多病证，以5首方中麦冬的剂量为切入点，归纳总结、提炼概括，以期研究、剖析、发微，用于指导临床实践，从而达到准确理解麦冬量在方中的作用，更好地用活经方以辨治常见病、多发病及疑难病。

【剂型与用量导读】

表1 不同方剂中的麦冬用量

用量		经方数量	经方名称
古代量	现代量		
半升	12g	1方	炙甘草汤
六分	18g	1方	薯蓣丸
一升	24g	2方	竹叶石膏汤、温经汤
七升	168g	1方	麦门冬汤

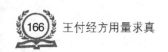

表 2　不同剂型中的麦冬用量

剂型	不同用量	古代量	现代量	代表方名
汤剂	最小用量	半升	12g	炙甘草汤
	最大用量	七升	168g	麦门冬汤
丸剂	基本用量	六分	18g	薯蓣丸

【证型与用量变化】

（一）滋补阴津及用量

滋补阴津，用于辨治阴津亏虚所引起的病证表现，用麦冬组方有 3 首。

表 3　辨治阴虚病变的麦冬用量

证型	最佳用量	方名	针对主症	病变证机	用药目的
虚劳	六分（18g）	薯蓣丸	虚劳，诸不足，风气百疾	气血阴阳俱虚或夹太阳营卫病变	旨在滋补阴津
心阴阳俱虚	半升（12g）	炙甘草汤	脉结代，心动悸	阳虚不温，阴虚不滋	旨在滋补心阴
肺胃气阴两虚	七升（168g）	麦门冬汤	大逆上气，咽喉不利	阴津不足，中气虚弱	旨在滋补肺胃阴津

（二）益胃清热及用量

益胃清热，以滋阴为主，清热为次，用于辨治胃热伤津所引起的病证表现，用麦冬组方有 1 首。

表 4　辨治胃热伤津病变的麦冬用量

证型	最佳用量	方名	针对主症	病变证机	用药目的
胃热气逆伤气	一升（24g）	竹叶石膏汤	虚羸少气，气逆欲吐	胃热气逆，津气损伤	旨在益胃清热

（三）滋养胞宫及用量

滋养胞宫，用于辨治胞宫阴津不足所引起的病证表现，用麦冬组方有 1 首。

表 5　辨治胞宫失养病变的麦冬用量

证型	最佳用量	方名	针对主症	病变证机	用药目的
瘀血	一升（24g）	温经汤	妇科或瘀血	虚瘀寒	旨在滋养胞宫，并制约温热药伤阴

【配方与用量比例】

（一）麦冬配粳米及用量（共2方）

麦冬配粳米于竹叶石膏汤中针对"虚羸少气，气逆欲吐"，病变证机是胃热气逆，津气损伤，其用量比例是一升（24g）比半升（12g）（2∶1），旨在补益脾胃，益胃清热。

麦冬配粳米于麦门冬汤中针对"大逆上气，咽喉不利"，病变证机是阴津不足，中气虚弱，其用量比例是七升（168g）比三合（9g）（56∶3），旨在益气滋补肺胃阴津。

（二）麦冬配麻仁及用量（共1方）

麦冬配麻仁于炙甘草汤中针对"脉结代，心动悸"，病变证机是阳虚不温，阴虚不滋，其用量比例是半升（12g）比半升（12g）（1∶1），旨在滋补心阴。

（三）麦冬配牡丹皮及用量（共1方）

麦冬配牡丹皮于温经汤中针对妇科或瘀血，病变证机是虚瘀寒，其用量比例是一升（24g）比二两（6g）（4∶1），旨在散瘀制燥，滋养胞宫。

（四）麦冬配石膏及用量（共1方）

麦冬配石膏于竹叶石膏汤中针对"虚羸少气，气逆欲吐"，病变证机是胃热气逆，津气损伤，其用量比例是一升（24g）比一斤（48g）（1∶2），旨在益胃清热，清泻胃热。

（五）麦冬配柴胡及用量（共1方）

麦冬配柴胡于薯蓣丸中针对"虚劳，诸不足，风气百疾"，病变证机是气血阴阳俱虚或夹太阳营卫病变，其用量比例是五分比六分（5∶6），旨在滋补阴津，疏利气机。

鳖甲用量及配方

《伤寒杂病论》260方中用鳖甲有3首，权衡仲景用鳖甲可辨治诸多病证，如阴虚、郁热、症瘕、疼痛等。

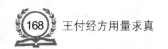

【剂型与用量导读】

表1　不同方剂及剂型中的鳖甲用量

用量		经方	经方名称
古代量	现代量	数量	
手指大一枚	10g	2方	升麻鳖甲汤、升麻鳖甲去雄黄蜀椒汤
十二分	36g	1方	鳖甲煎丸

【证型与用量变化】

（一）益阴软坚及用量

益阴软坚，用辨治症瘕夹阴伤所引起的病证表现，用鳖甲组方有2首。

表2　辨治郁结病变的鳖甲用量

证型	最佳用量	方名	针对主症	病变证机	用药目的
热毒阳郁	手指大一枚（10g）	升麻鳖甲汤	面赤斑斑如锦纹，咽喉痛，唾脓血	热毒蕴结，阳气郁滞，血行不利	旨在益阴软坚
		升麻鳖甲去雄黄蜀椒汤	阴毒之为病，面目青身痛如被杖，咽喉痛	热毒蕴血	

（二）消症破积及用量

消症破积，用于辨治症积所引起的病证表现，用鳖甲组方有1首。

表3　辨治癥积病变的鳖甲用量

证型	最佳用量	方名	针对主症	病变证机	用药目的
痰瘀蕴结	十二分（36g）	鳖甲煎丸	疟母（症瘕）	瘀血阻滞，痰湿蕴结，气血不足	旨在消瘕破积

【配方与用量比例】

（一）鳖甲配大黄及用量（共1方）

鳖甲配大黄于鳖甲煎丸中针对疟母（症瘕），病变证机是瘀血阻滞，痰湿蕴结，气血不足，其用量比例是十二分（36g）比三分（9g）（4∶1），旨在消瘕破积，通泻瘀热。

（二）鳖甲配雄黄及用量（共1方）

鳖甲配雄黄于升麻鳖甲汤中针对"面赤斑斑如锦纹，咽喉痛，唾脓血"，病变证机是热毒蕴结，阳气郁滞，血行不利，其用量比例是手指大一枚（10g）比半两（1.5g）（20∶3），旨在通阳散结，温通解毒。

（三）鳖甲配柴胡及用量（共1方）

鳖甲配柴胡于鳖甲煎丸中针对"疟母（症瘕）"，病变证机是瘀血阻滞，痰湿蕴结，气血不足，其用量比例是十二分（36g）比六分（18g）（2∶1），旨在消瘕破积，疏利气机。

（四）鳖甲配鼠妇及用量（共1方）

鳖甲配鼠妇于鳖甲煎丸中针对"疟母（症瘕）"，病变证机是瘀血阻滞，痰湿蕴结，气血不足，其用量比例是十二分（36g）比三分（9g）（4∶1），旨在消瘕破积，破血逐瘀。

山药（薯蓣）用量及配方

《伤寒杂病论》260方中用山药有3首，权衡仲景用山药可辨治诸多病证，如气虚、阴亏、腰痛、消渴等。

【剂型与用量导读】

表1 方剂中的山药用量

用量		经方数量	经方名称
古代量	现代量		
三两	9g	1方	栝楼瞿麦丸
四两	12g	1方	肾气丸
三十分	90g	1方	薯蓣丸

表2 丸剂中的山药用量

剂型	不同用量	古代量	现代量	代表方名
丸剂	最小用量	三两	9g	栝楼瞿麦丸
	最大用量	三十分	90g	薯蓣丸

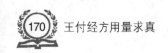

【证型与用量变化】

益气化阴，用于辨治阴阳俱虚病变所引起的病证表现，用山药组方者有 3 首。

表 3　辨治阴阳俱虚病变的山药用量

证型	最佳用量	方名	针对主症	病变证机	用药目的
肾阴阳俱虚	四两（12g）	肾气丸	腰痛、脚气、消渴、微饮、转胞	肾阴阳俱虚	旨在益气化阴
肾虚水气	三两（9g）	栝楼瞿麦丸	小便不利者，有水气，其人苦渴	阳虚不化，水气肆虐	
虚劳	三十分（90g）	薯蓣丸	虚劳，诸不足，风气百疾	气血阴阳俱虚或夹太阳营卫病变	

【配方与用量比例】

（一）山药配栝楼根及用量（共1方）

山药配栝楼根于栝楼瞿麦丸中针对"小便不利者，有水气，其人苦渴"，病变证机是阳虚不化，水气肆虐，其用量比例是三两（9g）比二两（6g）（3：2），旨在益气化阴，养阴生津。

（二）山药配桔梗及用量（共1方）

山药配桔梗于薯蓣丸中针对"虚劳，诸不足，风气百疾"，病变证机是气血阴阳俱虚或夹太阳营卫病变，其用量比例是三十分比五分（6：1），旨在益气化阴，宣利气机。

（三）山药配麦冬及用量（共1方）

山药配麦冬于薯蓣丸中针对"虚劳，诸不足，风气百疾"，病变证机是气血阴阳俱虚或夹太阳营卫病变，其用量比例是三十分比六分（5：1），旨在益气化阴，滋补阴津。

小麦用量及配方

《伤寒杂病论》260 方中用小麦有 3 首，于正方有 2 首，于用法加味中有 1 首。权衡仲景用小麦可辨治诸多病证，如心脾气虚、心神不安、肺气不降、脾胃虚弱等。

【剂型与用量导读】

表1 不同方剂及剂型中的小麦用量

用量		经方数量	经方名称
古代量	现代量		
一升	24g	2方	甘麦大枣汤、厚朴麻黄汤
仲景未言用量		1方	白术散

【证型与用量变化】

（一）补益心脾及用量

补益心脾，用于辨治心脾气虚病变所引起的病证表现，用小麦组方者有1首。

表2 辨治心脾气虚病变的小麦用量

证型	最佳用量	方名	针对主症	病变证机	用药目的
脏躁	一升（24g）	甘麦大枣汤	妇人脏躁，喜悲伤欲哭，象如神灵所作，数欠伸	心脾两虚，心神不安	旨在补益心脾

（二）补益脾胃及用量

补益脾胃，用于辨治脾胃虚弱所引起的病证表现，用小麦组方有1首。

表3 辨治脾胃病变的小麦用量

证型	最佳用量	方名	针对主症	病变证机	用药目的
脾胃寒湿	仲景未言用量	白术散加减方中	胎疾	脾气虚弱，寒湿肆虐	旨在补益脾胃

（三）补益肺气及用量

补益肺气，用于辨治肺气虚所引起的病证表现，用小麦组方有1首。

表4 辨治肺虚病变的小麦用量

证型	最佳用量	方名	针对主症	病变证机	用药目的
肺寒夹热	一升（24g）	厚朴麻黄汤	咳而脉浮	寒饮郁肺夹热	旨在补益肺气

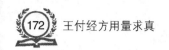

【配方与用量比例】

（一）小麦配甘草及用量（共1方）

小麦配甘草于甘麦大枣汤中针对"妇人脏躁，喜悲伤欲哭，象如神灵所作，数欠伸"，病变证机是心脾两虚，心神不安，其用量比例是一升（24g）比三两（9g）（8∶3），旨在补益心脾，益气安神。

（二）小麦配大枣及用量（共1方）

小麦配大枣于甘麦大枣汤中针对"妇人脏躁，喜悲伤欲哭，象如神灵所作，数欠伸"，病变证机是心脾两虚，心神不安，其用量比例是一升（24g）比十枚（25g）（近1∶1），旨在补益心脾，益气生血。

（三）小麦配五味子及用量（共1方）

小麦配五味子于厚朴麻黄汤中针对"咳而脉浮"，病变证机是寒饮郁肺夹热，其用量比例是一升（24g）比半升（12g）（2∶1），旨在益气敛肺。

（四）小麦配石膏及用量（共1方）

小麦配石膏于厚朴麻黄汤中针对"咳而脉浮"，病变证机是寒饮郁肺夹热，用量比例是一升（24g）比半升（12g）（2∶1），旨在补益肺气，清泻肺热。

白粉（米粉）用量及配方

《伤寒杂病论》260方中用白粉即米粉有2首，权衡仲景用白粉可辨治病证如阳虚瘙痒、阴虚津亏等。

【剂型与用量导读】

表1　方剂及剂型中的白粉（米粉）用量

用量		经方数量	经方名称
古代量	现代量		
仲景未言用量		2方	猪肤汤、蛇床子散

【证型与用量变化】

（一）甘缓化阳用量

甘缓化阳，用于辨治阳气不足所引起的病证表现，用白粉组方有1首。

表 2　辨治阳虚瘙痒病变的白粉（米粉）用量

证型	最佳用量	方名	针对主症	病变证机	用药目的
寒湿	仲景未言用量	蛇床子散	瘙痒	寒湿浸淫，肆虐肌肤	旨在甘缓化阳

（二）益气和阴用量

益气和阴，用于辨治阴津亏虚所引起的病证表现，用白粉组方有 1 首。

表 3　辨治阴津亏虚病变的白粉（米粉）用量

证型	最佳用量	方名	针对主症	病变证机	用药目的
阴虚咽痛	仲景未言用量	猪肤汤	下利，咽痛，胸满，心烦	阴津亏虚，燥热内生	旨在益气和阴

大麦粥用量及配方

《伤寒杂病论》260 方中用大麦粥有 2 首，权衡仲景用大麦粥可辨治病证如脾胃虚弱，又可缓和峻药伤胃等。

【剂型与用量导读】

表 1　方剂及剂型中的大麦粥用量

用 量		经方数量	经方名称
古代量	现代量		
仲景未言用量		2 方	白术散、硝石矾石散

【证型与用量变化】

表 2　辨治脾胃病变的大麦粥用量

证型	最佳用量	方名	针对主症	病变证机	用药目的
黑疸或女劳病	仲景未明言用量	硝石矾石散	黄家，日晡所发热，而反恶寒，此为女劳得之；膀胱急，少腹满，身尽黄，额上黑，足下热，因作黑疸，其腹胀如水状，大便必黑，时溏，此女劳之病，非水也	瘀血阻滞，湿热蕴结	旨在顾护脾胃
脾胃寒湿		白术散	胎疾	脾气虚弱，寒湿肆虐	

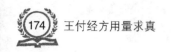

鸡子黄用量及配方

《伤寒杂病论》260 方中用鸡子黄有 2 首，权衡仲景用鸡子黄可辨治病证如阴虚、郁热等。

【剂型与用量导读】

表1　方剂及剂型中的鸡子黄用量

用量		经方	经方名称
古代量	现代量	数量	
二枚	60g	1方	黄连阿胶汤
一枚	30g	1方	百合鸡子汤

【证型与用量变化】

（一）补血养血及用量

补血养血，用于辨治血虚所引起的病证表现，用鸡子黄组方有 1 首。

表2　辨治血虚病变的鸡子黄用量

证型	最佳用量	方名	针对主症	病变证机	用药目的
阴血虚	一枚（30g）	百合鸡子汤	心烦，心悸，面色不荣，头晕目眩	阴血不足	旨在补血养血

（二）补血育阴及用量

补血育阴，用于辨治血虚所引起的病证表现，用鸡子黄组方有 1 首。

表3　辨治阴血虚病变的鸡子黄用量

证型	最佳用量	方名	针对主症	病变证机	用药目的
心肾虚热	二枚（60g）	黄连阿胶汤	心中烦，不得卧	心肾虚热，阴血不足	旨在补血育阴

【配方与用量比例】

（一）鸡子黄配阿胶及用量（共1方）

鸡子黄配阿胶于黄连阿胶汤中针对"心中烦，不得卧"，病变证机是心肾虚热，阴血不足，其用量比例是二枚（60g）比三两（9g）（近7:1），旨在补血育阴化阴。

（二）鸡子黄配黄连及用量（共1方）

鸡子黄配黄连于黄连阿胶汤中针对"心中烦，不得卧"，病变证机是心肾虚热，阴血不足，其用量比例是二枚（60g）比四两（12g）（5:1），旨在补血育阴，清热除烦。

胶饴用量及配方

《伤寒杂病论》260方中用胶饴有2首，权衡仲景用胶饴可辨治病证如拘急、疼痛、烦热等。

【剂型与用量导读】

表1 方剂及剂型中的胶饴用量

用量		经方数量	经方名称
古代量	现代量		
一升	48g 或 70mL	2方	小建中汤、黄芪建中汤

【证型与用量变化】

益气生血，用于以气虚为主，血虚为次，辨治气血所引起的病证表现，用胶饴组方有2首。

表2 辨治脾胃虚弱病变的胶饴用量

证型	最佳用量	方名	针对主症	病变证机	用药目的
气血虚	一升（48g或70mL）	小建中汤	虚劳，里急，悸，衄，腹中痛，梦失精，四肢酸疼，手足烦热，咽干、口燥；及男子黄	气血虚弱，脉络拘急	旨在温补脾胃
		黄芪建中汤	虚劳里急，诸不足		

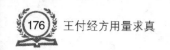

【配方与用量比例】

（一）胶饴配芍药及用量（共2方）

胶饴配芍药于小建中汤中针对"虚劳，里急，悸，衄，腹中痛，梦失精，四肢酸疼，手足烦热，咽干，口燥"及"男子黄"；于黄芪建中汤中针对"虚劳里急，诸不足"，病变证机是气血虚弱，脉络拘急，其用量比例是一升（48g）比四两（18g）（8∶3），旨在温补脾胃，补柔缓急。

（二）胶饴配桂枝及用量（共2方）

胶饴配桂枝于小建中汤中针对"虚劳，里急，悸，衄，腹中痛，梦失精，四肢酸疼，手足烦热，咽干，口燥"及"男子黄"；于黄芪建中汤中针对"虚劳里急，诸不足"，病变证机是气血虚弱，脉络拘急，其用量比例是一升（48g）比三两（9g）（16∶3），旨在温补脾胃，温阳化气。

（三）胶饴配黄芪及用量（共1方）

胶饴配黄芪于黄芪建中汤中针对"虚劳里急，诸不足"，病变证机是气血虚弱，脉络拘急，其用量比例是一升（48g）比一两（3g）（16∶1），旨在温补脾胃。

麻仁用量及配方

《伤寒杂病论》260方中用麻仁有2首，权衡仲景用麻仁可辨治病证如心阴亏虚、脾热郁结等。

【剂型与用量导读】

表1　不同方剂及剂型中的麻仁用量

用量		经方数量	经方名称
古代量	现代量		
半升	12g	1方	炙甘草汤
二升	48g	1方	麻子仁丸

【证型与用量变化】

（一）滋阴生津及用量

滋阴生津，用于辨治阴津亏虚所引起的病证表现，用麻仁组方有1首。

表2　辨治阴虚病变的麻仁用量

证型	最佳用量	方名	针对主症	病变证机	用药目的
心阴阳俱虚	半升（12g）	炙甘草汤	脉结代，心动悸	阳虚不温，阴虚不滋	旨在滋阴生津

（二）运脾润肠及用量

运脾润肠，用于辨治脾胃肠燥热所引起的病证表现，用麻仁组方有1首。

表3　辨治脾约肠燥病变的麻仁用量

证型	最佳用量	方名	针对主症	病变证机	用药目的
脾约	二升（48g）	麻子仁丸	大便硬、小便数	热扰太阴，脾不运化，水津偏行	旨在运脾润肠

【配方与用量比例】

（一）麻仁配大黄及用量（共1方）

麻仁配大黄于麻子仁丸中针对大便硬、小便数，病变证机是热扰太阴，脾不运化，水津偏行，其用量比例是二升（48g）比一斤（48g）（1：1），旨在运脾润肠，通泻秘结。

（二）麻仁配杏仁及用量（共1方）

麻仁配杏仁于麻子仁丸中针对大便硬、小便数，病变证机是热扰太阴，脾不运化，水津偏行，其用量比例是二升（48g）比一升（24g）（2：1），旨在运脾润肠，泻肺润肠。

（三）麻仁配芍药及用量（共1方）

麻仁配杏仁于麻子仁丸中针对大便硬、小便数，病变证机是热扰太阴，脾不运化，水津偏行，其用量比例是二升（48g）比半斤（24g）（2：1），旨在运脾润肠，柔泻补血。

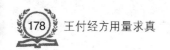

（四）麻仁配桂枝及用量（共1方）

麻仁配桂枝于炙甘草汤中针对"脉结代，心动悸"，病变证机是阳虚不温，阴虚不滋，其用量比例是半升（12g）比三两（9g）（4∶3），旨在滋阴生津，温阳化气。

（五）麻仁配生地黄及用量（共1方）

麻仁配生地黄于炙甘草汤中针对"脉结代，心动悸"，病变证机是阳虚不温，阴虚不滋，其用量比例是半升（12g）比一斤（48g）（1∶4），旨在补血滋阴生津。

山茱萸用量及配方

《伤寒杂病论》260方中用山茱萸有1首，权衡仲景用山茱萸可辨治病证如肾精不固、阳虚不化等。

【剂型与用量导读】

表1　方剂及剂型中的山茱萸用量

用 量		经方数量	经方名称
古代量	现代量		
四两	12g	1方	肾气丸

【证型与用量变化】

益肾固精，用于辨治阳虚不化，阴精不固所引起的病证表现，用山茱萸组方有1首。

表2　辨治肾虚病变的山茱萸用量

证型	最佳用量	方名	针对主症	病变证机	用药目的
阴阳俱虚	四两（12g）	肾气丸	腰痛、脚气、消渴、微饮、转胞	肾阴阳俱虚	旨在温补固精

【配方与用量比例】

（一）山茱萸配山药及用量（共1方）

山茱萸配山药于肾气丸中针对"腰痛、脚气、消渴、微饮、转胞"，病变证机是肾阴阳俱虚，其用量比例是四两（12g）比四两（12g）（1∶1），旨在温补固精，益气化阴。

（二）山茱萸配附子及用量（共1方）

山茱萸配附子于肾气丸中针对"腰痛、脚气、消渴、微饮、转胞"，病变证机是肾阴阳俱虚，其用量比例是四两（12g）比一两（3g）（4∶1），旨在温补化气固精。

（三）山茱萸配桂枝及用量（共1方）

山茱萸配桂枝于肾气丸中针对"腰痛、脚气、消渴、微饮、转胞"，病变证机是肾阴阳俱虚，其用量比例是四两（12g）比一两（3g）（4∶1），旨在温补化气固精。

蛇床子用量及配方

《伤寒杂病论》260方中用蛇床子有1首，权衡仲景用蛇床子可辨治病证如阳虚、寒湿等病变。

【剂型与用量导读】

表1 方剂及剂型中的蛇床子用量

用量		经方数量	经方名称
古代量	现代量		
仲景未言用量	24g	1方	蛇床子散

【证型与用量变化】

温阳燥湿，用于辨治阳气不足寒湿重生所引起的病证表现，用蛇床子组方有1首。

表2 辨治阴痒病变的蛇床子用量

证型	最佳用量	方名	针对主症	病变证机	用药目的
寒湿	仲景未言用量	蛇床子散	瘙痒	寒湿浸淫，肆虐肌肤	旨在温阳止痒

【配方与用量比例】

蛇床子配白粉及用量（共1方）

蛇床子配白粉于蛇床子散中针对瘙痒，病变证机是寒湿浸淫，肆虐肌肤，仲景未明言用量比例，旨在温阳止痒，甘缓益气。

天门冬用量及配方

《伤寒杂病论》260方中用天门冬有1首，权衡仲景用天门冬可辨治病证如阴津不足、虚热内生等。

【剂型与用量导读】

表1 方剂及剂型中的天门冬用量

用量		经方数量	经方名称
古代量	现代量		
六铢	0.8g	1方	麻黄升麻汤

【证型与用量变化】

益阴清热，用于辨治郁热伤阴所引起的病证表现，用天冬组方有1首。

表2 辨治郁热伤阴病变的天门冬用量

证型	最佳用量	方名	针对主症	病变证机	用药目的
寒热夹杂	六铢（0.8g）	麻黄升麻汤	寸脉沉而迟，手足厥逆，下部脉不至，喉咽不利，唾脓血，泄利不止者	寒热夹杂，阳气阻滞	旨在滋阴清热

【配方与用量比例】

（一）天门冬配葳蕤及用量（共1方）

天门冬配葳蕤于麻黄升麻汤中针对"寸脉沉而迟，手足厥逆，下部脉不至，喉咽不利，唾脓血，泄利不止者"，病变证机是寒热夹杂，阳气阻滞，其用量比例是六铢（0.8g）比十八铢（2.3g）（近1∶3），旨在滋阴清热。

（二）天门冬配知母及用量（共1方）

天门冬配知母于麻黄升麻汤中针对"寸脉沉而迟，手足厥逆，下部脉不至，喉咽不利，唾脓血，泄利不止者"，病变证机是寒热夹杂，阳气阻滞，其用量比例是六铢（0.8g）比十八铢（2.3g）（近1∶3），旨在滋阴清热润燥。

（三）天门冬配石膏及用量（共1方）

天门冬配石膏于麻黄升麻汤中针对"寸脉沉而迟，手足厥逆，下部脉不至，喉咽不利，唾脓血，泄利不止者"，病变证机是寒热夹杂，阳气阻滞，其用量比例是六铢（0.8g）比六铢（0.8g）（1∶1），旨在滋阴清解郁热。

葳蕤用量及配方

《伤寒杂病论》260方中用葳蕤有1首，权衡仲景用葳蕤可辨治病证如郁热伤阴、燥热内生等。

【剂型与用量导读】

表1 方剂及剂型中的葳蕤用量

用量		经方数量	经方名称
古代量	现代量		
十八铢	2.3g	1方	麻黄升麻汤

【证型与用量变化】

滋阴清热，用于辨治郁热伤阴所引起的病证表现，用葳蕤组方有1首。

表2　辨治郁热伤阴病变的葳蕤用量

证型	最佳用量	方名	针对主症	病变证机	用药目的
寒热夹杂	十八铢（2.3g）	麻黄升麻汤	寸脉沉而迟，手足厥逆，下部脉不至，喉咽不利，唾脓血，泄利不止者	寒热夹杂，阳气阻滞	旨在滋阴清热

【配方与用量比例】

（一）葳蕤配知母及用量（共1方）

葳蕤配知母于麻黄升麻汤中针对"寸脉沉而迟，手足厥逆，下部脉不至，喉咽不利，唾脓血，泄利不止者"，病变证机是寒热夹杂，阳气阻滞，其用量比例是十八铢（2.3g）比十八铢（2.3g）（1∶1），旨在滋阴清热润燥。

（二）葳蕤配石膏及用量（共1方）

葳蕤配石膏于麻黄升麻汤中针对"寸脉沉而迟，手足厥逆，下部脉不至，喉咽不利，唾脓血，泄利不止者"，病变证机是寒热夹杂，阳气阻滞，其用量比例是十八铢（2.3g）比六铢（0.3g）（近1∶3），旨在滋阴清解郁热。

羊肉用量及配方

《伤寒杂病论》260方中用羊肉有1首，权衡仲景用羊肉可辨治病证如阳虚、阴寒等病变，旨在温补壮阳。

表1　方剂及剂型中的羊肉用量

用量		经方数量	经方名称
古代量	现代量		
一斤	48g	1方	当归生姜羊肉汤

【证型与用量变化】

温补阳气，用于辨治阳虚阴寒所引起的病证表现，用羊肉组方有1首。

表2　辨治阳虚阴寒病变的羊肉用量

证型	最佳用量	方名	针对主症	病变证机	用药目的
血虚夹寒	一斤（48g）	当归生姜羊肉汤	寒疝，腹中痛，及胁痛里急者；腹中疠痛	血虚不荣，脉络不通	旨在温补阳气

【配方与用量比例】

（一）羊肉配当归及用量（共1方）

羊肉配当归于当归生姜羊肉汤中针对"寒疝，腹中痛，及胁痛里急者""腹中疞痛"，病变证机是血虚不荣，脉络不通，其用量比例是一斤（48g）比三两（9g）（16∶3），旨在温补阳气，补血止痛。

（二）羊肉配生姜及用量（共1方）

羊肉配生姜于当归生姜羊肉汤中针对"寒疝，腹中痛，及胁痛里急者""腹中疞痛"，病变证机是血虚不荣，脉络不通，其用量比例是一斤（48g）比五两（15g）（16∶5），旨在温补阳气。

猪肤用量及配方

《伤寒杂病论》260方中用猪肤有1首，权衡仲景用猪肤可辨治病证如阴虚燥热、脉络不荣等。

【剂型与用量导读】

表1 方剂及剂型中的猪肤用量

用量		经方数量	经方名称
古代量	现代量		
一斤	48g	1方	猪肤汤

【证型与用量变化】

育阴润燥，用于辨治阴虚燥热所引起的病证表现，用猪肤组方有1方。

表2 辨治阴虚病变的猪肤用量

证型	最佳用量	方名	针对主症	病变证机	用药目的
阴虚咽痛	一斤（48g）	猪肤汤	下利，咽痛，胸满，心烦	阴津亏虚，燥热内生	旨在育阴润燥

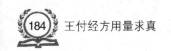
【配方与用量比例】

猪肤配白粉及用量（共1方）

猪肤配白粉于猪肤汤中针对"下利，咽痛，胸满，心烦"，病变证机是阴津亏虚，燥热内生，其用量比例是一斤（48g）比五合（12g）（4：1），旨在育阴润燥，益气和阴。

猪膏用量及配方

《伤寒杂病论》260方中用猪膏有1首，权衡仲景用猪膏可辨治病证如阴虚内热、肌肤不荣等。

【剂型与用量导读】

表1 方剂及剂型中的猪膏用量

用量		经方数量	经方名称
古代量	现代量		
一两	3g	1方	猪膏发煎

【证型与用量变化】

凉血育阴，用于辨治血热阴虚内燥所引起的病证表现，用猪膏组方有1首。

表2 辨治阴虚内燥病变的猪膏用量

证型	最佳用量	方名	针对主症	病变证机	用药目的
阴虚	半斤（24g）	猪膏发煎	诸黄，胃气下泄，阴吹而正喧，此谷气之实也	阴津不足，燥热阻滞	旨在凉血育阴

【配方与用量比例】

猪膏配乱发及用量（共1方）

猪膏配乱发于猪膏发煎中针对"胃气下泄，阴吹而正喧，此谷气之实也"，病变证机是阴津不足，燥热阻滞，其用量比例是半斤（24g）比如鸡子大三枚（10g）（12：5），旨在凉血育阴，化瘀润燥。

第三章　清热药

苦寒药主要用于湿热蕴结引起的病证表现，甘寒药主要用于郁热伤阴引起的病证表现。

以苦寒药为主12味如黄芩、黄连、栀子、黄柏、矾石、猪胆汁、白头翁、苦参、桑东南根白皮、狼牙、紫参、泽漆。

以甘寒药为主16味如石膏、知母、文蛤、竹叶、竹茹、白薇、败酱草、甘李根白皮、瓜子、寒水石、鸡子清、鸡屎白、连翘、人尿、生梓白皮、羊胆。

黄芩用量及配方

《伤寒杂病论》260方中用黄芩有26首。权衡仲景用黄芩可辨治诸多病证，以26首方中黄芩的剂量为切入点，归纳总结、提炼概括，以期研究、剖析、发微，用于指导临床实践，从而达到准确理解黄芩量在方中的作用，更好地用活经方以辨治常见病、多发病及疑难病。

【剂型与用量导读】

表1　不同方剂中的黄芩用量

用　量		经方数量	经方名称
古代量	现代量		
十八铢	2.2g	1方	麻黄升麻汤
二分	6g	1方	王不留行散
三分	9g	1方	鳖甲煎丸
五分	15g	1方	侯氏黑散
一两	3g	3方	附子泻心汤、泻心汤、柴胡加芒硝汤

续表

用 量		经方	经方名称
古代量	现代量	数量	
一两半	4.5g	2方	柴胡桂枝汤、柴胡加龙骨牡蛎汤
二两	6g	3方	黄连阿胶汤、大黄䗪虫丸、奔豚汤
三两	9g	13方	小柴胡汤、半夏泻心汤、甘草泻心汤、生姜泻心汤、黄连汤、大柴胡汤、干姜黄连黄芩人参汤、泽漆汤、葛根芩连汤、柴胡桂枝干姜汤、黄芩汤、黄芩加半夏生姜汤、黄土汤
一斤	48g	1方	当归散

表2　不同剂型中的黄芩用量

剂型	不同用量	古代量	现代量	代表方名
汤剂	最小用量	十八铢	2.2g	麻黄升麻汤
	最大用量	三两	9g	小柴胡汤
	通常用量	三两	9g	黄连汤
散剂	最小用量	二分	6g	王不留行散
	最大用量	一斤	48g	当归散
丸剂	两之用量	二两	6g	大黄䗪虫丸
	分之用量	三分	9g	鳖甲煎丸

【证型与用量变化】

（一）清热燥湿及用量

清热燥湿，用于辨治湿热病变所引起的病证表现，用黄芩组方者有7首。

表3　辨治脾胃病变的黄芩用量

证型	最佳用量	方名	针对主症	病变证机	用药目的
脾胃湿热	一两（3g）	大黄黄连泻心汤	心下痞	湿热郁滞阳明胃脘	旨在清热燥湿
		附子泻心汤	心下痞，而复恶寒汗出者	湿热蕴结，阳气虚弱	

续表

证型	最佳用量	方名	针对主症	病变证机	用药目的
脾胃寒热夹虚	三两（9g）	半夏泻心汤	心下但满而不痛者，此为痞	寒热夹气虚	旨在清热燥湿
		生姜泻心汤	心下痞硬，干噫食臭，胁下有水气，腹中雷鸣，下利者		
		甘草泻心汤	腹中雷鸣，心下痞硬而满，干呕，心烦不得安		
		干姜黄连黄芩人参汤	食入口即吐		

表4　辨治肝肺病变的黄芩用量

证型	最佳用量	方名	针对主症	病变证机	用药目的
肝肺寒热夹杂	十八铢（2.2g）	麻黄升麻汤	手足厥逆，下部脉不至，喉咽不利，唾脓血，泄利不止者	寒热夹杂，气血不足	旨在清热燥湿

（二）清泻肝胆及用量

清泻肝胆，即清少阳胆，泻厥阴肝，用于辨治肝胆郁热病变所引起的病证表现，用黄芩组方者有8首。

表5　辨治肝胆郁热病变的黄芩用量

证型	最佳用量	方名	针对主症	病变证机	用药目的
少阳夹杂	三两（9g）	小柴胡汤	往来寒热，胸胁苦满，嘿嘿，不欲饮食，心烦，喜呕	少阳胆热，气机郁滞，正气虚弱	旨在清泻少阳
少阳阳明热证较轻者	一两（3g）	柴胡加芒硝汤	胸胁满而呕，日晡所发潮热	少阳郁热内结夹气虚	

续表

证型	最佳用量	方名	针对主症	病变证机	用药目的
少阳阳明热证较重者	三两（9g）	大柴胡汤	心中痞硬，呕吐而下利者	少阳郁热，阳明热结	旨在清泻肝胆
少阳夹杂	一两半（4.5g）	柴胡桂枝汤	发热，微恶寒，支节烦痛，微呕，心下支结	少阳郁热，卫强营弱	旨在清泻心胆
		柴胡加龙骨牡蛎汤	胸满烦惊，小便不利，谵语，一身尽重，不可转侧者	心胆郁热，正气不足	
少阳阳郁伤阴或阳郁津伤水饮证	三两（9g）	柴胡桂枝干姜汤	胸胁满微结，小便不利	寒热夹津伤	旨在清泻胆热
瘀热两目黯黑	二两（6g）	大黄䗪虫丸	腹满，不能饮食，……肌肤甲错，两目黯黑	瘀热肆虐，脉络阻滞	旨在清泻肝胆
奔豚热证	二两（6g）	奔豚汤	奔豚，气上冲胸，腹痛，往来寒热	肝热气逆夹血虚	旨在清泻肝热

（三）清热止利及用量

清热止利，即清热凉血止利，用于辨治湿热下利病变所引起的病证表现，用黄芩组方者有 3 首。

表6　辨治湿热下利病变的黄芩用量

证型	最佳用量	方名	针对主症	病变证机	用药目的
少阳虚热呕利	三两（9g）	黄芩汤	少阳虚热下利证	少阳郁热下注，正气不足	旨在清热止利
		黄芩加半夏生姜汤	少阳虚热呕吐证	少阳郁热下注，正气不足，胃气上逆	
大肠热利		葛根芩连汤	利遂不止，脉促	湿热下注	

（四）清泻郁热及用量

清泻郁热，用于辨治郁热内生所引起的病证表现，用黄芩组方有 2 首。

表 7　辨治郁热病变的黄芩用量

证型	最佳用量	方名	针对主症	病变证机	用药目的
痰瘀蕴结	三分（9g）	鳖甲煎丸	疟母（症瘕）	瘀血阻滞，痰湿蕴结，气血不足	旨在清泻郁热
痰风	五分（15g）	侯氏黑散	治大风，四肢烦重，心中恶寒不足者	心脾不足、痰风内生，郁而化热	

（五）清热愈疮及用量

清热愈疮，用于辨治郁热生疮或外伤生热生疮，用黄芩组方有 1 首。

表 8　辨治疮疡郁热病变的黄芩用量

证型	最佳用量	方名	针对主症	病变证机	用药目的
血瘀气郁	二分（6g）	王不留行散	病金疮	阳虚瘀热，气郁不畅	旨在清热愈疮

（六）清热安胎及用量

清热安胎，用于郁热内扰胎所引起的病证表现，用黄芩组方有 1 首。

表 9　辨治胎热病变的黄芩用量

证型	最佳用量	方名	针对主症	病变证机	用药目的
血虚热证	一斤（48g）	当归散	血虚热证	血虚夹热	旨在清热安胎

（七）清泻肺热及用量

清泻肺热，用于辨治肺热病变所引起的病证表现，用黄芩组方者有 1 首。

表 10　辨治肺热病变的黄芩用量

证型	最佳用量	方名	针对主症	病变证机	用药目的
肺热	三两（9g）	泽漆汤	咳喘或哮喘	热饮伤肺，肺气不足	旨在清泻肺热

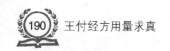

（八）清热止血及用量

清热止血，用于辨治郁热内生动血所引起的病证表现，用黄芩组方有2首。

表11　辨治湿热动血病变的黄芩用量

证型	最佳用量	方名	针对主症	病变证机	用药目的
热盛出血	一两（3g）	泻心汤	吐血、衄血	热盛动血	旨在清热止血
阳虚出血	三两（9g）	黄土汤	出血	脾气虚弱，气不摄血	旨在止血制燥

又，用辛热药辨治阳虚病变，因辛热药易于燥化，故用黄芩既能协助温阳止血又能制约辛热温阳药燥化动血。

（九）清热除烦及用量

清热除烦，用于辨治郁热扰神所引起的病证表现，用黄芩组方有1首。

表12　辨治热扰神烦病变的黄芩用量

证型	最佳用量	方名	针对主症	病变证机	用药目的
心肾虚热	二两（6g）	黄连阿胶汤	心中烦，不得卧	心肾虚热，阴血不足	旨在清热除烦

【配方与用量比例】

（一）黄芩配阿胶及用量（共3方）

黄芩配阿胶于黄连阿胶汤中针对"心中烦，不得卧"，病变证机是心肾虚热，阴血不足，其用量比例是二两（6g）比三两（9g）（2∶3），旨在清热除烦，补血化阴。

黄芩配阿胶于黄土汤中针对"出血"，病变证机是脾气虚弱，气不摄血，其用量比例是三两（9g）比三两（9g）（1∶1），旨在补血止血，止血制燥。

黄芩配阿胶于鳖甲煎丸中针对"疟母（症瘕）"，病变证机是瘀血阻滞，痰湿蕴结，气血不足，其用量比例是三分比三分（1∶1），旨在清泻郁热，补血养血，以防䗪虫、蜣螂、鼠妇伤血。

（二）黄芩配泽漆及用量（共1方）

黄芩配泽漆于泽漆汤中针对咳喘或哮喘，病变证机是热饮伤肺，肺气不足，其用量比例是三两（9g）比三斤（150g）（近1∶15），旨在清泻肺热。

（三）黄芩配菊花及用量（共1方）

黄芩配菊花于侯氏黑散中针对"治大风，四肢烦重，心中恶寒不足者"，病变证机是心脾不足，痰风内生，其用量比例是五分比四十分（1∶8），旨在清泻疏散郁热。

（四）黄芩配龙骨及用量（共1方）

黄芩配龙骨于柴胡加龙骨牡蛎汤中针对"胸满烦惊，小便不利，谵语，一身尽重，不可转侧者"，病变证机是心胆郁热，正气不足，其用量比例是一两半（4.5g）比一两半（4.5g）（1∶1），旨在清泻心胆，重镇安神。

石膏用量及配方

《伤寒杂病论》260方中用石膏有16首。权衡仲景用石膏可辨治诸多病证，以16首方中石膏的剂量为切入点，归纳总结、提炼概括，以期研究、剖析、发微，用于指导临床实践，从而达到准确理解石膏量在方中的作用，更好地用活经方以辨治常见病、多发病及疑难病。

【剂型与用量导读】

表1 不同方剂中的石膏用量

用量		经方数量	经方名称
古代量	现代量		
六铢	0.8g	1方	麻黄升麻汤
一两	3g	1方	桂枝二越婢一汤
二两	6g	1方	小青龙加石膏汤
五两	15g	1方	文蛤汤
六两	18g	1方	风引汤
半斤	24g	4方	麻杏石甘汤、越婢汤、越婢加术汤、越婢加半夏汤
一斤	48g	4方	白虎汤、白虎加人参汤、白虎加桂枝汤、竹叶石膏汤
如鸡子大	48g	3方	大青龙汤、木防己汤、厚朴麻黄汤
二分	6g	1方	竹皮大丸

表2　不同剂型中的石膏用量

剂型	不同用量	古代量	现代量	代表方名
汤剂	最小用量	六铢	0.8g	麻黄升麻汤
	最大用量	一斤	48g	白虎汤
	通常用量	一斤或如鸡子大	48g	白虎汤
	次于通常用量	半斤	24g	麻杏石甘汤
丸剂	基本用量	二分	6g	竹皮大丸

【证型与用量变化】

（一）清泻肺热及用量

清肺泻热，即清肺止咳，泻肺平喘，用于辨治肺热气逆病变所引起的病证表现，用石膏组方者有5首。

表3　辨治肺热病变的石膏用量

证型	最佳用量	方名	针对主症	病变证机	用药目的
肺胀病变郁热较轻	二两（6g）	小青龙加石膏汤	肺胀，咳而上气，烦躁而喘，脉浮者	寒饮郁肺夹热	旨在清泻肺热
肺胀病变郁热较重	半斤（24g）	越婢加半夏汤	咳而上气，此为肺胀，其人喘，目如脱状，脉浮大者	寒饮郁肺夹热水气	
表寒里热	如鸡子大（48g）	大青龙汤	脉浮紧，发热，恶寒，身疼痛，不汗出而烦躁者。脉浮缓，身不疼，但重，乍有轻时	表寒里热夹杂	
		厚朴麻黄汤	咳而脉浮者	寒饮郁肺夹热	
肺热	半斤（24g）	麻杏石甘汤	汗出而喘，无大热	肺热气逆	

（二）清泻胃热及用量

清泻胃热，用于辨治郁热在胃引起的病证表现，用石膏组方有 3 首。

表 4　辨治胃热病变的石膏（汤剂）用量

证型	最佳用量	方名	针对主症	病变证机	用药目的
胃热气逆伤气	一斤（48g）	竹叶石膏汤	虚羸少气，气逆欲吐	胃热气逆，津气损伤	旨在清胃泻热
脾胃寒热夹杂	五两（15g）	文蛤汤	吐后，渴欲得水而贪饮者	胃热津伤或夹卫闭营郁	

表 5　辨治胃热病变的石膏（丸剂）用量

证型	最佳用量	方名	针对主症	病变证机	用药目的
脾胃虚热	二分（6g）	竹皮大丸	烦乱呕逆	脾胃虚热，浊气上逆	旨在清胃泻热

（三）清泻盛热及用量

清泻盛热，用于辨治里热炽盛病变所引起的病证表现，用石膏组方者有 3 首。

表 6　辨治里热炽盛病变的石膏用量

证型	最佳用量	方名	针对主症	病变证机	用药目的
里热	一斤（48g）	白虎汤	腹满，身重，难以转侧，口不仁，面垢，谵语，遗尿	里热炽盛，充斥内外	旨在清泻盛热
		白虎加人参汤	热结在里，表里俱热，时时恶风，大渴，舌上干燥而烦，欲饮水数升者	里热炽盛，损伤正气	
		白虎加桂枝汤	温疟者，其脉如平，身无寒但热，骨节疼烦，时呕	热郁肌肤营卫或热虐筋骨	

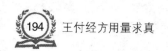

（四）清泻营卫及用量

清泻营卫，用于辨治郁热在营卫所引起的病证表现，用石膏组方有 2 首。

表 7　辨治卫热营灼病变的石膏用量

证型	最佳用量	方名	针对主症	病变证机	用药目的
太阳温病	一两（3g）	桂枝二越婢一汤	太阳病，发热恶寒，热多寒少	风热郁表（亦即表寒里热）	旨在清泻营卫
风水夹热	半斤（24g）	越婢汤	风水，恶风，一身悉肿，脉浮，不渴，续自汗出，无大热	风水夹热，浸淫于上	

（五）清解郁热及用量

清解郁热，用于辨治郁热蕴结在脾胃，用石膏组方有 2 首。

表 8　辨治郁热蕴结病变的石膏用量

证型	最佳用量	方名	针对主症	病变证机	用药目的
寒热夹杂	六铢（0.8g）	麻黄升麻汤	寸脉沉而迟，手足厥逆，下部脉不至，喉咽不利，唾脓血，泄利不止者	寒热夹杂，郁热浸淫	旨在清解郁热
风水郁热夹虚	半斤（24g）	越婢加术汤	里水	风水郁热，脾虚失制	

（六）清泻膈热及用量

清泻膈热，用于辨治膈间郁热所引起的病证表现，用石膏组方有 1 首。

表 9　辨治膈间郁热病变的石膏用量

证型	最佳用量	方名	针对主症	病变证机	用药目的
膈间郁热	十二枚鸡子大（48g）	木防己汤	膈间支饮，其人喘满，心下痞坚，面色黧黑	膈间阳郁热饮，正气损伤	旨在清泻膈热

（七）清泻肝热及用量

清泻肝热，用于辨治郁热在肝所引起的病证表现，用石膏组方有 1 首。

表 10 辨治肝热生风病变的石膏用量

证型	最佳用量	方名	针对主症	病变证机	用药目的
肝热	六两（18g）	风引汤	热、瘫、痫	肝热生风	旨在清泻肝热

【配方与用量比例】

（一）石膏配杏仁及用量（共4方）

石膏配杏仁于大青龙汤中针对"脉浮紧，发热，恶寒，身疼痛，不汗出而烦躁者"及"脉浮缓，身不疼，但重，乍有轻时"，病变证机是表寒里热夹杂，其用量比例是如鸡子大（48g）比四十个（7g）（近7∶1），旨在清泻肺热，肃降肺气。

石膏配杏仁于文蛤汤中针对"吐后，渴欲得水而贪饮者"，病变证机是胃热津伤或夹卫闭营郁，其用量比例是五两（15g）比五十个（9g）（5∶3），旨在清胃泻热，降泄浊逆。

石膏配杏仁于厚朴麻黄汤中针对"咳而脉浮者"，病变证机是寒饮郁肺夹热，其用量比例是如鸡子大（48g）比半升（12g）（4∶1），旨在清泻肺热，肃降肺气。

石膏配杏仁于麻杏石甘汤中针对"汗出而喘，无大热"，病变证机是肺热气逆，其用量比例是半斤（24g）比五十个（9g）（8∶3），旨在清泻肺热，肃降肺气。

（二）石膏配干姜及用量（共4方）

石膏配干姜于小青龙加石膏汤中针对"肺胀，咳而上气，烦躁而喘，脉浮者"，病变证机是寒饮郁肺夹热，其用量比例是二两（6g）比三两（9g）（2∶3），旨在清泻肺热，温肺散寒。

石膏配干姜于风引汤中针对热、瘫、痫，病变证机是肝热生风，其用量比例是六两（18g）比四两（12g）（3∶2），旨在清泻肝热，温阳化气。

石膏配干姜于厚朴麻黄汤中针对"咳而脉浮者"，病变证机是寒饮郁肺夹热，其用量比例是如鸡子大（48g）比二两（6g）（8∶1），旨在清泻肺热，温肺散寒。

石膏配干姜于麻黄升麻汤中针对"寸脉沉而迟，手足厥逆，下部脉不至，

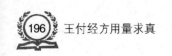

喉咽不利，唾脓血，泄利不止者"，病变证机是寒热夹杂，郁热浸淫，其用量比例是六铢（0.8g）比六铢（0.8g）（1:1），旨在清解郁热，温阳散寒。

（三）石膏配细辛及用量（共2方）

石膏配细辛于小青龙加石膏汤中针对"肺胀，咳而上气，烦躁而喘，脉浮者"，病变证机是寒饮郁肺夹热，其用量比例是二两（6g）比三两（9g）（2:3），旨在清泻肺热，温肺化饮。

石膏配细辛于厚朴麻黄汤中针对"咳而脉浮者"，病变证机是寒饮郁肺夹热，其用量比例是如鸡子大（48g）比二两（6g）（8:1），旨在清泻肺热，温肺化饮。

（四）石膏配白术及用量（共2方）

石膏配白术于麻黄升麻汤中针对"寸脉沉而迟，手足厥逆，下部脉不至，喉咽不利，唾脓血，泄利不止者"，病变证机是寒热夹杂，郁热浸淫，其用量比例是六铢（0.8g）比六铢（0.8g）（1:1），旨在清解郁热，健脾益气。

石膏配白术于越婢加术汤中针对"里水"，病变证机是风水郁热，脾虚失制，其用量比例是半斤（24g）比四两（12g）（2:1），旨在清泻营卫，健脾制水。

（五）石膏配五味子及用量（共2方）

石膏配五味子于小青龙加石膏汤中针对"肺胀，咳而上气，烦躁而喘，脉浮者"，病变证机是寒饮郁肺夹热，其用量比例是二两（6g）比半升（12g）（1:2），旨在清泻肺热，益气敛肺。

石膏配五味子于厚朴麻黄汤中针对"咳而脉浮者"，病变证机是寒饮郁肺夹热，其用量比例是如鸡子大（48g）比半升（12g）（4:1），旨在清泻肺热，益气敛肺。

黄连用量及配方

《伤寒杂病论》260方中用黄连有15首。权衡仲景用黄连可辨治诸多病证，以15首方中黄连的剂量为切入点，归纳总结、提炼概括，以期研究、剖析、发微，用于指导临床实践，从而达到准确理解黄连量在方中的作用，更好地用活经方以辨治常见病、多发病及疑难病。

【剂型与用量导读】

表 1　不同方剂中的黄连用量

用量		经方数量	经方名称
古代量	现代量		
一两	3g	7 方	半夏泻心汤、生姜泻心汤、甘草泻心汤、附子泻心汤、泻心汤、大黄黄连泻心汤、小陷胸汤
三两	9g	5 方	黄连汤、干姜黄连黄芩人参汤、葛根芩连汤、白头翁汤、白头翁加甘草阿胶汤
四两	12g	1 方	黄连阿胶汤
十两	30g	1 方	黄连粉方
十六两	48g	1 方	乌梅丸

表 2　不同剂型中的黄连用量

剂型	不同用量	古代量	现代量	代表方名
汤剂	最小用量	一两	3g	半夏泻心汤
	最大用量	四两	12g	黄连阿胶汤
	通常用量	一两	3g	小陷胸汤
	次于通常用量	三两	9g	黄连汤
散剂	基本用量	十两	30g	黄连粉方
丸剂	基本用量	十六两	48g	乌梅丸

【证型与用量变化】

（一）清热燥湿及用量

清热燥湿，即清脾胃热，燥脾胃湿，用于辨治脾胃湿热病变所引起的病证表现，用黄连组方者有 8 首。

表 3　辨治脾胃病变的黄连用量

证型	最佳用量	方名	针对主症	病变证机	用药目的
脾胃寒热夹虚	一两（3g）	半夏泻心汤	但满而不痛者，此为痞	脾胃虚弱，寒热夹杂	旨在清热燥湿
		生姜泻心汤	心下痞硬，干噫食臭，胁下有水气，腹中雷鸣，下利者		
		甘草泻心汤	腹中雷鸣，心下痞硬而满，干呕，心烦不得安		

续表

证型	最佳用量	方名	针对主症	病变证机	用药目的
脾胃寒热夹虚呕吐明显	三两（9g）	干姜黄连黄芩人参汤	食入口即吐	脾胃虚弱，寒热夹杂	旨在清热燥湿
		黄连汤	腹中痛，欲呕吐		
脾胃湿热病变配大黄	一两（3g）	大黄黄连泻心汤	心下痞	热郁阳明胃脘	旨在清热燥湿
郁热夹阳虚		附子泻心汤	心下痞，而复恶寒汗出者	湿热蕴结，阳气虚弱	
痰热		小陷胸汤	小结胸病，正在心下，按之则痛	痰热蕴结，气机郁滞	旨在清热燥湿化痰

（二）清热止利及用量

清热止利，用于辨治郁热在肠所引起的病证表现，用黄连组方有 3 首。

表 4　辨治湿热下利病变的黄连用量

证型	最佳用量	方名	针对主症	病变证机	用药目的
痢疾	三两（9g）	白头翁汤	热毒血痢	湿热蕴结，迫血妄动	旨在清热止利
		白头翁加甘草阿胶汤		热毒蕴结，迫血妄行，气血虚弱	
		葛根芩连汤	利遂不止，脉促者	湿热下注	

（三）清热燥湿或苦能下蛔及用量

清热燥湿或苦能下蛔，用于湿热蕴结或蛔虫内生所引起的病证表现，用黄连组方有 1 首。

表 5　辨治寒热夹杂或蛔厥病变的黄连用量

证型	最佳用量	方名	针对主症	病变证机	用药目的
寒热夹杂或蛔厥	十六两（48g）	乌梅丸	寒热夹杂或蛔厥	寒热夹杂，气血不足	旨在清热燥湿或苦能下蛔

(四) 清热止血及用量

清热止血，用于辨治郁热动血所引起的病证表现，用黄连组方有 1 首。

表 6　辨治湿热动血病变的黄连用量

证型	最佳用量	方名	针对主症	病变证机	用药目的
热盛出血	一两（3g）	泻心汤	吐血、衄血	热盛动血	旨在清热止血

(五) 清热愈疮及用量

清热愈疮，即清热燥湿，消肿愈疮，用于辨治湿热疮疡病变所引起的病证表现，用黄连组方者有 1 首。

表 7　辨治湿热疮疡病变的黄连用量

证型	最佳用量	方名	针对主症	病变证机	用药目的
湿热疮疡	十两（30g）	黄连粉方	浸淫疮	湿热浸淫，灼腐肌肉	旨在清热愈疮

(六) 清热除烦及用量

清热除烦，用于辨治郁热扰心所引起的病证表现，用黄连组方有 1 首。

表 8　辨治热扰神烦病变的黄连用量

证型	最佳用量	方名	针对主症	病变证机	用药目的
心肾虚热	四两（12g）	黄连阿胶汤	心中烦，不得卧	心肾虚热，阴血不足	旨在清热除烦

【配方与用量比例】

(一) 黄连配黄芩及用量（共 8 方）

黄连配黄芩于干姜黄连黄芩人参汤中针对"食入口即吐"，病变证机是寒热夹杂，中气虚弱，其用量比例是三两（9g）比三两（9g）（1:1），旨在清热燥湿。

黄连配黄芩于半夏泻心汤中针对心下"但满而不痛者，此为痞"；于生姜泻心汤中针对"心下痞硬，干噫食臭，胁下有水气，腹中雷鸣，下利者"；于甘草泻心汤中针对"腹中雷鸣，心下痞硬而满，干呕，心烦不得安"，其用量比例是一两（3g）比三两（9g）（1:3），旨在清热燥湿。

黄连配黄芩于附子泻心汤中针对"心下痞，而复恶寒汗出者"，病变证机是湿热蕴结，阳气虚弱，其用量比例是一两（3g）比一两（3g）（1∶1），旨在清热燥湿。

黄连配黄芩于泻心汤中针对"吐血、衄血"，病变证机是热盛动血，其用量比例是一两（3g）比一两（3g）（1∶1），旨在清热止血。

黄连配黄芩于黄连阿胶汤中针对"心中烦，不得卧"，病变证机是心肾虚热，阴血不足，其用量比例是四两（12g）比二两（6g）（2∶1），旨在清热除烦。

黄连配黄芩于葛根芩连汤中针对"利遂不止，脉促者"，病变证机湿热下注，其用量比例是三两（9g）比三两（9g）（1∶1），旨在清热止利。

（二）黄连配黄柏及用量（共3方）

黄连配黄柏于乌梅丸中针对寒热夹杂或蛔厥，病变证机是是寒热夹杂，气血不足，其用量比例是十六两（48g）比四两（12g）（4∶1），旨在清热燥湿或苦能下蛔。

黄连配黄柏于白头翁汤中针对热毒血痢，病变证机是湿热蕴结，扰血妄动；于白头翁加甘草阿胶汤中针对热毒血痢夹血虚，病变证机是湿热蕴结，扰血妄动，血虚不荣，其用量比例是三两（9g）比三两（9g）（1∶1），旨在清热止利。

（三）黄连配阿胶及用量（共2方）

黄连配阿胶于黄连阿胶汤中针对"心中烦，不得卧"，病变证机是心肾虚热，阴血不足，其用量比例是四两（12g）比三两（9g）（4∶3），旨在清热除烦，补血化阴。

黄连配阿胶于白头翁加甘草阿胶汤中针对热毒血痢夹血虚，病变证机是湿热蕴结，扰血妄动，血虚不荣，其用量比例是三两（9g）比二两（6g）（3∶2），旨在清热止利，补血养血。

（四）黄连配乌梅及用量（共1方）

黄连配乌梅于乌梅丸中针对寒热夹杂或蛔厥，病变证机是寒热夹杂，气血不足，或蛔虫内扰，其用量比例是十六两（48g）比三百枚（500g）（近1∶10），旨在清热燥湿或苦能下蛔，收涩敛阴。

（五）黄连配葛根及用量（共1方）

黄连配葛根于葛根芩连汤中针对"利遂不止，脉促者"，病变证机是湿热下注，其用量比例是三两（9g）比半斤（24g）（3∶8），旨在清热止利，透散郁热。

（六）黄连配栝楼实及用量（共1方）

黄连配栝楼实于小陷胸汤中针对"小结胸病，正在心下，按之则痛"，病变证机是痰热蕴结，气机郁滞，其用量比例是一两（3g）比大者一枚（30g）（1∶10），旨在清热燥湿，涤痰生津。

栀子用量及配方

《伤寒杂病论》260 方中用栀子有 10 首。权衡仲景用栀子可辨治诸多病证，以 10 首方中栀子的剂量为切入点，归纳总结、提炼概括，以期研究、剖析、发微，用于指导临床实践，从而达到准确理解栀子量在方中的作用，更好地用活经方以辨治常见病、多发病及疑难病。

【剂型与用量导读】

表 1　不同方剂中的栀子量

用 量		经方数量	经方名称
古代量	现代量		
十四枚	14g	8 方	茵陈蒿汤、栀子豉汤、栀子甘草豉汤、栀子生姜豉汤、枳实栀子豉汤、栀子厚朴汤、栀子干姜汤、栀子大黄汤
十五枚	15g	2 方	大黄硝石汤、栀子柏皮汤

表 2　不同剂型中的栀子量

剂型	不同用量	古代量	现代量	代表方名
汤剂	最小用量	十四枚	14g	栀子豉汤
	最大用量	十五枚	15g	大黄硝石汤
	通常用量	十四枚	14g	茵陈蒿汤

【证型与用量变化】

（一）清热退黄及用量

清热退黄，即清热燥湿退黄，用于辨治湿热黄疸病变所引起的病证表现，用栀子组方者有 4 首。

表3　辨治湿热黄疸病变的栀子用量

证型	最佳用量	方名	针对主症	病变证机	用药目的
湿热黄疸病变较轻	十四枚（14g）	茵陈蒿汤	身黄如橘子色，小便不利，腹微满者	湿热蕴结，湿热并重	旨在清热退黄
		栀子大黄汤	酒黄疸，心中懊恼或热痛	湿热蕴结，气机壅滞	
湿热黄疸病变较重	十五枚（15g）	栀子柏皮汤	伤寒，身黄，发热者	湿热蕴结，以热为主	
		大黄硝石汤	黄疸，腹满，小便不利而赤，自汗出	湿热蕴结，瘀血阻滞	

（二）清热除烦及用量

清热除烦，用于辨治郁热在心胸脘腹所引起的病症表现，用栀子组方有6首。

表4　辨治心胸脘腹烦热病变的栀子用量

证型	最佳用量	方名	针对主症	病变证机	用药目的
烦热气滞	十四枚（14g）	栀子厚朴汤	心烦，腹满，卧起不安者	郁热内扰，气机不畅	旨在清热除烦
		枳实栀子豉汤	心胸脘腹烦热胀满		
心胸郁热		栀子豉汤	虚烦不得眠，若剧者，必反复颠倒，心中懊恼。烦热胸中窒，心中结痛	郁热内扰心胸	
		栀子甘草豉汤	虚烦不得眠，若剧者，必反复颠倒，心中懊恼。烦热胸中窒，心中结痛，夹少气	郁热内扰心胸，心气不足	
寒热夹杂		栀子生姜豉汤	虚烦不得眠，若剧者，必反复颠倒，心中懊恼。烦热胸中窒，心中结痛，夹呕吐	郁热内扰心胸，胃气上逆	
		栀子干姜汤	身热不去，微烦者	寒热夹杂	

【配方与用量比例】

（一）栀子配香豉（淡豆豉）及用量（共 5 方）

栀子配香豉于枳实栀子豉汤中针对"心胸脘腹烦热胀满"，病变证机是郁热内扰，气机不畅，其用量比例是十四枚（14g）比一升（24g）（7∶12），旨在清热除烦，宣散透达。

栀子配香豉于栀子豉汤中针对"虚烦不得眠，若剧者，必反复颠倒，心中懊憹""烦热胸中窒"或"心中结痛"，病变证机是郁热内扰心胸；于栀子甘草豉汤中针对"夹少气"，病变证机是郁热内扰心胸，正气不足；于栀子生姜豉汤中针对"夹呕吐"，病变证机是郁热内扰心胸，心气不足，胃气上逆，其用量比例是十四枚（14g）比四合（10g）（7∶5），旨在清热除烦，宣散透达。

栀子配栀子于栀子大黄汤中针对"酒黄疸，心中懊憹或热痛"，病变证机是湿热蕴结，气机壅滞，其用量比例是十四枚（14g）比一升（24g）（7∶12），旨在清热退黄，宣散透达。

（二）栀子配枳实及用量（共 3 方）

栀子配枳实于栀子厚朴汤中针对"心烦，腹满，卧起不安者"，病变证机是郁热内扰，气机不畅，其用量比例是十四枚（14g）比四两（12g）（7∶6），旨在清热除烦，行气导滞。

栀子配枳实于枳实栀子豉汤中针对心胸脘腹烦热胀满，病变证机是郁热内扰，气机不畅，其用量比例是十四枚（14g）比三枚（3g）（近 5∶1），旨在清热除烦，行气导滞。

栀子配枳实于栀子大黄汤中针对"酒黄疸，心中懊憹或热痛"，病变证机是湿热蕴结，气机壅滞，其用量比例是十四枚（14g）比五枚（5g）（近 3∶1），旨在清热退黄，行气导滞。

（三）栀子配茵陈及用量（共 1 方）

栀子配茵陈于茵陈蒿汤中针对"身黄如橘子色，小便不利，腹微满者"，病变证机是湿热蕴结，湿热并重，其用量比例是十四枚（14g）比六两（18g）（7∶9），旨在清热利湿退黄。

（四）栀子配厚朴及用量（共 1 方）

栀子配厚朴于栀子厚朴汤中针对"心烦，腹满，卧起不安者"，病变证机

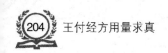

是郁热内扰，气机不畅，其用量比例是十四枚（14g）比四两（12g）（7：6），旨在清热除烦，行气导滞。

知母用量及配方

《伤寒杂病论》260 方中用知母有 7 首。权衡仲景用知母可辨治诸多病证，以 7 首方中知母的剂量为切入点，归纳总结、提炼概括，以期研究、剖析、发微，用于指导临床实践，从而达到准确理解知母量在方中的作用，更好地用活经方以辨治常见病、多发病及疑难病。

【剂型与用量导读】

表 1　不同方剂中的知母用量

用量		经方数量	经方名称
古代量	现代量		
十八铢	2.2g	1 方	麻黄升麻汤
二两	6g	1 方	酸枣仁汤
三两	9g	1 方	百合知母汤
四两	12g	1 方	桂枝芍药知母汤
六两	18g	3 方	白虎汤、白虎加人参汤、白虎加桂枝汤

表 2　汤剂型中的知母用量

剂型	不同用量	古代量	现代量	代表方名
汤剂	最小用量	十八铢	2.2g	麻黄升麻汤
	最大用量	六两	18g	白虎汤

【证型与用量变化】

（一）清热润燥及用量

清热润燥，即清热泻火，滋阴润燥，用于辨治燥热内扰病变所引起的病证表现，用知母组方者有 5 首。

表3　辨治燥热内扰病变的知母用量

证型	最佳用量	方名	针对主症	病变证机	用药目的
阳明热盛	六两（18g）	白虎汤	腹满，身重，难以转侧，口不仁，面垢，谵语，遗尿	里热炽盛，充斥内外	旨在清热润燥
		白虎加人参汤	热结在里，表里俱热，时时恶风，大渴，舌上干燥而烦，欲饮水数升者	里热炽盛，损伤正气	
温疟或热痹		白虎加桂枝汤	温疟者，其脉如平，身无寒但热，骨节疼烦，时呕	热郁肌肤营卫或热虐筋骨	
筋骨关节疼痛	四两（12g）	桂枝芍药知母汤	诸肢节疼痛	阳虚郁热	
寒热夹杂	十八铢（2.2g）	麻黄升麻汤	寸脉沉而迟，手足厥逆，下部脉不至，喉咽不利，唾脓血，泄利不止者	寒热夹杂，阳气阻滞	

（二）清滋除烦及用量

清滋除烦，即清热滋阴，除烦安神，用于辨治烦热内扰病变所引起的病证表现，用知母组方者有2首。

表4　辨治烦热内扰病变的知母用量

证型	最佳用量	方名	针对主症	病变证机	用药目的
阴虚内热	三两（9g）	百合知母汤	心烦，咳嗽，口渴	郁热内扰，消灼阴津	旨在清滋除烦
心肝阴血虚	二两（6g）	酸枣仁汤	虚劳虚烦，不得眠	心肝阴血不足，虚热内生，心神不宁	

【配方与用量比例】

（一）知母配芍药及用量（共2方）

知母配芍药于桂枝芍药知母汤中针对"诸肢节疼痛"，病变证机是阳虚郁热，其用量比例是四两（12g）比三两（9g）（4∶3），旨在养血清热润燥。

知母配芍药于麻黄升麻汤中针对"寸脉沉而迟，手足厥逆，下部脉不至，喉咽不利，唾脓血，泄利不止者"，病变证机是寒热夹杂，阳气阻滞，其用量比例是十八铢（2.3g）比六铢（0.8g）（约11∶4），旨在清热润燥，补血敛阴。

（二）知母配人参及用量（共1方）

知母配人参于白虎加人参汤中针对"热结在里，表里俱热，时时恶风，大渴，舌上干燥而烦，欲饮水数升者"，病变证机是里热炽盛，损伤正气，其用量比例是六两（18g）比三两（9g）（2∶1），旨在清热润燥，补益脾胃。

（三）知母配黄芩及用量（共1方）

知母配黄芩于麻黄升麻汤中针对"寸脉沉而迟，手足厥逆，下部脉不至，喉咽不利，唾脓血，泄利不止者"，病变证机是寒热夹杂，阳气阻滞，其用量比例是十八铢（2.3g）比十八铢（2.3g）（1∶1），旨在清热润燥，清热燥湿，相辅相成，相反相制。

（四）知母配附子及用量（共1方）

知母配附子于桂枝芍药知母汤中针对"诸肢节疼痛"，病变证机是阳虚郁热，其用量比例是四两（12g）比二枚（10g）（6∶5），旨在清热润燥，温通止痛。

黄柏用量及配方

《伤寒杂病论》260方中用黄柏有5首。权衡仲景用黄柏可辨治诸多病证，以5首方中黄柏的剂量为切入点，归纳总结、提炼概括，以期研究、剖析、发微，用于指导临床实践，从而达到准确理解黄柏量在方中的作用，更好地用活经方以辨治常见病、多发病及疑难病。

【剂型与用量导读】

表1　不同方剂中的黄柏用量

用量		经方数量	经方名称
古代量	现代量		
二两	6g	1方	栀子柏皮汤
三两	9g	2方	白头翁汤、白头翁加甘草阿胶汤

续表

用 量		经方数量	经方名称
古代量	现代量		
四两	12g	1方	大黄硝石汤
六两	18g	1方	乌梅丸

表2　不同剂型中的黄柏用量

剂型	不同用量	古代量	现代量	代表方名
汤剂	最小用量	二两	6g	栀子柏皮汤
	最大用量	四两	12g	大黄硝石汤
	通常用量	三两	3g	白头翁汤
丸剂	最小用量	四两	12g	乌梅丸

【证型与用量变化】

（一）清热退黄及用量

清热退黄，用于辨治湿热蕴结所引起的病证表现，用黄柏组方有2首。

表3　辨治湿热黄疸病变的黄柏用量

证型	最佳用量	方名	针对主症	病变证机	用药目的
湿热黄疸	二两（6g）	栀子柏皮汤	伤寒，身黄，发热者	湿热蕴结	旨在清热退黄
湿热夹瘀黄疸	四两（12g）	大黄硝石汤	黄疸，腹满，小便不利而赤，自汗出	湿热缊结，瘀血阻滞	

（二）清热止利及用量

清热止利，用于辨治湿热下迫下注所引起的病证表现，用黄柏组方有2首。

表4　辨治湿热下利病变的黄柏用量

证型	最佳用量	方名	针对主症	病变证机	用药目的
热毒血痢	三两（9g）	白头翁汤	热毒血痢	湿热蕴结，迫扰血妄动	旨在清热止利
热毒血痢夹血虚		白头翁加甘草阿胶汤	热毒血痢夹血虚	湿热蕴结，迫扰血妄动夹血虚	

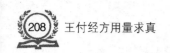
（三）清热燥湿或苦能下蛔及用量

清热燥湿或苦能下蛔，用于辨治湿热蕴结或蛔虫内扰所引起的病证表现，用黄柏组方有 1 首。

表5　辨治寒热夹杂或蛔厥病变的黄柏用量

证型	最佳用量	方名	针对主症	病变证机	用药目的
寒热夹杂或蛔厥	六两（18g）	乌梅丸	寒热夹杂或蛔厥	寒热夹杂，气血不足	旨在清热燥湿或苦能下蛔

【配方与用量比例】

（一）黄柏配栀子及用量（共2方）

黄柏配栀子于大黄硝石汤中针对"黄疸，腹满，小便不利而赤，自汗出"，病变证机是湿热蕴结，瘀血阻滞，其用量比例是四两（12g）比十五枚（15g）（4：5），旨在清热退黄。

黄柏配栀子于栀子柏皮汤中针对"伤寒，身黄，发热者"，病变证机是湿热蕴结，熏蒸于外，其用量比例是二两（6g）比十五枚（15g）（2：5），旨在清热退黄。

（二）黄柏配乌梅及用量（共1方）

黄柏配乌梅于乌梅丸中针对寒热夹杂或蛔厥，病变证机是寒热夹杂，气血不足，或蛔虫内扰，其用量比例是六两（18g）比三百枚（500g）（近1：28），旨在清热燥湿或苦能下蛔，收涩敛阴。

（三）黄柏配阿胶及用量（共1方）

黄柏配阿胶于白头翁加甘草阿胶汤中针对热毒血痢夹血虚，病变证机是湿热蕴结，迫扰血妄动夹血虚，其用量比例是三两（9g）比二两（6g）（3：2），旨在清热止利，补血养血。

矾石用量及配方

《伤寒杂病论》260 方中用矾石有 4 首，权衡仲景用矾石可辨治病证如湿热、瘀热、痰风等病变。

【剂型与用量导读】

表1 不同方剂中的矾石用量

用量		经方数量	经方名称
古代量	现代量		
方寸匕的1/2	3~4.5g	1方	硝石矾石散
二两	6g	1方	矾石汤
三分	9g	2方	矾石丸、侯氏黑散

表2 不同剂型中的矾石用量

剂型	不同用量	古代量	现代量	代表方名
汤剂	基本用量	二两	6g	矾石汤
散剂	最小用量	方寸匕的1/2	3~4.5g	硝石矾石散
	最大用量	三分	9g	侯氏黑散
丸剂	基本用量	三分	9g	矾石丸

【证型与用量变化】

（一）燥湿散瘀及用量

燥湿散瘀，用于辨治湿瘀病变所引起的病证表现，用矾石组方者有2首。

表3 辨治湿瘀病变的矾石用量

证型	最佳用量	方名	针对主症	病变证机	用药目的
瘀湿经血不利	三分（9g）	矾石丸	妇人经水闭不利，脏坚癖不止，中有干血，下白物	湿浊蕴结，瘀血阻滞	旨在燥湿散瘀
黑疸或女劳病	方寸匕的1/2（3~4.5g）	硝石矾石散	黄家，日晡所发热，而反恶寒，此为女劳得之；膀胱急，少腹满，身尽黄，额上黑，足下热，因作黑疸，其腹胀如水状，大便必黑，时溏，此女劳之病，非水也	瘀血阻滞，湿热蕴结	

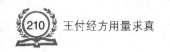

（二）清热燥湿及用量

清热燥湿，用于辨治湿热下注所引起的病证表现，用矾石组方有1首。

表4　辨治湿热病变的矾石用量

证型	最佳用量	方名	针对主症	病变证机	用药目的
脚气	二两（6g）	矾石汤	脚气冲心	湿热浸淫，肆虐肌肤	旨在清热燥湿

（三）化痰息风及用量

化痰息风，用于辨治疾郁生风，或风动生疾所引起的病证表现，用矾石组方有1首。

表5　辨治风痰病变的矾石用量

证型	最佳用量	方名	针对主症	病变证机	用药目的
痰风	三分（9g）	侯氏黑散	治大风，四肢烦重，心中恶寒不足者	心脾不足，痰风内生	旨在化痰息风

【配方与用量比例】

（一）矾石配杏仁及用量（共1方）

矾石配杏仁于矾石丸中针对"妇人经水闭不利，脏坚癖不止，中有干血，下白物"，病变证机是湿浊蕴结，瘀血阻滞，其用量比例是三分（9g）比一分（3g）（3∶1），旨在燥湿散瘀，降泄湿浊。

（二）矾石配牡蛎及用量（共1方）

矾石配牡蛎于侯氏黑散中针对"治大风，四肢烦重，心中恶寒不足者"，病变证机是心脾不足，痰风内生，其用量比例是三分（9g）比三分（9g）（1∶1），旨在化痰潜阳息风。

（三）矾石配防风及用量（共1方）

矾石配防风于侯氏黑散中针对"治大风，四肢烦重，心中恶寒不足者"，病变证机是心脾不足，痰风内生，其用量比例是三分（9g）比十分（30g）（3∶10），旨在化痰息风，疏散透风。

猪胆汁用量及配方

《伤寒杂病论》260方中用猪胆汁有3首，权衡仲景用猪胆汁可辨治病证如郁热、阴虚、燥热等病变。

【剂型与用量导读】

表1 不同方剂中的猪胆汁用量

用 量		经方数量	经方名称
古代量	现代量		
半合	3.5mL	1方	通脉四逆加猪胆汁汤
一合	7mL	1方	白通加猪胆汁汤
用量一枚	70mL	1方	大猪胆汁方

表2 不同剂型中的猪胆汁用量

剂型	不同用量	古代量	现代量	代表方名
汤剂	最小用量	半合	3.5mL	通脉四逆加猪胆汁汤
	最大用量	一合	7mL	白通加猪胆汁汤
外用	基本用量	一枚	70mL	大猪胆汁方

【证型与用量变化】

(一) 益阴和阳用量

益阴和阳, 用于辨治阳虚格阳或阴津损伤所引起的病证表现, 用猪胆汁组方有2首。

表3 辨治阳虚格阳病变的猪胆汁用量

证型	最佳用量	方名	针对主症	病变证机	用药目的
阳虚格阳伤阴	半合 (3.5mL)	通脉四逆加猪胆汁汤	吐已, 下断, 汗出而厥, 四肢拘急不解, 脉微欲绝者	阳气虚弱, 虚阳被格, 伤及阴津	旨在益阴和阳
阳虚戴阳伤阴	一合 (7mL)	白通加猪胆汁汤	颧红面赤心烦	阳气虚弱, 虚阳浮越, 伤及阴津	

(二) 清热润肠用量

清热润肠, 用于辨治燥热病变所引起的病证表现, 用猪胆汁组方者有1首。

表4　辨治燥热病变的猪胆汁用量

证型	最佳用量	方名	针对主症	病变证机	用药目的
燥热	一枚（70mL）	大猪胆汁方	大便干结	郁热蕴结，灼伤有津	旨在清热润燥

【配方与用量比例】

（一）猪胆汁配附子及用量（共2方）

猪胆汁配附子于通脉四逆加猪胆汁汤中针对"吐已，下断，汗出而厥，四肢拘急不解，脉微欲绝者"，病变证机是阳气虚弱，虚阳被格，伤及阴津，其用量比例是半合比大者一枚，旨在益阴和阳，温壮阳气。

猪胆汁配附子于白通加猪胆汁汤中针对"颧红面赤心烦"，病变证机是阳气虚弱，虚阳浮越，伤及阴津，其用量比例是一合比一枚，旨在益阴和阳，温壮阳气。

（二）猪胆汁配葱白及用量（共1方）

猪胆汁配葱白于白通加猪胆汁汤中针对"颧红面赤心烦"，病变证机是阳气虚弱，虚阳浮越，伤及阴津，其用量比例是一合比四茎，旨在益阴和阳，宣通阳气。

白头翁用量及配方

《伤寒杂病论》260方中用白头翁有2首，权衡仲景用白头翁可辨治病证如血热、郁热、热毒等病变。

【剂型与用量导读】

表1　不同方剂中的白头翁用量

用量		经方数量	经方名称
古代量	现代量		
二两	6g（可用30g）	2方	白头翁汤、白头翁加甘草阿胶汤

注：结合临床治病需要，用量可增为十两（30g）。

【证型与用量变化】

清热止利，即清热凉血，解毒止利，用于辨治热毒下利病变所引起的病证表现，用白头翁组方者有2首。

表2 辨治热毒血痢病变的白头翁用量

证型	最佳用量	方名	针对主症	病变证机	用药目的
热毒血痢	二两（6g）	白头翁汤	热毒血痢	湿热蕴结，迫血妄动	旨在清热止利
		白头翁加甘草阿胶汤		热毒蕴结，迫血妄行，气血虚弱	

【配方与用量比例】

（一）白头翁配黄连及用量（共2方）

白头翁配黄连于白头翁汤中针对热毒血痢，病变证机是湿热蕴结，迫血妄动；于白头翁加甘草阿胶汤中针对热毒血痢，病变证机是热毒蕴结，迫血妄行，气血虚弱，其用量比例是二两（6g）比三两（9g）（2：3），最佳用量比例是10：3，旨在清热止利。

（二）白头翁配黄柏及用量（共2方）

白头翁配黄柏于白头翁汤中针对热毒血痢，病变证机是湿热蕴结，迫血妄动；又如于白头翁加甘草阿胶汤中针对热毒血痢，病变证机是热毒蕴结，迫血妄行，气血虚弱，其用量比例是二两（6g）比三两（9g）（2：3），最佳用量比例是10：3，旨在清热止利。

（三）白头翁配秦皮及用量（共1方）

白头翁配秦皮于白头翁汤中针对热毒血痢，病变证机是湿热蕴结，迫血妄动；于白头翁加甘草阿胶汤中针对热毒血痢，病变证机是热毒蕴结，迫血妄行，气血虚弱，其用量比例是二两（6g）比三两（9g）（2：3），最佳用量比例是10：3，旨在清热固涩止利。

（四）白头翁配甘草及用量（共1方）

白头翁配甘草于白头翁加甘草阿胶汤中针对热毒血痢，病变证机是热毒蕴结，迫血妄行，气血虚弱，其用量比例是二两（6g）比二两（6g）（1：1），最佳用量比例是10：3，旨在清热益气，解毒止利。

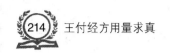

苦参用量及配方

《伤寒杂病论》260 方中用苦参有 2 首，权衡仲景用苦参可辨治病证，既可辨治湿热蕴结于内，又可辨治湿热浸淫于外等病变。

【剂型与用量导读】

表 1　方剂及剂型中的苦参用量

用量		经方数量	经方名称
古代量	现代量		
四两	12g	1 方	当归贝母苦参丸
十两	30g	1 方	苦参汤

【证型与用量变化】

清热燥湿，用于辨治湿热病变所引起的病证表现，用苦参组方者有 2 首。

表 2　辨治湿热病变的苦参用量

证型	最佳用量	方名	针对主症	病变证机	用药目的
血虚湿热	四两（12g）	当归贝母苦参丸	小便难	血虚不荣，水湿蕴结	旨在清热燥湿
湿热	十两（30g）	苦参汤	蚀于下部则咽干	湿热浸淫，灼腐肌肤	

文蛤用量及配方

《伤寒杂病论》260 方中用文蛤有 2 首，权衡仲景用文蛤可辨治病证如湿热、阴亏等病变。

【剂型与用量导读】

表 1　方剂及剂型中的文蛤用量

用 量		经方数量	经方名称
古代量	现代量		
五两	15g	1 方	文蛤散
五两	15g	1 方	文蛤汤

【证型与用量变化】

（一）清热利湿及用量

清热利湿，用于辨治湿热郁滞营卫所引起的病证表现，用文蛤组方有 1 首。

表 2　辨治营卫郁滞病变的文蛤用量

证型	最佳用量	方名	针对主症	病变证机	用药目的
肉上粟起	五两（15g）	文蛤散	弥更益烦，肉上粟起意欲饮水，反不渴者	寒郁热扰湿困营卫被遏	旨在清热利湿

（二）清热益阴及用量

清热益阴，用于辨治郁热津伤所引起的病证表现，用文蛤组方有 1 首。

表 3　辨治郁热津伤病变的文蛤用量

证型	最佳用量	方名	针对主症	病变证机	用药目的
脾胃寒热夹杂	五两（15g）	文蛤汤	吐后，渴欲得水而贪饮者	胃热津伤或夹卫闭营郁	旨在清热益阴

【配方与用量比例】

（一）文蛤配石膏及用量（共 1 方）

文蛤配石膏于文蛤汤中针对"吐后，渴欲得水而贪饮者"，病变证机是胃热津伤或夹卫闭营郁，其用量比例是五两（15g）比五两（15g）（1∶1），旨在清热益阴，清泻胃热。

（二）文蛤配麻黄及用量（共 1 方）

文蛤配麻黄于文蛤汤中针对"吐后，渴欲得水而贪饮者"，病变证机是胃

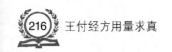

热津伤或夹卫闭营郁，其用量比例是五两（15g）比三两（9g）（5：3），旨在清热益阴，温阳宣通。

竹叶用量及配方

《伤寒杂病论》中用竹叶有 2 首，权衡仲景用竹叶可辨治病证如郁热等病变。

【剂型与用量导读】

表 1　方剂及剂型中的竹叶用量

用量		经方数量	经方名称
古代量	现代量		
一把	10g	1 方	竹叶汤
二把	20g	1 方	竹叶石膏汤

【证型与用量变化】

清泻胃热，用于辨治郁热在胃引起的病证表现，用竹叶组方有 2 首。

表 2　辨治郁热病变的竹叶用量

证型	最佳用量	方名	针对主症	病变证机	用药目的
胃热气逆伤气	二把（20g）	竹叶石膏汤	虚羸少气，气逆欲吐	胃热气逆，津气损伤	旨在清泻胃热
太阳中风夹阳虚郁热	一把（10g）	竹叶汤	中风，发热，面正赤，喘而头痛	营卫及阳气虚弱，郁热内生	旨在清泻郁热

【配方与用量比例】

（一）竹叶配石膏及用量（共1方）

竹叶配石膏于竹叶石膏汤中针对"虚羸少气，气逆欲吐"，病变证机是胃热气逆，津气损伤，其用量比例是二把（20g）比一升（24g）（5：6），旨在清泻胃热。

（二）竹叶配麦冬及用量（共1方）

竹叶配麦冬于竹叶石膏汤中针对"虚羸少气，气逆欲吐"，病变证机是胃热气逆，津气损伤，其用量比例是二把（20g）比一升（24g）（5：6），旨在清泻胃热，生津滋阴。

（三）竹叶配葛根及用量（共1方）

竹叶配葛根于竹叶汤中针对"中风，发热，面正赤，喘而头痛"，病变证机是营卫及阳气虚弱，郁热内生，其用量比例是一把（10g）比三两（9g）（近1：1），旨在清泻郁热，疏散透达。

竹茹用量及配方

《伤寒杂病论》260 方中用竹茹有 2 首，权衡仲景用竹茹可辨治病证如脾胃虚热、浊气上逆等病变。

【剂型与用量导读】

表 1　方剂及剂型中的竹茹用量

用量		经方数量	经方名称
古代量	现代量		
二升	48g	1 方	橘皮竹茹汤
二分	6g	1 方	竹皮大丸

【证型与用量变化】

清热降逆，用于辨治郁热扰胃、浊气上逆所引起的病证表现，用竹茹组方有 2 首。

表 2　辨治胃热气逆病变的竹茹用量

证型	最佳用量	方名	针对主症	病变证机	用药目的
虚热呃逆	二升（48g）	橘皮竹茹汤	呃逆	脾胃虚弱，热扰气逆	旨在清胃降逆
脾胃虚热	二分（6g）	竹皮大丸	烦乱呕逆	脾胃虚热，浊气上逆	

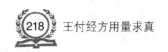

【配方与用量比例】

（一）竹茹配甘草及用量（共2方）

竹茹配甘草于橘皮竹茹汤中针对"呃逆"，病变证机是脾胃虚弱，热扰气逆，其用量比例是二升（48g）比五两（15g）（16：5），旨在清胃降逆，补益脾胃。

竹茹配甘草于竹皮大丸中针对"烦乱呕逆"，病变证机是脾胃虚热，浊气上逆，其用量比例是二分（6g）比七分（21g）（2：7），旨在清胃降逆，补益脾胃。

（二）竹茹配生姜及用量（共1方）

竹茹配生姜于橘皮竹茹汤中针对"呃逆"，病变证机是脾胃虚弱，热扰气逆，其用量比例是二升（48g）比半斤（24g）（2：1），旨在清热开胃降逆。

（三）竹茹配石膏及用量（共1方）

竹茹配石膏于竹皮大丸中针对"烦乱呕逆"，病变证机是脾胃虚热，浊气上逆，其用量比例是二分（6g）比二分（6g）（1：1），旨在清胃泻热降逆。

（四）竹茹配白薇及用量（共1方）

竹茹配白薇于竹皮大丸中针对烦乱呕逆，病变证机是脾胃虚热，浊气上逆，其量比例是二分（6g）比二分（6g）（1：1），旨在清胃降逆，凉血解毒。

紫参用量及配方

《伤寒杂病论》260方中用紫参有2首，权衡仲景用紫参可辨治病证如肺热、肠热等病变。

【剂型与用量导读】

表1　方剂及剂型中的紫参用量

用量		经方数量	经方名称
古代量	现代量		
四两	12g	1方	泽漆汤
半斤	24g	1方	紫参汤

【证型与用量变化】

（一）清泻肺热及用量

清泻肺热，用于辨治郁热在肺所引起的病证表现，用紫参组方有1首。

表2 辨治肺热病变的紫参用量

证型	最佳用量	方名	针对主症	病变证机	用药目的
热饮伤肺夹热	四两（15g）	泽漆汤	咳喘或哮喘	热饮伤肺，肺气不足	旨在清泻肺热

（二）清解热毒及用量

清解热毒，用于辨治郁热在肺或大肠所引起的病证表现，用紫参组方有1首。

表3 辨治大肠蕴热病变的紫参用量

证型	最佳用量	方名	针对主症	病变证机	用药目的
热毒下利	半斤（24g）	紫参汤	下利，肺痛	热毒下注	旨在清解热毒

【配方与用量比例】

（一）紫参配甘草及用量（共2方）

紫参配甘草于紫参汤针中对"下利，肺痛"，病变证机是热毒下注，其用量比例是半斤（24g）比三两（9g）（8∶3），旨在益气清解热毒。

紫参配甘草于泽漆汤中针对"咳喘或哮喘"，病变证机是热饮伤肺，肺气不足，其用量比例是五两（15g）比三两（9g）（5∶3），旨在益气清泻肺热。

（二）紫参配黄芩及用量（共1方）

紫参配黄芩于泽漆汤中针对"咳喘或哮喘"，病变证机是热饮伤肺，肺气不足，其用量比例是五两（15g）比三两（9g）（5∶3），旨在清泻肺热。

（三）紫参配半夏及用量（共1方）

紫参配半夏于泽漆汤中针对"咳喘或哮喘"，病变证机是热饮伤肺，肺气不足，其用量比例是五两（15g）比半升（12g）（5∶4），旨在清泻肺热，降肺化痰。

（四）紫参配生姜及用量（共1方）

紫参配生姜于泽漆汤中针对"咳喘或哮喘"，病变证机是热饮伤肺，肺气不足，其用量比例是五两（15g）比四两（15g）（1∶1），旨在清泻肺热，宣肺降逆。

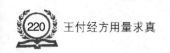

白蔹用量及配方

《伤寒杂病论》260 方中用白蔹有 1 首，权衡仲景用白蔹可主要用于辨治积热、郁滞等病变。

表 1　方剂及剂型中的白蔹用量

用量		经方数量	经方名称
古代量	现代量		
二分	6g	1 方	薯蓣丸

【证型与用量变化】

清热散结，用于辨治气血阴阳虚夹热所引起的病证表现，用白蔹组方有 1 首。

表 2　辨治脾虚病变的白蔹用量

证型	最佳用量	方名	针对主症	病变证机	用药目的
虚劳	二分（6g）	薯蓣丸	虚劳，诸不足，风气百疾	气血阴阳俱虚或夹太阳营卫病变	旨在清热散结

【配方与用量比例】

（一）白蔹配柴胡及用量（共1方）

白蔹配柴胡于薯蓣丸中针对"虚劳，诸不足，风气百疾"，病变证机是气血阴阳俱虚或夹太阳营卫病变，其用量比例是二分（6g）比五分（15g）（2：5），旨在清热散结，疏利气机。

（二）白蔹配桂枝及用量（共1方）

白蔹配桂枝于薯蓣丸中针对"虚劳，诸不足，风气百疾"，病变证机是气血阴阳俱虚或夹太阳营卫病变，其用量比例是二分（6g）比十分（30g）（1：5），旨在清热散结，解肌温阳。

（三）白蔹配山药及用量（共1方）

白蔹配山药于薯蓣丸中针对"虚劳，诸不足，风气百疾"，病变证机是气血阴阳俱虚或夹太阳营卫病变，其用量比例是十分（30g）比三十分（90g）（1:3），旨在清热散结，益气化阴。

（四）白蔹配干地黄及用量（共1方）

白蔹配干地黄于薯蓣丸中针对"虚劳，诸不足，风气百疾"，病变证机是气血阴阳俱虚或夹太阳营卫病变，其用量比例是二分（6g）比十分（30g）（1:5），旨在清热散结，补血滋阴。

白薇用量及配方

《伤寒杂病论》260方中用白薇有1首，权衡仲景用白薇可辨治病证如郁热、虚热等病变。

【剂型与用量导读】

表1　方剂及剂型中的白薇用量

用量		经方数量	经方名称
古代量	现代量		
一分	3g	1方	竹皮大丸

【证型与用量变化】

清热解毒，用于辨治郁热气逆所引起的病证表现，用白薇组方有1首。

表2　辨治胃热气逆病变的白薇用量

证型	最佳用量	方名	针对主症	病变证机	用药目的
脾胃虚热	一分（3g）	竹皮大丸	烦乱呕逆	脾胃虚热，浊气上逆	旨在清热解毒

【配方与用量比例】

（一）白薇配甘草及用量（共1方）

白薇配甘草于竹皮大丸中针对"烦乱呕逆"，病变证机是脾胃虚热，浊气上逆，其用量比例是一分（3g）比七分（21g）（1：7），旨在清热解毒，补益脾胃。

（二）白薇配石膏及用量（共1方）

白薇配石膏于竹皮大丸中针对"烦乱呕逆"，病变证机是脾胃虚热，浊气上逆，其用量比例是二分（6g）比二分（6g）（1：1），旨在清胃泻热解毒。

败酱草用量及配方

《伤寒杂病论》260方中用败酱草有1首，权衡仲景用败酱草可辨治病证如热毒郁结等病变。

【剂型与用量导读】

表1 方剂及剂型中的败酱草用量

用量		经方数量	经方名称
古代量	现代量		
五分	15g	1方	薏苡附子败酱散

【证型与用量变化】

利湿消痈，用于辨治痈疽病变所引起的病证表现，用败酱草组方者有1首。

表2 辨治痈疽病变的败酱草用量

证型	最佳用量	方名	针对主症	病变证机	用药目的
阳虚寒湿夹热	五分（15g）	薏苡附子败酱散	肠痈之为病，其身甲错，腹皮急，按之濡如肿状，腹无积聚，身无热，脉数，此为肠内有痈脓	阳气寒湿，郁热夹杂	旨在解毒排脓

【配方与用量比例】

败酱草配附子及用量（共1方）

败酱草配附子于薏苡附子败酱散中针对"肠痈之为病，其身甲错，腹皮急，按之濡如肿状，腹无积聚，身无热，脉数，此为肠内有痈脓"，病变证机是阳气寒湿，郁热夹杂，其用量比例是十分（30g）比二分（6g）（5：2），旨在解毒排脓，温阳消痈。

甘李根白皮用量及配方

《伤寒杂病论》260 方中用甘李根白皮有 1 首，权衡仲景用甘李根白皮可辨治病证如郁热气逆等病变。

【剂型与用量导读】

表 1　方剂及剂型中的甘李根白皮用量

用量		经方数量	经方名称
古代量	现代量		
一升	24g	1 方	奔豚汤

【证型与用量变化】

清热降逆，用于辨治奔豚病变所引起的病证表现，用甘李根白皮组方者有 1 首。

表 2　辨治奔豚病变的甘李根白皮用量

证型	最佳用量	方名	针对主症	病变证机	用药目的
肝热气逆	一升（24g）	奔豚汤	奔豚，气上冲胸，腹痛，往来寒热	肝热气逆夹血虚	旨在清热降逆

【配方与用量比例】

（一）甘李根白皮配黄芩及用量（共1方）

甘李根白皮配黄芩于奔豚汤中针对"奔豚，气上冲胸，腹痛，往来寒热"，病变证机是肝热气逆夹血虚，其用量比例是一升（24g）比二两（6g）（4：1），旨在清泻肝热降逆。

（二）甘李根白皮配芍药及用量（共1方）

甘李根白皮配芍药于奔豚汤中针对"奔豚，气上冲胸，腹痛，往来寒热"，

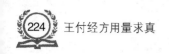

病变证机是肝热气逆夹血虚，其用量比例是一升（24g）比二两（6g）（4：1），旨在清热降逆，养血平冲。

瓜子用量及配方

《伤寒杂病论》260 方中用瓜子有 1 首，权衡仲景用瓜子可辨治病证如湿热痈脓等病变。

【剂型与用量导读】

表 1　方剂及剂型中的瓜子用量

用 量		经方	经方名称
古代量	现代量	数量	
半升	12g	1 方	大黄牡丹汤

【证型与用量变化】

通泻瘀热，用于辨治瘀热生痈生脓所引起的病证表现，用瓜子组方有 1 首。

表 2　辨治瘀热痈脓病变的瓜子用量

证型	最佳用量	方名	针对主症	病变证机	用药目的
瘀热	半升（12g）	大黄牡丹汤	肠痈	瘀热相结，壅滞不通	旨在通泻瘀热

【配方与用量比例】

瓜子配芒硝及用量（共1方）

瓜子配芒硝于大黄牡丹汤中针对肠痈，病变证机是瘀热相结，壅滞不通，其用量比例是半升（12g）比三合（9g）（4：3），旨在清热利湿排脓，泻热祛瘀。

寒水石用量及配方

《伤寒杂病论》260 方中用寒水石有 1 首，权衡仲景用寒水石可辨治病证如郁热生风等病变。

表1　方剂及剂型中的寒水石用量

用量		经方数量	经方名称
古代量	现代量		
六两	18g	1方	风引汤

【证型与用量变化】

泻热益阴，用于辨治郁热伤阴所引起的病证表现，用寒水石组方有1首。

表2　辨治郁热盛实病变的寒水石用量

证型	最佳用量	方名	针对主症	病变证机	用药目的
肝热生风	六两（18g）	风引汤	热、瘫、痫	热极生风	旨在泻热益阴

【配方与用量比例】

（一）寒水石配石膏及用量（共1方）

寒水石配石膏于风引汤中针对"热、瘫、痫"，病变证机是热极生风，其用量比例是六两（18g）比六两（18g）（1∶1），旨在清泻肝热益阴。

（二）寒水石配紫石英及用量（共1方）

寒水石配紫石英于风引汤中针对"热、瘫、痫"，病变证机是热极生风，其用量比例是六两（18g）比六两（18g）（1∶1），旨在泻热益阴，定惊安魂。

（三）寒水石配龙骨及用量（共1方）

寒水石配龙骨于风引汤中针对"热、瘫、痫"，病变证机是热极生风，其用量比例是六两（18g）比四两（12g）（3∶2），旨在泻热益阴，息风安神。

（四）寒水石配牡蛎及用量（共1方）

寒水石配牡蛎于风引汤中针对"热、瘫、痫"，病变证机是热极生风，其用量比例是六两（18g）比四两（12g）（3∶2），旨在泻热益阴，潜阳息风。

鸡子清用量及配方

《伤寒杂病论》260方中用鸡子清有1首，权衡仲景用鸡子清可辨治病证如

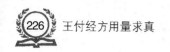

虚热、阴亏等病变。

【剂型与用量导读】

表1 方剂及剂型中的鸡子清量

用量		经方数量	经方名称
古代量	现代量		
仲景未言用量		1方	苦酒汤

【证型与用量变化】

益阴清热，用于辨治咽痛病变所引起的病证表现，用鸡子清组方者有1首。

表2 辨治咽痛病变的鸡子清用量

证型	最佳用量	方名	针对主症	病变证机	用药目的
痰热伤咽	仲景未言用量	苦酒汤	咽中伤，生疮，不能语言，声不出者	痰热灼伤脉络	旨在益阴清热

【配方与用量比例】

（一）鸡子清配半夏及用量（共1方）

鸡子清配半夏于苦酒汤中针对"咽中伤，生疮，不能语言，声不出者"，病变证机是痰热灼伤脉络，旨在益阴清热，利咽化痰。

（二）鸡子清配鸡子壳及用量（共1方）

鸡子清配鸡子壳于苦酒汤中针对"咽中伤，生疮，不能语言，声不出者"，病变证机是痰热灼伤脉络，旨在益阴清热，收敛利咽。

鸡屎白用量及配方

《伤寒杂病论》260方中用鸡屎白有1首，权衡仲景用鸡屎白可辨治病证如湿热、郁热等病变。

【剂型与用量导读】

表 1 方剂及剂型中的鸡屎白用量

用量		经方数量	经方名称
古代量	现代量		
方寸匕	6~9g	1 方	鸡屎白散

【证型与用量变化】

清热柔筋，用于辨治郁热伤筋伤脉所引起的病证表现，用鸡屎白组方有 1 首。

表 2 辨治筋脉拘急病变的鸡屎白用量

证型	最佳用量	方名	针对主症	病变证机	用药目的
筋脉拘急	方寸匕（6~9g）	鸡屎白散	转筋之为病，其人臂脚直，脉上下行，微弦，转筋入腹者	温热浸淫，筋脉拘急	旨在清热柔筋

狼牙用量及配方

《伤寒杂病论》260 方中用狼牙有 1 首，权衡仲景用狼牙可辨治病证如湿热、郁毒等病变。

表 1 方剂及剂型中的狼牙用量

用量		经方数量	经方名称
古代量	现代量		
三两	9g	1 方	狼牙汤

【证型与用量变化】

清燥敛疮，用于辨治湿热病变所引起的病证表现，用狼牙组方者有 1 首。

表 2　辨治湿热病变的狼牙用量

证型	最佳用量	方名	针对主症	病变证机	用药目的
湿热	三两（9g）	狼牙汤	阴中即生疮，阴中蚀疮烂者	湿热蕴结，灼腐蚀疮	旨在清燥敛疮

连翘用量及配方

《伤寒杂病论》260 方中用连翘有 1 首，权衡仲景用连翘可辨治病证如湿热、热毒等病变。

【剂型与用量导读】

表 1　方剂及剂型中的连翘用量

用量		经方数量	经方名称
古代量	现代量		
二两	6g	1 方	麻黄连翘赤小豆汤

【证型与用量变化】

清热解毒，用于辨证热毒内结所引起的病证表现，用连翘组方有 1 首。

表 2　辨治湿热疫毒病变的连翘用量

证型	最佳用量	方名	针对主症	病变证机	用药目的
湿热	二两（6g）	麻黄连翘赤小豆汤	伤寒，瘀热在里，身必发黄	湿热夹风寒	旨在清热解毒

【配方与用量比例】

（一）连翘配赤小豆及用量（共1方）

连翘配赤小豆于麻黄连翘赤小豆汤中针对"伤寒，瘀热在里，身必发黄"，病变证机是湿热夹风寒，其用量比例是二两（6g）比一升（24g）（1∶4），旨在清热解毒利湿。

（二）连翘配生梓白皮及用量（共1方）

连翘配生梓白皮于麻黄连翘赤小豆汤中针对"伤寒，瘀热在里，身必发黄"，病变证机是湿热夹风寒，其用量比例是二两（6g）比一升（24g）（1：4），旨在清热解毒利湿。

人尿用量及配方

《伤寒杂病论》260方中用人尿有1首，权衡仲景用人尿可辨治病证如燥热、阴亏等病变。

【剂型与用量导读】

表1 方剂及剂型中的人尿用量

用 量		经方	经方名称
古代量	现代量	数量	
仲景未言用量		1方	白通加猪胆汁汤

【证型与用量变化】

清热益阴，用于辨治郁热伤阴或阴虚损阴或阴伤生热所引起的病证表现，用人尿组方1首。

表2 辨治阳虚戴阳或伤阴病变的人尿用量

证型	最佳用量	方名	针对主症	病变证机	用药目的
心肾阳虚格阳或伤阴	仲景未言用量	白通加猪胆汁汤	颧红面赤心烦	阳气虚弱，虚阳浮越，伤及阴津	旨在清热益阴制燥

【配方与用量比例】

人尿配葱白及用量（共1方）

人尿配葱白于白通加猪胆汁汤中针对颧红面赤心烦，病变证机是阳气虚弱，虚阳浮越，伤及阴津，相互为用，旨在益阴制燥，宣通阳气。

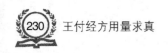

桑东南根白皮用量及配方

《伤寒杂病论》260方中用桑东南根白皮有1首，权衡仲景用桑东南根白皮可辨治病证如湿热、瘀热等病变。

【剂型与用量导读】

表1　方剂及剂型中的桑东南根白皮用量

用量		经方数量	经方名称
古代量	现代量		
十分	30g	1方	王不留行散

【证型与用量变化】

清热清肿，用于辨治瘀热蕴结所引起的病证表现，用桑白皮组方有1首。

表2　辨治瘀血金疮病变的桑东南根白皮用量

证型	最佳用量	方名	针对主症	病变证机	用药目的
阳虚瘀热	十分（30g）	王不留行散	病金疮	阳气虚弱，瘀热内生	旨在清热消肿

【配方与用量比例】

（一）桑东南根白皮配厚朴及用量（共1方）

桑东南根白皮配厚朴于王不留行散中针对"病金疮"，病变证机是阳气虚弱，瘀热内生，其用量比例是十分（30g）比二分（6g）（5∶1），旨在清热消肿，行气帅血。

（二）桑东南根白皮配黄芩及用量（共1方）

桑东南根白皮配黄芩于王不留行散中针对"病金疮"，病变证机是阳气虚弱，瘀热内生，其用量比例是十分（30g）比二分（6g）（5∶1），旨在清热消肿。

（三）桑东南根白皮配干姜及用量（共1方）

桑东南根白皮配干姜于王不留行散中针对"病金疮"，病变证机是阳气虚弱，瘀热内生，其用量比例是十分（30g）比二分（6g）（5∶1），旨在清热消肿，温通血脉。

生梓白皮用量及配方

《伤寒杂病论》260 方中用生梓白皮有 1 首，权衡仲景用生梓白皮可辨治病证如湿热、瘀热等病变。

【剂型与用量导读】

表 1　方剂及剂型中的生梓白皮用量

用量		经方数量	经方名称
古代量	现代量		
一升	24g	1 方	麻黄连翘赤小豆汤

【证型与用量变化】

清热利湿，用于湿热蕴结所引起的病证表现，用生梓白皮组方有 1 首。

表 2　辨治湿热疫毒病变的生梓白皮用量

证型	最佳用量	方名	针对主症	病变证机	用药目的
湿热	一升（24g）	麻黄连翘赤小豆汤	伤寒，瘀热在里，身必发黄	湿热夹风寒	旨在清热利湿

【配方与用量比例】

生梓白皮配赤小豆及用量（共1方）

生梓白皮配赤小豆于麻黄连翘赤小豆汤中针对"伤寒，瘀热在里，身必发黄"，病变证机是湿热夹风寒，其用量比例是一升（24g）比一升（24g）（1∶1），旨在清热利湿。

羊胆用量及配方

《伤寒杂病论》260 方中用羊胆有 1 首，权衡仲景用羊胆可辨治病证如郁

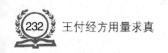

热、虚热、燥热等病变。

【剂型与用量导读】

表1　方剂及剂型中的羊胆用量

| 用量 | | 经方数量 | 经方名称 |
古代量	现代量		
仲景未言用量		1方	通脉四逆汤加味

【证型与用量变化】

益阴制燥，用于辨治阳虚格阳病变所引起的病证表现。用羊胆组方者有1首。

表2　辨治阳虚格阳病变的羊胆用量

证型	最佳用量	方名	针对主症	病变证机	用药目的
阳虚格阳伤阴	仲景未言用量	通脉四逆汤加味	吐已，下断，汗出而厥，四肢拘急不解，脉微欲绝者	阳气虚弱，虚阳被格，伤及阴津	旨在益阴制燥

【配方与用量比例】

羊胆配附子及用量（共2方）

羊胆配附子于通脉四逆加猪胆汁汤中针对"吐已，下断，汗出而厥，四肢拘急不解，脉微欲绝者"，病变证机是阳气虚弱，虚阳被格，伤及阴津，旨在益阴制燥，温壮阳气。

泽漆用量及配方

《伤寒杂病论》260方中用泽漆有1首，权衡仲景用泽漆可辨治病证如郁热、热毒等病变。

【剂型与用量导读】

表1　方剂及剂型中的泽漆用量

用 量		经方数量	经方名称
古代量	现代量		
三斤	150g	1方	泽漆汤

【证型与用量变化】

清降涤痰，用于辨治肺热病变所引起的病证表现，用泽漆组方者有1首。

表2　辨治肺热病变的泽漆用量

证型	最佳用量	方名	针对主症	病变证机	用药目的
热饮伤肺夹热	三斤（150g）	泽漆汤	咳喘或哮喘	热饮伤肺，肺气不足	旨在清降涤痰

【配方与用量比例】

（一）泽漆配紫参及用量（共1方）

泽漆配紫参于泽漆汤中针对"咳喘或哮喘"，病变证机是热饮伤肺，肺气不足，其用量比例是三斤（150g）比五两（15g）（10∶1），旨在清泻肺热，降肺涤痰。

（二）泽漆配生姜及用量（共1方）

泽漆配生姜于泽漆汤中针对"咳喘或哮喘"，病变证机是热饮伤肺，肺气不足，其用量比例是三斤（150g）比五两（15g）（10∶1），旨在清泻肺热，宣肺降逆，并制约寒药凝滞。

（三）泽漆配人参及用量（共1方）

泽漆配人参于泽漆汤中针对"咳喘或哮喘"，病变证机是热饮伤肺，肺气不足，其用量比例是三斤（150g）比三两（9g）（50∶3），旨在清降涤痰，补益肺气。

（四）泽漆配黄芩及用量（共1方）

泽漆配黄芩于泽漆汤中针对"咳喘或哮喘"，病变证机是热饮伤肺，肺气不足，其用量比例是三斤（150g）比三两（9g）（50∶3），旨在清泻肺热，降

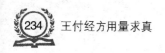

肺涤痰。

（五）泽漆配桂枝及用量（共1方）

泽漆配桂枝于泽漆汤中针对"咳喘或哮喘"，病变证机是热饮伤肺，肺气不足，其用量比例是三斤（150g）比三两（9g）（50∶3），旨在清降涤痰，温肺化饮。

第四章　活血化瘀药

辨治瘀血病变，既辨寒热又辨轻重，更辨缓急，以此针对病变证机选用破血化瘀药，或活血行气药。

破血化瘀药 12 味如虻虫、水蛭、䗪虫、干漆、蜣螂、蛴螬、鼠妇、紫葳、乱发、土瓜根、硝石、桃仁。

活血行气药 10 味如川芎、牡丹皮、白酒、白鱼、槐枝、红蓝花、蒲灰、葡蓄细叶、王不留行、新绛。

川芎用量及配方

《伤寒杂病论》260 方中用川芎有 9 首。权衡仲景用川芎可辨治诸多病证，以 9 首方中川芎的剂量为切入点，归纳总结、提炼概括，以期研究、剖析、发微，用于指导临床实践，从而达到准确理解川芎量在方中的作用，更好地用活经方以辨治常见病、多发病及疑难病。

【剂型与用量导读】

表 1　不同方剂中的川芎用量

用量		经方数量	经方名称
古代量	现代量		
二两	6g	4 方	温经汤、酸枣仁汤、胶艾汤、奔豚汤
三分	9g	1 方	侯氏黑散
四分	12g	1 方	白术散
六分	18g	1 方	薯蓣丸
半斤	24g	1 方	当归芍药散
一斤	48g	1 方	当归散

表2 不同剂型中的川芎用量

剂型	不同用量	古代量	现代量	代表方名
散剂	基本用量	二两	6g	温经汤
散剂	最小用量	三分	9g	侯氏黑散
	最大用量	一斤	48g	当归散
丸剂	基本用量	六分	18g	薯蓣丸

【证型与用量变化】

（一）行气理血及用量

行气理血，用于辨治气血不利所引起的病证表现，用川芎组方有 5 方。

表3 辨治气血不利病变的川芎用量

证型	最佳用量	方名	针对主症	病变证机	用药目的
气血虚夹湿	半斤（24g）	当归芍药散	妇人腹中诸疾痛	气血虚夹湿	旨在行气理血
肝热气逆	二两（6g）	奔豚汤	奔豚，气上冲胸，腹痛，往来寒热	肝热气逆夹血虚	
血虚出血		胶艾汤	妇科或血虚出血	血虚不能固藏	
心肝阴血虚		酸枣仁汤	虚劳虚烦，不得眠	心肝阴血不足，虚热内生，心神不宁	
虚劳诸不足	十分	薯蓣丸	虚劳，诸不足，风气百疾	气血阴阳俱虚，风气浸淫或夹太阳营卫病变	

（二）理血安胎及用量

理血安胎，用于辨血气不和所引起的胎动不安，用川芎组方有 2 方。

表4 辨治妊娠病变的川芎用量

证型	最佳用量	方名	针对主症	病变证机	用药目的
脾胃寒湿	四分（12g）	白术散	胎疾	脾气虚弱，寒湿肆虐	旨在理血安胎
血虚夹热	每次服用方寸匕（1.5~2g）	当归散	妊娠养胎或胎动不安	血虚不荣，郁热内扰	

（三）行气化瘀及用量

行气化瘀，用于辨治气血郁瘀所引起的病证表现，用川芎组方有1方。

表5 辨治病变的川芎用量

证型	最佳用量	方名	针对主症	病变证机	用药目的
虚瘀寒	二两（6g）	温经汤	妇科或疼痛	血虚不养，寒瘀阻滞	旨在行气化瘀

（四）活血息风及用量

活血息风，用于瘀血夹风所引起的病证表现，用川芎组方有1方。

表6 辨治病变的川芎用量

证型	最佳用量	方名	针对主症	病变证机	用药目的
瘀风	三分	侯氏黑散	治大风，四肢烦重，心中恶寒不足者	心脾不足、痰风内生	旨在活血息风

【配方与用量比例】

（一）川芎配茯苓及用量（共4方）

川芎配茯苓于当归芍药散中针对"妇人腹中诸疾痛"，病变证机是气血虚夹湿，其用量比例是半斤（24g）比四两（12g）（2∶1），旨在行气理血，健脾利湿。

川芎配茯苓于侯氏黑散中针对"治大风，四肢烦重，心中恶寒不足者"，病变证机是心脾不足，痰风内生，其用量比例是三分比三分（1∶1），旨在活血息风，益气宁心。

川芎配茯苓于酸枣仁汤中针对"虚劳虚烦，不得眠"，病变证机是心肝阴血不足，虚热内生，心神不宁，其用量比例是二两（6g）比二两（6g）（1∶1），旨在行气理血，益气宁心。

川芎配茯苓于薯蓣丸中针对"虚劳，诸不足，风气百疾"，病变证机是气血阴阳俱虚，风气浸淫或夹太阳营卫病变，其用量比例是六分比五分（6∶5），旨在行气理血，益气宁心。

（二）川芎配黄芩及用量（共3方）

川芎配黄芩于当归散中针对血虚热证，病变证机是血虚夹热，其用量比例是一斤（48g）比一斤（48g）（1∶1），旨在理血清热安胎。

川芎配黄芩于奔豚汤中针对"奔豚，气上冲胸，腹痛，往来寒热"，病变证机是肝热气逆夹血虚，其用量比例是二两（6g）比二两（6g）（1:1），旨在行气理血，清泻肝热。

川芎配黄芩于侯氏黑散中针对"治大风，四肢烦重，心中恶寒不足者"，病变证机是心脾不足，痰风内生，其用量比例是三分比五分（3:5），旨在活血息风，清泻郁热。

桃仁用量及配方

《伤寒杂病论》260方中用桃仁有8首。权衡仲景用桃仁可辨治诸多病证，以8首方中桃仁的剂量为切入点，归纳总结、提炼概括，以期研究、剖析、发微，用于指导临床实践，从而达到准确理解桃仁量在方中的作用，更好地用活经方以辨治常见病、多发病及疑难病。

【剂型与用量导读】

表1　不同方剂中的桃仁用量

用 量		经方数量	经方名称
古代量	现代量		
二十个/枚	4g	2方	下瘀血汤、抵当汤
二十五个/枚	5g	1方	抵当丸
五十个/枚	9g	2方	桃核承气汤、大黄牡丹汤
二分	6g	1方	鳖甲煎丸
一升	24g	1方	大黄䗪虫丸
仲景未言用量		1方	桂枝茯苓丸

表2　不同剂型中的桃仁用量

剂型	不同用量	古代量	现代量	代表方名
汤剂	最小用量	二十个	4g	抵当汤
	最大用量	五十个	9g	桃核承气汤
丸剂	最小用量	二十五个	5g	抵当丸
	最大用量	一升	24g	大黄䗪虫丸

【证型与用量变化】

（一）破血通经及用量

破血通经，用于治疗血脉瘀阻不通所引起的病证表现，用桃仁组方有 5 方。

表3　辨治瘀血病变的桃仁用量

证型	最佳用量	方名	针对主症	病变证机	用药目的
产后瘀热	二十枚（4g）	下瘀血汤	产后腹痛	瘀热相结，壅滞不通	旨在破血通经，产后多虚，其治用量宜小不宜大
瘀热发狂	配水蛭、虻虫者，用量二十个（4g）	抵当汤	发狂、身黄、消渴	瘀热蕴结	旨在破血通经
瘀热如狂	配芒硝者，用量五十个（9g）	桃核承气汤	如狂、少腹急结	瘀热肆虐，阻结经脉	
瘀热两目黯黑	一升（24g）	大黄䗪虫丸	腹满，不能饮食，……肌肤甲错，两目黯黑	瘀热肆虐，脉络阻滞	
瘀热满痛	二十五枚（5g）	抵当丸	少腹满痛	瘀热搏结	

（二）活血消癥及用量

活血消症，用于辨治瘀血积聚所引起的病证表现，用桃仁组方有 2 方。

表4　辨治症瘕病变的桃仁用量

证型	最佳用量	方名	针对主症	病变证机	用药目的
血水互结	仲景未言用量	桂枝茯苓丸	胞宫症积	血水相结	旨在活血消症
痰瘀蕴结	二分（6g）	鳖甲煎丸	疟母（症瘕）	瘀血阻滞，痰湿蕴结，气血不足	

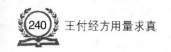

（三）活血消肿及用量

活血消肿，用于辨治瘀热生痈所引起的病证表现，用川芎组方有 1 方。

表 5　辨治肠痈病变的桃仁用量

证型	最佳用量	方名	针对主症	病变证机	用药目的
肠痈瘀热	五十个（9g）	大黄牡丹汤	肠痈	瘀热相结，壅滞不通	旨在活血消肿

【配方与用量比例】

（一）桃仁配牡丹皮及用量（共 3 方）

桃仁配牡丹皮于大黄牡丹汤中针对"肠痈"，病变证机是瘀热相结，壅滞不通，其用量比例是五十个（9g）比一两（3g）（3∶1），旨在活血凉血消肿。

桃仁配牡丹皮于桂枝茯苓丸中针对"胞宫症积"，病变证机是血水相结，其用量比例为 1∶1，旨在活血消癥，凉血散瘀。

桃仁配牡丹皮于鳖甲煎丸中针对"疟母（症瘕）"，病变证机是瘀血阻滞，痰湿蕴结，气血不足，其用量比例是（6g）二分比五分（15g）（2∶5），旨在活血消癥，凉血散瘀。

（二）桃仁配水蛭皮及用量（共 3 方）

桃仁配水蛭于大黄䗪虫丸中针对"腹满，不能饮食，……肌肤甲错，两目黯黑"，病变证机是瘀热肆虐，脉络阻滞，其用量比例是一升（24g）比百枚（200g）（6∶50），旨在破血通经，逐瘀通络。

桃仁配水蛭于抵当汤中针对"发狂、身黄、消渴"，病变证机是瘀热蕴结，其用量比例是二十个（4g）比三十个（60g）（1∶15），旨在破血通经，逐瘀通络。

桃仁配水蛭于抵当丸中针对"少腹满痛"，病变证机是瘀热搏结，其用量比例是二十五个（5g）比二十个（40g）（1∶8），旨在破血通经，逐瘀通络。

（三）桃仁配虻虫皮及用量（共 3 方）

桃仁配虻虫于大黄䗪虫丸针对"腹满，不能饮食，……肌肤甲错，两目黯黑"，病变证机是瘀热肆虐，脉络阻滞，其用量比例是一升（24g）比一升（24g）（1∶1），旨在破血通经，逐瘀通络。

桃仁配虻虫于抵当汤中针对"发狂、身黄、消渴",病变证机是瘀热蕴结,其用量比例是二十个（4g）比三十个（6g）（2:3），旨在破血通经,逐瘀通络。

桃仁配虻虫于抵当丸中针对"少腹满痛",病变证机是瘀热搏结,其用量比例是二十五个（5g）比二十个（4g）（5:4），旨在破血通经,逐瘀通络。

（四）桃仁配䗪虫及用量（共2方）

桃仁配䗪虫于下瘀血汤中针对"产后腹痛",病变证机是瘀热相结,壅滞不通,其用量比例是二十个（4g）比二十枚（10g）（2:5），旨在破血通经,逐瘀通络。

桃仁配䗪虫于大黄䗪虫丸针对"腹满,不能饮食,……肌肤甲错,两目黯黑",病变证机是瘀热肆虐,脉络阻滞,其用量比例是一升（24g）比半升（12g）（2:1），旨在破血通经,逐瘀通络。

（五）桃仁配芒硝皮及用量（共2方）

桃仁配芒硝于大黄牡丹汤中针对"肠痈",病变证机是瘀热相结,壅滞不通,其用量比例是五十个（9g）比三合（9g）（1:1），旨在活血消肿,泻热祛瘀。

桃仁配芒硝于桃核承气汤中针对"如狂、少腹急结",病变证机是瘀热肆虐,阻结经脉,其用量比例是五十个（9g）比二两（6g）（3:2），旨在破血通经,泻热祛瘀。

（六）桃仁配冬瓜子及用量（共1方）

桃仁配冬瓜子于大黄牡丹汤中针对"肠痈",病变证机是瘀热相结,壅滞不通,其用量比例是五十个（9g）比半升（12g）（3:4），旨在活血消肿,清热排脓。

（七）桃仁配杏仁及用量（共1方）

桃仁配杏仁于大黄䗪虫丸中针对"腹满,不能饮食,……肌肤甲错,两目黯黑",病变证机是瘀热肆虐,脉络阻滞,其用量比例是一升（24g）比一升（24g）（1:1），旨在破血通经,降泄浊逆。

牡丹皮用量及配方

《伤寒杂病论》260方中用牡丹皮有5首。权衡仲景用牡丹皮可辨治诸多病证,以5首方中牡丹皮的剂量为切入点,归纳总结、提炼概括,以期研究、剖

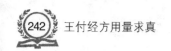

析、发微，用于指导临床实践，从而达到准确理解牡丹皮量在方中的作用，更好地用活经方以辨治常见病、多发病及疑难病。

【剂型与用量导读】

表1 不同方剂中的牡丹皮用量

用量		经方数量	经方名称
古代量	现代量		
一两	3g	1方	大黄牡丹汤
二两	6g	1方	温经汤
三两	9g	1方	肾气丸
五分	15g	1方	鳖甲煎丸
仲景未言用量		1方	桂枝茯苓丸

表2 不同剂型中的牡丹皮用量

剂型	不同用量	古代量	现代量	代表方名
汤剂	最小用量	一两	3g	大黄牡丹汤
	最大用量	二两	6g	温经汤
丸剂	最小用量	三两	9g	肾气丸
	最大用量	五分	15g	鳖甲煎丸
	仲景未言用量			桂枝茯苓丸

【证型与用量变化】

（一）活血祛瘀及用量

活血祛瘀，用于辨治瘀血阻滞所引起的病证表现，用牡丹皮组方有4方。

表3 辨治瘀血病变的牡丹皮用量

证型	最佳用量	方名	针对主症	病变证机	用药目的
瘀热	一两（3g）	大黄牡丹汤	肠痈	瘀热相结，壅滞不通	旨在活血祛瘀
寒瘀	二两（6g）	温经汤	妇科或瘀血	虚瘀寒	旨在活血祛瘀，制约温热药燥化
水瘀互结	仲景未言用量	桂枝茯苓丸	症瘕	水血互结	旨在消症散瘀
痰瘀蕴结	五分	鳖甲煎丸	疟母（症瘕）	瘀血阻滞，痰湿蕴结，气血不足	

（二）清热凉血及用量

清热凉血，用于辨治瘀血生热所引起的病证表现，用牡丹皮组方有 1 方。

表 4 辨治血热病变的牡丹皮用量

证型	最佳用量	方名	针对主症	病变证机	用药目的
阴阳俱虚	三两（9g）	肾气丸	腰痛，脚气，消渴，微饮，转胞	肾阴阳俱虚	旨在清热凉血

【配方与用量比例】

（一）牡丹皮配阿胶及用量（共 2 方）

牡丹皮配阿胶于鳖甲煎丸中针对疟母（症瘕），病变证机是瘀血阻滞，痰湿蕴结，气血不足，其用量比例是五分比三分（5∶3），旨在消癥散瘀，补血养血，并制约攻伐药伤血。

牡丹皮配阿胶于温经汤中针对妇科或瘀血，病变证机是虚瘀寒，其用量比例是二两（6g）比二两（6g）（1∶1），旨在活血祛瘀，补血养血，并制约温热药燥化。

（二）牡丹皮配瓜子及用量（共 1 方）

牡丹皮配瓜子于大黄牡丹汤中针对肠痈，病变证机是瘀热相结，壅滞不通，其用量比例是一两（3g）比半升（12g）（1∶4），旨在活血祛瘀，清热排脓。

（三）牡丹皮配黄芩及用量（共 1 方）

牡丹皮配黄芩于鳖甲煎丸中针对疟母（症瘕），病变证机是瘀血阻滞，痰湿蕴结，气血不足，其用量比例是五分比三分（5∶3），旨在消癥散瘀，清泻郁热。

蟅虫用量及配方

《伤寒杂病论》260 方中用蟅虫有 4 首，权衡仲景用蟅虫所辨治病证主要是瘀血阻滞不通。

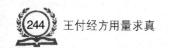

【剂型与用量导读】

表1　不同方剂中的䗪虫用量

用量		经方数量	经方名称
古代量	现代量		
二十枚	10g	1方	下瘀血汤
三两	9g	1方	土瓜根散
五分	15g	1方	鳖甲煎丸
一升	24g	1方	大黄䗪虫丸

表2　不同剂型中的䗪虫用量

剂型	不同用量	古代量	现代量	代表方名
汤剂	基本用量	二十枚	10g	下瘀血汤
散剂	基本用量	三两	9g	土瓜根散
丸剂	最小用量	五分	15g	鳖甲煎丸
	最大用量	一升	24g	大黄䗪虫丸

【证型与用量变化】

活血破瘀，用于辨治瘀血病变所引起的病证表现，用虫组方者有4首。

表3　辨治瘀血病变的䗪虫用量

证型	最佳用量	方名	针对主症	病变证机	用药目的
阳郁瘀血	三两（9g）	土瓜根散	带下，经水不利，少腹满痛，经一月再见者	阳气郁滞，瘀血阻滞	旨在活血破瘀
瘀热	二十枚（10g）	下瘀血汤	产后腹痛	瘀热相结，壅滞不通	
瘀热两目黯黑	半升（12g）	大黄䗪虫丸	腹满，不能饮食，……肌肤甲错，两目黯黑	瘀热肆虐，脉络阻滞	
痰瘀蕴结	五分（15g）	鳖甲煎丸	疟母（症瘕）	瘀血阻滞，痰湿蕴结，气血不足	

【配方与用量比例】

（一）䗪虫配桂枝及用量（共2方）

䗪虫配桂枝于土瓜根散中针对"带下，经水不利，少腹满痛，经一月再见者"，病变证机是阳郁瘀血，其用量比例是三两（9g）比三两（9g）（1∶1），旨在活血破瘀，通经散瘀。

䗪虫配桂枝于鳖甲煎丸中针对疟母（症瘕），病变证机是瘀血阻滞，痰湿蕴结，气血不足，其用量比例是五分比三分（5∶3），旨在活血破瘀，通经散瘀。

（二）䗪虫配土瓜根及用量（共1方）

䗪虫配土瓜根于土瓜根散中针对"带下，经水不利，少腹满痛，经一月再见者"，病变证机是阳郁血瘀，其用量比例是三两（9g）比三两（9g）（1∶1），旨在活血破瘀。

（三）䗪虫配阿胶及用量（共1方）

䗪虫配阿胶于鳖甲煎丸中针对疟母（症瘕），病变证机是瘀血阻滞，痰湿蕴结，气血不足，其用量比例是五分（15g）比三分（9g）（5∶3），旨在活血破瘀，补血养血，并制约䗪虫、蜣螂、鼠妇伤血。

虻虫用量及配方

《伤寒杂病论》260方中用虻虫有3首，权衡仲景用虻虫所辨治病证主要是瘀血阻结不通。

【剂型与用量导读】

表1　不同方剂中的虻虫用量

用量		经方数量	经方名称
古代量	现代量		
二十个	4g	1方	抵当丸
三十个	6g	1方	抵当汤
一升	24g	1方	大黄䗪虫丸

表2　不同剂型中的虻虫用量

剂型	不同用量	古代量	现代量	代表方名
汤剂	基本用量	三十个	6g	抵当汤
丸剂	最小用量	二十个	4g	抵当丸
	最大用量	一升	24g	大黄䗪虫丸

【证型与用量变化】

破血逐瘀，用于辨治瘀血病变所引起的病证表现，用虻虫组方者有3首。

表3　辨治瘀血病变的虻虫用量

证型	最佳用量	方名	针对主症	病变证机	用药目的
瘀热发狂	三十个（6g）	抵当汤	发狂，身黄，消渴	瘀热蕴结	旨在破血逐瘀
瘀热满痛	二十个（4g）	抵当丸	少腹满痛	瘀热搏结	
瘀热两目黯黑	一升（24g）	大黄䗪虫丸	腹满，不能饮食，……肌肤甲错，两目黯黑	瘀热肆虐，脉络阻滞	

【配方与用量比例】

（一）虻虫配䗪虫及用量（共1方）

虻虫配䗪虫于大黄䗪虫丸中针对"腹满，不能饮食，……肌肤甲错，两目黯黑"，病变证机是瘀热肆虐，脉络阻滞，其用量比例是一升（24g）比半升（12g）（2∶1），旨在破血逐瘀。

（二）虻虫配蛴螬及用量（共1方）

虻虫配蛴螬于大黄䗪虫丸中针对"腹满，不能饮食，……肌肤甲错，两目黯黑"，病变证机是瘀热肆虐，脉络阻滞，其用量比例是一升（24g）比一升（24g）（1∶1），旨在破血逐瘀。

（三）虻虫配干漆及用量（共1方）

虻虫配干漆于大黄䗪虫丸中针对"腹满，不能饮食，……肌肤甲错，两目黯黑"，病变证机是瘀热肆虐，脉络阻滞，其用量比例是一升（24g）比一两

（3g）（8：1），旨在破血逐瘀消积。

（四）虻虫配芍药及用量（共1方）

虻虫配芍药于大黄䗪虫丸中针对"腹满，不能饮食，……肌肤甲错，两目黯黑"，病变证机是瘀热肆虐，脉络阻滞，其用量比例是一升（24g）比四两（12g）（2：1），旨在破血补血逐瘀，并制约破血药伤血。

水蛭用量及配方

《伤寒杂病论》260方中用水蛭有3首，权衡仲景用水蛭所辨治病证主要是瘀血阻结不通。

【剂型与用量导读】

表1 不同方剂中的水蛭用量

用量		经方数量	经方名称
古代量	现代量		
二十个	40g	1方	抵当丸
三十个	60g	1方	抵当汤
百枚	200g	1方	大黄䗪虫丸

表2 不同剂型中的水蛭用量

剂型	不同用量	古代量	现代量	代表方名
汤剂	基本用量	三十个	60g	抵当汤
丸剂	最小用量	二十个	40g	抵当丸
	最大用量	百枚	200g	大黄䗪虫丸

【证型与用量变化】

破血逐瘀，用于辨治瘀血病变所引起的病证表现，用水蛭组方者有3首。

表3　辨治瘀血病变的水蛭用量

证型	最佳用量	方名	针对主症	病变证机	用药目的
瘀热发狂	三十个（60g）	抵当汤	发狂、身黄、消渴	瘀热蕴结	旨在破血逐瘀
瘀热满痛	二十个（40g）	抵当丸	少腹满痛	瘀热搏结	
瘀热两目黯黑	百枚（200g）	大黄䗪虫丸	腹满，不能饮食，……肌肤甲错，两目黯黑	瘀热肆虐，脉络阻滞	

【配方与用量比例】

（一）水蛭配虻虫及用量（共3方）

水蛭配虻虫于抵当汤中针对发狂、身黄、消渴，病变证机是瘀热蕴结，其用量比例是三十个（60g）比三十个（6g）（10∶1），旨在破血逐瘀。

水蛭配虻虫于抵当丸中针对少腹满痛，病变证机是瘀热搏结，其用量比例是二十个（40g）比二十个（4g）（10∶1），旨在破血逐瘀。

水蛭配虻虫于大黄䗪虫丸中针对"腹满，不能饮食，……肌肤甲错，两目黯黑"，病变证机是瘀热肆虐，脉络阻滞，其用量比例是百枚（200g）比一升（24g）（50∶6），旨在破血逐瘀。

（二）水蛭配䗪虫及用量（共1方）

水蛭配䗪虫于大黄䗪虫丸中针对"腹满，不能饮食，……肌肤甲错，两目黯黑"，病变证机是瘀热肆虐，脉络阻滞，其用量比例是百枚（200g）比半升（12g）（50∶3），旨在破血逐瘀。

（三）水蛭配蛴螬及用量（共1方）

水蛭配蛴螬于大黄䗪虫丸中针对"腹满，不能饮食，……肌肤甲错，两目黯黑"，病变证机是瘀热肆虐，脉络阻滞，其用量比例是百枚（200g）比一升（24g）（25∶3），旨在破血逐瘀。

（四）水蛭配干漆及用量（共1方）

水蛭配干漆于大黄䗪虫丸中针对"腹满，不能饮食，……肌肤甲错，两目黯黑"，病变证机是瘀热肆虐，脉络阻滞，其用量比例是百枚（200g）比一两3g（200∶3），旨在破血逐瘀消积。

（五）水蛭配芍药及用量（共1方）

水蛭配芍药于大黄䗪虫丸中针对"腹满，不能饮食，……肌肤甲错，两目黯黑"，病变证机是瘀热肆虐，脉络阻滞，其用量比例是百枚（200g）比四两（12g）（50∶3），旨在破血补血逐瘀，并制约破血药伤血。

白酒用量及配方

《伤寒杂病论》260方中用白酒有2首，权衡仲景用白酒所辨治病证主要是瘀血气滞。

【剂型与用量导读】

表1 方剂及剂型中的白酒用量

用量		经方数量	经方名称
古代量	现代量		
七升	酌情	1方	栝楼薤白白酒汤
一斗	酌情	1方	栝楼薤白半夏汤

【证型与用量变化】

通阳活血，用于辨治气血郁瘀病变所引起的病证表现，用白酒组方者有2首。

表2 辨治气血郁瘀病变的白酒用量

证型	最佳用量	方名	针对主症	病变证机	用药目的
气痰郁胸痹	七升	栝楼薤白白酒汤	胸痹之病，喘息咳唾，胸背痛，短气	心气郁滞，痰浊壅滞	旨在通阳活血
痰瘀胸痹	一斗	栝楼薤白半夏汤	胸痹，不得卧，心痛彻背者	痰瘀胶结，浊气壅滞	

【配方与用量比例】

白酒配半夏及用量（共1方）

白酒配半夏于栝楼薤白半夏汤中针对"胸痹，不得卧，心痛彻背者"，病

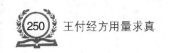

变证机是痰瘀胶结，浊气壅滞，其用量比例是一斗比半升，旨在通阳活血、燥湿化痰。

乱发用量及配方

《伤寒杂病论》260 方中用乱发有 2 首，权衡仲景用乱发所辨治病证主要是瘀血、枯燥等病变。

【剂型与用量导读】

表 1　方剂及剂型中的乱发用量

用 量		经方数量	经方名称
古代量	现代量		
二分	6g	1 方	滑石白鱼散
如鸡子大三枚	10g	1 方	猪膏发煎

【证型与用量变化】

化瘀散结润燥，用于辨治瘀血内结伤津所引起的病证表现，用乱发组方有 2 方。

表 2　辨治瘀血病变的乱发用量

证型	最佳用量	方名	针对主症	病变证机	用药目的
阴虚夹瘀	如鸡子大三枚（10g）	猪膏发煎	诸黄，胃气下泄，阴吹而正喧，此谷气之实也	阴津不足，燥热阻滞	旨在化瘀润燥
瘀热水气	二分（6g）	滑石白鱼散	小便不利	瘀热内生，湿热蕴结	旨在化瘀散结

【配方与用量比例】

乱发配白鱼及用量（共1方）

乱发配白鱼于滑石白鱼散中针对小便不利，病变证机是瘀热内生，湿热蕴结，其用量比例是二分（6g）比二分（6g）（1∶1），旨在化瘀利水散结。

土瓜根用量及配方

《伤寒杂病论》260方中用土瓜根有2首，权衡仲景用土瓜根所辨治病证主要是瘀血、津亏等病变。

【剂型与用量导读】

表1 方剂及剂型中的土瓜根用量

用量		经方数量	经方名称
古代量	现代量		
三两	9g	1方	土瓜根散
二十两	60g	1方	土瓜根汁方

【证型与用量变化】

清热活血化瘀生津，用于辨治瘀血生热化燥所引起的病证表现，用土瓜根组方有2方。

表2 辨治瘀血病变的土瓜根用量

证型	最佳用量	方名	针对主症	病变证机	用药目的
津亏瘀结	二十两（60g）	土瓜根汁方	大便干结，或艰涩难下	热郁伤津，脉络不和	清热生津，旨在活血
阳郁瘀血	三两（9g）	土瓜根散	带下，经水不利，少腹满痛，经一月再见者	阳气郁滞，瘀血阻滞	旨在活血化瘀

【配方与用量比例】

（一）土瓜根配芍药及用量（共1方）

土瓜根配芍药于土瓜根散中针对"带下，经水不利，少腹满痛，经一月再见者"，病变证机是阳气郁滞，瘀血阻滞，其用量比例是三两（9g）比三两（9g）（1∶1），旨在活血化瘀，补血泻瘀。

（二）土瓜根配桂枝及用量（共1方）

土瓜根配桂枝于土瓜根散中针对"带下，经水不利，少腹满痛，经一月再见者"，病变证机是阳郁血瘀，其用量比例是三两（9g）比三两（9g）（1∶

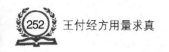

1），旨在活血化瘀，通经散瘀。

硝石用量及配方

《伤寒杂病论》260 方中用硝石有 2 首，权衡仲景用硝石所辨治病证主要是瘀血、湿浊等病变。

【剂型与用量导读】

表 1　方剂及剂型中的硝石用量

用量		经方数量	经方名称
古代量	现代量		
四两	12g	1 方	大黄硝石汤
方寸匕的 1/2	3~4.5g	1 方	硝石矾石散

【证型与用量变化】

散瘀燥湿，用于辨治瘀热湿毒病变所引起的病证表现，用硝石组方者有 2 首。

表 2　辨治瘀热病变的硝石用量

证型	最佳用量	方名	针对主症	病变证机	用药目的
瘀热发黄	四两（12g）	大黄硝石汤	黄疸，腹满，小便不利而赤，自汗出	湿热蕴结，瘀血阻滞	旨在散瘀燥湿
黑疸或女劳病	方寸匕的 1/2（3~4.5g）	硝石矾石散	黄家，日晡所发热，而反恶寒，此为女劳得之；膀胱急，少腹满，身尽黄，额上黑，足下热，因作黑疸，其腹胀如水状，大便必黑，时溏，此女劳之病，非水也	瘀血阻滞，湿热蕴结	

【配方与用量比例】

硝石配矾石及用量（共1方）

硝石配矾石于硝石矾石散中针对"黄家，日晡所发热，而反恶寒，此为女劳得之；膀胱急，少腹满，身尽黄，额上黑，足下热，因作黑疸，其腹胀如水状，大便必黑，时溏，此女劳之病，非水也"，病变证机是瘀血阻滞，湿热蕴结，其用量比例为 1：1，旨在散瘀燥湿散结。

白鱼用量及配方

《伤寒杂病论》260 方中用白鱼有 1 首，权衡仲景用白鱼所辨治病证主要是瘀血水气病变。

【剂型与用量导读】

表 1　方剂及剂型中的白鱼用量

用 量		经方数量	经方名称
古代量	现代量		
二分	6g	1 方	滑石白鱼散

【证型与用量变化】

化瘀利水，用于辨治瘀湿蕴结所引起的病证表现，用白鱼组方有 1 方。

表 2　辨治瘀血病变的白鱼用量

证型	最佳用量	方名	针对主症	病变证机	用药目的
瘀热水气	二分（6g）	滑石白鱼散	小便不利	瘀热内生，湿热蕴结	旨在化瘀利水

干漆用量及配方

《伤寒杂病论》260 方中用干漆有 1 首，权衡仲景用干漆所辨治病证主要是瘀血积滞病变。

【剂型与用量导读】

表 1　方剂及剂型中的干漆用量

用 量		经方数量	经方名称
古代量	现代量		
一两	3g	1 方	大黄䗪虫丸

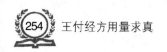

【证型与用量变化】

破血消积，用于辨治瘀血内结所引起的病证表现，用干漆组方有 1 方。

表 2　辨治瘀血病变的干漆用量

证型	最佳用量	方名	针对主症	病变证机	用药目的
瘀热两目黯黑	一两（3g）	大黄䗪虫丸	腹满，不能饮食，……肌肤甲错，两目黯黑	瘀热肆虐，脉络阻滞	旨在破血消积

【配方与用量比例】

（一）干漆配芍药及用量（共1方）

干漆配芍药于大黄䗪虫丸中针对"腹满，不能饮食，……肌肤甲错，两目黯黑"，病变证机是瘀热肆虐，脉络阻滞，其用量比例是一两（3g）比四两（12g）（1∶4），旨在破血逐瘀，补血以防破血伤血。

（二）干漆配甘草及用量（共1方）

干漆配甘草于大黄䗪虫丸中针对"腹满，不能饮食，……肌肤甲错，两目黯黑"，病变证机是瘀热肆虐，脉络阻滞，其用量比例是一两（3g）比三两（9g）（1∶3），旨在破血逐瘀，益气帅血。

槐枝用量及配方

《伤寒杂病论》260 方中用槐枝有 1 首，权衡仲景用槐枝所辨治病证主要是瘀血肿痛病变。

【剂型与用量导读】

表 1　方剂及剂型中的槐枝用量

用　量		经方数量	经方名称
古代量	现代量		
仲景未言用量		1方	小儿疳虫蚀齿方

【证型与用量变化】

活血消肿，用于辨治瘀血阻滞所引起的病证表现，用槐枝组方有1方。

表2　辨治肿病变的槐枝用量

证型	最佳用量	方名	针对主症	病变证机	用药目的
疳虫蚀齿	仲景未言用量	小儿疳虫蚀齿方	牙齿病变	郁热夹寒，毒腐牙齿	旨在活血消肿

【配方与用量比例】

（一）槐枝配雄黄及用量（共1方）

槐枝配雄黄于小儿疳虫蚀齿方中针对牙齿及龈病变，病变证机是郁热夹寒，毒腐牙齿，旨在活血消肿，温通解毒。

（二）槐枝配葶苈子及用量（共1方）

槐枝配葶苈子于小儿疳虫蚀齿方中针对牙齿及龈病变，病变证机是郁热夹寒，毒腐牙齿，旨在活血消肿，解毒散结。

<h1 align="center">红蓝花（红花）用量及配方</h1>

《伤寒杂病论》260方中用红蓝花有1首，权衡仲景用红蓝花所辨治病证主要是针对瘀血气滞病变。

【剂型与用量导读】

表1　方剂及剂型中的红花用量

用量		经方数量	经方名称
古代量	现代量		
一两	3g	1方	红蓝花酒

【证型与用量变化】

活血止痛，用于辨治瘀血阻滞不通所引起的病证表现，用红花组方有1方。

表2　辨治瘀血病变的红花用量

证型	最佳用量	方名	针对主症	病变证机	用药目的
瘀血	一两（3g）	红蓝花酒	腹中血气刺痛	瘀血阻滞，经气不通	旨在活血止痛

【配方与用量比例】

红蓝花配酒及用量（共1方）

红蓝花配酒于红蓝花酒中针对"腹中血气刺痛"，病变证机是瘀血阻滞，经气不通，其用量比例是一两比酒（半成熟品）一大碗，旨在活血通经止痛。

蟅螂用量及配方

《伤寒杂病论》260方中用蟅螂有1首，权衡仲景用蟅螂可辨治病证如瘀血、痰结等病变。

【剂型与用量导读】

表1　方剂及剂型中的蟅螂用量

用量		经方数量	经方名称
古代量	现代量		
二分	6g	1方	鳖甲煎丸

【证型与用量变化】

化瘀破积，用于辨治瘀血积聚所引起的病证表现，用蟅螂组方有1方。

表2　辨治瘀血病变的蟅螂用量

证型	最佳用量	方名	针对主症	病变证机	用药目的
痰瘀蕴结	二分	鳖甲煎丸	疟母（症瘕）	瘀血阻滞，痰湿蕴结，气血不足	旨在化瘀破积

【配方与用量比例】

(一) 蛴螬配鳖甲及用量 (共1方)

蛴螬配鳖甲于鳖甲煎丸中针对疟母 (症瘕), 病变证机是瘀血阻滞, 痰湿蕴结, 气血不足, 其用量比例是二分 (6g) 比十二分 (36g) (1:6), 旨在化瘀破积, 消瘕破积。

(二) 蛴螬配鼠妇及用量 (共1方)

蛴螬配鼠妇于鳖甲煎丸中针对疟母 (症瘕), 病变证机是瘀血阻滞, 痰湿蕴结, 气血不足, 其用量比例是二分 (6g) 比三分 (9g) (2:3), 旨在化瘀破积, 破血消症。

(三) 蛴螬配大黄及用量 (共1方)

蛴螬配大黄于鳖甲煎丸中针对疟母 (症瘕), 病变证机是瘀血阻滞, 痰湿蕴结, 气血不足, 其用量比例是二分 (6g) 比三分 (9g) (2:3), 旨在化瘀破积, 通泻瘀热。

(四) 蛴螬配人参及用量 (共1方)

蛴螬配人参于鳖甲煎丸中针对疟母 (症瘕), 病变证机是瘀血阻滞, 痰湿蕴结, 气血不足, 其用量比例是二分 (6g) 比一分 (3g) (2:1), 旨在化瘀破积, 益气化痰。

(五) 蛴螬配阿胶及用量 (共1方)

蛴螬配阿胶于鳖甲煎丸中针对疟母 (症瘕), 病变证机是瘀血阻滞, 痰湿蕴结, 气血不足, 其用量比例是二分 (6g) 比三分 (9g) (2:3), 旨在化瘀破积, 补血养血。

蒲灰 (蒲黄) 用量及配方

《伤寒杂病论》260 方中用蒲灰有 1 首, 权衡仲景用蒲灰可辨治病证如瘀血、水结等病变。

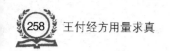

【剂型与用量导读】

表1　方剂及剂型中的蒲黄用量

用量		经方数量	经方名称
古代量	现代量		
七分	21g	1方	蒲灰散

【证型与用量变化】

化瘀利水，用于辨治瘀血水气所引起的病证表现，用蒲黄组方有1方。

表2　辨治水瘀病变的蒲黄用量

证型	最佳用量	方名	针对主症	病变证机	用药目的
湿热瘀阻	七分（21g）	蒲灰散	小便不利	湿热蕴结，瘀热阻滞	旨在化瘀利水

【配方与用量比例】

蒲灰配滑石及用量（共1方）

蒲灰（蒲黄）配滑石于蒲灰散中针对小便不利，病变证机是湿热蕴结，瘀热阻滞，用量比例是七分（21g）比三分（9g）（7∶3），旨在化瘀利水，清热利湿。

蛴螬用量及配方

《伤寒杂病论》260方中用蛴螬有1首，权衡仲景用蛴螬可辨治病证如瘀血、痰湿等病变。

【剂型与用量导读】

表1　方剂及剂型中的蛴螬用量

用量		经方数量	经方名称
古代量	现代量		
一升	24g	1方	大黄䗪虫丸

【证型与用量变化】

破血逐瘀，用于辨治瘀血阻结所引起的病证表现，用蛴螬组方有 1 方。

表 2 辨治瘀血病变的蛴螬用量

证型	最佳用量	方名	针对主症	病变证机	用药目的
瘀热两目黯黑	一升（24g）	大黄䗪虫丸	腹满，不能饮食，……肌肤甲错，两目黯黑	瘀热肆虐，脉络阻滞	旨在破血逐瘀

【配方与用量比例】

（一）蛴螬配芍药及用量（共1方）

蛴螬配芍药于大黄䗪虫丸中针对"腹满，不能饮食，……肌肤甲错，两目黯黑"，病变证机是瘀热肆虐，脉络阻滞，用量比例是一升（24g）比四两（12g）（2∶1），旨在破血逐瘀，补血以防破血伤血。

（二）蛴螬配甘草及用量（共1方）

蛴螬配甘草于大黄䗪虫丸中针对"腹满，不能饮食，……肌肤甲错，两目黯黑"，病变证机是瘀热肆虐，脉络阻滞，用量比例是一升（24g）比三两（9g）（8∶3），旨在破血逐瘀，益气帅血。

鼠妇用量及配方

《伤寒杂病论》260 方中用鼠妇有 1 首，权衡仲景用鼠妇可辨治病证如瘀血、症瘕等病变。

【剂型与用量导读】

表 1 方剂及剂型中的鼠妇用量

用量		经方数量	经方名称
古代量	现代量		
三分	9g	1方	鳖甲煎丸

【证型与用量变化】

破瘀消症，用于辨治瘀血阻结不通所引起的病证表现，用鼠妇组方有1方。

表2 辨治痰瘀病变的鼠妇用量

证型	最佳用量	方名	针对主症	病变证机	用药目的
痰瘀蕴结	三分	鳖甲煎丸	疟母（症瘕）	瘀血阻滞，痰湿蕴结，气血不足	旨在破血消癥

【配方与用量比例】

（一）鼠妇配虫及用量（共1方）

鼠妇配虫于鳖甲煎丸中针对疟母（症瘕），病变证机是瘀血阻滞，痰湿蕴结，气血不足，其用量比例是三分（9g）比五分（15g）（3：5），旨在破血消癥。

（二）鼠妇配半夏及用量（共1方）

鼠妇配半夏于鳖甲煎丸中针对疟母（症瘕），病变证机是瘀血阻滞，痰湿蕴结，气血不足，其用量比例是三分（9g）比一分（3g）（3：1），旨在破血消癥，燥湿化痰。

（三）鼠妇配紫葳及用量（共1方）

鼠妇配紫葳于鳖甲煎丸中针对疟母（症瘕），病变证机是瘀血阻滞，痰湿蕴结，气血不足，其用量比例是三分（9g）比三分（9g）（1：1），旨在破血消癥，化痰消积。

（四）鼠妇配人参及用量（共1方）

鼠妇配人参于鳖甲煎丸中针对疟母（症瘕），病变证机是瘀血阻滞，痰湿蕴结，气血不足，其用量比例是三分（9g）比一分（3g）（3：1），旨在破血消癥，益气化痰。

葶苈细叶用量及配方

《伤寒杂病论》260方中用葶苈细叶有1首，权衡仲景用葶苈细叶可辨治病证如瘀血、肿胀等病变。

【剂型与用量导读】

表1 方剂及剂型中的蒴藋细叶用量

用量		经方数量	经方名称
古代量	现代量		
十分	30g	1方	王不留行散

【证型与用量变化】

通络消肿，用于辨治瘀阻脉络所引起的病证表现，用蒴藋细叶组方有1方。

表2 辨治瘀血金疮病变的蒴藋细叶用量

证型	最佳用量	方名	针对主症	病变证机	用药目的
阳虚瘀热	十分（30g）	王不留行散	病金疮	阳气虚弱，瘀热内生	旨在通络消肿

【配方与用量比例】

（一）蒴藋细叶配厚朴及用量（共1方）

蒴藋细叶配厚朴于王不留行散针对"病金疮"。病变证机是阳气虚弱，瘀热内生，其用量比例是十分（30g）比二分（6g）（5∶1），用之旨在通络消肿，行气帅血。

（二）蒴藋细叶配桑白皮及用量（共1方）

蒴藋细叶配桑白皮于王不留行散针对"病金疮"，病变证机是阳气虚弱，瘀热内生，其用量比例是十分（30g）比十分（30g）（1∶1），用之旨在通络清热消肿。

（三）蒴藋细叶配干姜及用量（共1方）

蒴藋细叶配干姜于王不留行散针对"病金疮"，病变证机是阳气虚弱，瘀热内生，其用量比例是十分（30g）比二分（6g）（5∶1），用之旨在通络消肿，温通血脉。

王不留行用量及配方

《伤寒杂病论》260方中用王不留行有1首，权衡仲景用王不留行可辨治病

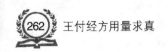

证如瘀血、阳郁等病变。

【剂型与用量导读】

表1 方剂及剂型中的王不留行用量

用量		经方	经方名称
古代量	现代量	数量	
十分	30g	1方	王不留行散

【证型与用量变化】

活血化瘀，用于辨治脉络瘀滞所引起的病证表现，用王不留行组方有1方。

表2 辨治瘀血金疮病变的王不留行用量

证型	最佳用量	方名	针对主症	病变证机	用药目的
阳虚瘀热	十分（30g）	王不留行散	病金疮	阳气虚弱，瘀热内生	旨在活血化瘀

【配方与用量比例】

（一）王不留行配蒴藋细叶及用量（共1方）

王不留行配蒴藋细叶于王不留行散针对"病金疮"，病变证机是阳气虚弱，瘀热内生，其用量比例是十分（30g）比十分（30g）（1∶1），用之旨在活血化瘀，通络消肿。

（二）王不留行配桑白皮及用量（共1方）

王不留行配桑白皮于王不留行散针对"病金疮"，病变证机是阳气虚弱，瘀热内生，其用量比例是十分（30g）比十分（30g）（1∶1），用之旨在活血化瘀，清热消肿。

（三）王不留行配干姜及用量（共1方）

王不留行配干姜于王不留行散针对"病金疮"，病变证机是阳气虚弱，瘀热内生，其用量比例是十分（30g）比二分（6g）（5∶1），用之旨在活血化瘀，温通血脉。

新绛（茜草）用量及配方

《伤寒杂病论》260 方中用新绛有 1 首，权衡仲景用新绛可辨治病证如瘀血、出血等病变。

【剂型与用量导读】

表1　方剂及剂型中的新绛用量

用量		经方数量	经方名称
古代量	现代量		
仲景未言用量		1 方	旋覆花汤

【证型与用量变化】

化瘀止血，用于辨治瘀阻脉络，血不归经所引起的病证表现，用新绛组方有 1 方。

表2　辨治瘀血或出血病变的新绛用量

证型	最佳用量	方名	针对主症	病变证机	用药目的
寒瘀	仲景未言用量	旋覆花汤	肝着，其人常欲蹈其胸上，先未苦时，但欲热饮。寸口脉弦而大，弦则为减，大则为芤，减则为寒，芤则为虚，寒虚相搏，此名曰革，妇人则半产漏下	阳气郁滞，络脉瘀阻，血不归经	旨在化瘀止血

紫葳用量及配方

《伤寒杂病论》260 方中用紫葳有 1 首，权衡仲景用紫葳可辨治病证如瘀血、积滞等病变。

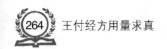

【剂型与用量导读】

表 1　方剂及剂型中的紫葳用量

用量		经方数量	经方名称
古代量	现代量		
三分	9g	1 方	鳖甲煎丸

【证型与用量变化】

化瘀消积，用于辨治瘀血积滞所引起的病证表现，用紫葳组方有 1 方。

表 2　辨治痰瘀病变的紫葳用量

证型	最佳用量	方名	针对主症	病变证机	用药目的
痰瘀蕴结	三分	鳖甲煎丸	疟母（症瘕）	瘀血阻滞，痰湿蕴结，气血不足	旨在化痰消积

【配方与用量比例】

（一）紫葳配䗪虫及用量 4（共 1 方）

紫葳配䗪虫于鳖甲煎丸中针对疟母（症瘕），病变证机是瘀血阻滞，痰湿蕴结，气血不足，其用量比例是三分（9g）比三分（9g）（1∶1），旨在化痰消积，破血消癥。

（二）紫葳配半夏及用量（共 1 方）

紫葳配半夏于鳖甲煎丸中针对疟母（症瘕），病变证机是瘀血阻滞，痰湿蕴结，气血不足，其用量比例是三分（9g）比一分（3g）（3∶1），旨在燥湿化痰消积。

（三）紫葳配桂枝及用量（共 1 方）

紫葳配紫葳于鳖甲煎丸中针对疟母（症瘕），病变证机是瘀血阻滞，痰湿蕴结，气血不足，其用量比例是三分（9g）比三分（9g）（1∶1），旨在化痰消积，通经散瘀。

（四）紫葳配人参及用量（共 1 方）

紫葳配人参于鳖甲煎丸中针对疟母（症瘕），病变证机是瘀血阻滞，痰湿蕴结，气血不足，其用量比例是三分（9g）比一分（3g）（3∶1），旨在消积益气化痰。

第五章　降泄渗利药

降泄渗利药 16 味如茯苓、泽泻、防己、滑石、赤小豆、薏苡仁、猪苓、瞿麦、通草、茵陈、椒目、葵子、莞花、戎盐、商陆根、石韦，主要用于治疗湿浊相互蕴结引起的病证表现。辨治湿浊既可是有形之湿，又可是无形之湿，临证只要审明病变以湿浊为主，即可选用降泄湿浊药。

茯苓用量及配方

《伤寒杂病论》260 方中用茯苓有 39 首，其中组方有 37 首，于用法加味中有 2 首。权衡仲景用茯苓可辨治诸多病证，以 39 首方中茯苓的剂量为切入点，归纳总结、提炼概括，以期研究、剖析、发微，用于指导临床实践，从而达到准确理解茯苓量在方中的作用，更好地用活经方以辨治常见病、多发病及疑难病。

【剂型与用量导读】

表 1　不同方剂中的茯苓用量

用量		经方数量	经方名称
古代量	现代量		
方寸匕的 1/3	2~3g	1 方	猪苓散
六铢	0.8g	1 方	麻黄升麻汤
十八铢	2.3g	2 方	五苓散、茵陈五苓散
三分	9g	1 方	侯氏黑散
五分	15g	1 方	薯蓣丸
一两	3g	1 方	猪苓汤
一两半	4.5g	2 方	柴胡加龙骨牡蛎汤、黄芪建中汤加减方

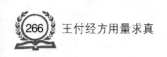

续表

用　量		经方数量	经方名称
古代量	现代量		
二两	6g	3方	茯苓甘草汤、酸枣仁汤、理中丸加减方
三两	9g	8方	桂枝去桂加茯苓白术汤、栝楼瞿麦丸、小半夏加茯苓汤、真武汤、附子汤、茯苓杏仁甘草汤、葵子茯苓丸、肾气丸
四两	12g	14方	茯苓四逆汤、苓桂术甘汤、小青龙汤加减方、小柴胡汤加减方、木防己去石膏加茯苓芒硝汤、甘姜苓术汤、半夏厚朴汤、当归芍药散、赤丸、苓甘五味姜辛汤、茯甘五味加姜辛夏汤、苓甘五味加姜辛半夏杏仁汤、苓甘五味加姜辛半杏大黄汤、桂苓五味甘草汤、桂苓五味甘草去桂加姜辛夏汤
六两	18g	1方	防己茯苓汤
半斤	24g	3方	苓桂草枣汤、茯苓戎盐汤、茯苓泽泻汤
仲景未言用量		1方	桂枝茯苓丸

表2　不同剂型中的茯苓用量

剂型	不同用量	古代量	现代量	代表方名
汤剂	最小用量	六铢	0.8g	麻黄升麻汤
	最大用量	半斤	24g	茯苓泽泻汤
	通常用量	四两	12g	茯苓四逆汤
	次于通常用量	三两	9g	附子汤
散剂	最小用量	十八铢	2.3g	五苓散
	最大用量	四两	9g	当归芍药散
丸剂	最小用量	三两	9g	肾气丸
	最大用量	五分	15g	薯蓣丸

【证型与用量变化】

（一）健脾利水及用量

健脾利水，用于辨治脾虚水气所引起的病症表现，用茯苓组方有13首。

表3　汤剂辨治水饮病变的茯苓用量

	证型	最佳用量	方名	针对主症	病变证机	用药目的
脾胃	脾胃阳郁水气或水气凌心	二两（6g）	茯苓甘草汤	厥而心下悸	脾胃阳郁，水气内停	旨在健脾利水，或益气宁心
	脾胃寒饮	三两（9g）	小半夏加茯苓汤	卒呕吐，心下痞，膈间有水，眩悸者。先渴后呕，为水停心下，此属饮家	脾胃寒饮，胃气上逆	旨在健脾利水
	脾胃水气或痰饮	四两（12g）	苓桂术甘汤	心下逆满，气上冲胸，起则头眩，脉沉紧。心下有痰饮，胸胁支满，目眩	脾气虚弱，水湿浸淫	
	胃反水逆	半斤（24g）	茯苓泽泻汤	胃反，吐而渴欲饮水者	脾胃虚弱，寒水上逆	
	脾虚水气	三两（9g）	桂枝去桂加茯苓白术汤	仍头项强痛、翕翕发热、无汗、心下满微痛、小便不利者	脾气虚弱，水气内停	
膈间痰饮		四两（12g）	木防己去石膏加茯苓芒硝汤	膈间支饮，其人喘满，心下痞坚，面色黧黑	膈间阳郁热饮，正气损伤	
寒饮郁肺			小青龙汤加减方	伤寒表不解，心下有水气；咳逆倚息不得卧；夹小便不利，少腹满者	卫闭营郁，寒饮郁肺，夹水气内停者	
皮水		六两（18g）	防己茯苓汤	皮水为病，四肢肿，水气在皮肤中，四肢聂聂动者	脾气虚弱，水气浸淫	

续表

证型	最佳用量	方名	针对主症	病变证机	用药目的
欲作奔豚	半斤（24g）	苓桂草枣汤	脐下悸，欲作奔豚	气虚不化，水气上逆	旨在健脾利水
气虚湿热	半斤（24g）	茯苓戎盐汤	小便不利	气虚不化，湿热蕴结	
阳虚水泛	三两（9g）	真武汤	心下悸，头眩，身瞤动，振振欲擗地者。腹痛，小便不利，四肢沉重疼痛，自下利者	阳气虚弱，水气泛滥	
阴虚水气	一两（3g）	猪苓汤	少阴病，下利六七日，咳而呕渴，心烦，不得眠者	阴虚生热，水气内停	
寒热夹杂	六铢（0.8g）	麻黄升麻汤	寸脉沉而迟，手足厥逆，下部脉不至，喉咽不利，唾脓血，泄利不止者	寒热夹杂，阳气阻滞	

表4　散剂辨治水饮病变的茯苓用量

证型	最佳用量	方名	针对主症	病变证机	用药目的
气虚水饮	方寸匕的1/3（2~3g）	猪苓散	呕吐而病在膈上，后思水者	气不化水，水气上逆	旨在健脾利水
三焦水气	十八铢（2.3g）	五苓散	脉浮，小便不利，微热，消渴者	水气内停，阻遏气机或夹太阳营卫病变	
气血虚夹湿	四两（12g）	当归芍药散	妇人腹中诸疾痛	气血虚夹湿	

（二）益气宁心及用量

益气宁心，用于辨治心气虚弱，心神不定所引起的病证表现，用茯苓组方有 5 首。

表 5　汤剂辨治心胸病变的茯苓用量

证型	最佳用量	方名	针对主症	病变证机	用药目的
少阳夹杂	四两（12g）	小柴胡汤加减方	往来寒热，胸胁苦满，嘿嘿，不欲饮食，心烦，喜呕	少阳胆热，气机郁滞	旨在益气宁心
阳虚气虚	四两（12g）	茯苓四逆汤	烦躁者	阳虚不温，气虚不守，神明躁动	
饮阻胸痹	三两（9g）	茯苓杏仁甘草汤	胸痹，胸中气塞，短气	心气不足，饮留阻滞	
心胆热证	一两半（4.5g）	柴胡加龙骨牡蛎汤	胸满，烦惊，小便不利，谵语	心胆郁热，心神不藏	
心肝阴血虚	二两（6g）	酸枣仁汤	虚劳虚烦，不得眠	心肝阴血不足，虚热内生，心神不宁	

表 6　丸散辨治心胸病变的茯苓用量

证型	最佳用量	方名	针对主症	病变证机	用药目的
痰风	三分	侯氏黑散	大风，四肢烦重，心中恶寒不足者	心脾不足、痰风内生	旨在益气宁心
脾胃虚寒证或胸阳虚	二两（6g）	理中丸（人参汤）加味	脘腹疼痛，霍乱	脾胃虚弱，阴寒肆虐，夹心神不宁	
虚劳	五分	薯蓣丸	虚劳，诸不足，风气百疾	气血阴阳俱虚或夹太阳营卫	

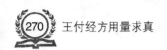

（三）益肾泻浊及用量

益肾泻浊，用于辨治肾虚水气所引起的病证表现，用茯苓组方有 4 首。

表 7　辨治湿浊病变的茯苓用量

证型	最佳用量	方名	针对主症	病变证机	用药目的
肾著寒湿	四两（12g）	甘草干姜茯苓白术汤（甘姜苓术汤）	肾著之病，其人身体重，腰中冷，如坐水中，形如水状	肾阳不足，寒湿肆虐	旨在益肾泻浊
少阴阳虚寒湿	三两（9g）	附子汤	体痛，手足寒，骨节痛，脉沉者	阳气虚弱，寒湿痹阻	
阴阳俱虚	三两（9g）	肾气丸	腰痛、脚气、消渴、微饮、转胞	肾阴阳俱虚	
肾虚水气	三两（9g）	栝楼瞿麦丸	小便不利者，有水气，其人苦渴	阳虚不化，水气肆虐	

（四）利肺化痰及用量

利肺化痰，用于辨治痰饮蕴肺病变所引起的病证表现，用茯苓组方者有 5 首。

表 8　辨治痰饮病变的茯苓用量

证型	最佳用量	方名	针对主症	病变证机	用药目的
肺寒	四两（12g）	苓甘五味姜辛汤	胸满	寒饮郁肺	旨在利肺化痰
		桂苓五味甘草去桂加姜辛夏汤	咳嗽胸满，气上冲	寒饮郁肺，浊气上逆	
		苓甘五味加姜辛半夏杏仁汤	咳逆水肿	肺寒溢饮，饮斥肌肤	
肺寒夹热	四两（12g）	苓甘五味加姜辛半杏大黄汤	咳嗽，气喘夹面热如醉	寒饮郁肺，胃热上逆	
寒饮郁肺气上逆	四两（12g）	桂苓五味甘草汤	手足厥逆，气从小腹上冲胸咽，手足痹	寒饮气冲	

（五）渗利痰浊及用量

渗利痰浊，用于辨治水气夹痰所引起的病证表现，用茯苓组方有 2 首。

表 9 辨治痰浊病变的茯苓用量

证型	最佳用量	方名	针对主症	病变证机	用药目的
痰阻气郁	四两（12g）	半夏厚朴汤	咽中如有炙脔	痰饮阻滞，浊气郁结	旨在渗利痰浊
寒痰	四两（12g）	赤丸	寒气，厥逆	寒痰胶结	

（六）利湿退黄及用量

利湿退黄，用于辨治湿浊变生所引起的病证表现，用茯苓组方有 1 首。

表 10 辨治黄疸病变的茯苓用量

证型	最佳用量	方名	针对主症	病变证机	用药目的
黄疸	十八铢（2.3g）	茵陈五苓散	黄疸病	湿热蕴结	旨在利湿退黄

（七）渗利瘀浊及用量

渗利瘀浊，用于辨治湿郁生瘀所引起的病证表现，用茯苓组方有 1 首。

表 11 辨治瘀血病变的茯苓用量

证型	最佳用量	方名	针对主症	病变证机	用药目的
水瘀	仲景未言用量	桂枝茯苓丸	症瘕	水血互结	旨在渗利瘀浊

（八）健脾利湿及用量

健脾利湿，用于辨治脾虚生湿所引起的病证表现，用茯苓组方有 1 首。

表 12 辨治湿浊病变的茯苓用量

证型	最佳用量	方名	针对主症	病变证机	用药目的
脾胃气虚夹湿	一两半（4.5g）	黄芪建中汤加减方	虚劳里急，诸不足	气血虚弱，湿浊壅滞	旨在健脾利湿

（九）通阳利水及用量

通阳利水，用于辨治水郁遏阳所引起的病证表现，用茯苓组方有 1 首。

表 13　辨治阳郁水气病变的茯苓用量

证型	最佳用量	方名	针对主症	病变证机	用药目的
阳郁水气	三两（9g）	葵子茯苓丸	身重，小便不利，洒淅恶寒，起即头眩	阳气郁滞，水气内停	旨在通阳利水

【配方与用量比例】

（一）茯苓配生姜及用量（共9方）

茯苓配生姜于小半夏加茯苓汤针对"卒呕吐，心下痞，膈间有水，眩悸者"，病变证机是脾胃寒饮上逆，用量比例是三两（9g）比半斤（24g）（3∶8），旨在健脾利水，温胃散水。

茯苓配生姜于小柴胡汤加减方中针对"往来寒热，胸胁苦满，嘿嘿，不欲饮食，心烦，喜呕"，病变证机是少阳胆热，气机郁滞，正气虚弱，夹心神不宁者，用量比例是四两（12g）比三两（9g）（4∶3），旨在益气宁心，宣散郁结。

茯苓配生姜于半夏厚朴汤中针对"咽中如有炙脔"，病变证机是痰饮阻滞，浊气郁结，其用量比例是四两（12g）比五两（15g）（4∶5），旨在渗利痰浊，降逆化痰。

茯苓配生姜于茯苓甘草汤中针对"厥而心下悸"，病变证机是脾胃阳郁，水气内停，其用量比例是二两（6g）比三两（9g）（2∶3），旨在健脾利水，辛宣散水。

茯苓配生姜于茯苓泽泻汤中针对"胃反，吐而渴欲饮水者"，病变证机是脾胃虚弱，寒水上逆，其用量比例是半斤（24g）比四两（12g）（2∶1），旨在健脾利水，辛宣散水。

茯苓配生姜于真武汤中针对"心下悸，头眩，身𥉻动，振振欲擗地者"及"腹痛，小便不利，四肢沉重疼痛，自下利者"，病变证机是阳气虚弱，水气泛滥，其用量比例是三两（9g）比三两（9g）（1∶1），旨在健脾利水，宣散水气。

茯苓配生姜于桂枝去桂加茯苓白术汤中针对"仍头项强痛、翕翕发热、无汗、心下满微痛、小便不利者"，病变证机是脾气虚弱，水气内停，其用量比例是三两（9g）比三两（9g）（1∶1），旨在健脾利水，辛开醒脾。

茯苓配生姜于柴胡加龙骨牡蛎汤中针对"胸满，烦惊，小便不利，谵语"，病变证机是心胆郁热，心神不藏，其用量比例是一两半（4.5g）比一两半（4.5g）（1∶1），旨在益气宁心，辛开醒脾。

茯苓配生姜于黄芪建中汤加减方中针对"虚劳里急，诸不足"，病变证机是气血虚弱，湿浊壅滞，其用量比例是一两半（4.5g）比三两（9g）（1∶2），旨在健脾利湿，辛开醒脾。

（二）茯苓配细辛及用量（共 8 方）

茯苓配细辛于小青龙汤加减方中针对"伤寒表不解，心下有水气"及"咳逆倚息不得卧""夹小便不利，少腹满者"，病变证机是卫闭营郁，寒饮郁肺，夹水气内停者，其用量比例是四两（12g）比三两（9g）（4∶3），旨在健脾利水，温肺化饮。

茯苓配细辛于赤丸中针对"寒气，厥逆"，病变证机是寒痰胶结，其用量比例是四两（12g）比一两（3g）（4∶1），旨在渗利痰浊，温阳化饮。

茯苓配细辛于苓甘五味姜辛汤中针对胸满，病变证机是寒饮郁肺；于苓甘五味加姜辛半夏杏仁汤中针对咳逆水肿，病变证机是肺寒溢饮，饮斥肌肤；于苓甘五味加姜辛半杏大黄汤中针对肺寒夹"面热如醉"，病变证机是寒饮郁肺，胃热上逆，其用量比例是四两（12g）比三两（9g）（4∶3），旨在利肺化痰，温肺化饮。

茯苓配细辛于桂苓五味甘草去桂加姜辛夏汤中针对咳嗽胸满，气上冲，病变证机是寒饮郁肺，浊气上逆，其用量比例是四两（12g）比二两（6g）（2∶1），旨在利肺化痰，温肺化饮。

茯苓配细辛于侯氏黑散中针对"大风，四肢烦重，心中恶寒不足者"，病变证机是心脾不足、痰风内生，其用量比例是三分比三分（1∶1），旨在益气宁心，温化痰湿。

茯苓配细辛于真武汤加减方中针对"心下悸，头眩，身瞤动，振振欲擗地者"及"腹痛，小便不利，四肢沉重疼痛，自下利者"，夹咳嗽，病变证机是阳气虚弱，水气泛滥，寒水逆肺，其用量比例是三两（9g）比一两（3g）（3∶1），旨在健脾利水，温肺化饮。

（三）茯苓配五味子及用量（共 8 方）

茯苓配五味子于小柴胡汤加减方中针对"往来寒热，胸胁苦满，嘿嘿，不欲饮食，心烦，喜呕"，病变证机是少阳胆热，气机郁滞，正气虚弱，夹肺气上逆，用量比例是四两（12g）比半升（12g）（1∶1），旨在益气宁心，益气敛肺。

茯苓配五味子于小青龙汤加减方中针对"伤寒表不解，心下有水气"及"咳逆倚息不得卧"且"夹小便不利，少腹满者"，病变证机是卫闭营郁，寒饮郁肺，夹水气内停者，其用量比例是四两（12g）比半升（12g）（1∶1），旨在健脾利水，益气敛肺。

茯苓配五味子于苓甘五味姜辛汤中针对胸满，病变证机是寒饮郁肺；于桂苓五味甘草去桂加姜辛夏汤中针对咳嗽胸满，气上冲，病变证机是寒饮郁肺，浊气上逆；于苓甘五味加姜辛半夏杏仁汤中针对咳逆水肿，病变证机是肺寒溢饮，饮斥肌肤，其用量比例是四两（12g）比半升（12g）（1∶1），旨在利肺化痰，益气敛肺。

茯苓配五味子于苓甘五味加姜辛半杏大黄汤中针对肺寒夹"面热如醉"，病变证机是寒饮郁肺，胃热上逆；于桂苓五味甘草汤中针对"手足厥逆，气从小腹上冲胸咽，手足痹"，病变证机是寒饮气冲，其用量比例是四两（12g）比半升（12g）（1∶1），旨在温肺散寒，益气敛肺。

茯苓配五味子于真武汤加减方中针对"心下悸，头眩，身𥆧动，振振欲擗地者"及"腹痛，小便不利，四肢沉重疼痛，自下利者"且夹咳嗽，病变证机是阳气虚弱，水气泛滥，寒水逆肺，其用量比例是三两（9g）比半升（12g）（3∶4），旨在健脾利水，益气敛肺。

（四）茯苓配泽泻及用量（共6方）

茯苓配泽泻于五苓散中针对"脉浮，小便不利，微热，消渴者"，病变证机是水气内停，阻遏气机或夹太阳营卫病变，其用量比例是十八铢（2.3g）比一两六铢（3.8g）（23∶38），旨在健脾利水，泻利水气。

茯苓配泽泻于当归芍药散中针对"妇人腹中诸疾痛"，病变证机是气血虚夹湿，其用量比例是四两（12g）比半斤（24g）（1∶2），旨在健脾利湿。

茯苓配泽泻于肾气丸中针对腰痛、脚气、消渴、微饮、转胞，病变证机是肾阴阳俱虚，其用量比例是三两（9g）比三两（9g）（1∶1），旨在益肾泻浊。

茯苓配泽泻于茵陈五苓散中针对"黄疸病"，病变证机是湿热蕴结，其用量比例是十八铢（2.3g）比一两六铢（3.8g）（23∶38），旨在利湿退黄。

茯苓配泽泻于茯苓泽泻汤中针对"胃反，吐而渴欲饮水者"，病变证机是脾胃虚弱，寒水上逆，其用量比例是半斤（24g）比四两（12g）（2∶1），旨在健脾利水，泻利湿浊。

茯苓配泽泻于猪苓汤中针对"少阴病，下利六七日，咳而呕渴，心烦，不得眠者，"病变证机是阴虚生热，水气内停，其用量比例是一两（3g）比一两（3g）（1∶1），旨在健脾清热利水。

（五）茯苓配猪苓及用量（共3方）

茯苓配猪苓于五苓散中针对"脉浮，小便不利，微热，消渴者"，病变证机是水气内停，阻遏气机或夹太阳营卫病变，其用量比例是十八铢（2.3g）比十八铢（2.3g）（1∶1），旨在健脾利水，清热利水。

茯苓配猪苓于猪苓汤中针对"少阴病，下利六七日，咳而呕渴，心烦，不得眠者"，病变证机是阴虚生热，水气内停，其用量比例是一两（3g）比一两（3g）（1∶1），旨在健脾利水，清热利水。

茯苓配猪苓于猪苓散中针对"呕吐而病在膈上，后思水者"，病变证机是气不化水，水气上逆，其用量相等，旨在健脾利水，清热利水。

（六）茯苓配黄芪及用量（共2方）

茯苓配黄芪于防己茯苓汤中针对"皮水为病，四肢肿，水气在皮肤中，四肢聂聂动者"，病变证机是脾气虚弱，水气浸淫，其用量比例是六两（18g）比三两（9g）（2∶1），旨在健脾利水，益气化水。

茯苓配黄芪于黄芪建中汤加减方中针对"虚劳里急，诸不足"，病变证机是气血虚弱，湿浊壅滞，其用量比例是一两半（4.5g）比一两半（4.5g）（1∶1），旨在健脾利湿，补益中气。

（七）茯苓配芒硝及用量（共1方）

茯苓配芒硝于木防己去石膏加茯苓芒硝汤中针对"膈间支饮，其人喘满，心下痞坚，面色黧黑"，病变证机是膈间阳郁热饮，正气损伤，其用量比例是四两（12g）比三合（9g）（4∶3），旨在健脾利水，泻热逐饮。

（八）茯苓配戎盐及用量（共1方）

茯苓配戎盐于茯苓戎盐汤中针对"小便不利"，病变证机是气虚不化，湿热蕴结，其用量比例是半斤（24g）比如弹丸大一枚（15g）（8∶5），旨在健脾利水，通窍利湿泻热。

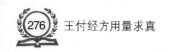

泽泻用量及配方

《伤寒杂病论》260 方中用泽泻有 8 首。权衡仲景用泽泻可辨治诸多病证，以 8 首方中泽泻的剂量为切入点，归纳总结、提炼概括，以期研究、剖析、发微，用于指导临床实践，从而达到准确理解泽泻量在方中的作用，更好地用活经方以辨治常见病、多发病及疑难病。

【剂型与用量导读】

表 1 不同方剂中的泽泻用量

用 量		经方数量	经方名称
古代量	现代量		
方寸匕的1/7	1g	1 方	牡蛎泽泻散
一两	3g	1 方	猪苓汤
一两六铢	3.8g	2 方	五苓散、茵陈五苓散
三两	9g	1 方	肾气丸
四两	12g	1 方	茯苓泽泻汤
五两	15g	1 方	泽泻汤
半斤	24g	1 方	当归芍药散

表 2 不同剂型中的泽泻用量

剂型	不同用量	古代量	现代量	代表方名
汤剂	最小用量	一两	3g	猪苓汤
	最大用量	五两	15g	泽泻汤
散剂	最小用量	方寸匕的 1/7	1g	牡蛎泽泻散
	最大用量	半斤	24g	当归芍药散
丸剂	基本用量	三两	9g	肾气丸

【证型与用量变化】

（一）清热利水及用量

清热利水，用于辨治水热内结所引起的病证表现，用泽泻组方有 3 首。

表3　辨治水气病变的泽泻用量

证型	最佳用量	方名	针对主症	病变证机	用药目的
阴虚水气	一两（3g）	猪苓汤	少阴病，下利六七日，咳而呕渴，心烦，不得眠者	阴虚生热，水气内停	旨在清热利水
三焦水气	一两六铢（3.8g）	五苓散	脉浮，小便不利，微热消渴者	水气内停，阻遏气机或夹太阳营卫病变	
腰以下肿	方寸匕的1/7（1g）	牡蛎泽泻散	从腰以下有水气者	湿热蕴结，水气滞留	

（二）渗利湿浊及用量

渗利湿浊，用于辨治湿浊蕴结所引起的病证表现，用泽泻组方有3首。

表4　辨治湿浊病变的泽泻用量

证型	最佳用量	方名	针对主症	病变证机	用药目的
气血虚夹湿	半斤（24g）	当归芍药散	妇人腹中诸疾痛	气血虚夹湿	旨在渗利湿浊
阴阳俱虚	三两（9g）	肾气丸	腰痛、脚气、消渴、微饮、转胞	肾阴阳俱虚	
湿浊黄疸	一两六铢（3.8g）	茵陈五苓散	黄疸病	湿热蕴结	

（三）降泻水饮及用量

降泻水饮，用于辨治水饮内结所引起的病证表现，用泽泻组方有2首。

表5　辨治水饮病变的泽泻用量

证型	最佳用量	方名	针对主症	病变证机	用药目的
脾胃支饮	五两（15g）	泽泻汤	心下有支饮，其人苦冒眩	脾气虚弱，痰饮内生	旨在降泻水饮
胃反水逆	四两（12g）	茯苓泽泻汤	胃反，吐而渴欲饮水者	脾胃虚弱，寒水上逆	

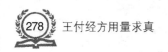

【配方与用量比例】

（一）泽泻配芍药及用量（共1方）

泽泻配芍药于当归芍药散中针对"妇人腹中诸疾痛"，病变证机是气血虚夹湿，其用量比例是半斤（24g）比一斤（48g）（1∶2），旨在渗利湿浊，补血敛阴，并制约芍药敛阴恋湿。

（二）泽泻配干地黄及用量（共1方）

泽泻配干地黄于肾气丸中针对腰痛、脚气、消渴、微饮、转胞，病变证机是肾阴阳俱虚，其用量比例是三两（9g）比八两（24g）（3∶8），旨在渗利湿浊，补血化阴，并制约干地黄滋阴浊腻。

（三）泽泻配阿胶及用量（共1方）

泽泻配阿胶于猪苓汤中针对"少阴病，下利六七日，咳而呕渴，心烦，不得眠者"，病变证机是阴虚生热，水气内停，其用量比例是一两（3g）比一两（3g）（1∶1），旨在清热利水，补血化阴，并制约利水药伤阴。

（四）泽泻配滑石及用量（共1方）

泽泻配滑石于猪苓汤中针对"少阴病，下利六七日，咳而呕渴，心烦，不得眠者"，病变证机是阴虚生热，水气内停，其用量比例是一两（3g）比一两（3g）（1∶1），旨在清热通窍利水。

（五）泽泻配栝楼根及用量（共1方）

泽泻配栝楼根于牡蛎泽泻散中针对"从腰以下有水气者"，病变证机是湿热蕴结，水气滞留，其用量为相等，旨在清热益阴利水。

（六）泽泻配甘草及用量（共1方）

泽泻配甘草于茯苓泽泻汤中针对"胃反，吐而渴欲饮水者"，病变证机是脾胃虚弱，寒水上逆，其用量比例是四两（12g）比二两（6g）（2∶1），旨在降泻水饮，益气化水。

防己用量及配方

《伤寒杂病论》260方中用防己有6首。权衡仲景用防己可辨治诸多病证，以6首方中防己的剂量为切入点，归纳总结、提炼概括，以期研究、剖析、发微，用于指导临床实践，从而达到准确理解防己量在方中的作用，更好地用活经方以辨治常见病、多发病及疑难病。

【剂型与用量导读】

表1 不同方剂中的防己用量

用量		经方数量	经方名称
古代量	现代量		
一钱（匕）	1.8g	1方	防己地黄汤
一两	3g	2方	己椒苈黄丸、防己黄芪汤
二两	6g	1方	木防己去石膏加茯苓芒硝汤
三两	9g	2方	木防己汤、防己茯苓汤

表2 不同剂型中的防己用量

剂型	不同用量	古代量	现代量	代表方名
汤剂	最小用量	一钱（匕）	1.8g	防己地黄汤
	最大用量	三两	9g	木防己汤
丸剂	基本用量	一两	3g	己椒苈黄丸

【证型与用量变化】

（一）降利水湿及用量

降利水湿，用于辨治水湿肆虐所引起的病证表现，用防己组方有3首。

表3 辨治水湿病变的防己用量

证型	最佳用量	方名	针对主症	病变证机	用药目的
肠间水气	一两（3g）	己椒苈黄丸	腹满，口舌干燥，此肠间有水气	水饮相结	旨在降利水湿
皮水	三两（9g）	防己茯苓汤	皮水为病，四肢肿，水气在皮肤中，四肢聂聂动者	脾气虚弱，水气泛滥	
风水或风湿病	一两（3g）	防己黄芪汤	风水，脉浮，身重，汗出，恶风者	肌表营卫虚弱，水气浸淫	

（二）利膈化饮及用量

利膈化饮，用于辨治水饮逆乱所引起的病证表现，用防己组方有2首。

表4　辨治饮停膈间病变的防己用量

证型	最佳用量	方名	针对主症	病变证机	用药目的
阳郁热饮伤气	三两（9g）或二两（6g）	木防己汤、木防己去石膏加茯苓芒硝汤	膈间支饮，其人喘满，心下痞坚，面色黧黑	膈间阳郁热饮，正气损伤	旨在利膈化饮

（三）降泄通窍及用量

降泄通窍，用于辨治水湿壅窍所引起的病证表现，用防己组方有1首。

表5　辨治病变的防己用量

证型	最佳用量	方名	针对主症	病变证机	用药目的
心虚热发狂	一钱（匕）（1.8g）	防己地黄汤	病如狂状，妄行独语不休，无寒热，其脉浮	虚热扰心，心神不定	旨在降泄通窍

【配方与用量比例】

（一）防己配人参及用量（共2方）

防己配人参于木防己汤中针对"膈间支饮，其人喘满，心下痞坚，面色黧黑"，病变证机是膈间阳郁热饮，正气损伤，其用量比例是三两（9g）比四两（12g）（3∶4），旨在利膈化饮，补益宗气。

防己配人参于木防己去石膏加茯苓芒硝汤中针对"膈间支饮，其人喘满，心下痞坚，面色黧黑"，病变证机是膈间阳郁热饮，正气损伤，其用量比例是二两（6g）比四两（12g）（1∶2），旨在利膈化饮，补益宗气。

（二）防己配茯苓及用量（共2方）

防己配茯苓于防己茯苓汤中针对"皮水为病，四肢肿，水气在皮肤中，四肢聂聂动者"，病变证机是脾气虚弱，水气泛滥，其用量比例是三两（9g）比六两（18g）（1∶2），旨在降利水湿，健脾利水。

防己配茯苓于木防己去石膏加茯苓芒硝汤中针对"膈间支饮，其人喘满，心下痞坚，面色黧黑"，病变证机是膈间阳郁热饮，正气损伤，其用量比例是二两（6g）比四两（12g）（1∶2），旨在利膈化饮，健脾利水。

（三）防己配椒目及用量（共1方）

防己配椒目于己椒苈黄丸中针对"腹满，口舌干燥，此肠间有水气"，病变证机是水饮相结，其用量比例是一两（3g）比一两（3g）（1：1），旨在降利水湿，通经利水。

（四）防己配大黄及用量（共1方）

防己配大黄于己椒苈黄丸中针对"腹满，口舌干燥，此肠间有水气"，病变证机是水饮相结，其用量比例是一两（3g）比一两（3g）（1：1），旨在降利水湿，通泻水结。

（五）防己配葶苈子及用量（共1方）

防己配葶苈子于己椒苈黄丸中针对"腹满，口舌干燥，此肠间有水气"，病变证机是水饮相结，其用量比例是一两（3g）比一两（3g）（1：1），旨在降利水湿，泻利水气。

（六）防己配白术及用量（共1方）

防己配白术于防己黄芪汤中针对"风水，脉浮，身重，汗出，恶风者"，病变证机是肌表营卫虚弱，水气浸淫，其用量比例是一两（3g）比七钱（匕）（12g）（1：4），旨在降利水湿，健脾制水。

（七）防己配芒硝及用量（共1方）

防己配芒硝于木防己去石膏加茯苓芒硝汤中针对"膈间支饮，其人喘满，心下痞坚，面色黧黑"，病变证机是膈间阳郁热饮，正气损伤，其用量比例是二两（6g）比三合（8g）（3：4），旨在利膈化饮，软坚泻利。

滑石用量及配方

《伤寒杂病论》260方中用滑石有5首。权衡仲景用滑石可辨治诸多病证，以5首方中滑石的剂量为切入点，归纳总结、提炼概括，以期研究、剖析、发微，用于指导临床实践，从而达到准确理解滑石量在方中的作用，更好地用活经方以辨治常见病、多发病及疑难病。

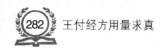

【剂型与用量导读】

表 1　不同方剂中的滑石用量

用　量		经方	经方名称
古代量	现代量	数量	
一两	3g	1 方	猪苓汤
二分	6g	1 方	滑石白鱼散
三两	9g	2 方	百合滑石散、滑石代赭汤
三分	9g	1 方	蒲灰散

表 2　不同剂型中的滑石用量

剂型	不同用量	古代量	现代量	代表方名
汤剂	最小用量	一两	3g	猪苓汤
	最大用量	三两	9g	滑石代赭汤
散剂	最小用量	二分	6g	滑石白鱼散
	最大用量	三分	9g	蒲灰散

【证型与用量变化】

清热利湿，用于辨治水湿蕴结所引起的病证表现，用滑石组方有 5 首。

表 3　辨治水湿病变的滑石用量

证型	最佳用量	方名	针对主症	病变证机	用药目的
虚热	三两（9g）	百合滑石散	发热，手足心热，肢体困重，头沉，小便少	湿热蕴结，阴津不足	旨在清热利湿
		滑石代赭汤	心悸，心烦，头沉，头闷，肢体困重	虚热内生，湿浊上逆	
阴虚水气	一两（3g）	猪苓汤	少阴病，下利六七日，咳而呕渴，心烦，不得眠者	阴虚生热，水气内停	
瘀热水气	二分（6g）	滑石白鱼散	小便不利	瘀热内生，湿热蕴结	
湿热瘀阻	三分（9g）	蒲灰散	小便不利	湿热蕴结，瘀热阻滞	

【配方与用量比例】

（一）滑石配阿胶及用量（共1方）

滑石配阿胶于猪苓汤中针对"少阴病，下利六七日，咳而呕渴，心烦，不得眠者"，病变证机是阴虚生热，水气内停，用量比例是一两（3g）比一两（3g）（1∶1），旨在清热利湿，补血化阴。

（二）滑石配代赭石及用量（共1方）

滑石配代赭石于滑石代赭汤中针对心悸，心烦，头沉，头闷，肢体困重，病变证机是虚热内生，湿浊上逆，用量比例是三两（9g）比如弹丸大一枚（15g）（3∶5），旨在清热利湿降逆。

（三）滑石配白鱼及用量（共1方）

滑石配白鱼于滑石白鱼散中针对小便不利，病变证机是瘀热内生，湿热蕴结，用量比例是二分（6g）比二分（6g）（1∶1），旨在清热利湿，利水散瘀。

（四）滑石配乱发及用量（共1方）

滑石配乱发于滑石白鱼散中针对小便不利，病变证机是瘀热内生，湿热蕴结，用量比例是二分（6g）比二分（6g）（1∶1），旨在清热利湿，利水化瘀。

赤小豆用量及配方

《伤寒杂病论》260方中用赤小豆有3首，权衡仲景用赤小豆可辨治病证如湿热、湿浊、出血等病变。

【剂型与用量导读】

表1 不同方剂及剂型中的赤小豆用量

用量		经方数量	经方名称
古代量	现代量		
一分	3g	1方	瓜蒂散
一升	24g	1方	麻黄连翘赤小豆汤
三升	72g	1方	赤小豆当归散

【证型与用量变化】

降利湿浊，用于辨治湿浊生热所引起的病证表现，用赤小豆组方有3首。

表2　辨治湿热病变的赤小豆用量

证型	最佳用量	方名	针对主症	病变证机	用药目的
湿毒瘀滞	三升（72g）	赤小豆当归散	病者脉数，无热，微烦，默默，但欲卧，汗出，初得之三四日，目赤如鸠眼；七八日，目四眦黑	湿毒蕴结，血脉不利	旨在清热利湿
湿热黄疸	一升（24g）	麻黄连翘赤小豆汤	伤寒，瘀热在里，身必发黄	湿热夹风寒	
痰阻或食积或毒物	一分（3g）	瓜蒂散	"胸中痞硬，气上冲喉咽不得息者"及"心下满而烦，饥不能食者""宿食在上脘"	痰饮阻滞，或饮食积滞，或毒物	旨在降利湿浊

【配方与用量比例】

（一）赤小豆配当归及用量（共1方）

赤小豆配当归于赤小豆当归散中针对"病者脉数，无热，微烦，默默，但欲卧，汗出，初得之三四日，目赤如鸠眼；七八日，目四眦黑"，病变证机是湿毒蕴结，血脉不利，用量比例是三升（72g）比十两（30g）（12：5），旨在清热利湿，补血通脉。

（二）赤小豆配杏仁及用量（共1方）

赤小豆配杏仁于麻黄连翘赤小豆汤中针对"伤寒，瘀热在里，身必发黄"，病变证机是湿热夹风寒，其用量比例是一升（24g）比四十个（7g）（近3：1），旨在清热利湿，降泄湿浊。

（三）赤小豆配香豉及用量（共1方）

赤小豆配香豉于瓜蒂散中针对"胸中痞硬，气上冲喉咽不得息者""心下满而烦，饥不能食者""宿食在上脘"，病变证机是痰饮阻滞，或饮食积滞，或毒物，其用量比例是一分（3g）比一合（2.4g）（近1：1），旨在降利湿浊，辛散透达。

薏苡仁用量及配方

《伤寒杂病论》260方中用薏苡仁有3首，权衡仲景用薏苡仁可辨治病证如湿热、痹阻、痈肿等病变。

【剂型与用量导读】

表1 不同方剂及剂型中的薏苡仁用量

用量		经方数量	经方名称
古代量	现代量		
半两	1.5g	1方	麻杏薏甘汤
十分	30g	1方	薏苡附子败酱散
十五两	45g	1方	薏苡附子散

【证型与用量变化】

宽胸利湿，清热消痈，用于辨治湿浊生热生痈所引起的病证表现，用薏苡仁组方有3首。

表2 辨治湿浊病变的薏苡仁用量

证型	最佳用量	方名	针对主症	病变证机	用药目的
风湿热夹寒	半两(1.5g)	麻杏薏甘汤	病者一身尽疼，发热，日晡所剧者，名风湿	太阳营卫湿热夹寒	旨在利湿清热
阳虚寒湿胸痹	十五两(45g)	薏苡附子散	胸痹，缓急者	阳虚寒湿，脉络阻滞	旨在宽胸舒络
阳虚寒湿夹热	十分(30g)	薏苡附子败酱散	肠痈之为病，其身甲错，腹皮急，按之濡如肿状，腹无积聚，身无热，脉数，此为肠内有痈脓	阳气寒湿，郁热夹杂	旨在利湿消痈

【配方与用量比例】

薏苡仁配败酱草及用量（共1方）

薏苡仁配败酱草于薏苡附子败酱散中针对"肠痈之为病，其身甲错，腹皮急，按之濡如肿状，腹无积聚，身无热，脉数，此为肠内有痈脓"，病变证机是阳气寒湿，郁热夹杂，用量比例是十分（30g）比五分（15g）（2∶1），旨在利湿消痈，解毒排脓。

猪苓用量及配方

《伤寒杂病论》260 方中用猪苓有 3 首，权衡仲景用猪苓可辨治病证如湿热、水气等病变。

【剂型与用量导读】

表 1　不同方剂及剂型中的猪苓用量

用 量		经方	经方名称
古代量	现代量	数量	
方寸匕的 1/3	2~3g	1 方	猪苓散
一两	3g	1 方	猪苓汤
十八铢	2.3g	1 方	五苓散

【证型与用量变化】

清热利水，用于辨治水热蕴结病变所引起的病证表现，用猪苓组方者有 3 首。

表 2　辨治疫毒病变的猪苓用量

证型	最佳用量	方名	针对主症	病变证机	用药目的
三焦水气	十八铢（2.3g）	五苓散	脉浮，小便不利，微热，消渴者	水气内停，阻遏气机或夹太阳营卫病变	旨在清热利水
气虚水饮	方寸匕的 1/3（2~3g）	猪苓散	呕吐而病在膈上，后思水者	气不化水，水气上逆	
阴虚水气	一两（3g）	猪苓汤	少阴病，下利六七日，咳而呕渴，心烦，不得眠者	阴虚生热，水气内停	

【配方与用量比例】

（一）猪苓配白术及用量（共 2 方）

猪苓配白术于五苓散中针对"脉浮，小便不利，微热，消渴者"，病变证机是水气内停，阻遏气机或夹太阳营卫病变，其用量比例是十八铢（2.3g）比十八铢（2.3g）（1∶1），旨在清热利水，健脾制水。

猪苓配白术于猪苓散中针对"呕吐而病在膈上，后思水者"，病变证机是气不化水，水气上逆，其用量相等，旨在清热利水，健脾制水。

（二）猪苓配阿胶及用量（共1方）

猪苓配阿胶于猪苓汤中针对"少阴病，下利六七日，咳而呕渴，心烦，不得眠者"，病变证机是阴虚生热，水气内停，其用量比例是一两（3g）比一两（3g）（1∶1），旨在清热利水，补血化阴。

（三）猪苓配滑石及用量（共1方）

猪苓配滑石于猪苓汤中针对"少阴病，下利六七日，咳而呕渴，心烦，不得眠者"，病变证机是阴虚生热，水气内停，其用量比例是一两（3g）比一两（3g）（1∶1），旨在清热通窍利水。

瞿麦用量及配方

《伤寒杂病论》260方中用瞿麦有2首，权衡仲景用瞿麦可辨治病证如水气、瘀结等病变。

【剂型与用量导读】

表1　不同方剂及剂型中的瞿麦用量

用量		经方数量	经方名称
古代量	现代量		
一两	3g	1方	栝楼瞿麦丸
二分	6g	1方	鳖甲煎丸

【证型与用量变化】

利水化瘀，用于辨治水瘀内结所引起的病证表现，用瞿麦组方有2首。

表2 辨治水气病变的瞿麦用量

证型	最佳用量	方名	针对主症	病变证机	用药目的
肾虚水气	一两（3g）	栝楼瞿麦丸	小便不利者，有水气，其人苦渴	阳虚不化，水气肆虐	旨在通利小便
痰瘀蕴结	二分（6g）	鳖甲煎丸	疟母（症瘕）	瘀血阻滞，痰湿蕴结，气血不足	旨在利水化瘀

【配方与用量比例】

（一）瞿麦配茯苓及用量（共1方）

瞿麦配茯苓于栝楼瞿麦丸中针对"小便不利者，有水气，其人苦渴"，病变证机是阳虚不化，水气肆虐，其用量比例是一两（3g）比三两（9g）（1：3），旨在通利小便，益肾泻浊。

（二）瞿麦配桃仁及用量（共1方）

瞿麦配桃仁于鳖甲煎丸中针对疟母（症瘕），病变证机是瘀血阻滞，痰湿蕴结，气血不足，其用量比例是二分比二分（1：1），旨在利水化瘀，活血消癥。

（三）瞿麦配桂枝及用量（共1方）

瞿麦配桂枝于鳖甲煎丸中针对疟母（症瘕），病变证机是瘀血阻滞，痰湿蕴结，气血不足，其用量比例是二分比三分（2：3），旨在利水化瘀，通经散瘀。

通草用量及配方

《伤寒杂病论》260方中用通草有2首，权衡仲景用通草可辨治病证如脉络不通、水气内蕴等病变。

【剂型与用量导读】

表1 不同方剂及剂型中的通草用量

用量		经方数量	经方名称
古代量	现代量		
二两	6g	2方	当归四逆汤、当归四逆加吴茱萸生姜汤

【证型与用量变化】

通利血脉，用于辨治血脉不利所引起的病证表现，用通草组方有 2 首。

表 2　辨治血脉不利病变的通草用量

证型	最佳用量	方名	针对主症	病变证机	用药目的
血虚夹寒	二两（6g）	当归四逆汤、当归四逆加吴茱萸生姜汤	手足厥寒	血虚不荣，寒滞脉络	旨在通利血脉

【配方与用量比例】

（一）通草配桂枝及用量（共 2 方）

通草配桂枝于当归四逆汤中针对"手足厥寒"，在当归四逆加吴茱萸生姜汤中针对"久寒"，病变证机是血虚不荣，寒滞脉络，其用量比例是二两（6g）比三两（9g）（2∶3），旨在温通通利血脉。

（二）通草配当归及用量（共 2 方）

通草配当归于当归四逆汤中针对"手足厥寒"，在当归四逆加吴茱萸生姜汤中针对"久寒"，病变证机是血虚不荣，寒滞脉络，其用量比例是二两（6g）比三两（9g）（2∶3），旨在通利血脉，补血活血。

茵陈用量及配方

《伤寒杂病论》260 方中用茵陈有 2 首，权衡仲景用茵陈可辨治病证如湿热、郁热等病变。

【剂型与用量导读】

表 1　不同方剂及剂型中的茵陈用量

用量		经方数量	经方名称
古代量	现代量		
六两	18g	1 方	茵陈蒿汤
十分	30g	1 方	茵陈五苓散

【证型与用量变化】

利湿清热，用于辨治湿热蕴结所引起的病证表现，用茵陈组方有 2 首。

表2 辨治湿热病变的茵陈用量

证型	最佳用量	方名	针对主症	病变证机	用药目的
湿热黄疸	六两（18g）	茵陈蒿汤	身黄如橘子色，小便不利，腹微满者	湿热蕴结	旨在利湿清热
湿浊黄疸	十分（30g）	茵陈五苓散	黄疸病	湿热蕴结	

【配方与用量比例】

（一）茵陈配大黄及用量（共1方）

茵陈配大黄于茵陈蒿汤中针对"身黄如橘子色，小便不利，腹微满者"，病变证机是湿热蕴结，其用量比例是六两（18g）比二两（6g）（3∶1），旨在利湿燥湿，清热泻热。

（二）茵陈配栀子及用量（共1方）

茵陈配栀子于茵陈蒿汤中针对"身黄如橘子色，小便不利，腹微满者"，病变证机是湿热蕴结，其用量比例是六两（18g）比十四枚（14g）（9∶7），旨在利湿清热退黄。

椒目用量及配方

《伤寒杂病论》260方中用椒目有1首，权衡仲景用椒目可辨治病证如瘀血、水气等病变。

【剂型与用量导读】

表1 方剂及剂型中的椒目用量

用量		经方数量	经方名称
古代量	现代量		
一两	3g	1方	己椒苈黄丸

【证型与用量变化】

通经利水，用于辨治水气蕴结所引起的病证表现，用椒目组方有1首。

表2　辨治水气病变的椒目用量

证型	最佳用量	方名	针对主症	病变证机	用药目的
肠间水气	一两（3g）	己椒苈黄丸	腹满，口舌干燥，此肠间有水气	水饮相结	旨在通经利水

【配方与用量比例】

椒目配大黄及用量（共1方）

椒目配大黄于己椒苈黄丸中针对"腹满，口舌干燥，此肠间有水气"，病变证机是水饮相结，其用量比例为1∶1，旨在通经利水，通泻水结。

葵子用量及配方

《伤寒杂病论》260方中用葵子有1首，权衡仲景用葵子可辨治病证如阳郁、水气等病变。

【剂型与用量导读】

表1　方剂及剂型中的葵子用量

用量		经方数量	经方名称
古代量	现代量		
一斤	48g	1方	葵子茯苓丸

【证型与用量变化】

通阳利水，用于辨治水郁遏阳所引起的病证表现，用葵子组方有1首。

表2　辨治阳郁水气病变的葵子用量

证型	最佳用量	方名	针对主症	病变证机	用药目的
阳郁水气	一斤（48g）	葵子茯苓丸	身重，小便不利，洒淅恶寒，起即头眩	阳气郁滞，水气内停	旨在通阳利水

【配方与用量比例】

葵子配茯苓及用量（共1方）

葵子配茯苓于葵子茯苓丸中针对"身重，小便不利，洒淅恶寒，起即头眩"，病变证机是阳气郁滞，水气内停，其用量比例是一斤（48g）比三两

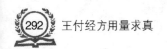

（9g）（16∶3），旨在通阳利水。

莞花用量及配方

《伤寒杂病论》260 方中用莞花有 1 首，权衡仲景用莞花可辨治病证如气逆、水气等病变。

【剂型与用量导读】

表 1　方剂及剂型中的莞花用量

用量		经方	经方名称
古代量	现代量	数量	
如一鸡子	6g	1 方	小青龙汤加减方

【证型与用量变化】

利水降逆，用于辨治水气上逆所引起的病证表现，用莞花组方有 1 首。

表 2　辨治水气病变的莞花用量

证型	最佳用量	方名	针对主症	病变证机	用药目的
肺寒	一鸡子（6g）	小青龙汤	伤寒表不解，心下有水气；咳逆倚息不得卧夹轻微下利	卫闭营郁，寒饮郁肺，水气下注	旨在利水降逆

戎盐用量及配方

《伤寒杂病论》260 方中用戎盐有 1 首，权衡仲景用戎盐可辨治病证如窍闭、湿热等病变。

【剂型与用量导读】

表 1　方剂及剂型中的戎盐用量

用量		经方	经方名称
古代量	现代量	数量	
如弹丸大一枚	15g	1 方	茯苓戎盐汤

【证型与用量变化】

通窍利湿泻热，用于辨治湿热壅窍所引起的病证表现，用戎盐组方有1首。

表2 辨治湿热病变的戎盐用量

证型	最佳用量	方名	针对主症	病变证机	用药目的
气虚湿热	如弹丸大一枚（15g）	茯苓戎盐汤	小便不利	气虚不化，湿热蕴结	旨在通窍利湿泻热

【配方与用量比例】

戎盐配白术及用量（共1方）

戎盐配白术于茯苓戎盐汤中针对"小便不利"，病变证机是气虚不化，湿热蕴结，其用量比例是如弹丸大一枚（15g）比二两（6g）（5∶2），旨在通窍利湿泻热，健脾制水。

商陆根用量及配方

《伤寒杂病论》260方中用商陆根有1首，权衡仲景用商陆根可辨治病证如湿热、郁热、肿胀等病变。

【剂型与用量导读】

表1 方剂及剂型中的商陆根用量

用量		经方数量	经方名称
古代量	现代量		
方寸匕的1/7	1g	1方	牡蛎泽泻散

【证型与用量变化】

散结泻水，用于辨治水气郁结所引起的病证表现，用商陆组方有1首。

表2 辨治水气病变的商陆根用量

证型	最佳用量	方名	针对主症	病变证机	用药目的
水气下注	方寸匕的1/7（1g）	牡蛎泽泻散	从腰以下有水气者	湿热蕴结，水气滞留	旨在散结泻水

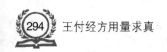

【配方与用量比例】

（一）商陆根配海藻及用量（共1方）

商陆根配海藻于牡蛎泽泻散中针对"从腰以下有水气者"，病变证机是湿热蕴结，水气滞留，其用量相等，旨在散结泻水，软坚利水。

（二）商陆根配栝楼根及用量（共1方）

商陆根配栝楼根于牡蛎泽泻散中针对"从腰以下有水气者"，病变证机是湿热蕴结，水气滞留，其用量相等，旨在散结泻水，益阴利水。

石韦用量及配方

《伤寒杂病论》260方中用石韦有1首，权衡仲景用石韦可辨治病证如水气、痰湿等病变。

【剂型与用量导读】

表1　方剂及剂型中的石韦用量

用量		经方	经方名称
古代量	现代量	数量	
三分	9g	1方	鳖甲煎丸

【证型与用量变化】

表2　辨治痰瘀病变的石韦用量

证型	最佳用量	方名	针对主症	病变证机	用药目的
痰瘀蕴结	三分	鳖甲煎丸	疟母（癥瘕）	瘀血阻滞，痰湿蕴结，气血不足	旨在利水祛湿

【配方与用量比例】

（一）石韦配瞿麦及用量（共1方）

石韦配瞿麦于鳖甲煎丸中针对疟母（癥瘕），病变证机是瘀血阻滞，痰湿蕴结，气血不足，其用量比例是三分（9g）比二分（6g）（3∶2），旨在利水祛湿化瘀。

（二）石韦配厚朴及用量（共1方）

石韦配厚朴于鳖甲煎丸中针对疟母（症瘕），病变证机是瘀血阻滞，痰湿蕴结，气血不足，其用量比例是三分（9g）比三分（9g）（1∶1），旨在利水祛湿，行气化痰。

（三）石韦配桂枝及用量（共1方）

石韦配桂枝于鳖甲煎丸中针对疟母（症瘕），病变证机是瘀血阻滞，痰湿蕴结，气血不足，其用量比例是三分（9g）比三分（9g）（1∶1），旨在利湿祛湿，通经散瘀。

（四）石韦配紫葳及用量（共1方）

石韦配紫葳于鳖甲煎丸中针对疟母（症瘕），病变证机是瘀血阻滞，痰湿蕴结，气血不足，其用量比例是三分（9g）比三分（9g）（1∶1），旨在利水祛湿，化痰消积。

第六章 降逆化痰药

温化降逆药 7 味如半夏、杏仁、旋覆花、款冬花、云母、皂荚、紫菀。

清化降逆药 6 味如桔梗、葶苈子、栝楼实、贝母、代赭石、射干（乌扇）。

辨治痰证，既分有形之痰，又分无形之痰，既要辨痰热，又要辨治寒痰，尤其是辨治痰热必配温化药，即"病痰饮者，当以温药和之"。

半夏用量及配方

《伤寒杂病论》260 方中用半夏有 46 首，其中组方有 42 首，于用法加味中有 4 首。权衡仲景用半夏可辨治诸多病证，以 46 首方中半夏的剂量为切入点，归纳总结、提炼概括，以期研究、剖析、发微，用于指导临床实践，从而达到准确理解半夏量在方中的作用，更好地用活经方以辨治常见病、多发病及疑难病。

【剂型与用量导读】

表 1 不同方剂中的半夏用量

用量		经方数量	经方名称
古代量	现代量		
一分	3g	1 方	鳖甲煎丸
二十铢	2.5g	1 方	柴胡加芒硝汤
方寸匕 1/3	2~3g	1 方	半夏散及汤
方寸匕 1/2	3~4.5g	1 方	半夏干姜散
碎如枣核，十四枚	5g	1 方	苦酒汤
二合半	5g	2 方	柴胡桂枝汤、柴胡加龙骨牡蛎汤
二两	6g	2 方	干姜人参半夏丸、小柴胡汤加减方

续表

用量		经方数量	经方名称
古代量	现代量		
三两	9g	1方	黄芪建中汤加减方
半升	12g	24方	大柴胡汤、小青龙汤、小青龙加石膏汤、小柴胡汤、小陷胸汤、甘草泻心汤、生姜泻心汤、生姜半夏汤、半夏泻心汤、竹叶石膏汤、附子粳米汤、泽漆汤、苓甘五味加姜辛半夏杏仁汤、苓甘五味加姜辛半杏大黄汤、厚朴生姜半夏甘草人参汤、厚朴麻黄汤、桂苓五味甘草去桂加姜辛夏汤、栝楼薤白半夏汤、黄芩加半夏生姜汤、黄连汤、旋覆代赭汤、葛根加半夏汤、温经汤、越婢加半夏汤、小柴胡汤加减方
四两	12g	2方	赤丸、奔豚汤
五合	12g	1方	厚朴七物汤加减方
大者八枚	24g	1方	射干麻黄汤
十二枚	24g	2方	甘遂半夏汤、白术散加减方
一升	24g	4方	小半夏汤、小半夏加茯苓汤、半夏厚朴汤、麦门冬汤
半斤	24g	1方	竹叶汤加减方
二升	48g	1方	大半夏汤
仲景末言用量		1方	半夏麻黄丸

表2　不同剂型中的半夏用量

剂型	不同用量	古代量	现代量	代表方名
汤剂	最小用量	二十铢	2.5g	柴胡加芒硝汤
	最大用量	二升	48g	大半夏汤
	通常用量	半升或五合或四两	12g	小青龙汤
散剂	最小用量	方寸匕1/3	2~3g	半夏散及汤
	最大用量	二十枚（50g）	3~4.5g	白术散加味
丸剂	最小用量	一分	3g	鳖甲煎丸
	最大用量	二两	6g	干姜人参半夏丸

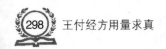

【证型与用量变化】

（一）降逆和胃及用量

降逆和胃，即降逆止呕，和胃醒脾，用于辨治胃气上逆病变所引起的病证表现，用半夏组方者有11首，用法加味者有1首。

表3　辨治胃气上逆病变的半夏用量

证型		最佳用量	方名	针对主症	病变证机	用药目的
胃热	少阳阳明郁热	半升（12g）	大柴胡汤	心中痞硬，呕吐而下利者	热扰胃气，浊气上逆	旨在降逆和胃
	太阳中风夹阳明热结	五合（12g）	厚朴七物汤加减方	病腹满，发热十日，脉浮而数，夹呕吐者	热结阳明，胃气上逆，卫强营弱	
	少阳胆热呕吐	半升（12g）	黄芩加半夏生姜汤	少阳胆热呕吐	少阳郁热，胃气上逆	
脾胃寒饮	较重	二升（48g）	大半夏汤	呕吐	脾胃虚弱，寒饮上逆	
	次较重	一升（24g）	小半夏汤	诸呕吐，谷不得下者	脾胃寒饮上逆	
			小半夏加茯苓汤	卒呕吐，心下痞，膈间有水，眩悸者		
	较轻	半升（12g）	附子粳米汤	腹中寒气，雷鸣切痛，胸胁逆满，呕吐	脾胃寒饮，浊气上逆	
			生姜半夏汤	胸中似喘不喘，似呕不呕，似哕不哕，彻心中愦愦然无奈者	胃寒不降，浊气上逆	
脾胃寒湿		十二枚（12g）	白术散加减方	心烦吐痛，不能饮食	脾胃寒湿，浊气上逆	

续表

证型	最佳用量	方名	针对主症	病变证机	用药目的
太阳伤寒夹胃寒	半升（12g）	葛根加半夏汤	不下利，但呕者	卫闭营郁，胃气不降	旨在降逆和胃
胃寒气逆	二两（6g）	干姜人参半夏丸	妊娠呕吐不止	胃寒不降，浊气上逆	
脾胃寒饮吐逆	方寸匕1/2（3~4.5g）	半夏干姜散	干呕，吐逆，吐涎沫	寒饮阻滞，浊饮上逆	

（二）降肺化痰及用量

降肺化痰，用于辨治痰郁气逆所引起的病证表现，用半夏组方有9首。

表4 辨治痰浊上逆病变的半夏用量

证型	最佳用量	方名	针对主症	病变证机	用药目的
寒饮郁肺	半升（12g）	小青龙汤	寒饮郁肺证，太阳伤寒证与寒饮郁肺证相兼，溢饮寒证	寒饮郁肺，或寒饮逆行	旨在降肺化痰
		桂苓五味甘草去桂加姜辛夏汤	咳嗽胸满，气上冲	寒饮郁肺，浊气上逆	
		苓甘五味加姜辛半夏杏仁汤	咳逆水肿	肺寒溢饮，饮斥肌肤	
寒饮郁肺结喉	大者八枚（24g）	射干麻黄汤	咳而上气，喉中有水鸡声	寒饮郁肺，痰结咽喉	
肺热	半升（12g）	泽漆汤	咳喘或哮喘	热饮伤肺，肺气不足	
肺寒夹热	半升（12g）	小青龙加石膏汤	肺胀，咳而上气，烦躁而喘，脉浮者	寒饮郁肺夹热	
		厚朴麻黄汤	咳而脉浮者		
		越婢加半夏汤	咳而上气，此为肺胀，其人喘，目如脱状，脉浮大者	寒饮郁肺夹热水气	
		苓甘五味加姜辛半夏大黄汤	咳嗽夹面热如醉	寒饮郁肺，胃热上逆	

（三）辛开苦降及用量

辛开苦降，即辛开醒脾，苦降和胃，用于辨治浊气上逆病变所引起的病证

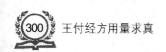

表现，用半夏组方者有 12 首，加味用药者 2 首。

表 5　辨治浊气上逆病变的半夏用量

证型	最佳用量	方名	针对主症	病变证机	用药目的
少阳夹杂	半升（12g）	小柴胡汤	往来寒热，胸胁苦满，嘿嘿，不欲饮食，心烦，喜呕	少阳胆热，气机郁滞，正气虚弱	旨在辛开苦降
少阳夹阳明热结	二十铢（2.5g）	柴胡加芒硝汤	胸胁满而呕，日晡所发潮热	少阳郁热内结夹气虚	
太阳夹少阳	二合半（5g）	柴胡桂枝汤	发热，微恶寒，支节烦痛，微呕，心下支结	少阳郁热夹气虚，卫强营弱	
		柴胡加龙骨牡蛎汤	胸满烦惊，小便不利，谵语，一身尽重，不可转侧者	心胆郁热，正气不足	
脾胃寒热夹虚	半升（12g）	半夏泻心汤	但满而不痛者，此为痞	寒热夹杂，中气虚弱	
		生姜泻心汤	心下痞硬，干噫食臭，胁下有水气，腹中雷鸣，下利者		
		甘草泻心汤	腹中雷鸣，心下痞硬而满，干呕，心烦不得安		
		黄连汤	腹中痛，欲呕吐		
胃热气逆伤气	半升（12g）	竹叶石膏汤	虚羸少气，气逆欲吐	胃热气逆，津气损伤	
太阳中风夹阳虚郁热	半斤（24g）	竹叶汤加减方	中风，发热，面正赤，喘而头痛	营卫及阳气虚弱，郁热内生，胃气上逆	
气阴两虚	一升（24g）	麦门冬汤	虚热肺痿、胃气阴两虚及咽喉不利	气阴两虚，浊气上逆	
脾气虚气滞	半升（12g）	厚朴生姜半夏甘草人参汤	腹胀满	脾气虚弱，浊气壅滞	
脾胃气血虚	三两（9g）	黄芪建中汤加减方中	气血虚证或夹太阳中风证	气血虚弱，脉络不荣	
虚瘀寒	半升（12g）	温经汤	妇科或疼痛	血虚不养，寒瘀阻滞	

（四）燥湿化痰及用量

燥湿化痰，用于辨治痰湿蕴结所引起的病证表现，用半夏组方有 6 首。

表 6　辨治痰湿病变的半夏用量

证型	最佳用量	方名	针对主症	病变证机	用药目的
痰热	半升（12g）	小陷胸汤	小结胸病，正在心下，按之则痛	痰热蕴结，气机郁滞	旨在燥湿化痰
寒痰	四两（12g）	赤丸	寒气，厥逆	寒痰胶结	
水饮	十二枚（24g）	甘遂半夏汤	其人欲自利，利反快，虽利，心下续坚满	水饮郁结	
痰瘀胸痹	半升（12g）	栝楼薤白半夏汤	胸痹，不得卧，心痛彻背者	痰瘀胶结，浊气壅滞	
脾胃虚弱痰阻气逆	半升（12g）	旋覆代赭汤	心下痞硬，噫气不除	脾胃虚弱，痰阻气逆	
痰瘀	一分（3g）	鳖甲煎丸	疟母（癥瘕）	瘀血阻滞，痰湿蕴结，气血不足	

（五）利咽化痰及用量

利咽化痰，即利咽通声，降逆化痰，用于辨治咽喉不利病变所引起的病证表现，用半夏组方者有 3 首。

表 7　辨治咽喉不利病变的半夏用量

证型	最佳用量	方名	针对主症	病变证机	用药目的
寒郁咽痛	方寸匕 1/3（2~3g）	半夏散及汤	咽中痛	寒气凝结，气机郁滞	旨在利咽化痰
痰阻气郁	一升（24g）	半夏厚朴汤	咽中如有炙脔	痰饮阻滞，浊气郁结	
痰热伤咽	十四枚（5g）	苦酒汤	咽中伤，生疮，不能语言，声不出者	痰热灼伤脉络	

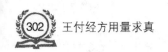

（六）化饮止悸及用量

化饮止悸，用于辨治水饮气逆所引起的病证表现，用半夏组方有1首。

表8 辨治水饮病变的半夏用量

证型	最佳用量	方名	针对主症	病变证机	用药目的
水饮凌心	如小豆大（三丸）的1/2（1.5g）	半夏麻黄丸	心下悸	水饮凌心	旨在化饮止悸

（七）降逆下气及用量

降逆下气，用于辨治浊气止逆所引起的病证表现，用半夏组方有1首。

表9 辨治气上冲病变的半夏用量

证型	最佳用量	方名	针对主症	病变证机	用药目的
肝热气逆	四两（12g）	奔豚汤	奔豚，气上冲胸，腹痛，往来寒热	肝热气逆	旨在降逆下气

【配方与用量比例】

（一）半夏配干姜及用量（共14方）

半夏配干姜于干姜人参半夏丸中针对"妊娠呕吐不止"，病变证机是脾胃虚寒，浊饮上逆，其用量比例是二两（6g）比一两（3g）（2∶1），旨在降逆和胃，温中散寒。

半夏配干姜于小青龙汤中针对寒饮郁肺证，太阳伤寒证与寒饮郁肺证相兼，溢饮寒证，病变证机是肺寒溢饮，饮斥肌肤；于小青龙加石膏汤中针对"肺胀，咳而上气，烦躁而喘，脉浮者"，病变证机是寒饮郁肺夹热，浊气上逆，其用量比例是半升（12g）比三两（9g）（4∶3），旨在降肺化痰，温肺散寒。

半夏配干姜于小柴胡汤加减方中针对少阳夹杂证伴的咳嗽，病变证机是寒热夹杂，正气不足，其用量比例是半升（12g）比二两（6g）（2∶1），旨在降肺化痰，温肺散寒。

半夏配干姜于半夏泻心汤中针对心下"但满而不痛者，此为痞"，于甘草泻心汤中针对"腹中雷鸣，心下痞硬而满，干呕，心烦不得安"，于黄连汤中针对"腹中痛，欲呕吐"，病变证机是寒热夹杂，中气虚弱，其用量比例是半升（12g）比三两（9g）（4：3），旨在辛开苦降，温中散寒。

半夏配干姜于生姜泻心汤中针对"心下痞硬，干噫食臭，胁下有水气，腹中雷鸣，下利者"，病变证机是寒热夹杂，中气虚弱，其用量比例是半升（12g）比一两（3g）（4：1），旨在辛开苦降，温中散寒。

半夏配干姜于半夏干姜散中针对"干呕，吐逆，吐涎沫"，病变证机是寒饮阻滞，浊饮上逆，其用量比例为1：1，旨在降逆和胃，温中散寒。

半夏配干姜于苓甘五味加姜辛半夏杏仁汤中针对"咳逆水肿"，病变证机是肺寒溢饮，饮斥肌肤；于苓甘五味加姜辛半杏大黄汤中针对肺寒"面热如醉"，病变证机是寒饮郁肺，胃热上逆，其用量比例是半升（12g）比三两（9g）（4：3），旨在降肺化痰，温肺散寒。

半夏配干姜于厚朴麻黄汤中针对"咳而脉浮者"，病变证机是寒饮郁肺夹热，其用量比例是半升（12g）比二两（6g）（2：1），旨在降肺化痰，温肺散寒。

半夏配干姜于桂苓五味甘草去桂加姜辛夏汤中针对咳嗽胸满，气上冲，病变证机是寒饮郁肺，浊气上逆，其用量比例是半升（12g）比二两（6g）（2：1），旨在降肺化痰，温肺散寒。

半夏配干姜于鳖甲煎丸中针对疟母（症瘕），病变证机是瘀血阻滞，痰湿蕴结，气血不足，其用量比例是一分比三分（1：3），旨在燥湿化痰，温通阳气。

（二）半夏配黄芩及用量（共12方）

半夏配黄芩于大柴胡汤中针对"心中痞硬，呕吐而下利者"，病变证机是热扰胃气，浊气上逆，其用量比例是半升（12g）比三两（9g）（4：3），旨在降逆和胃，清泻郁热。

半夏配黄芩于半夏泻心汤中针对心下"但满而不痛者，此为痞"；于生姜泻心汤中针对"心下痞硬，干噫食臭，胁下有水气，腹中雷鸣，下利者"；于甘草泻心汤中针对"腹中雷鸣，心下痞硬而满，干呕，心烦不得安"，病变证机是寒热夹杂，中气虚弱，其用量比例是半升（12g）比三两（9g）（4：3），旨在辛开苦降，清热燥湿。

半夏配黄芩于泽漆汤中针对咳喘或哮喘，病变证机是热饮伤肺，肺气不足，其用量比例是半升（12g）比三两（9g）（4：3），旨在降肺化痰，清泻肺热。

半夏配黄芩于奔豚汤中针对"奔豚，气上冲胸，腹痛，往来寒热"，病变证机是肝热气逆，其用量比例是四两（12g）比二两（6g）（2：1），旨在降逆

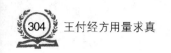

下气，清泻郁热。

半夏配黄芩于小柴胡汤中针对"往来寒热，胸胁苦满，嘿嘿，不欲饮食，心烦，喜呕"，病变证机是少阳胆热，气机郁滞，正气虚弱，其用量比例是半升（12g）比三两（9g）（4∶3），旨在降逆和胃，清泻郁热。

半夏配黄芩于柴胡加芒硝汤中针对"胸胁满而呕，日晡所发潮热"，病变证机是少阳郁热内结夹气虚，其用量比例是二十铢（2.5g）比一两（3g）（5∶6），旨在辛开苦降，清泻郁热。

半夏配黄芩于柴胡桂枝汤中针对"发热，微恶寒，支节烦痛，微呕，心下支结"，病变证机是少阳郁热夹气虚，卫强营弱；于柴胡加龙骨牡蛎汤中针对"胸满烦惊，小便不利，谵语，一身尽重，不可转侧者"，病变证机是心胆郁热，正气不足，其用量比例是二合半（5g）比一两半（4.5g）（1∶0.9），旨在辛开苦降，清泻郁热。

半夏配黄芩于黄芩加半夏生姜汤中针对少阳胆热呕吐，病变证机是少阳郁热，胃气上逆，其用量比例是半升（12g）比三两（9g）（4∶3），旨在降逆和胃，清泻郁热。

半夏配黄芩于鳖甲煎丸中针对疟母（症瘕），病变证机是瘀血阻滞，痰湿蕴结，气血不足，其用量比例是一分（3g）比三分（9g）（1∶3），旨在燥湿化痰，清解郁热。

（三）半夏配茯苓及用量（共9方）

半夏配茯苓于小半夏加茯苓汤中针对"卒呕吐，心下痞，膈间有水，眩悸者"，病变证机是脾胃寒饮上逆，其用量比例是一升（24g）比三两（9g）（8∶3），旨在降逆和胃，益气利湿。

半夏配茯苓于小青龙汤加减方中针对寒饮郁肺证、太阳伤寒证与寒饮郁肺证相兼，溢饮寒证夹有"小便不利，少腹满者"，病变证机是肺寒溢饮，饮斥肌肤，水气肆虐，其用量比例是半升（12g）比四两（12g）（1∶1），旨在降肺化痰，益气利水。

半夏配茯苓于小柴胡汤加减方中针对"往来寒热，胸胁苦满，嘿嘿，不欲饮食，心烦，喜呕"，夹有"心下悸，小便不利者"，病变证机是少阳胆热，气机郁滞，正气虚弱，水气浸淫，其用量比例是半升（12g）比四两（12g）（1∶1），旨在降逆和胃，宁心利水。

半夏配茯苓于半夏厚朴汤中针对"咽中如有炙脔",病变证机是痰饮阻滞,浊气郁结,其用量比例是一升（24g）比四两（12g）（2∶1）,旨在利咽化痰,健脾利湿。

半夏配茯苓于赤丸中针对"寒气,厥逆",病变证机是寒痰胶结,其用量比例是四两（12g）比四两（12g）（1∶1）,旨在燥湿化痰,健脾利湿。

半夏配茯苓于苓甘五味加姜辛半夏杏仁汤中针对咳逆水肿,病变证机是肺寒溢饮,饮斥肌肤;于苓甘五味加姜辛半杏大黄汤中针对肺寒"面热如醉",病变证机是寒饮郁肺,胃热上逆;于桂苓五味甘草去桂加姜辛夏汤中针对咳嗽胸满,气上冲,病变证机是寒饮郁肺,浊气上逆,其用量比例是半升（12g）比四两（12g）（1∶1）,旨在降肺化痰,益气利湿。

半夏配茯苓于柴胡加龙骨牡蛎汤中针对"胸满烦惊,小便不利,谵语,一身尽重,不可转侧者",病变证机是心胆郁热,正气不足,其用量比例是二合半（5g）比一两半（4.5g）（4∶3）,旨在辛开苦降,宁心安神。

（四）半夏配细辛及用量（共8方）

半夏配细辛于小青龙汤中针对寒饮郁肺证,太阳伤寒证与寒饮郁肺证相兼,溢饮寒证,病变证机是寒饮郁肺,浊气上逆;于小青龙加石膏汤中针对"肺胀,咳而上气,烦躁而喘,脉浮者",病变证机是寒饮郁肺夹热,浊气上逆;于苓甘五味加姜辛半夏杏仁汤中针对咳逆水肿,病变证机是肺寒溢饮,饮斥肌肤;于苓甘五味加姜辛半杏大黄汤中针对肺寒"面热如醉",病变证机是寒饮郁肺,胃热上逆,其用量比例是半升（12g）比三两（9g）（4∶3）,旨在降肺化痰,温肺化饮。

半夏配细辛于赤丸中针对"寒气,厥逆",病变证机是寒痰胶结,其用量比例是四两（12g）比一两（3g）（4∶1）,旨在燥湿化痰,温阳化饮。

半夏配细辛于桂苓五味甘草去桂加姜辛夏汤中针对咳嗽胸满,气上冲,病变证机是寒饮郁肺,浊气上逆;于厚朴麻黄汤中针对"咳而脉浮者",病变证机是寒饮郁肺夹热,其用量比例是半升（12g）比二两（6g）（2∶1）,旨在降肺化痰,温肺化饮。

半夏配细辛于射干麻黄汤中针对"咳而上气,喉中有水鸡声",病变证机是寒饮郁肺,痰结咽喉,其用量比例是大者八枚（12g）比三两（9g）（4∶3）,旨在降肺化痰,温肺化饮。

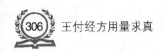

（五）半夏配五味子及用量（共8方）

半夏配五味子于小青龙汤中针对寒饮郁肺证，太阳伤寒证与寒饮郁肺证相兼，溢饮寒证，病变证机是寒饮郁肺，浊气上逆；于小青龙加石膏汤中针对"肺胀，咳而上气，烦躁而喘，脉浮者"，病变证机是寒饮郁肺夹热，浊气上逆，其用量比例是半升（12g）比半升（12g）（1：1），旨在降肺化痰，益气敛肺。

半夏配五味子于小柴胡汤加减方中针对"往来寒热，胸胁苦满，嘿嘿，不欲饮食，心烦，喜呕"夹咳嗽，病变证机是少阳胆热，气机郁滞，正气虚弱，肺气上逆，其用量比例是半升（12g）比半升（12g）（1：1），旨在降逆和胃，敛肺止咳。

半夏配五味子于苓甘五味加姜辛半夏杏仁汤中针对咳逆水肿，病变证机是肺寒溢饮，饮斥肌肤；于苓甘五味加姜辛半杏大黄汤中针对肺寒"面热如醉"，病变证机是寒饮郁肺，胃热上逆；于桂苓五味甘草去桂加姜辛夏汤中针对咳嗽胸满，气上冲，病变证机是寒饮郁肺，浊气上逆；于厚朴麻黄汤中针对"咳而脉浮者"，病变证机是寒饮郁肺夹热，其用量比例是半升（12g）比半升（12g）（1：1），旨在降肺化痰，益气敛肺。

半夏配细辛于射干麻黄汤中针对"咳而上气，喉中有水鸡声"，病变证机是寒饮郁肺，痰结咽喉，其用量比例是大者八枚（12g）比半升（12g）（1：1），旨在降肺化痰，益气敛肺。

（六）半夏配柴胡及用量（共6方）

半夏配柴胡于大柴胡汤中针对"心中痞硬，呕吐而下利者"，病变证机是热扰胃气，浊气上逆；于小柴胡汤中针对"往来寒热，胸胁苦满，嘿嘿，不欲饮食，心烦，喜呕"，病变证机是少阳胆热，气机郁滞，正气虚弱，其用量比例是半升（12g）比八两（24g）（1：2），旨在降逆和胃，疏透郁热。

半夏配柴胡于柴胡加芒硝汤中针对"胸胁满而呕，日晡所发潮热"，病变证机是少阳郁热内结夹气虚，其用量比例是二十铢（2.5g）比二两十六铢（8g）（2.5：8），旨在辛开苦降，疏透郁热。

半夏配柴胡于柴胡桂枝汤中针对"发热，微恶寒，支节烦痛，微呕，心下支结"，病变证机是少阳郁热夹气虚，卫强营弱；于柴胡加龙骨牡蛎汤中针对"胸满烦惊，小便不利，谵语，一身尽重，不可转侧者"，病变证机是心胆郁热，正气不足，其用量比例是二合半（5g）比四两（12g）（近1：2），旨在辛开苦降，疏透郁热。

半夏配柴胡于鳖甲煎丸中针对疟母（症瘕），病变证机是瘀血阻滞，痰湿蕴结，气血不足，其用量比例是一分（3g）比六分（18g）（1：6），旨在燥湿化痰，疏利气机。

（七）半夏配黄连及用量（共5方）

半夏配黄连于小陷胸汤中针对"小结胸病，正在心下，按之则痛"，病变证机是痰热蕴结，气机郁滞，其用量比例是半升（12g）比一两（3g）（4：1），旨在燥湿化痰，清热燥湿。

半夏配黄连于半夏泻心汤中针对心下"但满而不痛者，此为痞"；于生姜泻心汤中针对"心下痞硬，干噫食臭，胁下有水气，腹中雷鸣，下利者"；于甘草泻心汤中针对"腹中雷鸣，心下痞硬而满，干呕，心烦不得安"。病变证机是寒热夹杂，中气虚弱，其用量比例是半升（12g）比一两（3g）（4：1），旨在辛开苦降，清热燥湿。

半夏配黄连于黄连汤中针对"腹中痛，欲呕吐"，病变证机是寒热夹杂，中气虚弱，其用量比例是半升（12g）比三两（9g）（4：3），旨在辛开苦降，清热燥湿。

（八）半夏配厚朴及用量（共5方）

半夏配厚朴于半夏厚朴汤中针对"咽中如有炙脔"，病变证机是痰饮阻滞，浊气郁结，其用量比例是一升（24g）比三两（9g）（8：3），旨在利咽化痰，下气开郁。

半夏配厚朴于厚朴生姜半夏甘草人参汤中针对"腹胀满"，病变证机是脾气虚弱，浊气壅滞，其用量比例是半升（12g）比半斤（24g）（1：2），旨在辛开苦降，温中下气。

半夏配厚朴于厚朴七物汤加减方中针对"病腹满，发热十日，脉浮而数夹呕吐者"，病变证机是热结阳明，胃气上逆，卫强营弱，其用量比例是五合（12g）比半斤（24g）（1：2），旨在降逆和胃，温中下气。

半夏配厚朴于厚朴麻黄汤中针对"咳而脉浮者"，病变证机是寒饮郁肺夹热，其用量比例是半升（12g）比四两（12g）（1：1），旨在降肺化痰，下气平喘。

半夏配厚朴于鳖甲煎丸中针对疟母（症瘕），病变证机是瘀血阻滞，痰湿蕴结，气血不足，其用量比例是一分（3g）比三分（9g）（1：3），旨在燥湿化痰，行气消痰。

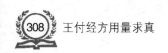

（九）半夏配石膏及用量（共4方）

半夏配石膏于小青龙加石膏汤中针对"肺胀，咳而上气，烦躁而喘，脉浮者"，病变证机是寒饮郁肺夹热，浊气上逆，其用量比例是半升（12g）比二两（6g）（2∶1），旨在降肺化痰，清泻郁热。

半夏配石膏于竹叶石膏汤中针对"虚羸少气，气逆欲吐"，病变证机是胃热气逆，津气损伤，旨在辛开苦降，清解胃热。其用量比例是半升（12g）比一斤（48g）（1∶4），旨在降泄浊逆，清泻郁热。

半夏配石膏于厚朴麻黄汤中针对"咳而脉浮者"，病变证机是寒饮郁肺夹热，其用量比例是半升（12g）比如鸡子大（48g）（1∶4），旨在降肺化痰，清泻肺热。

半夏配石膏于越婢加半夏汤中针对"咳而上气，此为肺胀，其人喘，目如脱状，脉浮大者"，病变证机是寒饮郁肺夹热水气，其用量比例是半升（12g）比半斤（24g）（1∶2），旨在降肺化痰，清泻肺热。

（十）半夏配附子及用量（共3方）

半夏配附子于小青龙汤中针对寒饮郁肺证，太阳伤寒证与寒饮郁肺证相兼，溢饮寒证夹噎者，病变证机是寒饮郁肺，浊气上逆，其用量比例是半升（12g）比一枚（5g）（12∶5），旨在降肺化痰，温化水饮。

半夏配附子于竹叶汤加减方中针对"中风，发热，面正赤，喘而头痛"夹呕吐，病变证机是营卫及阳气虚弱，郁热内生，胃气上逆，其用量比例是半斤（24g）比一枚（5g）（近5∶1），旨在辛开苦降，温阳化气。

半夏配附子于附子粳米汤中针对"腹中寒气，雷鸣切痛，胸胁逆满，呕吐"，病变证机是脾胃寒饮，浊气上逆，其用量比例是半升（12g）比一枚（5g）（12∶5），旨在降逆和胃，温化水饮。

（十一）半夏配川芎及用量（共3方）

半夏配川芎于白术散加减方中针对"心烦吐痛，不能饮食"，病变证机是寒湿壅滞，浊气上逆，其用量比例是十二枚（12g）比四分（12g）（1∶1），旨在降逆和胃，理血安胎。

半夏配川芎于奔豚汤中针对"奔豚，气上冲胸，腹痛，往来寒热"，病变证机是肝热气逆，其用量比例是四两（12g）比二两（6g）（2∶1），旨在降逆下气，行气活血。

半夏配川芎于温经汤中针对妇科或疼痛，病变证机是血虚不养，寒瘀阻滞，其用量比例是半升（12g）比二两（6g）（2∶1），旨在辛开苦降，行气化瘀。

（十二）半夏配麦冬及用量（共3方）

半夏配麦冬于竹叶石膏汤中针对"虚羸少气，气逆欲吐"，病变证机是胃热气逆，津气损伤，其用量比例是半升（12g）比一升（24g）（1∶2），旨在辛开苦降，清热滋阴。

半夏配麦冬于麦门冬汤中针对虚热肺痿、胃气阴两虚及咽喉不利，病变证机是气阴两虚，浊气上逆，其用量比例是一升（24g）比七升（168g）（1∶7），旨在辛开苦降，滋补阴津。

半夏配麦冬于温经汤中针对妇科或疼痛，病变证机是血虚不养，寒瘀阻滞，其用量比例是半升（12g）比一升（24g）（1∶2），旨在辛开苦降，养阴清热，并制约温热药伤阴。

（十三）半夏配栝楼实及用量（共2方）

半夏配栝楼实于小陷胸汤中针对"小结胸病，正在心下，按之则痛"，病变证机是痰热蕴结，气机郁滞，其用量比例是半升（12g）比如大者一枚（30g）（2∶5），旨在燥湿化痰，清热涤痰。

半夏配栝楼实于栝楼薤白半夏汤中针对"胸痹，不得卧，心痛彻背者"，病变证机是痰瘀胶结，浊气壅滞，其用量比例是半升（12g）比一枚（15g）（4∶5），旨在宽胸燥湿化痰。

（十四）半夏配枳实及用量（共2方）

半夏配枳实于大柴胡汤中针对"心中痞硬，呕吐而下利者"，病变证机是热扰胃气，浊气上逆，其用量比例是半升（12g）比四枚（4g）（3∶1），旨在降逆和胃，行气导滞。

半夏配枳实于厚朴七物汤加减方中针对"病腹满，发热十日，脉浮而数夹呕吐者"，病变证机是热结阳明，胃气上逆，卫强营弱，其用量比例是五合（12g）比五枚（5g）（12∶5），旨在降逆和胃，行气导滞。

（十五）半夏配乌头及用量（共1方）

半夏配乌头于赤丸中针对"寒气，厥逆"，病变证机是寒痰胶结，其用量比例是四两（12g）比二两（6g）（2∶1），旨在燥湿化痰，温阳逐寒。

（十六）半夏配薤白及用量（共1方）

半夏配薤白于栝楼薤白半夏汤中针对"胸痹，不得卧，心痛彻背者"，病变证机是痰瘀胶结，浊气壅滞，其用量比例是半升（12g）比三两（9g）（4∶3），旨在燥湿化痰，宽胸化痰。

（十七）半夏配苏叶及用量（共1方）

半夏配苏叶于半夏厚朴汤中针对"咽中如有炙脔"，病变证机是痰饮阻滞，浊气郁结，其用量比例是一升（24g）比二两（6g）（4∶1），旨在利咽化痰，开郁散结。

杏仁用量及配方

《伤寒杂病论》260方中用杏仁有20首，其中组方有19首，于用法加味中有1首。权衡仲景用杏仁可辨治诸多病证，以20首方中杏仁的剂量为切入点，归纳总结、提炼概括，以期研究、剖析、发微，用于指导临床实践，从而达到准确理解杏仁量在方中的作用，更好地用活经方以辨治常见病、多发病及疑难病。

【剂型与用量导读】

表1　不同方剂中的杏仁用量

用量		经方数量	经方名称
古代量	现代量		
十个	1.8g	1方	麻杏薏甘汤
十六个	2.5g	1方	桂枝二麻黄一汤
一分	3g	1方	矾石丸
六分	18g	1方	薯蓣丸
二十四个	4g	1方	桂枝麻黄各半汤
四十个	7g	2方	大青龙汤、麻黄连翘赤小豆汤
五十个	9g	4方	麻杏石甘汤、桂枝加厚朴杏仁汤、文蛤汤、茯苓杏仁甘草汤
七十个	12g	2方	麻黄汤、麻黄加术汤
半升	12g	5方	大陷胸丸、小青龙汤加减方、苓甘五味加姜辛半夏杏仁汤、苓甘五味加姜辛半杏大黄汤、厚朴麻黄汤
一升	24g	2方	麻子仁丸、大黄䗪虫丸

表2 不同剂型中的杏仁用量

剂型	不同用量	古代量	现代量	代表方名
汤剂	最小用量	十六个	2.5g	桂枝二麻黄一汤
	最大用量	七十个或半升	12g	厚朴麻黄汤
	通常用量	七十个或半升	12g	麻黄汤
汤散合剂	基本用量	十个	1.8g	麻杏薏甘汤
丸剂	最小用量	一分	3g	矾石丸
	最大用量	一升	24g	麻子仁丸

【证型与用量变化】

（一）肃降肺气及用量

肃降肺气，用于辨治肺卫病变所引起的病证表现，用杏仁组方者有10首。

表3 辨治肺卫病变的杏仁用量

证型		最佳用量	方名	针对主症	病变证机	用药目的
太阳伤寒	较轻	二十四个（4g）	桂枝麻黄各半汤	面色反有热色者，未欲解也，以其不能得小汗出，身必痒	卫闭营郁	旨在肃降肺气，制约发汗药太过
	较重	七十个（12g）	麻黄汤	头痛，发热，身疼，腰痛，骨节疼痛，恶风，无汗而喘者		
太阳中风	较轻	十六个（2.5g）	桂枝二麻黄一汤	若形似疟，一日再发者	卫强营弱	旨在肃降肺气，制约发汗药太过
	夹咳喘	五十个（9g）	桂枝加厚朴杏仁汤	喘促	卫强营弱，肺气上逆	旨在肃降肺气，止咳平喘
肺寒		半升（12g）	小青龙汤加减方	伤寒表不解，心下有水气。咳逆倚息不得卧	卫闭营郁，寒饮郁肺	旨在肃降肺气，化痰止咳
			苓甘五味加姜辛半夏杏仁汤	咳逆水肿	肺寒溢饮，饮斥肌肤	

续表

证型	最佳用量	方名	针对主症	病变证机	用药目的
肺热	五十个(9g)	麻杏石甘汤	汗出而喘，无大热	肺热气逆	旨在肃降肺气，润肺止咳
肺寒热夹杂	四两(12g)	厚朴麻黄汤	咳而脉浮者	寒饮郁肺夹热	旨在肃降肺气，化痰止咳
	四十个(7g)	大青龙汤	脉浮紧，发热，恶寒，身疼痛，不汗出而烦躁者。脉浮缓，身不疼，但重，乍有轻时	寒热夹杂，或湿郁营卫	旨在肃降肺气，并制约发散太过
肺寒胃热夹杂	半升(12g)	苓甘五味加姜辛半杏大黄汤	咳嗽夹面热如醉	寒饮郁肺，胃热上逆	旨在肃降肺气

（二）降泄湿浊及用量

降泄湿浊，用于辨治湿浊郁结所引起的病证表现，用杏仁组方有 9 首。

表 4　辨治湿浊痰饮病变的杏仁用量

证型		最佳用量	方名	针对主症	病变证机	用药目的
风湿	肌肉筋脉风寒湿	七十个(12g)	麻黄加术汤	湿家，身烦疼	营卫筋骨寒湿	旨在降泄湿浊，滑利关节
	肌肉筋脉风湿夹热	十个(1.8g)	麻杏薏甘汤	病者一身尽疼，发热，日晡所剧者，名风湿	太阳营卫湿热夹寒	
瘀湿	瘀热两目黯黑	一升(24g)	大黄䗪虫丸	腹满，不能饮食，……肌肤甲错，两目黯黑	瘀热肆虐，脉络阻滞	旨在降泄湿浊
	瘀湿	一分(3g)	矾石丸	妇人经水闭不利，脏坚癖不止，中有干血，下白物	湿浊蕴结，瘀血阻滞	
胸膈病证	胸痹	五十个(9g)	茯苓杏仁甘草汤	胸痹，胸中气塞，短气	心气不足，水饮阻滞	旨在降泄湿浊，开胸化饮
	结胸	半升(12g)	大陷胸丸	膈内拒痛、心中懊恼、心下痛如石硬	饮热相结	

续表

证型	最佳用量	方名	针对主症	病变证机	用药目的
脾胃寒热夹杂	五十个 （9g）	文蛤汤	吐后，渴欲得水而贪饮者	胃热津伤或夹卫闭营郁	旨在降泄湿浊
湿热夹太阳伤寒	四十个 （7g）	麻黄连翘赤小豆汤	伤寒，瘀热在里，身必发黄	寒郁夹湿热	
虚劳	六分	薯蓣丸	虚劳，诸不足，风气百疾	气血阴阳俱虚或夹太阳营卫	

（三）泻肺润肠及用量

泻肺润肠，用于辨治水津逆行所引起的病证表现，用杏仁组方有 1 首。

表 5　辨治肠道病变的杏仁用量

证型	最佳用量	方名	针对主症	病变证机	用药目的
脾约证	一升 （24g）	麻子仁丸	大便硬、小便数	热扰太阴，脾不运化，水津偏行	旨在泻肺润肠

【配方与用量比例】

（一）杏仁配干姜及用量（共6方）

杏仁配干姜于小青龙汤加减方中针对"伤寒表不解，心下有水气"及"咳逆倚息不得卧"，病变证机是卫闭营郁，寒饮郁肺，其用量比例是半升（12g）比二两（9g）（4∶3），旨在宣肺肃降肺气。

杏仁配干姜于苓甘五味加姜辛半夏杏仁汤中针对咳逆水肿，病变证机是肺寒溢饮，饮斥肌肤，其用量比例是半升（12g）比三两（9g）（4∶3），旨在肃降肺气，温肺散寒。

杏仁配干姜于厚朴麻黄汤中针对"咳而脉浮者"，病变证机是寒饮郁肺夹热；于苓甘五味加姜辛半夏杏仁汤中针对咳逆水肿，病变证机是肺寒溢饮，饮斥肌肤；于苓甘五味加姜辛半杏大黄汤中针对肺寒"面热如醉"，病变证机是寒饮郁肺，胃热上逆，其用量比例是半升（12g）比三两（9g）（4∶3），旨在肃降肺气，温肺散寒。

杏仁配干姜于薯蓣丸中针对"虚劳，诸不足，风气百疾"，病变证机是气血阴阳俱虚或夹太阳营卫病变，其用量比例是六分比三分（2∶1），旨在降泄

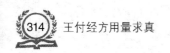

湿浊，温通阳气。

（二）杏仁配桃仁及用量（共1方）

杏仁配桃仁于大黄䗪虫丸中针对"腹满，不能饮食，……肌肤甲错，两目黯黑"，病变证机是瘀热肆虐，脉络阻滞，其用量比例是一升（24g）比一升（24g）（1∶1），旨在降泄湿浊，破血通经。

（三）杏仁配葶苈子及用量（共1方）

杏仁配葶苈子于大陷胸丸中针对膈内拒痛、心中懊侬、心下痛如石硬，病变证机是饮热相结，其用量比例是半升（12g）比半升（12g）（1∶1），旨在降泄湿浊，泻利水气。

桔梗用量及配方

《伤寒杂病论》260方中用桔梗有8首，于组方中有7味，于用法中加味有1味。权衡仲景用桔梗可辨治诸多病证，以8首方中桔梗的剂量为切入点，归纳总结、提炼概括，以期研究、剖析、发微，用于指导临床实践，从而达到准确理解桔梗量在方中的作用，更好地用活经方以辨治常见病、多发病及疑难病。

【剂型与用量导读】

表1　不同方剂中的桔梗用量

用　量		经方数量	经方名称
古代量	现代量		
二分	6g	1方	排脓散
三分	9g	1方	三物白散
五分	15g	1方	薯蓣丸
一两	3g	3方	桔梗汤、通脉四逆汤加减方、竹叶汤
三两	9g	1方	排脓汤
八分	24g	1方	侯氏黑散

表2　不同剂型中的桔梗用量

剂型	不同用量	古代量	现代量	代表方名
汤剂	最小用量	一两	3g	桔梗汤
	最大用量	三两	9g	排脓汤

续表

剂型	不同用量	古代量	现代量	代表方名
散剂	最小用量	二分	6g	排脓散
	最大用量	八分	24g	侯氏黑散
丸剂	基本用量	五分	15g	薯蓣丸

【证型与用量变化】

（一）宣利气机及用量

宣利气机，用于辨治气机不利病变所引起的病证表现，用桔梗组方者有3首。

表3　辨治气机不利病变的桔梗用量

证型	最佳用量	方名	针对主症	病变证机	用药目的
太阳中风夹阳虚郁热	一两（3g）	竹叶汤	产后，中风，发热，面正赤，喘而头痛	寒热夹杂，营卫不和	旨在宣利气机
痰风	八分	侯氏黑散	大风，四肢烦重，心中恶寒不足者	心脾不足、痰风内生	
虚劳	五分	薯蓣丸	虚劳，诸不足，风气百疾	气血阴阳俱虚或夹太阳营卫病变	

（二）排脓解毒及用量

排脓解表，用于辨治瘀浊痰湿生痈生脓所引起的病证表现，用桔梗组方有3首。

表4　辨治痈脓病变的桔梗用量

证型	最佳用量	方名	针对主症	病变证机	用药目的
肺痈成脓	一两（3g）	桔梗汤	咳而胸满，振寒脉数，咽干不渴，时出浊唾腥臭，久久吐脓如米粥者，为肺痈	热毒蕴肺，灼腐为脓	旨在排脓解毒
胃寒痈脓	三两（9g）	排脓汤	胃脘痈脓	寒毒浸淫，腐蚀脉络	
胃热痈脓	二分（6g）	排脓散	胃脘痈脓	热毒浸淫，灼腐脉络	

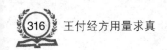

（三）宣利咽喉及用量

宣利咽喉，用于辨治痰饮郁结于咽喉所引起的病证表现，用桔梗组方有2首。

表5　辨治痰饮病变的桔梗用量

证型	最佳用量	方名	针对主症	病变证机	用药目的
咽痛郁热	一两（3g）	桔梗汤	咽痛者	热灼于咽，脉络不利	旨在宣利咽喉
阳虚格阳	一两（3g）	通脉四逆汤加减方	下利清谷，里寒外热，手足厥逆，脉微欲绝，身反不恶寒，其人面色赤，夹咽痛者	阳气虚弱，虚阳格拒，咽喉不利	

（四）宣利化痰及用量

宣利化痰，用于辨治痰饮郁结所引起的病证表现，用桔梗组方有1首。

表6　辨治痰饮病变的桔梗用量

证型	最佳用量	方名	针对主症	病变证机	用药目的
寒实结胸	三分（9g）	三物白散	膈内拒痛，心下痛如石硬，腹痛	寒痰相结，阻滞不通	旨在宣利化痰

【配方与用量比例】

（一）桔梗配防风及用量（共3方）

桔梗配防风于竹叶汤中针对"产后，中风，发热，面正赤，喘而头痛"，病变证机是寒热夹杂，营卫不和，其用量比例是一两（3g）比一两（3g）（1：1），旨在宣利气机，祛风散寒。

桔梗配防风于侯氏黑散中针对"大风，四肢烦重，心中恶寒不足者"，病变证机是心脾不足，痰风内生，其用量比例是八分比十分（4：5），旨在宣利气机，疏散透风。

桔梗配防风于薯蓣丸中针对"虚劳，诸不足，风气百疾"，病变证机是气血阴阳俱虚或夹太阳营卫病变，其用量比例是五分比六分（5：6），旨在宣利气机，疏散透达。

（二）桔梗配巴豆及用量（共1方）

桔梗配巴豆于三物白散中针对膈内拒痛，心下痛如石硬，腹痛，病变证机是寒痰相结，阻滞不通，其用量比例是三分（9g）比一分（3g）（3：1），旨在宣利化痰，温逐寒痰。

（三）桔梗配贝母及用量（共1方）

桔梗配贝母于三物白散中针对膈内拒痛，心下痛如石硬，腹痛，病变证机是寒痰相结，阻滞不通，其用量比例是三分（9g）比三分（3g）（1∶1），旨在宣利化痰，降泄化痰。

（四）桔梗配枳实及用量（共1方）

桔梗配枳实于排脓散针对胃脘痈脓，病变证机是热毒浸淫，灼腐脉络，其用量比例是二分（6g）比十六枚（16g）（3∶8），旨在排脓解毒，行气生肌。

葶苈子用量及配方

《伤寒杂病论》260方中用葶苈子有7首。权衡仲景用葶苈子可辨治诸多病证，以7首方中葶苈子的剂量为切入点，归纳总结、提炼概括，以期研究、剖析、发微，用于指导临床实践，从而达到准确理解葶苈子量在方中的作用，更好地用活经方以辨治常见病、多发病及疑难病。

【剂型与用量导读】

表1　不同方剂中的葶苈子用量

用　量		经方数量	经方名称
古代量	现代量		
方寸匕的1/7	1g	1方	牡蛎泽泻散
一分	3g	1方	鳖甲煎丸
一两	3g	1方	己椒苈黄丸
如弹子大二十枚	10g	1方	葶苈大枣泻肺汤
半升	12g	1方	大陷胸丸
仲景未言用量		2方	小儿疳虫蚀齿方、葶苈丸

表2　不同剂型中的葶苈子用量

剂型	不同用量	古代量	现代量	代表方名
汤剂	基本用量	二十枚	10g	葶苈大枣泻肺汤
散剂	基本用量	方寸匕的1/7	1g	牡蛎泽泻散

续表

剂型	不同用量	古代量	现代量	代表方名
丸剂	最小用量	一分	3g	鳖甲煎丸
	最大用量	半升	12g	大陷胸丸

【证型与用量变化】

(一)泻利水气及用量

泻利水气，用于辨治水气内停病变所引起的病证表现，用葶苈子组方者有4首。

表3　辨治水气内停病变的葶苈子用量

证型	最佳用量	方名	针对主症	病变证机	用药目的
水气下注	方寸匕的1/7（1g）	牡蛎泽泻散	从腰以下有水气者	湿热蕴结，水气滞留	旨在泻利水气
水气	一丸（5g）	葶苈丸	小便不利，水谷不化，面目手足浮肿。又与葶苈丸下水，当时如小差，食饮过度，肿复如前，胸胁苦痛，象若奔豚，其水扬溢，则浮咳喘逆	水气内停，浸淫内外	
结胸	半升（12g）	大陷胸丸	膈内拒痛、心中懊恼、心下痛如石硬	饮热相结	
肠间水气	一两（3g）	己椒苈黄丸	腹满，口舌干燥，此肠间有水气	水饮相结	旨在降利水湿

(二)解毒散结及用量

解毒散结，用于辨治郁热蕴结所引起的病证表现，用葶苈子组方有1首。

表4　辨治小儿疳虫病变的葶苈子用量

证型	最佳用量	方名	针对主症	病变证机	用药目的
疳虫蚀齿	仲景未言用量	小儿疳虫蚀齿方	牙齿及龈病变	郁热夹寒，毒腐牙齿	旨在解毒散结

（三）泻肺降逆及用量

泻肺降逆，用于辨治郁热水气所引起的病证表现，用葶苈子组方有 1 首。

表 5　辨治肺气上逆病变的葶苈子用量

证型	最佳用量	方名	针对主症	病变证机	用药目的
肺痈	如弹子大，二十枚（10g）	葶苈大枣泻肺汤	肺痈，胸满胀，一身面目浮肿，鼻塞，清涕出，不闻香臭酸辛，咳逆上气，喘鸣迫塞	郁热蕴肺，肺气上逆	旨在泻肺降逆

（四）破坚利痰及用量

破坚利痰，用于辨治痰郁经气脉络所引起的病证表现，用葶苈子组方有 1 首。

表 6　辨治痰浊病变的葶苈子用量

证型	最佳用量	方名	针对主症	病变证机	用药目的
痰瘀蕴结	一分	鳖甲煎丸	疟母（症瘕）	瘀血阻滞，痰湿蕴结	旨在破坚利痰

【配方与用量比例】

（一）葶苈子配大枣及用量（共1方）

葶苈子配大枣于葶苈大枣泻肺汤中针对"肺痈，胸满胀，一身面目浮肿，鼻塞，清涕出，不闻香臭酸辛，咳逆上气，喘鸣迫塞"，病变证机是郁热蕴肺，肺气上逆，其用量比例是如弹子大，二十枚（10g）比十二枚（30g）（1∶3），旨在泻肺降逆，补益肺气。

（二）葶苈子配商陆根及用量（共1方）

葶苈子配商陆根于牡蛎泽泻散中针对"从腰以下有水气者"，病变证机是湿热蕴结，水气滞留，其用量相等，旨在泻利水气，散结泻水。

（三）葶苈子配海藻及用量（共1方）

葶苈子配海藻于牡蛎泽泻散中针对"从腰以下有水气者"，病变证机是湿热蕴结，水气滞留，其用量相等，旨在泻利水气，软坚利水。

（四）葶苈子配瞿麦及用量（共1方）

葶苈子配瞿麦于鳖甲煎丸中针对疟母（症瘕），病变证机是瘀血阻滞，痰湿

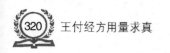
蕴结，气血不足，其用量比例是五分比三分（5∶3），旨在泻利水气，通利血脉。

栝楼实用量及配方

《伤寒杂病论》260 方中用栝楼实有 4 首，权衡仲景用栝楼实可辨治病证如痰湿、气郁等病变。

【剂型与用量导读】

表1　不同方剂及剂型中的栝楼实用量

用量		经方	经方名称
古代量	现代量	数量	
大者一枚	30g	1 方	小陷胸汤
一枚	15g	3 方	枳实薤白桂枝汤、栝楼薤白白酒汤、栝楼薤白半夏汤

【证型与用量变化】

宽胸化痰，用于辨治痰浊气郁所引起的病证表现，用栝楼实组方有 4 首。

表2　辨治痰浊病变的栝楼实用量

证型	最佳用量	方名	针对主症	病变证机	用药目的
气郁夹杂	一枚（15g）	枳实薤白桂枝汤	胸痹	心气郁滞，血行不利	旨在宽胸化痰
		栝楼薤白白酒汤	胸痹之病，喘息咳唾，胸背痛，短气	心气郁滞，痰浊壅滞	
		栝楼薤白半夏汤	胸痹，不得卧，心痛彻背者	痰瘀胶结，浊气壅滞	
痰热	大者一枚（30g）	小陷胸汤	小结胸病，正在心下，按之则痛	痰热蕴结，气机郁滞	旨在涤痰生津

【配方与用量比例】

（一）栝楼实配薤白及用量（共 3 方）

栝楼实配薤白于枳实薤白桂枝汤中针对胸痹，病变证机是心气郁滞，血行不利，其用量比例是一枚（15g）比半斤（24g）（5∶8），旨在宽胸化痰，通阳行气。

栝楼实配薤白于栝楼薤白白酒汤中针对 "胸痹之病，喘息咳唾，胸背痛，短气"，病变证机是心气郁滞，痰浊壅滞，其用量比例是一枚（15g）比半升（12g）（5：4），旨在宽胸化痰，通阳行气。

栝楼实配薤白于栝楼薤白半夏汤中针对 "胸痹，不得卧，心痛彻背者"，病变证机是痰瘀胶结，浊气壅滞，其用量比例是一枚（15g）比三两（9g）（5：3），旨在宽胸化痰，通阳行气。

（二）栝楼实配白酒及用量（共2方）

栝楼实配白酒于栝楼薤白白酒汤中针对 "胸痹之病，喘息咳唾，胸背痛，短气"，病变证机是心气郁滞，痰浊壅滞，其用量比例是一枚（15g）比七升（可用当今白酒 30mL），旨在宽胸化痰，通阳化瘀。

栝楼实配白酒于栝楼薤白半夏汤中针对 "胸痹，不得卧，心痛彻背者"，病变证机是痰瘀胶结，浊气壅滞，其用量比例是一枚（15g）比一斗（可用当今白酒 50mL），旨在宽胸化痰，通阳化瘀。

（一）栝楼实配厚朴及用量（共1方）

栝楼实配厚朴于枳实薤白桂枝汤中针对胸痹，病变证机是心气郁滞，血行不利，其用量比例是一枚（15g）比四两（12g）（5：4），旨在宽胸化痰，行气化痰。

贝母用量及配方

《伤寒杂病论》260 方中用贝母有 2 首，权衡仲景用贝母可辨治病证如气逆、痰蕴等病变。

【剂型与用量导读】

表 1　不同方剂及剂型中的贝母用量

用 量		经方数量	经方名称
古代量	现代量		
三分	9g	1 方	三物白散
四两	12g	1 方	当归贝母苦参丸

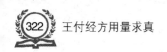
【证型与用量变化】

降逆化痰清热，用于辨治痰郁生热气逆所引起的病证表现，用贝母组方有2首。

表2 辨治痰湿病变的贝母用量

证型	最佳用量	方名	针对主症	病变证机	用药目的
寒实结胸	三分（9g）	三物白散	膈内拒痛，心下痛如石硬，腹痛	寒痰相结，阻滞不通	旨在降逆化痰
血虚湿热	四两（12g）	当归贝母苦参丸	小便难	血虚不荣，水湿蕴结	旨在降泄湿热

【配方与用量比例】

贝母配苦参及用量（共1方）

贝母配苦参于当归贝母苦参丸中针对"小便难"，病变证机是血虚不荣，水湿蕴结，其用量比例是四两（12g）比四两（12g）（1∶1），旨在降泄湿热。

代赭石用量及配方

《伤寒杂病论》260方中用代赭石有2首，权衡仲景用代赭石可辨治病证如浊气上逆等病变。

【剂型与用量导读】

表1 方剂及剂型中的代赭石用量

用量		经方数量	经方名称
古代量	现代量		
一两	3g	1方	旋覆代赭汤
如弹丸大一枚	15g	1方	滑石代赭汤

【证型与用量变化】

降逆和胃，用于辨治浊气上逆所引起的病证表现，用代赭石组方有2首。

表2　辨治气逆病变的代赭石用量

证型	最佳用量	方名	针对主症	病变证机	用药目的
脾胃虚弱痰阻气逆	一两（3g）	旋覆代赭汤	心下痞硬，噫气不除	脾胃虚弱，痰阻气逆	旨在降逆和胃
虚热气逆夹湿	如弹丸大一枚（15g）	滑石代赭汤	心悸，心烦，头沉，头闷，肢体困重	虚热内生，湿浊上逆	旨在清降浊逆

【配方与用量比例】

（一）代赭石配半夏及用量（共1方）

代赭石配半夏于旋覆代赭汤中针对"心下痞硬，噫气不除"，病变证机是脾胃虚弱，痰阻气逆，其用量比例是一两（3g）比半升（12g）（1∶4），旨在降逆和胃，燥湿化痰。

（二）代赭石配生姜及用量（共1方）

代赭石配生姜于旋覆代赭汤中针对"心下痞硬，噫气不除"，病变证机是脾胃虚弱，痰阻气逆，其用量比例是一两（3g）比半升（12g）（1∶4），旨在降逆和胃，醒脾化痰。

（三）代赭石配人参及用量（共1方）

代赭石配人参于旋覆代赭汤中针对"心下痞硬，噫气不除"，病变证机是脾胃虚弱，痰阻气逆，其用量比例是一两（3g）比半升（12g）（1∶4），旨在降逆和胃，补益脾胃。

旋覆花用量及配方

《伤寒杂病论》260方中用旋覆花有2首，权衡仲景用旋覆花可辨治病证如浊气上逆、瘀血阻滞等病变。

【剂型与用量导读】

表1　方剂及剂型中的旋覆花用量

用量		经方数量	经方名称
古代量	现代量		
三两	9g	2方	旋覆代赭汤、旋覆花汤

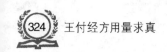

【证型与用量变化】

降逆散结，用于辨治痰浊郁结所引起的病证表现，用旋覆花组方有 2 首。

表 2　辨治痰浊病变的旋覆花用量

证型	最佳用量	方名	针对主症	病变证机	用药目的
脾胃虚弱痰阻气逆	三两（9g）	旋覆代赭汤	心下痞硬，噫气不除	脾胃虚弱，痰阻气逆	旨在降逆散结
寒瘀	三两（9g）	旋覆花汤	肝着，其人常欲蹈其胸上，先未苦时，但欲热饮。寸口脉弦而大，弦则为减，大则为芤，减则为寒，芤则为虚，寒虚相搏，此名曰革，妇人则半产漏下	阳气郁滞，络脉瘀阻	旨在疏肝通络

【配方与用量比例】

（一）旋覆花配代赭石及用量（共1方）

旋覆花配代赭石于旋覆代赭汤中针对"心下痞硬，噫气不除"，病变证机是脾胃虚弱，痰阻气逆，其用量比例是三两（9g）比一两（3g）（3∶1），旨在降逆和胃散结。

（二）旋覆花配半夏及用量（共1方）

旋覆花配半夏于旋覆代赭汤中针对"心下痞硬，噫气不除"，病变证机是脾胃虚弱，痰阻气逆，其用量比例是三两（9g）比半升（12g）（3∶4），旨在降逆散结，燥湿化痰。

（三）旋覆花配生姜及用量（共1方）

旋覆花配生姜于旋覆代赭汤中针对"心下痞硬，噫气不除"，病变证机是脾胃虚弱，痰阻气逆，其用量比例是三两（9g）比半升（12g）（3∶4），旨在降逆散结，醒脾化痰。

（四）旋覆花配葱白及用量（共1方）

旋覆花配葱白于旋覆花汤中针对"肝着，其人常欲蹈其胸上，先未苦时，但欲热饮"及"寸口脉弦而大，弦则为减，大则为芤，减则为寒，芤则为虚，寒虚相搏，此名曰革，妇人则半产漏下"，病变证机是阳气郁滞，络脉瘀阻，其用量比例是三两（9g）比十四茎（70g）（近1∶7），旨在疏肝通络，温通散结。

射干（乌扇）用量及配方

《伤寒杂病论》260方中用射干有2首，权衡仲景用射干可辨治病证如气逆、痰结等病变。

【剂型与用量导读】

表1　不同方剂及剂型中的射干用量

用量		经方数量	经方名称
古代量	现代量		
三分	9g	1方	鳖甲煎丸
十三枚	39g	1方	射干麻黄汤

【证型与用量变化】

降肺散结化痰，用于辨治痰浊郁结气逆所引起的病证表现，用射干组方有2首。

表2　辨治痰浊病变的射干用量

证型	最佳用量	方名	针对主症	病变证机	用药目的
寒饮郁肺结喉	十三枚（39g）	射干麻黄汤	咳而上气，喉中有水鸡声	寒饮郁肺，痰结咽喉	旨在降肺化痰
痰瘀蕴结	三分	鳖甲煎丸	疟母（症瘕）	瘀血阻滞，痰湿蕴结，气血不足	旨在散结化痰

【配方与用量比例】

（一）射干配麻黄及用量（共1方）

射干配麻黄于射干麻黄汤中针对"咳而上气，喉中有水鸡声"，病变证机是寒饮郁肺，痰结咽喉，其用量比例是十三枚（39g）比四两（12g）（13∶4），旨在降肺化痰，宣肺平喘。

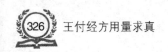

（二）射干配半夏及用量（共1方）

射干配半夏于射干麻黄汤中针对"咳而上气，喉中有水鸡声"，病变证机是寒饮郁肺，痰结咽喉，其用量比例是十三枚（39g）比大者八枚（12g）（13∶4），旨在降肺化痰。

（三）射干配五味子及用量（共1方）

射干配五味子于射干麻黄汤中针对"咳而上气，喉中有水鸡声"，病变证机是寒饮郁肺，痰结咽喉，其用量比例是十三枚（39g）比半升（12g）（13∶4），旨在降肺化痰，益气敛肺。

（四）射干配款冬花及用量（共1方）

射干配款冬花于射干麻黄汤中针对"咳而上气，喉中有水鸡声"，病变证机是寒饮郁肺，痰结咽喉，其用量比例是十三枚（39g）比三两（9g）（13∶3），旨在降肺化痰，宣肺止咳。

（五）射干配瞿麦及用量（共1方）

射干配瞿麦于鳖甲煎丸中针对疟母（癥瘕），病变证机是瘀血阻滞，痰湿蕴结，气血不足，其用量比例是三分（9g）比二分（6g）（3∶2），旨在散结化痰，利水化瘀。

款冬花用量及配方

《伤寒杂病论》260方中用款冬花有1首，权衡仲景用款冬花可辨治肺气上逆等病变。

【剂型与用量导读】

表1　方剂及剂型中的款冬花用量

用量		经方数量	经方名称
古代量	现代量		
三两	9g	1方	射干麻黄汤

【证型与用量变化】

宣肺止咳，用于辨治肺气所逆所引起的病证表现，用款冬花组方有1首。

表2 辨治肺气上逆病变的款冬花用量

证型	最佳用量	方名	针对主症	病变证机	用药目的
寒饮郁肺结喉	三两（9g）	射干麻黄汤	咳而上气，喉中有水鸡声	寒饮郁肺，痰结咽喉	旨在宣肺止咳

【配方与用量比例】

（一）款冬花配麻黄及用量（共1方）

款冬花配麻黄于射干麻黄汤中针对"咳而上气，喉中有水鸡声"，病变证机是寒饮郁肺，痰结咽喉，其用量比例是三两（9g）比四两（12g）（3：4），旨在宣肺止咳平喘。

（二）款冬花配半夏及用量（共1方）

款冬花配半夏于射干麻黄汤中针对"咳而上气，喉中有水鸡声"，病变证机是寒饮郁肺，痰结咽喉，其用量比例是三两（9g）比大者八枚（12g）（3：4），旨在宣肺止咳，燥湿化痰。

（三）款冬花配五味子及用量（共1方）

款冬花配五味子于射干麻黄汤中针对"咳而上气，喉中有水鸡声"，病变证机是寒饮郁肺，痰结咽喉，其用量比例是三两（9g）比四两（12g）（3：4），旨在宣肺止咳，益气敛肺。

云母用量及配方

《伤寒杂病论》260方中用云母有1首，权衡仲景用云母主要用于辨治阳郁生痰等病变。

【剂型与用量导读】

表1 方剂及剂型中的云母用量

用量		经方数量	经方名称
古代量	现代量		
钱匕的1/3	0.5~0.9g	1方	蜀漆散

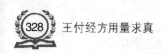

【证型与用量变化】

潜阳化痰，用于辨治阳郁痰浊所引起的病证表现，用云母组方有 1 首。

表2　辨治痰浊扰神病变的云母用量

证型	最佳用量	方名	针对主症	病变证机	用药目的
阳郁痰结	钱匕的 1/3（0.5~0.9g）	蜀漆散	疟多寒者，名曰牝疟	阳气郁滞，痰热蕴结	旨在潜阳化痰

皂荚用量及配方

《伤寒杂病论》260 方中用皂荚有 1 首，权衡仲景用皂荚主要用于辨治气逆、痰阻等病变。

【剂型与用量导读】

表1　方剂及剂型中的皂荚用量

用量		经方数量	经方名称
古代量	现代量		
八两	24g	1 方	皂荚丸

【证型与用量变化】

宣利涤痰，用于辨治痰浊蕴结所引起的病证表现，用皂荚组方有 1 首。

表2　辨治痰浊病变的皂荚用量

证型	最佳用量	方名	针对主症	病变证机	用药目的
肺痰	八两（24g）	皂荚丸	咳逆上气，时时吐浊，但坐，不得眠	痰浊壅肺，浊气不降	旨在宣利涤痰

【配方与用量比例】

（一）皂荚配酥及用量（共1方）

皂荚配酥于皂荚丸中针对"咳逆上气，时时吐浊，但坐，不得眠"，病变证机是痰浊壅肺，浊气不降，旨在宣利涤痰，润肺制约涤痰药化燥。

（二）皂荚配蜜及用量（共1方）

皂荚配蜜于皂荚丸中针对"咳逆上气，时时吐浊，但坐，不得眠"，病变证机是痰浊壅肺，浊气不降，旨在宣利涤痰，滋肺制约涤痰药化燥。

（三）皂荚配大枣及用量（共1方）

皂荚配大枣于皂荚丸中针对"咳逆上气，时时吐浊，但坐，不得眠"，病变证机是痰浊壅肺，浊气不降，旨在宣利涤痰，益肺制约涤痰药伤肺。

紫菀用量及配方

《伤寒杂病论》260方中用紫菀有1首，权衡仲景用紫菀主要用于辨治肺气上逆等病变。

【剂型与用量导读】

表1　方剂及剂型中的紫菀用量

用量		经方	经方名称
古代量	现代量	数量	
三两	9g	1方	射干麻黄汤

【证型与用量变化】

肃降肺气，用于辨治肺气上逆所引起的病证表现，用紫菀组方有1首。

表2　辨治肺气上逆病变的紫菀用量

证型	最佳用量	方名	针对主症	病变证机	用药目的
寒饮郁肺结喉	三两（9g）	射干麻黄汤	咳而上气，喉中有水鸡声	寒饮郁肺，痰结咽喉	旨在肃降肺气

【配方与用量比例】

（一）紫菀配款冬花及用量（共1方）

紫菀配款冬花于射干麻黄汤中针对"咳而上气，喉中有水鸡声"，病变证机是寒饮郁肺，痰结咽喉，其用量比例是三两（9g）比三两（9g）（1∶1），旨在肃降肺气，宣肺止咳。

（二）紫菀配半夏及用量（共1方）

紫菀配半夏于射干麻黄汤中针对"咳而上气，喉中有水鸡声"，病变证机是寒饮郁肺，痰结咽喉，其用量比例是三两（9g）比大者八枚（12g）（3∶

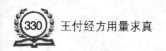

4)，旨在肃降肺气，燥湿化痰。

（三）紫菀配麻黄及用量（共1方）

紫菀配麻黄于射干麻黄汤中针对"咳而上气，喉中有水鸡声"，病变证机是寒饮郁肺，痰结咽喉，其用量比例是三两（9g）比四两（12g）（3∶4），旨在降肺化痰，宣肺平喘。

第七章 温阳药

温阳药 8 味如干姜、附子、细辛、乌头、蜀椒、葱白（茎）、吴茱萸、天雄，仲景用温阳药中干姜组方频率较高，旨在温暖脾胃；附子、乌头、天雄来源相同，作用特点基本相同，旨在温壮心肾。又，温阳旨在散寒，温阳药与益气药相合，旨在温补阳气，以辨治阳虚。

干姜用量及配方

《伤寒杂病论》260 方中用干姜有 46 首，其中组方有 42 首，于用法加味中有 4 首。权衡仲景用干姜可辨治诸多病证，以 44 首方中干姜的剂量为切入点，归纳总结、提炼概括，以期研究、剖析、发微，用于指导临床实践，从而达到准确理解干姜量在方中的作用，更好地用活经方以辨治常见病、多发病及疑难病。

【剂型与用量导读】

表 1　不同方剂中的干姜用量

用 量		经方数量	经方名称
古代量	现代量		
二分	6g	1 方	王不留行散
三分	9g	3 方	侯氏黑散、薯蓣丸、鳖甲煎丸
五分	15g	1 方	四逆散加减方
六铢	0.8g	1 方	麻黄升麻汤
方寸匕 1/2	3~4.5g	1 方	半夏干姜散
一两	3g	8 方	干姜附子汤、白通汤、白通加猪胆汁汤、生姜泻心汤、桃花汤、干姜人参半夏丸、乌头赤石脂丸、真武汤加减方

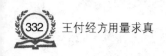

续表

用 量		经方数量	经方名称
古代量	现代量		
一两半	4.5g	3方	四逆汤、四逆加人参汤、茯苓四逆汤
二两	6g	6方	甘草干姜汤、柴胡桂枝干姜汤、小柴胡汤加减方、栀子干姜汤、厚朴麻黄汤、桂苓五味甘草去桂加姜辛夏汤
三两	9g	16方	理中丸、桂枝人参汤、小青龙汤、小青龙加石膏汤、干姜黄连黄芩人参汤、甘草泻心汤、半夏泻心汤、黄连汤、通脉四逆汤、通脉四逆加猪胆汁汤、苓甘五味姜辛汤、苓甘五味加姜辛半夏杏仁汤、苓甘五味加姜辛半杏大黄汤、柏叶汤、胶姜汤、厚朴麻黄汤
四两	12g	4方	大建中汤、风引汤、甘姜苓术汤、小青龙汤加减方
十两	30g	1方	乌梅丸
仲景未言用量		1方	三物备急丸

表2　不同剂型中的干姜用量

剂型	不同用量	古代量	现代量	代表方名
汤剂	最小用量	六铢	0.8g	麻黄升麻汤
	最大用量	四两	12g	大建中汤
	通常用量	三两	9g	桂枝人参汤
	次于通常用量	一两	3g	干姜附子汤
散剂	最小用量	方寸匕1/2	3~4.5g	半夏干姜散
	最大用量	五分	15g	四逆散加减方
丸剂	最小用量	一两	3g	乌头赤石脂丸
	最大用量	十两	30g	乌梅丸

【证型与用量变化】

（一）温暖脾胃及用量

温暖脾胃，用于辨治寒从内生或寒从外袭所引起脾胃气机升降失常的病证表现，用干姜组方汤剂有9首，丸散剂有4首。

表3 汤剂辨治脾胃寒郁病变的干姜用量

证型		最佳用量	方名	针对主症	病变证机	用药目的
寒热夹杂	较轻	二两（6g）	栀子干姜汤	身热不去，微烦者	寒热夹杂	旨在温暖脾胃
	较重	三两（9g）	干姜黄连黄芩人参汤	食入口即吐	寒热夹杂，中气虚弱	
			半夏泻心汤	但满而不痛者，此为痞		
			甘草泻心汤	腹中雷鸣，心下痞硬而满，干呕，心烦不得安		
			黄连汤	腹中痛，欲呕吐		
寒热夹虚兼水气		一两（3g）	生姜泻心汤	心下痞硬，干噫食臭，胁下有水气，腹中雷鸣，下利者	寒热夹杂，中气虚弱，水气内停	
脾胃阴寒	较轻	二两（6g）	甘草干姜汤	得之便厥，咽中干，烦躁，吐逆者		
	较重	三两（9g）	桂枝人参汤	遂协热而利，利下不止，心下痞硬，表里不解者	脾胃虚弱，阴寒凝结	
	最重		大建中汤	心胸中大寒痛，呕不能饮食，腹中寒，上冲皮起，出见有头足，上下痛而不可触近	脾胃虚弱，阴寒浸淫	

表4 丸散剂辨治脾胃寒郁病变的干姜用量

证型	最佳用量	方名	针对主症	病变证机	用药目的
脾胃虚寒证或胸阳虚	三两（9g）	理中丸（人参汤）	脘腹疼痛，霍乱	脾胃虚弱，阴寒肆虐	旨在温暖脾胃
脾胃虚寒夹饮逆	一两（3g）	干姜人参半夏丸	妊娠呕吐不止	脾胃虚寒，浊饮上逆	
寒结	仲景未言用量	三物备急丸	心胸脘腹疼痛，腹胀，手足不温，畏寒怕冷	阳明寒结，气机不通	
脾胃寒饮吐逆	方寸匕1/2（3~4.5g）	半夏干姜散	干呕，吐逆，吐涎沫	寒饮阻滞，浊饮上逆	

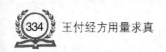

（二）温暖心肾及用量

温暖心肾，用于辨治寒郁心肾所引起的病证表现，用干姜组方有 8 首。

表 5　辨治心肾阳虚病变的干姜用量

证型		最佳用量	方名	针对主症	病变证机	用药目的
心肾阳虚	较轻	一两（3g）	干姜附子汤	昼日烦躁不得眠，夜而安静	阳气虚弱，神志躁动	旨在温暖心肾
			白通汤	下利，颧红面赤	阳气虚弱，虚阳浮越	
			白通加猪胆汁汤	颧红面赤心烦	阳气虚弱，虚阳浮越，伤及阴津	
	较重	一两半（4.5g）	四逆汤	脉浮而迟，表热里寒，下利清谷者	阳气虚弱，阴寒太盛	
			四逆加人参汤	恶寒，脉微而复利，利止，亡血也	阳虚不固，伤及阴血	
			茯苓四逆汤	烦躁者	阳虚不温，气虚不守，神明躁动	
心肾阳虚病变较危重		三两（9g）	通脉四逆汤	下利清谷，里寒外热，手足厥逆，脉微欲绝，身反不恶寒，其人面色赤	阳气虚弱，虚阳格拒	
			通脉四逆加猪胆汁汤	吐已，下断，汗出而厥，四肢拘急不解，脉微欲绝者	阳气虚弱，虚阳被格，伤及阴津	

（三）温肺散寒及用量

温肺散寒，用于辨治寒郁在肺所引起的病证表现，用干姜组方有 9 首。

表 6　辨治肺寒病变的干姜用量

证型		最佳用量	方名	针对主症	病变证机	用药目的
肺寒	较轻	二两（6g）	桂苓五味甘草去桂加姜辛夏汤	咳嗽胸满，气上冲	寒饮郁肺，浊气上逆	旨在温肺散寒
		三两（9g）	苓甘五味加姜辛半夏杏仁汤	咳逆水肿	肺寒溢饮，饮斥肌肤	

续表

证型		最佳用量	方名	针对主症	病变证机	用药目的
肺寒	较重	三两（9g）	小青龙汤	伤寒表不解，心下有水气。咳逆倚息不得卧	卫闭营郁，寒饮郁肺	旨在温肺散寒
			苓甘五味姜辛汤	胸满	寒饮郁肺	
肺寒夹热		三两（9g）	小青龙加石膏汤	肺胀，咳而上气，烦躁而喘，脉浮者	寒饮郁肺夹热	
			厚朴麻黄汤	咳而脉浮者	寒饮郁肺，胃热上逆	
			苓甘五味加姜辛半杏大黄汤	肺寒夹"面热如醉"		
少阳夹肺		二两（6g）	小柴胡汤加减方	往来寒热，胸胁苦满，嘿嘿，不欲饮食，心烦，喜呕，夹咳嗽	少阳胆热，气机郁滞，正气虚弱，肺气郁闭	
肝气郁滞夹肺		五分	四逆散加减方	四逆，其人或咳，或悸，或小便不利，或腹中痛，或泄利下重者，夹咳嗽	肝气郁滞，肺气郁闭	

（四）温通阳气及用量

温通阳气，用于辨治阳气郁阻不通所引起的病证表现，用干姜组方有 5 首。

表 7　辨治阳气不能和谐阴气病变的干姜用量

证型	最佳用量	方名	针对主症	病变证机	用药目的
肝热生风	四两（12g）	风引汤	热、瘫、痫	热极生风	旨在温通阳气
久利或蛔厥	十两（30g）	乌梅丸	蛔上入其膈，故烦，须臾复止，得食而呕，又烦者，蛔闻食臭出，其人常自吐蛔。蛔厥者，乌梅丸主之；又主久利	寒热交错夹气血虚弱	

续表

证型		最佳用量	方名	针对主症	病变证机	用药目的
寒热夹杂	较轻	六铢（0.8g）	麻黄升麻汤	寸脉沉而迟，手足厥逆下部脉不至，喉咽不利，唾脓血，泄利不止者	寒热夹杂，阳气阻滞	旨在温通阳气
	较重	二两（6g）	柴胡桂枝干姜汤	胸胁满微结，小便不利	寒热夹津伤	
虚劳		三分（9g）	薯蓣丸	虚劳，诸不足，风气百疾	气血阴阳俱虚或夹太阳营卫病变	

（五）温阳化湿及用量

温阳化湿，用于辨治阳不化湿所引起的病证表现，用干姜组方者有4首。

表8　辨治阳不化湿病变的干姜用量

证型	最佳用量	方名	针对主症	病变证机	用药目的
肾著寒湿	四两（12g）	甘草干姜茯苓白术汤（甘姜苓术汤）	肾著之病，其人身体重，腰中冷，如坐水中，形如水状	肾阳不足，寒湿肆虐	旨在温阳化湿
痰风	三分	侯氏黑散	大风，四肢烦重，心中恶寒不足者	心脾不足，痰风内生	
阳虚水泛	一两（3g）	真武汤加减方	心下悸，头眩，身瞤动，振振欲擗地者。腹痛，小便不利，四肢沉重疼痛，自下利者	阳气虚弱，水气泛滥	
痰瘀	三分	鳖甲煎丸	疟母（癥瘕）	瘀血阻滞，痰湿蕴结，气血不足	

（六）温通血脉及用量

温通血脉，即温阳散寒，通利血脉，用于辨治血脉瘀滞病变所引起的病证表现，用干姜组方者有 2 首。

表 9　辨治血脉瘀滞病变的干姜用量

证型	最佳用量	方名	针对主症	病变证机	用药目的
瘀郁	二分（6g）	王不留行散	病金疮	阳虚瘀热，气机不利	旨在温通血脉
阳虚寒凝胸痹	一两（3g）	乌头赤石脂丸	心痛彻背，背痛彻心	阳虚寒凝，心脉不通	

（七）温阳止血及用量

温阳止血，用于辨治阳虚出血病变所引起的病证表现，用干姜组方者有 3 首。

表 10　辨治出血病变的干姜用量

证型		最佳用量	方名	针对主症	病变证机	用药目的
阳虚出血	较轻	一两（3g）	桃花汤	少阴病，下利，便脓血者	阳气虚弱，脉络不固	旨在温阳止血
	较重	三两（9g）	胶姜汤	妇人，陷经，漏下黑不解	阳虚不固，血虚不藏	
			柏叶汤	吐血不止者	阳虚不固或夹热	

【配方与用量比例】

（一）干姜配茯苓及用量（共 11 方）

干姜配茯苓于小青龙汤加减方中针对太阳伤寒证与寒饮郁肺证相兼，或寒饮郁肺证，或溢饮寒证，夹小便不利，少腹满，病变证机是寒饮郁肺或夹卫闭营郁，其用量比例是三两（9g）比四两（12g）（3：4），旨在温肺散寒，益气渗利。

干姜配茯苓于甘草干姜茯苓白术汤（甘姜苓术汤）中，针对"肾著之病，其人身体重，腰中冷，如坐水中，形如水状"，病变证机是肾阳不足，寒湿肆虐，其用量比例是四两（12g）比四两（12g）（1：1），旨在温阳化湿，益气利湿。

干姜配茯苓于苓甘五味姜辛汤中针对胸满，病变证机是寒饮郁肺；于苓甘五味加姜辛半杏大黄汤中针对肺寒夹"面热如醉"，病变证机是寒饮郁肺，胃热上逆；于桂苓五味甘草去桂加姜辛夏汤中针对咳嗽胸满，气上冲，病变证机是寒饮郁肺，浊气上逆，其用量比例是二两（6g）比半升（12g）（1：2），旨在温肺散寒，益气化痰。

干姜配茯苓于茯苓四逆汤中针对"烦躁者"，病变证机是阳虚不温，气虚不守，神明躁动，其用量比例是一两半（4.5g）比四两（12g）（3：8），旨在温暖心肾，益气宁心。

干姜配茯苓于侯氏黑散中针对"大风，四肢烦重，心中恶寒不足者"，病变证机是心脾不足，痰风内生，其用量比例是三分比三分（1：1），旨在温阳化痰，健脾渗湿。

干姜配茯苓于真武汤加减方中针对"心下悸，头眩，身𥆧动，振振欲擗地者"及"腹痛，小便不利，四肢沉重疼痛，自下利者"，病变证机是阳气虚弱，水气泛滥，其用量比例是一两（3g）比三两（9g）（1：3），旨温阳化水，健脾利水。

干姜配茯苓于理中丸（人参汤）中针对脘腹疼痛、霍乱，病变证机是脾胃虚弱，阴寒肆虐，其用量比例是三两（9g）比二两（6g）（3：2），旨在温暖脾胃，益气宁心。

干姜配茯苓于麻黄升麻汤中针对"寸脉沉而迟，手足厥逆，下部脉不至，喉咽不利，唾脓血，泄利不止者"，病变证机是寒热夹杂，阳气阻滞，其用量比例是六铢（0.8g）比六铢（0.8g）（1：1），旨在温通阳气，益气利湿。

干姜配茯苓于薯蓣丸中针对"虚劳，诸不足，风气百疾"，病变证机是气血阴阳俱虚或夹太阳营卫病变，其用量比例是三分比五分（3：5），旨在温通阳气，健脾益气。

（二）干姜配细辛及用量（共9方）

干姜配细辛于小青龙汤中针对太阳伤寒证与寒饮郁肺证相兼，或寒饮郁肺证，或溢饮寒证，病变证机是寒饮郁肺或夹卫闭营郁；于小青龙加石膏汤中针对"肺胀，咳而上气，烦躁而喘，脉浮者"，病变证机是寒饮郁肺夹热，其用量比例是三两（9g）比三两（9g）（1：1），旨在温肺散寒，温肺化饮。

干姜配细辛于乌梅丸中针对"蛔上入其膈，故烦，须臾复止，得食而呕，又烦者，蛔闻食臭出，其人常自吐蛔。蛔厥者，乌梅丸主之；又主久利"，病变证机是脾胃寒热夹气血虚弱，其用量比例是十两（30g）比四两（18g）（5：3），旨在温通阳气。

干姜配细辛于苓甘五味姜辛汤中针对胸满，病变证机是寒饮郁肺；于苓甘五味加姜辛半夏杏仁汤中针对咳逆水肿，病变证机是肺寒溢饮，饮斥肌肤；于苓甘五味加姜辛半杏大黄汤中针对肺寒夹"面热如醉"，病变证机是寒饮郁肺，胃热上逆；其用量比例是三两（9g）比三两（9g）（1:1），旨在温肺散寒，温肺化饮。

干姜配细辛于桂苓五味甘草去桂加姜辛夏汤中针对咳嗽胸满，气上冲，病变证机是寒饮郁肺，浊气上逆，其用量比例是二两（6g）比三两（9g）（2:3），旨在温肺散寒化饮。

干姜配细辛于厚朴麻黄汤中针对"咳而脉浮者"，病变证机是寒饮郁肺夹热，其用量比例是三两（9g）比三两（6g）（1:1），旨在温肺散寒，温肺化饮。

干姜配细辛于侯氏黑散中针对"治大风，四肢烦重，心中恶寒不足者"，病变证机是心脾不足，痰风内生，其用量比例是三分比三分（1:1），旨在温阳化痰。

（三）干姜配白术及用量（共7方）

干姜配白术于甘草干姜茯苓白术汤（甘姜苓术汤）中针对"肾著之病，其人身体重，腰中冷，如坐水中，形如水状"，病变证机是肾阳不足，寒湿肆虐，其用量比例是四两（12g）比四两（12g）（1:1），旨在温阳化湿，健脾燥湿。

干姜配白术于侯氏黑散中针对"治大风，四肢烦重，心中恶寒不足者"，病变证机是心脾不足、痰风内生，其用量比例是三分比十分（3:10），旨在温阳化痰。

干姜配白术于真武汤加减方中针对"心下悸，头眩，身瞤动，振振欲擗地者"及"腹痛，小便不利，四肢沉重疼痛，自下利者"，病变证机是阳气虚弱，水气泛滥，其用量比例是一两（3g）比二两（6g）（1:2），旨温阳化水，健脾制水。

干姜配白术于理中丸（人参汤）中针对脘腹疼痛、霍乱，病变证机是脾胃虚弱，阴寒肆虐；于桂枝人参汤中针对"遂协热而利，利下不止，心下痞硬，表里不解者"，病变证机是脾胃虚弱，阴寒浸淫，其用量比例是三两（9g）比三两（9g）（1:1），旨在温暖脾胃，健脾益气。

干姜配白术于麻黄升麻汤中针对"寸脉沉而迟，手足厥逆，下部脉不至，喉咽不利，唾脓血，泄利不止者"，病变证机是寒热夹杂，阳气阻滞，其用量比例是六铢（0.8g）比六铢（0.8g）（1:1），旨在温通阳气，健脾益气。

干姜配白术于薯蓣丸中针对"虚劳，诸不足，风气百疾"，病变证机是气血阴阳俱虚或夹太阳营卫病变，其用量比例是三分（9g）比六分（18g）（1:2），旨在温通阳气，健脾益气。

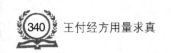

（四）干姜配五味子及用量（共6方）

干姜配五味子于小青龙汤中针对太阳伤寒证与寒饮郁肺证相兼，或寒饮郁肺证，或溢饮寒证，病变证机是寒饮郁肺或夹卫闭营郁；于小青龙加石膏汤中针对"肺胀，咳而上气，烦躁而喘，脉浮者"，病变证机是寒饮郁肺夹热；于苓甘五味姜辛汤中针对胸满，病变证机是寒饮郁肺；于苓甘五味加姜辛半夏大黄汤中针对肺寒夹"面热如醉"，病变证机是寒饮郁肺，胃热上逆，其用量比例是三两（9g）比半升（12g）（3∶4），旨在温肺散寒，益气敛肺。

干姜配五味子于厚朴麻黄汤中针对"咳而脉浮者"，病变证机是寒饮郁肺夹热；于桂苓五味甘草去桂加姜辛夏汤中针对咳嗽胸满，气上冲，病变证机是寒饮郁肺，浊气上逆，其用量比例是二两（6g）比半升（12g）（1∶2），旨在温肺散寒，益气敛肺。

（五）干姜配黄连及用量（共6方）

干姜配黄连于干姜黄连黄芩人参汤中针对"食入口即吐"，病变证机是寒热夹杂，中气虚弱，其用量比例是三两（9g）比三两（9g）（1∶1），旨在温暖脾胃，清热燥湿。

干姜配黄连于乌梅丸中针对"蚘上入其膈，故烦，须臾复止，得食而呕，又烦者，蚘闻食臭出，其人常自吐蚘。蚘厥者，乌梅丸主之；又主久利"，病变证机是脾胃寒热夹气血虚弱，其用量比例是十两（30g）比十六两（48g）（5∶8），旨在温通阳气，清热燥湿。

干姜配黄连于半夏泻心汤中针对心下"但满而不痛者，此为痞"，病变证机是寒热夹杂，中气虚弱；其用量比例是三两（9g）比一两（3g）（3∶1），旨在温暖脾胃，清热燥湿。

干姜配黄连于黄连汤中针对"腹中痛，欲呕吐"，病变证机是脾胃虚弱，寒热夹杂，其用量比例是三两（9g）比三两（9g）（1∶1），旨在温暖脾胃，清热燥湿。

干姜配黄连于生姜泻心汤中针对"心下痞硬，干噫食臭，胁下有水气，腹中雷鸣，下利者"；于甘草泻心汤中针对"腹中雷鸣，心下痞硬而满，干呕，心烦不得安"，病变证机是寒热夹杂，中气虚弱，其用量比例是三两（3g）比一两（3g）（3∶1），旨在温中清热。

（六）干姜配黄芩及用量（共5方）

干姜配黄芩于干姜黄连黄芩人参汤中针对"食入口即吐"；于半夏泻心汤中针对心下"但满而不痛者，此为痞"，其用量比例是三两（9g）比三两（9g）（1:1），旨在温暖脾胃，清热燥湿。

干姜配黄芩于生姜泻心汤中针对"心下痞硬，干噫食臭，胁下有水气，腹中雷鸣，下利者"，病变证机是寒热夹杂，中气虚弱，其用量比例是一两（3g）比三两（9g）（1:3），旨在清热温中。

干姜配黄芩于甘草泻心汤中针对"腹中雷鸣，心下痞硬而满，干呕，心烦不得安"，病变证机是寒热夹杂，中气虚弱，其用量比例是一两（3g）比三两（9g）（1:3），旨在清热温中。

（七）干姜配柴胡及用量（共5方）

干姜配柴胡于小柴胡汤加减方中针对"往来寒热，胸胁苦满，嘿嘿，不欲饮食，心烦，喜呕"夹咳嗽，病变证机是少阳胆热，气机郁滞，正气虚弱，肺气郁闭，其用量比例是二两（6g）比半斤（24g）（1:4），旨在温肺宣散，清透少阳。

干姜配柴胡于四逆散加减方中针对"四逆，其人或咳，或悸，或小便不利，或腹中痛，或泄利下重者"夹咳嗽，病变证机是肝气郁滞，肺气郁闭，其用量比例是五分比十分（1:2），旨在温肺宣散，疏肝理气。

干姜配柴胡于柴胡桂枝干姜汤中针对"胸胁满微结，小便不利"，病变证机是寒热夹津伤，其用量比例是二两（6g）比半斤（24g）（1:4），旨在温通阳气，清疏郁热。

干姜配柴胡于薯蓣丸中针对"虚劳，诸不足，风气百疾"，病变证机是气血阴阳俱虚或夹太阳营卫病变，其用量比例是三分（9g）比五分（15g）（3:5），旨在温通阳气，疏利气机。

干姜配柴胡于鳖甲煎丸中针对疟母（症瘕），病变证机是瘀血阻滞，痰湿蕴结，气血不足，其用量比例是三分比三分（1:1），旨在温阳化湿，疏利气机。

（八）干姜配石膏及用量（共4方）

干姜配石膏于小青龙加石膏汤中针对"肺胀，咳而上气，烦躁而喘，脉浮者"，病变证机是寒饮郁肺夹热，其用量比例是三两（9g）比半升（12g）（3:4），旨在温肺散寒，兼清肺热。

干姜配石膏于风引汤中针对"热、瘫、痫"，病变证机是热极生风，其用量比例是四两（12g）比六两（18g）（2:3），旨在温通阳气，清泻肝热。

干姜配石膏于厚朴麻黄汤中针对"咳而脉浮者",病变证机是寒饮郁肺夹热,其用量比例是三两(9g)比如鸡子大(48g)(3∶16),旨在温肺散寒,清泻肺热。

干姜配石膏于麻黄升麻汤中针对"寸脉沉而迟,手足厥逆,下部脉不至,喉咽不利,唾脓血,泄利不止者",病变证机是寒热夹杂,阳气阻滞,其用量比例是六铢(0.8g)比六铢(0.8g)(1∶1),旨在温通阳气,清泻郁热。

(九) 干姜配赤石脂及用量(共3方)

干姜配赤石脂于风引汤中针对"热、瘫、痫",病变证机是热极生风,其用量比例是四两(12g)比六两(18g)(2∶3),旨在温通阳气,固敛息风。

干姜配赤石脂于乌头赤石脂丸中针对"心痛彻背,背痛彻心",病变证机是阳虚寒凝,心脉不通,其用量比例是一两(3g)比一两(3g)(1∶1),旨在温通血脉,益血敛阴。

干姜配赤石脂于桃花汤中针对"少阴病,下利,便脓血者",病变证机是阳气虚弱,脉络不固,其用量比例是一两(3g)比一斤(48g)(1∶16),旨在温阳止血,温涩固脱。

(十) 干姜配厚朴及用量(共3方)

干姜配厚朴于王不留行散中针对"病金疮",病变证机是阳虚瘀热,气郁不畅,其用量比例是二分(6g)比二分(6g)(1∶1),旨在温通血脉,行气帅血。

干姜配厚朴于厚朴麻黄汤中针对"咳而脉浮者",病变证机是寒饮郁肺夹热,其用量比例是三两(9g)比四两(15g)(3∶5),旨在温肺散寒,下气平喘。

干姜配厚朴于鳖甲煎丸中针对疟母(症瘕),病变证机是瘀血阻滞,痰湿蕴结,气血不足,其用量比例是三分比三分即(1∶1),旨在温阳化湿,行气化痰。

(十一) 干姜配阿胶及用量(共3方)

干姜配阿胶于胶姜汤中针对"妇人,陷经,漏下黑不解",病变证机是阳虚不固,血虚不藏,其用量比例是三两(9g)比三两(9g)(1∶1),旨在温阳止血,补血止血。

干姜配阿胶于薯蓣丸中针对"虚劳,诸不足,风气百疾",病变证机是气血阴阳俱虚或夹太阳营卫病变,其用量比例是三分(9g)比七分(21g)(3∶7),旨在温通阳气,补血养血。

干姜配阿胶于鳖甲煎丸中针对疟母(症瘕),病变证机是瘀血阻滞,痰湿蕴结,气血不足,其用量比例是三分比三分(1∶1),旨在温阳化湿,滋阴养血。

（十二）干姜配川芎及用量（共 2 方）

干姜配川芎于侯氏黑散中针对"大风，四肢烦重，心中恶寒不足者"，病变证机是心脾不足，痰风内生，其用量比例是三分比三分（1：1），旨在温阳化痰，活血息风。

干姜配川芎于薯蓣丸中针对"虚劳，诸不足，风气百疾"，病变证机是气血阴阳俱虚或夹太阳营卫病变，其用量比例是三分（9g）比六分（18g）（3：6），旨在温通阳气，行气理血。

（十三）干姜配柏叶及用量（共 1 方）

干姜配柏叶于柏叶汤中针对"吐血不止者"，病变证机是阳虚不固或夹热，用量比例是三两（9g）比三两（9g）（1：1），旨在温阳止血，并制约温燥动血。

附子用量及配方

《伤寒杂病论》260 方中用附子有 38 首，其中组方有 32 首，于用法加味中有 6 首。权衡仲景用附子可辨治诸多病证，以 38 首方中附子的剂量为切入点，归纳总结、提炼概括，以期研究、剖析、发微，用于指导临床实践，从而达到准确理解附子量在方中的作用，更好地用活经方以辨治常见病、多发病及疑难病。

【剂型与用量导读】

表 1　不同方剂中的附子用量

用量		经方数量	经方名称
古代量	现代量		
二分	6g	1 方	薏苡附子败酱散
一枚生	5g	8 方	干姜附子汤、四逆汤、四逆加人参汤、白通汤、白通加猪胆汁汤、通脉四逆汤、通脉四逆加猪胆汁汤、茯苓四逆汤
一枚炮	5g	16 方	竹叶汤、芍药甘草附子汤、附子泻心汤、附子粳米汤、真武汤、桂枝去芍药加附子汤、桂枝去芍药加麻黄附子细辛汤、桂枝加附子汤、栝楼瞿麦丸、麻黄附子细辛汤、麻黄附子甘草汤、四逆散加减方、小青龙汤加减方、理中丸加减方、越婢汤加减方、越婢加术汤加减方
一枚（大）	8g	2 方	头风摩散、竹叶汤加减方（竹叶汤）

续表

用 量		经方	经方名称
古代量	现代量	数量	
二枚	10g	3 方	甘草附子汤、附子汤、桂枝芍药知母汤
三枚	15g	3 方	大黄附子汤、桂枝附子汤、桂枝附子去桂加白术汤（白术附子汤）
十枚（大）	80g	1 方	薏苡附子散
半两	1.5g	1 方	乌头赤石脂丸
一两	3g	1 方	肾气丸
三两	9g	1 方	黄土汤
六两	18g	1 方	乌梅丸

表 2　不同剂型中的附子用量

剂型	不同用量	古代量	现代量	代表方名
汤剂	最小用量	一枚	5g	干姜附子汤
	最大用量	三枚	15g	桂枝附子汤
	通常用量	一枚	5g	四逆汤、附子泻心汤
散剂	最小用量	二分	6g	薏苡附子败酱散
	最大用量	十枚	80g	薏苡附子散
丸剂	最小用量	半两	1.5g	乌头赤石脂丸
	最大用量	六两	18g	乌梅丸

【证型与用量变化】

（一）温壮阳气及用量

温壮阳气，用于辨治阳虚不温所引起的病证表现，用生附子组方有 8 首。

表 3　辨治阳虚不温病变的生附子用量

证型	最佳用量	方名	针对主症	病变证机	用药目的
阳虚	一枚（5g）	干姜附子汤	昼日烦躁不得眠，夜而安静	阳气虚弱，神志躁动	旨在温壮阳气
		四逆汤	脉浮而迟，表热里寒，下利清谷者	阳气虚弱，阴寒太盛	

证型	最佳用量	方名	针对主症	病变证机	用药目的
阳虚	一枚（5g）	四逆加人参汤	恶寒，脉微而复利，利止亡血也	阳虚不固，伤及阴血	旨在温壮阳气
		通脉四逆汤	下利清谷，里寒外热，手足厥逆，脉微欲绝，身反不恶寒，其人面色赤	阳气虚弱，虚阳格拒	
		通脉四逆加猪胆汁汤	吐已，下断，汗出而厥，四肢拘急不解，脉微欲绝者	阳气虚弱，虚阳被格，伤及阴津	
		白通汤	下利，颧红面赤	阳气虚弱，虚阳浮越	
		白通加猪胆汁汤	下利，颧红面赤心烦	阳气虚弱，虚阳浮越，伤及阴津	
		茯苓四逆汤	烦躁者	阳虚不温，气虚不守，神明躁动	

（二）温阳化气及用量

温阳化气，即温阳散寒，化生阳气，用于辨治阳虚不温所引起的病证表现，用附子组方者有 11 首，于用法中加味方 4 首。

表 4　汤剂辨治阳虚不温病变的附子用量

证型	最佳用量	方名	针对主症	病变证机	用药目的
阳虚	一枚（5g）	芍药甘草附子汤	筋脉拘急	气血不荣，阳虚不温	旨在温阳化气
		附子泻心汤	心下痞，而复恶寒汗出者	阳虚夹郁热	
		桂枝去芍药加附子汤	脉微恶寒	阳虚夹郁热	

续表

证型	最佳用量	方名	针对主症	病变证机	用药目的
阳虚	一枚（5g）	桂枝加附子汤	其人恶风，小便难，四肢微急，难以屈伸者	卫强营弱，阳虚不固	旨在温阳化气
		竹叶汤加减方	中风，发热，面正赤，喘而头痛（颈项强，用大附子一枚，破之如豆大）	营卫不和，阳气虚弱，郁热内生	
		理中丸加减方	腹满者	阳气虚弱，寒聚不散	
太阳夹阳虚		麻黄附子细辛汤、麻黄附子甘草汤	太阳伤寒证与里寒证相兼	太阳卫闭营郁，少阴阳气虚弱	
风水夹热		越婢汤加减方中、越婢加术汤加减方中	恶风者	水气郁滞，阳虚不化	
阳虚出血	三两（9g）	黄土汤	下血，先便后血，此远血也	阳气虚弱，阴血失固	

表5　丸剂辨治阳虚不温病变的附子用量

证型	最佳用量	方名	针对主症	病变证机	用药目的
肾阴阳俱虚	一两（3g）	肾气丸	腰痛、脚气、转胞、消渴、痰饮	阳虚不温，阴虚不滋	旨在温阳化气
肾虚水气	一枚（5g）	栝楼瞿麦丸	小便不利者，有水气，其人苦渴	阳虚不化，水气肆虐	
久利或蛔厥	六两（18g）	乌梅丸	蛔上入其膈，故烦，须臾复止，得食而呕，又烦者，蛔闻食臭出，其人常自吐蛔。蛔厥者，乌梅丸主之；又主久利	寒热交错夹气血虚弱	

（三）温通止痛及用量

温通止痛，即温通阳气，散寒止痛，用于辨治阴寒阻结所引起的病证表现，用附子组方者有9首，加味方1首。

表6 辨治阴寒阻结病变的附子用量

证型	最佳用量	方名	针对主症	病变证机	用药目的
肝郁腹痛	一枚（5g）	四逆散加减方	腹中痛	肝气郁滞，阳郁不通	旨在温通止痛
阳虚头痛	一枚（大）（8g）	头风摩散	头痛	阳虚寒凝，经脉不通	
阳虚骨节疼痛	二枚（10g）	甘草附子汤	骨节疼烦，掣痛，不得屈伸，近之则痛剧	阳气虚弱，寒湿痹阻	
		附子汤	身体痛，手足寒，骨节痛，脉沉者		
		桂枝芍药知母汤	诸肢节疼痛	阳虚郁热	
阳虚肌痹	三枚（15g）	桂枝附子汤	风湿相搏，身体疼烦，不能自转侧	阳气虚弱，风寒湿浸淫	
		桂枝附子去桂加白术汤（白术附子汤）	若其人大便硬，小便自利者	阳气虚弱，阴寒凝结	
寒结腹痛	三枚（15g）	大黄附子汤	胁下偏痛，发热，其脉紧弦，此寒也	阳虚寒凝，心脉不通	
阳虚寒凝胸痹	半两（1.5g）	乌头赤石脂丸	心痛彻背，背痛彻心	阳虚寒凝，脉络阻滞	
阳虚寒湿胸痹	大者十枚（80g）	薏苡附子散	胸痹，缓急者	阳虚寒湿	

（四）温化水饮及用量

温化水饮，用于辨治寒饮郁结所引起的病证表现，用附子组方有4首。

表7　辨治阳虚水饮病变的附子用量

证型	最佳用量	方名	针对主症	病变证机	用药目的
阳虚	一枚（5g）	附子粳米汤	腹中寒气，雷鸣切痛，胸胁逆满，呕吐	阳气虚弱，寒饮郁结	旨在温化水饮
		真武汤	心下悸，头眩，身瞤动，振振欲擗地者。腹痛，小便不利，四肢沉重疼痛，自下利者	阳气虚弱，水气泛滥	
		桂枝去芍药加麻黄附子细辛汤	心下坚大如盘，边如旋杯，水饮所作	阳虚寒饮，浊气郁滞	
寒饮郁肺咽噎		小青龙汤加减方	噎者	寒饮郁结，阻滞咽喉	

（五）温阳消痈及用量

温阳消痈，用于辨治寒郁生痈所引起的病证表现，用附子组方有1首。

表8　辨治痈肿病变的附子用量

证型	最佳用量	方名	针对主症	病变证机	用药目的
阳虚寒湿夹热	二分（6g）	薏苡附子败酱散	肠痈之为病，其身甲错，腹皮急，按之濡如肿状，腹无积聚，身无热，脉数，此为肠内有痈脓	阳气寒湿，郁热夹杂	旨在温阳消痈

【配方与用量比例】

（一）附子配干姜及用量（共11方）

附子配干姜于干姜附子汤中针对阳虚烦躁证，病变证机是阳气虚弱，阴寒肆虐，其用量比例是一枚（5g）比一两（3g）（5：3），旨在温壮阳气。

附子配干姜于小青龙汤加减方中针对寒饮郁肺夹噎，病变证机是寒饮郁肺，阻滞咽喉，其用量比例是一枚（5g）比三两（9g）（5：9），旨在温化水饮，温宣肺气。

附子配干姜于乌头赤石脂丸中针对"心痛彻背，背痛彻心"，病变证机是阳虚寒凝，心脉不通，其用量比例是半两（1.5g）比一两（3g）（1∶2），旨在温通散寒止痛。

附子配干姜于乌梅丸中针对蛔厥或久利，病变证机是寒热交错夹气血虚弱，其用量比例是六两（18g）比十两（30g）（3∶5），旨在温阳散寒化气。

生附子配干姜于四逆汤中针对"脉浮而迟，表热里寒，下利清谷者"，病变证机是阳气虚弱，阴寒太盛，其用量比例是一枚（5g）比一两半（4.5g）（近1∶1），旨在温壮心肾阳气。

生附子配干姜于四逆加人参汤中针对"恶寒，脉微而复利，利止，亡血也"，病变证机是阳虚不固，伤及阴血，其用量比例是一枚（5g）比一两半（4.5g）（近1∶1），旨在温壮心肾阳气。

生附子配干姜于茯苓四逆汤中针对"烦躁者"，病变证机是阳虚不温，气虚不守，神明躁动，其用量比例是一枚（5g）比一两半（4.5g）（近1∶1），旨在温壮心肾阳气。

生附子配干姜于通脉四逆汤中针对"下利清谷，里寒外热，手足厥逆，脉微欲绝，身反不恶寒，其人面色赤"，病变证机是阳气虚弱，虚阳格拒，其用量比例是大者一枚（8g）比三两（9g）（近1∶1），旨在温壮心肾阳气。

生附子配干姜于通脉四逆加猪胆汁汤中针对"吐已，下断，汗出而厥，四肢拘急不解，脉微欲绝者"，病变证机是阳气虚弱，虚阳被格，伤及阴津，其用量比例是大者一枚（8g）比三两（9g）（近1∶1），旨在温壮心肾阳气。

附子配干姜于真武汤加减方中针对"心下悸，头眩，身�-动，振振欲擗地者"及"腹痛，小便不利，四肢沉重疼痛，自下利者"，病变证机是阳气虚弱，水气泛滥，其用量比例是一枚（5g）比一两（3g）（5∶3），旨在温化水饮，温肺止咳。

附子配干姜于理中丸加减方中针对"腹满者"，病变证机是阳气虚弱，寒聚不散，其用量比例是一枚（5g）比三两（9g）（5∶9），旨在温阳化气，温暖脾胃。

（二）附子配白术及用量（共8方）

附子配白术于甘草附子汤中针对"骨节疼烦，掣痛，不得屈伸，近之则痛剧"，病变证机是阳虚寒湿，痹阻骨节，其用量比例是二枚（10g）比二两（6g）（5∶3），旨在温通止痛，燥湿除痹。

附子配白术于附子汤中针对"身体痛，手足寒，骨节痛，脉沉者"，病变证机是阳气虚弱，寒湿痹阻，其用量比例是二枚（10g）比四两（12g）（5：6），旨在温通止痛，健脾燥湿。

附子配白术于真武汤中针对"心下悸，头眩，身瞤动，振振欲擗地者"及"腹痛，小便不利，四肢沉重疼痛，自下利者"，伴有咳嗽者，病变证机是阳气虚弱，水气泛滥，其用量比例是一枚（5g）比二两（6g）（5：6），旨在温化水饮，健脾制水。

附子配白术于桂枝芍药知母汤中针对诸肢节疼痛，病变证机是阳虚郁热，其用量比例是二枚（10g）比四两（15g）（2：3），旨在温通止痛，健脾祛湿。

附子配白术于桂枝附子去桂加白术汤（白术附子汤）中针对"风湿相搏，身体疼烦，不能自转侧"和"若其人大便硬，小便自利者"，病变证机是阳气虚弱，风寒湿浸淫，其用量比例是三枚（15g）比四两（12g）（5：4），旨在温通止痛，健脾燥湿。

附子配白术于理中丸加减方中针对"腹满者"，病变证机是脾胃气虚，寒气凝结，其用量比例是一枚（5g）比三两（9g）（5：9），旨在温阳化气，健脾燥湿。

附子配白术于黄土汤中针对"下血，先便后血，此远血也"，病变证机是阳气虚弱，阴血失固，其用量比例是三两（9g）比三两（9g）（1：1），旨在温阳化气，健脾摄血。

附子配白术于越婢加术汤加减方中针对"恶风者"，病变证机是水气郁滞，阳虚不化，其用量比例是一枚（5g）比四两（12g）（5：12），旨在温阳化气，健脾制水。

（三）附子配人参及用量（共6方）

附子配人参于乌梅丸中针对"蚘上入其膈，故烦，须臾复止，复食而呕，又烦者，蚘闻食臭出，其人常自吐蚘。蚘厥者，乌梅丸主之；难久利"，病变证机是寒热夹杂气血虚弱，其用量比例是六两（18g）比六两（18g）（1：1），旨在温阳益气化气。

生附子配人参于茯苓四逆汤中针对"烦躁者"，病变证机是阳虚不温，气虚不守，神明躁动，其用量比例是一枚（5g）比一两（3g）（5：3），旨在温壮阳气，益气化阴。

附子配人参于竹叶汤加减方中针对"中风，发热，面正赤，喘而头痛"，病变证机是营卫不和，阳气虚弱，郁热内生，其用量比例是一枚（5g）比一两

（3g）（5∶3），旨在温阳益气化气。

附子配人参于附子汤中针对"身体痛，手足寒，骨节痛，脉沉者"，病变证机是阳气虚弱，寒湿痹阻，其用量比例是二枚（10g）比二两（6g）（5∶3），旨在温通止痛，益气化阳。

生附子配人参于通脉四逆汤加减方中针对"利止脉不出者"，病变证机是阳气虚弱，虚阳格拒，其用量比例是大者一枚（8g）比二两（6g）（4∶3），旨在温壮阳气，补益元气。

附子配人参于理中丸加减方中针对"腹满者"，病变证机是脾胃气虚，寒气凝结，其用量比例是一枚（5g）比三两（9g）（5∶9），旨在温阳化气，补益中气。

（四）附子配细辛及用量（共6方）

附子配细辛于大黄附子汤中针对"胁下偏痛，发热，其脉紧弦，此寒也"，病变证机是阳气虚弱，阴寒凝结，其用量比例是三枚（15g）比二两（6g）（5∶2），旨在温阳散寒，温通止痛。

附子配细辛于小青龙汤加减方中针对寒饮郁肺夹噎，病变证机是寒饮郁肺，阻滞咽喉，其用量比例是一枚（5g）比三两（9g）（5∶9），旨在温化水饮，温肺散寒。

附子配细辛于乌梅丸中针对"蚘上入其膈，故烦，须臾复止，得食而呕，又烦者，蚘闻食臭出，其人常自吐蚘。蚘厥者，乌梅丸主之；又主久利"，病变证机是寒热交错夹气血虚弱，其用量比例是六两（18g）比六两（18g）（1∶1），旨在温阳化气，温中止痛。

附子配细辛于真武汤加减方中针对"心下悸，头眩，身瞤动，振振欲擗地者"及"腹痛，小便不利，四肢沉重疼痛，自下利者"或伴有咳嗽者，病变证机是阳气虚弱，水气泛滥，肺气上逆，其用量比例是一枚（5g）比一两（3g）（5∶3），旨在温肺水饮止咳。

附子配细辛于桂枝去芍药加麻黄附子细辛汤中针对"心下坚大如盘，边如旋杯，水饮所作"，病变证机是阳虚寒饮，浊气郁滞，其用量比例是一枚（5g）比二两（6g）（5∶6），旨在温化水饮。

附子配细辛于麻黄附子细辛汤、麻黄附子甘草汤中针对太阳伤寒证与里寒证相兼，病变证机是阳气虚弱，卫闭营郁，其用量比例是一枚（5g）比二两（6g）（5∶6），旨在温阳化气，散寒止痛。

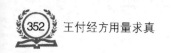

（五）附子配茯苓及用量（共5方）

附子配茯苓于附子汤中针对"身体痛，手足寒，骨节痛，脉沉者"，病变证机是阳气虚弱，寒湿痹阻，其用量比例是二枚（10g）比三两（9g）（近1：1），旨在温通止痛，益气渗湿。

附子配茯苓于肾气丸中针对腰痛、脚气、转胞、消渴、痰饮，病变证机是阳虚不温，阴虚不滋，其用量比例是一两（3g）比三两（9g）（1：3），旨在温阳化气，益气渗浊。

生附子配茯苓于茯苓四逆汤中针对"烦躁者"，病变证机是阳虚不温，气虚不守，神明躁动，其用量比例是一枚（5g）比四两（12g）（5：12），旨在温壮阳气，益气安神。

附子配茯苓于真武汤中针对"心下悸，头眩，身𥆧动，振振欲擗地者"，"腹痛，小便不利，四肢沉重疼痛，自下利者"。病变证机是阳气虚弱，水气泛滥，其用量比例是一枚（5g）比三两（9g）（5：9），旨在温化水饮，健脾利水。

附子配茯苓于栝楼瞿麦丸中针对"小便不利者，有水气，其人苦渴"，病变证机是阳虚不化，水气肆虐，其用量比例是一枚（5g）比三两（9g）（5：9），旨在温阳化气，益气渗利。

（六）附子配山药及用量（共2方）

附子配山药于肾气丸中针对"腰痛、脚气、转胞、消渴、痰饮"，病变证机是阳虚不温，阴虚不滋，其用量比例是一两（3g）比四两（12g）（1：4），旨在温阳化气，益气化阴。

附子配山药于栝楼瞿麦丸中针对"小便不利者，有水气，其人苦渴"，病变证机是阳虚不化，水气肆虐，其用量比例是一枚（5g）比三两（9g）（5：9），旨在温阳化气，益气化阴。

（七）附子配黄连及用量（共2方）

附子配黄连于乌梅丸中针对"蛔上入其膈，故烦，须臾复止，得食而呕，又烦者，蛔闻食臭出，其人常自吐蛔。蛔厥者，乌梅丸主之；又主久利"，病变证机是寒热交错夹气血虚弱，其用量比例是六两（18g）比十六两（48g）（3：8），旨在温阳化气，清热燥湿或苦能下蛔。

附子配黄连于附子泻心汤中针对"心下痞，而复恶寒汗出者"，病变证机是湿热蕴结，阳气虚弱，其用量比例是一枚（5g）比一两（3g）（5：3），旨在温阳化气，清热燥湿。

（八）附子配蜀椒及用量（共 2 方）

附子配蜀椒于乌头赤石脂丸中针对"心痛彻背，背痛彻心"，病变证机是阳虚寒凝，心脉不通，其用量比例是半两（1.5g）比一两（3g）（1∶2），旨在温通止痛。

附子配蜀椒于乌梅丸中针对"蚘上入其膈，故烦，须臾复止，得食而呕，又烦者，蚘闻食臭出，其人常自吐蚘。蚘厥者，乌梅丸主之；又主久利"，病变证机是寒热交错夹气血虚弱，其用量比例是六两（18g）比四两（12g）（3∶2），旨在温阳化气止痛或辛能伏蛔。

（九）附子配防风及用量（共 2 方）

附子配防风于竹叶汤中针对"中风，发热，面正赤，喘而头痛"，病变证机是营卫不和，阳气虚弱，郁热内生，其用量比例是一枚（5g）比一两（3g）（5∶3），旨在温阳化气，疏散风寒。

附子配防风于桂枝芍药知母汤中针对诸肢节疼痛，病变证机是阳虚郁热，其用量比例是二枚（10g）比四两（12g）（5∶6），旨在温通止痛，疏散风寒。

（十）附子配大黄及用量（共 2 方）

附子配大黄于大黄附子汤中针对"胁下偏痛，发热，其脉紧弦，此寒也"，病变证机是阳气虚弱，阴寒凝结，其用量比例是三枚（15g）比三两（9g）（5∶3），旨在温阳散寒，通泻寒结，相互制约，以奏其效。

附子配大黄于附子泻心汤中针对"心下痞，而复恶寒汗出者"，病变证机是湿热蕴结，阳气虚弱，其用量比例是一枚（5g）比二两（6g）（近 1∶1），旨在温阳化气，清泻郁热。

（十一）附子配干地黄及用量（共 2 方）

附子配干地黄于肾气丸中针对"腰痛、脚气、转胞、消渴、痰饮"，病变证机是阳虚不温，阴虚不滋，其用量比例是一两（3g）比八两（24g）（1∶8），旨在温阳化气，补血化阴。

附子配干地黄于黄土汤中针对"下血，先便后血，此远血也"，病变证机是阳气虚弱，阴血失固，其用量比例是三两（9g）比三两（9g）（1∶1），旨在温阳化气，补血止血。

（十二）附子配薏苡仁及用量（共 2 方）

附子配薏苡仁于薏苡附子散中针对"胸痹，缓急者"，病变证机是阳虚寒湿，脉络阻滞，其用量比例是大者十枚（80g）比十五两（45g）（16∶9），旨

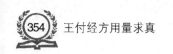

在温通止痛，益气渗湿。

附子配薏苡仁于薏苡附子败酱散中针对"肠痈之为病，其身甲错，腹皮急，按之濡如肿状，腹无积聚，身无热，脉数，此为肠内有痈脓"，病变证机是阳气寒湿，郁热夹杂，其用量比例是二分（6g）比十分（30g）（1∶5），旨在温阳消痈，清利湿毒。

（十三）附子配黄芩及用量（共 2 方）

附子配黄芩于附子泻心汤中针对"心下痞，而复恶寒汗出者"，病变证机是湿热蕴结，阳气虚弱，其用量比例是一枚（5g）比一两（3g）（5∶3），旨在温阳化气，清泻郁热。

附子配黄芩于黄土汤中针对"下血，先便后血，此远血也"，病变证机是阳气虚弱，阴血失固，其用量比例是三两（9g）比三两（9g）（1∶1），旨在温阳化气止血，并制约温热药动血。

（十四）附子配栝楼根及用量（共 1 方）

附子配栝楼根于栝楼瞿麦丸中针对"小便不利者，有水气，其人苦渴"，病变证机是阳虚不化，水气肆虐，其用量比例是一枚（5g）比二两（6g）（5∶6），旨在温阳化气，益阴利水。

（十五）附子配盐及用量（共 1 方）

附子配盐于头风摩散中针对头痛，病变证机是阳虚寒凝，经脉不通，其用量相等，旨在温通止痛，软坚消散。

（十六）附子配猪胆汁（羊胆）及用量（共 1 方）

附子配猪胆汁（羊胆）于通脉四逆加猪胆汁汤中针对"吐已，下断，汗出而厥，四肢拘急不解，脉微欲绝者"，病变证机是阳气虚弱，虚阳被格，伤及阴津，其用量比例是一枚（5g）比半合（3mL），旨在温壮阳气，益阴和阳。

细辛用量及配方

《伤寒杂病论》260 方中用细辛有 19 首，其中组方有 16 首，于用法加味中有 3 首。权衡仲景用细辛可辨治诸多病证，以 19 首方中细辛的剂量为切入点，归纳总结、提炼概括，以期研究、剖析、发微，用于指导临床实践，从而达到准确理解细辛量在方中的作用，更好地用活经方以辨治常见病、多发病及疑难病。

【剂型与用量导读】

表1　不同方剂中的细辛用量

用量		经方数量	经方名称
古代量	现代量		
三分	2.3g	2方	侯氏黑散、防己黄芪汤加减方
一两	3g	3方	真武汤加减方、白术散加减方、赤丸
二两	6g	5方	麻黄附子细辛汤、大黄附子汤、厚朴麻黄汤、桂苓五味甘草去桂加姜辛夏汤、桂枝去芍药加麻黄附子细辛汤
三两	9g	8方	小青龙汤、小青龙加石膏汤、当归四逆汤、当归四逆加吴茱萸生姜汤、苓甘五味姜辛汤、苓甘五味加姜辛半夏杏仁汤、苓甘五味加姜辛半杏大黄汤、射干麻黄汤
六两	18g	1方	乌梅丸

表2　不同剂型中的细辛用量

剂型	不同用量	古代量	现代量	代表方名
汤剂	最小用量	三分	2.3g	防己黄芪汤加减方
	最大用量	三两	9g	小青龙汤
散剂	最小用量	三分	2.3g/9g	侯氏黑散加减方
	最大用量	一两	3g	白术散加减方
丸剂	最小用量	一两	3g	赤丸
	最大用量	六两	18g	乌梅丸

【证型与用量变化】

（一）温阳散寒及用量

温阳散寒，用于辨治阴寒郁结所引起的病证表现，用细辛组方有6首。

表3　辨治阴寒病变的细辛用量

证型	最佳用量	方名	针对主症	病变证机	用药目的
阴寒	二两（6g）	麻黄附子细辛汤	太阳伤寒证与里寒证相兼	卫闭营郁，阴寒内结	旨在温阳散寒
		大黄附子汤	大便干结、腹痛	寒结不通，浊气阻滞	

续表

证型	最佳用量	方名	针对主症	病变证机	用药目的
血虚夹寒	三两（9g）	当归四逆汤、当归四逆加吴茱萸生姜汤	手足厥逆	血虚不荣，寒滞脉络	旨在温阳散寒
太阳表虚风水或风湿	三分	防己黄芪汤加减方	太阳表虚风水证或太阳表虚风湿证夹久寒者	风夹水浸淫于上或风湿肆虐肌筋夹阴寒久郁	
寒热夹杂	六两（18g）	乌梅丸	蛕上入其膈，故烦，须臾复止，得食而呕，又烦者，蛕闻食臭出，其人常自吐蛕。又主久利	寒热交错夹气血虚弱	

（二）温肺化饮及用量

温肺化饮，用于辨治寒饮郁肺所引起的病证表现，用细辛组方有 9 首。

表 4　辨治寒饮郁肺病变的细辛用量

证型	最佳用量	方名	针对主症	病变证机	用药目的
肺寒	三两（9g）	小青龙汤	伤寒表不解，心下有水气。咳逆倚息不得卧	卫闭营郁，寒饮郁肺	旨在温肺化饮
		苓甘五味姜辛汤	胸满	寒饮郁肺	
		桂苓五味甘草去桂加姜辛夏汤	咳嗽胸满，气上冲	寒饮郁肺，浊气上逆	
		苓甘五味加姜辛半夏杏仁汤	咳逆水肿	肺寒溢饮，饮斥肌肤	
		射干麻黄汤	咳而上气，喉中有水鸡声	寒饮郁肺，痰结咽喉	

续表

证型	最佳用量	方名	针对主症	病变证机	用药目的
肺寒夹热较轻	二两（6g）	厚朴麻黄汤	咳而脉浮者	寒饮郁肺夹热	旨在温肺化饮
肺寒夹热较重	三两（9g）	小青龙加石膏汤	肺胀，咳而上气，烦躁而喘，脉浮者	寒饮郁肺夹热	
		苓甘五味加姜辛半杏大黄汤	面热如醉	寒饮郁肺，胃热上逆	
阳虚水泛	一两（3g）	真武汤加减方	心下悸，头眩，身瞤动，振振欲擗地者。腹痛，小便不利，四肢沉重疼痛，自下利者	阳气虚弱，水气泛滥，寒饮犯肺	

（三）温阳化痰及用量

温阳化痰，用于辨治寒痰郁阻所引起的病证表现，用细辛组方有 2 首。

表 5　辨治寒痰病变的细辛用量

证型	最佳用量	方名	针对主症	病变证机	用药目的
寒痰	一两（3g）	赤丸	寒气，厥逆	寒痰胶结	旨在温阳化痰
风痰	三分	侯氏黑散	治大风，四肢烦重，心中恶寒不足者	心脾不足、痰风内生	

（四）温脾化饮及用量

温脾化饮，用于辨治脾胃寒湿饮郁结所引起的病证表现，用细辛组方有 2 首。

表 6　辨治脾胃寒湿饮结病变的细辛用量

证型	最佳用量	方名	针对主症	病变证机	用药目的
脾胃阳虚饮结寒凝	二两（6g）	桂枝去芍药加麻黄附子细辛汤	心下坚大如盘，边如旋杯，水饮所作	脾胃阳虚，寒饮阻结	旨在温中化饮
脾胃寒湿	一两（3g）	白术散加减方	胎疾夹心烦吐痛，不能饮食	脾胃虚弱，寒湿肆虐	旨在温中化湿

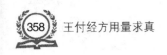

【配方与用量比例】

（一）细辛配五味子及用量（共8方）

细辛配五味子于小青龙汤中针对"伤寒表不解，心下有水气"及"咳逆倚息不得卧"。病变证机是卫闭营郁，寒饮郁肺；于小青龙加石膏汤中针对"肺胀，咳而上气，烦躁而喘，脉浮者"，病变证机是寒饮郁肺夹热，其用量比例是三两（9g）比半升（12g）（3∶4），旨在温肺化饮，益气敛肺。

细辛配五味子于苓甘五味姜辛汤中针对"胸满"，病变证机是寒饮郁肺；于苓甘五味加姜辛半夏杏仁汤中针对咳逆水肿，病变证机是肺寒溢饮，饮斥肌肤；于苓甘五味加姜辛半杏大黄汤中针对肺寒夹"面热如醉"，病变证机是寒饮郁肺，胃热上逆，其用量比例是三两（9g）比半升（12g）（3∶4），旨在温肺化饮，益气敛肺。

细辛配五味子于桂苓五味甘草去桂加姜辛夏汤中针对"咳嗽胸满，气上冲"，病变证机是寒饮郁肺，浊气上逆，其用量比例是三两（9g）比半升（12g）（3∶4），旨在温肺化饮，益气敛肺。

细辛配五味子于射干麻黄汤中针对"咳而上气，喉中有水鸡声"，病变证机是寒饮郁肺，痰结咽喉；于厚朴麻黄汤中针对"咳而脉浮者"，病变证机是寒饮郁肺夹热，其用量比例是三两（9g）比半升（12g）（3∶4），旨在温肺化饮，益气敛肺。

（二）细辛配通草及用量（共2方）

细辛配通草于当归四逆汤、当归四逆加吴茱萸生姜汤中针对"手足厥逆"，病变证机是血虚不荣，寒滞脉络，其用量比例是三两（9g）比二两（6g）（3∶2），旨在温阳散寒，通利血脉。

乌头用量及配方

《伤寒杂病论》260方中用乌头有5首。权衡仲景用乌头可辨治诸多病证，以5首方中乌头的剂量为切入点，归纳总结、提炼概括，以期研究、剖析、发微，用于指导临床实践，从而达到准确理解乌头量在方中的作用，更好地用活经方以辨治常见病、多发病及疑难病。

【剂型与用量导读】

表 1　不同方剂中的乌头用量

用量		经方数量	经方名称
古代量	现代量		
一分	0.8g	1 方	乌头赤石脂丸
五枚	10g 或 15g	3 方	乌头汤、乌头煎（大乌头煎）、乌头桂枝汤
二两	6g	1 方	赤丸

表 2　不同剂型中的乌头用量

剂型	不同用量	古代量	现代量	代表方名
汤剂	基本用量	五枚	10g 或 15g	乌头汤
丸剂	最小用量	一分	0.8g	乌头赤石脂丸
	最大用量	二两	6g	赤丸

【证型与用量变化】

温通逐寒，用于辨治阴寒凝结所引起的病证表现，用乌头组方有 5 首。

表 3　辨治阴寒滞病变的乌头用量

证型	最佳用量	方名	针对主症	病变证机	用药目的
寒疝	五枚（10g 或 15g）	乌头煎	寒疝，绕脐痛，若发则白汗出，手足厥冷，其脉沉紧者	寒凝脾胃，脉络不通	旨在温中逐寒
阴寒凝结		乌头桂枝汤	寒疝，腹中痛，逆冷，手足不仁，若身疼痛	寒凝脉络，经脉拘急	
寒凝关节		乌头汤	病历节，不可屈伸，疼痛。脚气疼痛，不可屈伸	卫闭营郁，寒凝关节	旨在温通筋骨
阳虚寒凝胸痹	一分（0.8g）	乌头赤石脂丸	心痛彻背，背痛彻心	阳虚寒凝，心脉不通	旨在温通心阳
寒痰	二两（6g）	赤丸	寒气，厥逆	寒痰胶结	旨在温阳化痰

【配方与用量比例】

（一）乌头配麻黄及用量（共 1 方）

乌头配麻黄于乌头汤中针对"病历节，不可屈伸，疼痛"及"脚气疼痛，不可屈伸"。病变证机是卫闭营郁，寒凝关节，其用量比例是五枚（10g）或（15g）比三两（9g）（近3或5∶3），旨在温通筋骨，宣通经筋。

（二）乌头配黄芪及用量（共1方）

乌头配黄芪于乌头汤中针对"病历节，不可屈伸，疼痛"及"脚气疼痛，不可屈伸"。病变证机是卫闭营郁，寒凝关节，其用量比例是五枚（10g）或（15g）比三两（9g）（10∶9或5∶3），旨在温通筋骨，益气止痛。

（三）乌头配芍药及用量（共1方）

乌头配芍药于乌头汤中针对"病历节，不可屈伸，疼痛"及"脚气疼痛，不可屈伸"。病变证机是卫闭营郁，寒凝关节，其用量比例是五枚（10g）或（15g）比三两（9g）（10∶9或5∶3），旨在温通筋骨，补柔缓急。

（四）乌头配桂枝及用量（共1方）

乌头配桂枝于乌头桂枝汤中针对"寒疝，腹中痛，逆冷，手足不仁，若身疼痛"，病变证机是寒凝脉络，经脉拘急，其用量比例是五枚（10g）或（15g）比三两（9g）（10∶9或5∶3），旨在温中逐寒，温阳化气。

（五）乌头配附子及用量（共1方）

乌头配附子于乌头赤石脂丸中针对"心痛彻背，背痛彻心"，病变证机是阳虚寒凝，心脉不通，其用量比例是一分（0.8g）比半两（1.5g）（8∶15），旨在温通心阳止痛。

（六）乌头配细辛及用量（共1方）

乌头配细辛于赤丸中针对"寒气，厥逆"，病变证机是寒痰胶结，其用量比例是二两（6g）比一两（3g）（2∶1），旨在温阳化痰。

（七）乌头配大枣及用量（共1方）

乌头配大枣于乌头桂枝汤中针对"寒疝，腹中痛，逆冷，手足不仁，若身疼痛"，病变证机是寒凝脉络，经脉拘急，其用量比例是五枚（10g）或（15g）比十二枚（30g）（1∶3或1∶2），旨在温中逐寒，补益脾胃。

蜀椒用量及配方

《伤寒杂病论》260方中用蜀椒有6首。权衡仲景用蜀椒可辨治诸多病证，以6首方中蜀椒的剂量为切入点，归纳总结、提炼概括，以期研究、剖析、发微，用于指导临床实践，从而达到准确理解蜀椒量在方中的作用，更好地用活经方以辨治常见病、多发病及疑难病。

【剂型与用量导读】

表 1　不同方剂中的蜀椒用量

用量		经方数量	经方名称
古代量	现代量		
一两	3g	2 方	乌头赤石脂丸、升麻鳖甲汤
二合	5g	1 方	大建中汤
三分	9g	2 方	白术散、王不留行散
四两	12g	1 方	乌梅丸

表 2　不同剂型中的蜀椒用量

剂型	不同用量	古代量	现代量	代表方名
汤剂	最小用量	一两	3g	升麻鳖甲散
	最大用量	二合	5g	大建中汤
散剂	基本用量	三分	9g	白术散
丸剂	最小用量	一两	3g	乌头赤石脂丸
	最大用量	四两	12g	乌梅丸

【证型与用量变化】

温通止痛，用于辨治阴寒郁结所引起的病证表现，用蜀椒组方有 6 首。

表 3　辨治阴寒病变的蜀椒用量

证型	最佳用量	方名	针对主症	病变证机	用药目的
脾胃虚寒	二合（5g）	大建中汤	心胸中大寒痛，呕不能饮食，腹中寒，上冲皮起，出见有头足，上下痛而不可触近	脾胃虚弱，阴寒凝结	旨在温中止痛
久利或蛔厥	四两（12g）	乌梅丸	蛔上入其膈，故烦，须臾复止，得食而呕，又烦者，蛔闻食臭出，其人常自吐蛔。又主久利	寒热交错夹气血虚弱	旨在温中止痛或安蛔
寒凝心脉	一两（3g）	乌头赤石脂丸	心痛彻背，背痛彻心	阳虚寒凝，心脉不通	旨在温通止痛
脾胃寒湿	三分（9g）	白术散	妊娠养胎	脾胃虚弱，寒湿肆虐	旨在温中通阳

表4　辨治阳郁病变的蜀椒用量

证型	最佳用量	方名	针对主症	病变证机	用药目的
热毒阳郁	一两（3g）	升麻鳖甲汤	面赤斑斑如锦纹，咽喉痛，唾脓血	热毒蕴结，阳气郁滞，血行不利	旨在通阳散结
阳虚瘀热	三分（9g）	王不留行散	病金疮	阳气虚弱，瘀热内生	旨在通阳散瘀

【配方与用量比例】

（一）蜀椒配干姜及用量（共4方）

蜀椒配干姜于大建中汤中针对"心胸中大寒痛，呕不能饮食，腹中寒，上冲皮起，出见有头足，上下痛而不可触近"，病变证机是脾胃虚弱，阴寒凝结，其用量比例是二合（5g）比四两（12g）（近1∶2），旨在温中止痛，温暖脾胃。

蜀椒配干姜于乌头赤石脂丸中针对"心痛彻背，背痛彻心"，病变证机是阳虚寒凝，心脉不通，其用量比例是一两（3g）比一两（3g）（1∶1），旨在温通血脉止痛。

蜀椒配干姜于乌梅丸中针对"蛔上入其膈，故烦，须臾复止，得食而呕，又烦者，蛔闻食臭出，其人常自吐蛔。又主久利"，病变证机是脾胃寒热夹气血虚弱，其用量比例是四两（12g）比十两（30g）（2∶5），旨在温通阳气止痛。

蜀椒配干姜于王不留行散中针对"病金疮"，病变证机是阳虚瘀热，气郁不畅，其用量比例是三分比二分（3∶2），旨在通阳散瘀，温通血脉。

（二）蜀椒配当归及用量（共2方）

蜀椒配当归于乌梅丸中针对"蛔上入其膈，故烦，须臾复止，得食而呕，又烦者，蛔闻食臭出，其人常自吐蛔。又主久利"，病变证机是脾胃寒热夹气血虚弱，其用量比例是四两（12g）比四两（12g）（1∶1），旨在温通阳气，补血通脉。

蜀椒配当归于升麻鳖甲汤中针对"面赤斑斑如锦纹，咽喉痛，唾脓血"，病变证机是热毒蕴结，阳气郁滞，血行不利，其用量比例是一两（3g）比一两（3g）（1∶1），旨在通阳散结，活血通经。

（三）蜀椒配白术及用量（共1方）

蜀椒配白术于白术散中针对妊娠养胎，病变证机是脾胃虚弱，寒湿肆虐，其用量比例是三分（9g）比四分（12g）（3∶4），旨在温中通阳，健脾养胎。

（四）蜀椒配乌头及用量（共1方）

蜀椒配乌头于乌头赤石脂丸中针对"心痛彻背，背痛彻心"，病变证机是阳虚寒凝，心脉不通，其用量比例是一两（3g）比一分（0.8g）（4∶1），旨在温通心阳止痛。

葱白（茎）用量及配方

《伤寒杂病论》260 方中用葱白有 4 首，权衡仲景用葱白主要用于辨治阳郁、寒瘀等病变。

【剂型与用量导读】

表 1　方剂及剂型中的葱白用量

用量		经方数量	经方名称
古代量	现代量		
四茎	20g	2 方	白通汤、白通加猪胆汁汤
九茎	45g	1 方	通脉四逆汤加减方
十四茎	70g	1 方	旋覆花汤

【证型与用量变化】

（一）宣通阳气及用量

宣通阳气，用于辨治阳虚郁滞所引起的病证表现，用葱白组方有 3 首。

表 2　辨治阳虚病变的葱白用量

证型	最佳用量	方名	针对主症	病变证机	用药目的
阳虚戴阳	四茎（20g）	白通汤	颧红面赤	阳气虚弱，虚阳浮越	旨在宣通阳气
阳虚戴阳伤阴		白通加猪胆汁汤	颧红面赤心烦，其人面色赤	阳气虚弱，虚阳浮越，伤及阴津	

续表

证型	最佳用量	方名	针对主症	病变证机	用药目的
阳虚格阳	九茎（45g）	通脉四逆汤加减方	下利清谷，里寒外热，手足厥逆，脉微欲绝，身反不恶寒，其人面色赤	阳气虚弱，虚阳格拒	旨在宣通阳气

（二）温通散结及用量

温通散结，用于辨治瘀结脉络所引起的病证表现，用葱白组方有1首。

表3　辨治瘀结病变的葱白用量

证型	最佳用量	方名	针对主症	病变证机	用药目的
寒瘀	十四茎（70g）	旋覆花汤	肝着，其人常欲蹈其胸上，先未苦时，但欲热饮。寸口脉弦而大，弦则为减，大则为芤，减则为寒，芤则为虚，寒虚相搏，此名曰革，妇人则半产漏下	阳气郁滞，络脉瘀阻	旨在温通散结

【配方与用量比例】

（一）葱白配附子及用量（共3方）

葱白配附子于白通汤中针对"颧红面赤"，病变证机是阳气虚弱，虚阳浮越；于白通加猪胆汁汤中针对"其人面色赤"，病变证机是阳气虚弱，虚阳浮越，伤及阴津，其用量比例是四茎（20g）比一枚（5g）（4∶1），旨在宣通阳气，温壮阳气。

葱白配附子于通脉四逆汤加减方中针对"下利清谷，里寒外热，手足厥逆，脉微欲绝，身反不恶寒，其人面色赤"，病变证机是阳气虚弱，虚阳格拒，其用量比例是九茎（45g）比一枚（5g）（9∶1），旨在宣通阳气，温壮阳气。

（二）葱白配干姜及用量（共3方）

葱白配干姜于白通汤中针对"颧红面赤"，病变证机是阳气虚弱，虚阳浮越，其用量比例是四茎（20g）比一两（3g）（近7∶1），旨在宣通阳气，温暖心肾。

葱白配干姜于白通加猪胆汁汤中针对"其人面色赤"，病变证机是阳气虚弱，虚阳浮越，伤及阴津，其用量比例是四茎（20g）比一两（3g）（近7：1），旨在宣通阳气，温暖心肾。

葱白配干姜于通脉四逆汤加减方中针对"下利清谷，里寒外热，手足厥逆，脉微欲绝，身反不恶寒，其人面色赤"，病变证机是阳气虚弱，虚阳格拒，其用量比例是九茎（45g）比三两（9g）（5：1），旨在宣通阳气，温暖心肾。

吴茱萸用量及配方

《伤寒杂病论》260 方中用吴茱萸有 3 首，权衡仲景用吴茱萸可主要用于辨治肝胃寒气上逆，或阴寒内结等病变。

【剂型与用量导读】

表1　方剂及剂型中的吴茱萸用量

用　量		经方	经方名称
古代量	现代量	数量	
三两	9g	1 方	温经汤
一升	24g	1 方	吴茱萸汤
二升	48g	1 方	当归四逆加吴茱萸生姜汤

【证型与用量变化】

温经散寒，用于辨治寒郁脏腑经络所引起的病证表现，用吴茱萸组方有 3 首。

表2　辨治阴寒病变的吴茱萸用量

证型	最佳用量	方名	针对主症	病变证机	用药目的
血虚夹寒	二升（48g）	当归四逆加吴茱萸生姜汤	久寒	血虚不荣，寒滞脉络	旨在温经散寒
虚瘀寒	三两（9g）	温经汤	妇科或疼痛	血虚不养，寒瘀阻滞	
肝胃虚寒	一升（24g）	吴茱萸汤	食谷欲呕者。干呕，吐涎沫，头痛者	肝胃虚弱，寒从内生	旨在温肝暖胃

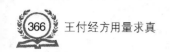

【配方与用量比例】

（一）吴茱萸配生姜及用量（共3方）

吴茱萸配生姜于吴茱萸汤中针对"食谷欲呕者"及"干呕，吐涎沫，头痛者"，病变证机是肝胃虚弱，寒从内生，其用量比例是一升（24g）比六两（18g）（4∶3），旨在温肝暖胃。

吴茱萸配生姜于温经汤中针对妇科或疼痛，病变证机是虚瘀寒，其用量比例是三两（9g）比二两（6g）（3∶2），旨在温经散寒，温通阳气。

吴茱萸配生姜于当归四逆加吴茱萸生姜汤中针对"久寒"，病变证机是血虚不荣，寒滞脉络，其用量比例是二升（48g）比半斤（24g）（2∶1），旨在温经散寒。

（二）吴茱萸配人参及用量（共2方）

吴茱萸配人参于吴茱萸汤中针对"食谷欲呕者"及"干呕，吐涎沫，头痛者"，病变证机是肝胃虚弱，寒从内生，其用量比例是一升（24g）比三两（9g）（8∶3），旨在温肝暖胃，补益脾胃。

吴茱萸配人参于温经汤中针对妇科或疼痛，病变证机是虚瘀寒，其用量比例是三两（9g）比二两（6g）（3∶2），旨在温经散寒，益气帅血。

（三）吴茱萸配桂枝及用量（共2方）

吴茱萸配桂枝于当归四逆加吴茱萸生姜汤中针对"久寒"，病变证机是血虚不荣，寒滞脉络，其用量比例是二升（48g）比三两（9g）（16∶3），旨在温经散寒。

吴茱萸配桂枝于温经汤中针对妇科或疼痛，病变证机是虚瘀寒，其用量比例是三两（9g）比二两（6g）（3∶2），旨在温经散寒，通经散瘀。

（四）吴茱萸配通草及用量（共1方）

吴茱萸配通草于当归四逆加吴茱萸生姜汤中针对"久寒"，病变证机是血虚不荣，寒滞脉络，其用量比例是二升（48g）比二两（6g）（8∶1），旨在温经散寒，通利血脉。

（五）吴茱萸配半夏及用量（共1方）

吴茱萸配半夏于温经汤中针对妇科或疼痛，病变证机是虚瘀寒，其用量比例是三两（9g）比半升（12g）（3∶4），旨在温经散寒，辛开苦降。

天雄用量及配方

《伤寒杂病论》260 方中用天雄有 1 首，权衡仲景用天雄主要用于辨治阳虚不固等病变。

【剂型与用量导读】

表 1　方剂及剂型中的天雄用量

用量		经方数量	经方名称
古代量	现代量		
三两	9g	1 方	天雄散

【证型与用量变化】

温阳散寒，用于辨治肾阳不固所引起的病证表现，用天雄组方有 1 首。

表 2　辨治肾阳不固病变的天雄用量

证型	最佳用量	方名	针对主症	病变证机	用药目的
心肾不固	三两（9g）	天雄散	阴头寒梦失精	阳气虚弱	旨在温肾散寒

【配方与用量比例】

（一）天雄配白术及用量（共1方）

天雄配白术于天雄散中针对阴头寒梦失精，病变证机是阳虚阴寒，肾精不固，其用量比例是三两（9g）比八两（24g）（3∶8），旨在温肾散寒，健脾益肾。

（二）天雄配桂枝及用量（共1方）

天雄配桂枝于天雄散中针对阴头寒梦失精，病变证机是阳虚阴寒，肾精不固，其用量比例是三两（9g）比六两（18g）（1∶2），旨在温肾散寒，温阳化气。

（三）天雄配龙骨及用量（共1方）

天雄配龙骨于天雄散中针对阴头寒梦失精，病变证机是阳虚阴寒，肾精不固，其用量比例是三两（9g）比三两（9g）（1∶1），旨在温肾散寒，固涩安神。

第八章　　解表药

　　权衡解表药的治病作用并不局限于解表，更能辨治诸多里证，所以学习与运用解表药不能仅仅局限于解表，只有以此理解才能更好地运用解表药以辨治表证及诸多里证。

　　辛温解表药 5 味如桂枝、生姜（汁）、麻黄、香豉、防风。

　　辛凉解表药 3 味如葛根、升麻、菊花。

　　辨治风寒者必用辛温，辨治郁热者必配辛温，亦即辛凉药欲发挥治疗最佳治疗作用必借辛温药以发之。

桂枝用量及配方

　　《伤寒杂病论》260 方中用桂枝有 78 首，其中组方有 75 首，于用法加味中有 3 首。权衡仲景用桂枝可辨治心、肾、肺、脾胃，以及肌肉、筋骨等病证，而用之欲取得最佳疗效的关键因素是什么，用药用量之间有何内在必然联系，剂量剂型之间有何内在演变关系，用药用量及剂型与病证之间有何内在特殊关系，为何相同的用量可辨治不同的病证，不同的病证可选择相同的用量，运用桂枝量的基本准则是什么，调剂桂枝量的最佳选择是什么，以 78 首方中桂枝的剂量为切入点，归纳总结、提炼概括，以期研究、剖析、发微，用于指导临床实践，从而达到准确理解桂枝量在方中的作用，更好地用活经方以辨治常见病、多发病及疑难病。

【剂型与用量导读】

表1 不同方剂中的桂枝用量

用量		经方数量	经方名称
古代量	现代量		
六铢	0.8g	1方	麻黄升麻汤
十八铢	2.3g	1方	桂枝二越婢一汤
一分	3g	1方	竹皮大丸
三分	9g	3方	侯氏黑散、鳖甲煎丸、防己黄芪汤
五分	15g	1方	四逆散加减方中
十分	30g	1方	薯蓣丸
三钱（匕）	5g	1方	防己地黄汤加减方中
半两	1.5g	3方	五苓散、蜘蛛散、茵陈五苓散
一两	3g	4方	桂枝甘草龙骨牡蛎汤、肾气丸、枳实薤白桂枝汤、竹叶汤
一两半	4.5g	2方	柴胡桂枝汤、柴胡加龙骨牡蛎汤
一两十六铢	5g	1方	桂枝麻黄各半汤
一两十七铢	5.1g	1方	桂枝二麻黄一汤
二两	6g	13方	麻黄汤、麻黄加术汤、桃核承气汤、大青龙汤、葛根汤、葛根加半夏汤、茯苓甘草汤、温经汤、木防己汤、木防己去石膏加茯苓芒硝汤、茯苓泽泻汤、厚朴七物汤、桂枝加葛根汤
三两	9g	33方	桂枝汤、小青龙汤、小青龙加石膏汤、小建中汤、炙甘草汤、柴胡桂枝干姜汤、泽漆汤、桂枝加黄芪汤、桂枝加龙骨牡蛎汤、土瓜根散、小柴胡汤、黄连汤、黄芪建中汤、黄芪桂枝五物汤、黄芪芍桂苦酒汤、风引汤、乌头桂枝汤、防己茯苓汤、白虎加桂枝汤、当归四逆汤、当归四逆加吴茱萸生姜汤、苓桂术甘汤、桂枝生姜枳实汤、桂枝去芍药加附子汤、桂枝去芍药加蜀漆牡蛎龙骨救逆汤、桂枝去芍药加麻黄附子细辛汤、桂枝去芍药汤、桂枝加芍药汤、桂枝加大黄汤、桂枝加芍药生姜各一两人参三两新加汤（桂枝新加汤）、桂枝加附子汤、桂枝加厚朴杏仁汤、栝楼桂枝汤

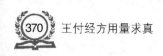

续表

用量		经方数量	经方名称
古代量	现代量		
四两	12g	8方	甘草附子汤、茯苓桂枝甘草大枣汤（苓桂草枣汤）、桂枝人参汤、桂枝甘草汤、桂枝芍药知母汤、桂苓五味甘草汤、桂枝附子汤、理中丸加减方
五两	15g	1方	桂枝加桂汤
六两	18g	2方	天雄散、乌梅丸
仲景未言用量		2方	半夏散及汤、桂枝茯苓丸

表2　不同剂型中的桂枝用量

剂型	不同用量	古代量	现代量	代表方名
汤剂	最小用量	六铢	0.8g	麻黄升麻汤
	最大用量	五两	15g	桂枝加桂汤
	通常用量	三两	9g	桂枝汤
	次于通常用量	二两	6g	麻黄汤
散剂	最小用量	半两	1.5g	五苓散、蜘蛛散
	最大用量	六两	18g	天雄散
丸剂（分）	最小用量	三分	9g	鳖甲煎丸
	最大用量	十分	30g	薯蓣丸
丸剂（两）	最小用量	一两	3g	肾气丸
	最大用量	六两	18g	乌梅丸

【证型与用量变化】

（一）温通经脉及用量

温通经脉，用于经气脉络郁滞不通所引起的病证表现，用桂枝组方有9首。

表3　辨治经气脉络阻滞病变的桂枝用量

证型	最佳用量	方名	针对主症	病变证机	用药目的
寒热夹杂	六铢 (0.8g)	麻黄升麻汤	寸脉沉而迟，手足厥逆，下部脉不至，喉咽不利，唾脓血，泄利不止者	寒热夹杂，经脉不利	旨在温通经脉。辨治病变属于寒热夹杂之"脉不至"，用量小则无济于温通经脉，用量大又会助热化燥伤阴
络脉阻滞	三两 (9g)	桂枝加芍药汤、桂枝加大黄汤	腹痛	脾络不通，经气不和	温通经脉，兼以止痛
气机郁滞		桂枝生姜枳实汤	心中痞，诸逆心悬痛	气郁寒滞，脉络不通	温通经脉，则痞散痛消
血虚夹寒		当归四逆汤、当归四逆加吴茱萸生姜汤	手足厥逆	血虚不荣，寒滞脉络	旨在温通经脉
气郁	五分 (3.8g)	四逆散加减方	手足厥逆及心悸	肝气郁滞，心气因之不通	旨在温通经脉，调畅气机
寒滞脉络	半两 (1.5g)	蜘蛛散	阴狐疝气	肝寒经筋缓急	旨在温通经脉
寒凝脉络	方寸匕的1/3 (2~3g)	半夏散及汤	咽中痛	寒凝脉络	

（二）解肌调卫及用量

解肌调卫，解者，解散，解除；肌者，肌肤；又，脾主肌；解肌者，即解表发汗，理脾和胃；调卫者，燮调卫气，御外抗邪。用于辨治太阳中风证，用桂枝组方者有11首。

表4 辨治太阳中风病变的桂枝用量

证型		最佳用量	方名	针对主症	病变证机	用药目的
太阳中风	重证	三两（9g）	桂枝汤、桂枝新加汤、桂枝加附子汤、桂枝加厚朴杏仁汤、小柴胡汤加减方	太阳病，头痛发热，汗出，恶风	卫强营弱	旨在解肌调卫，助卫抗邪
	轻证	一两十七铢（5.4g）	桂枝二麻黄一汤	若形似疟，一日再发		
太阳温病		十八铢（2.3g）	桂枝二越婢一汤	太阳病，发热恶寒，热多寒少	风热郁表（亦即表寒里热）	辨治太阳温病证，非用桂枝则无以解肌调卫，而用桂枝又有助热伤津，所以用量宜小；否则，用之不仅助热，还会加重病情
寒热夹杂	桂枝配竹叶	一两（3g）	竹叶汤	产后，中风，发热，面正赤，喘而头痛	寒热夹杂，卫强营弱	旨在解肌调卫，并制约竹叶寒凉
	桂枝配黄芩	一两半（4.5g）	柴胡桂枝汤	太阳少阳夹杂	卫强营弱，胆热郁滞	旨在解肌调卫，并制约黄芩寒伤
	桂枝配大黄	二两（6g）	厚朴七物汤	太阳阳明夹杂	卫强营弱，郁热蕴结	旨在解肌调卫，并制约大黄寒凝。竹叶清热作用次于黄芩，黄芩泻热作用又次于大黄，所以辨治寒热夹杂病变，权衡桂枝解肌调卫用量必须考虑病变证机及配伍用药
太阳中风证与脾胃虚寒		四两（12g）	桂枝人参汤	遂协热而利，利下不止，心下痞硬，表里不解者	卫强营弱，脾胃虚寒	旨在解肌调卫，兼顾脾胃

（三）温阳化气及用量

温阳化气，用于辨治阳虚或阳郁所引起的病证表现，用桂枝组方汤剂有 10 方，丸剂有 6 首，散剂有 2 首。

表5 汤剂辨治虚弱或郁滞病变的桂枝用量

证型	最佳用量	方名	针对主症	病变证机	用药目的
虚热	三钱（匕）（5g）	防己地黄汤	病如狂状，妄行，独语不休，无寒热，其脉浮	虚热扰心	旨在温阳化气，并制约寒药伤阳
失精梦交	三两（9g）	桂枝加龙骨牡蛎汤	夫失精家，少腹弦急，阴头寒，目眩，发落，脉极虚芤迟	心肾不交，心神不藏	旨在温阳化气，交通心肾
气血虚	三两（9g）	小建中汤	虚劳，里急，悸，衄，腹中痛，梦失精，四肢酸疼，手足烦热，咽干，口燥。男子黄	气血虚弱，脉络不荣或拘急	旨在温阳化气，气化生血
		黄芪建中汤	虚劳里急，诸不足		
		黄芪桂枝五物汤	外证身体不仁，如风痹状		
阴寒凝结	三两（9g）	乌头桂枝汤	寒疝，腹中痛，逆冷，手足不仁，若身疼痛	寒凝脉络，经脉拘急	旨在温阳化气，通络止痛
寒热夹杂	三两（9g）	柴胡桂枝干姜汤	胸胁满微结，小便不利	寒热夹津伤	旨在温阳化气，以治阳郁
		黄连汤	腹中痛，欲呕吐	寒热夹气虚	旨在温阳化气，通阳散寒
心胆郁热	一两半（4.5g）	柴胡加龙骨牡蛎汤	胸满，烦惊，小便不利，谵语	心胆郁热，心神不藏	旨在温阳化气，辛散透热，并制约寒药凝滞
肝郁热	三两（9g）	风引汤	热瘫痫	肝热生风	旨在温阳化气，透散郁热，并制约寒药伤阳

表6 丸剂辨治虚弱病变的桂枝用量

证型	最佳用量	方名	针对主症	病变证机	用药目的
虚热	一分（3g）	竹皮大丸	烦乱呕逆	虚热内扰	旨在温阳化气，透解郁热，并制约寒药凝滞
阴阳俱虚	一两（3g）	肾气丸	腰痛、脚气、消渴、微饮、转胞	肾阴阳俱虚	旨在温阳化气
寒热夹杂	六两（18g）	乌梅丸	蚘上入其膈，故烦，须臾复止，得食而呕，又烦者，蚘闻食臭出，其人常自吐蚘。又主久利	寒热交错夹气血虚弱	旨在温阳化气或辛能伏蛔

表7 散剂辨治虚弱病变的桂枝用量

证型	最佳用量	方名	针对主症	病变证机	用药目的
痰风	三分	侯氏黑散	治大风，四肢烦重，心中恶寒不足者	心脾不足、痰风内生，"病痰饮者，当以温药和之"	旨在温阳化气以化痰
阳虚不固	六两（18g）	天雄散	阳虚不固证	阳气虚弱，阴寒充斥	旨在温阳化气，气以固摄

（四）解肌通经及用量

解肌通经，即解表发汗，理脾和胃，通调经脉；用于辨治太阳伤寒证，用桂枝组方者有4首。

表8 辨治病变的甘草用量

证型		最佳用量	方名	针对主症	病变证机	用药目的
太阳伤寒	较重	二两（6g）	麻黄汤	太阳病，头痛，发热，身疼，腰痛，骨节疼痛，恶风，无汗而喘者	卫闭营郁	旨在解肌通经，桂枝用量应小于麻黄，否则必有汗出太过
			大青龙汤	太阳伤寒证夹烦躁者	卫闭营郁夹郁热内扰	

续表

证型		最佳用量	方名	针对主症	病变证机	用药目的
太阳伤寒	较轻	一两十六铢（5.2g）	桂枝麻黄各半汤	太阳病，得之八九日，……面色反有热色者，未欲解也，以其不能得小汗出，身必痒	卫闭营郁	旨在解肌通经，桂枝用量应大于麻黄，达到微发汗而不太过
温疟		三两（9g）	白虎加桂枝汤	温疟者，其脉如平，身无寒但热，骨节疼烦，时呕	温热伏郁营卫	旨在解肌通经；辨治温疟旨在用寒清热，且因用寒易凝，故必用桂枝解肌通经，使郁热得温以透散

桂枝解肌通经用于辨治寒证，因其用温热药，故用量以二两为妥；若辨治热证，因其用寒凉药，故用量以三两为妥，既解肌通经，又防寒药凝滞。再则，用桂枝三两辨治太阳中风证，因与芍药配伍，旨在解肌调卫，发中有敛；用二两辨治太阳伤寒证，因与麻黄配伍，旨在解肌通经，发中有通。可见，用桂枝量必须结合配伍用药，才能用活桂枝量以辨治诸多疑难杂病。

（五）解肌舒筋及用量

解肌舒筋，用于辨治经气筋脉郁滞不通所引起的病证表现，用桂枝组方有3首。

表9　辨治太阳经筋病变的桂枝用量

证型	最佳用量	方名	针对主症	病变证机	用药目的
太阳柔痉证	二两（6g）	桂枝加葛根汤	太阳病，项背强，反汗出，恶风者	卫强营弱，经筋不利	旨在解肌舒筋，和调筋脉
太阳刚痉证		葛根汤	太阳病，项背强，无汗恶风	卫闭营郁，经筋不利	
太阳柔痉津损证	三两（9g）	栝楼桂枝汤	太阳病，其证备，身体强，几几然，脉反沉迟，此为痉	经筋挛急	旨在解肌舒筋

用桂枝二两配葛根，既可辨治太阳柔痉证，又可辨治太阳刚痉证；桂枝于葛根汤中且与麻黄配伍。其配伍用量虽相同，但因配伍用药不同，所以用相同的量则有不同的治疗作用。

（六）解肌温阳及用量

解肌温阳，即解表发汗，理脾和胃，温暖阳气；用于辨治既有营卫病变又有阴寒病变，用桂枝组方者有 2 首。

表 10　辨治营卫病变的桂枝用量

证型	最佳用量	方名	针对主症	病变证机	用药目的
太阳伤寒证与胃寒证相兼	二两（6g）	葛根加半夏汤	太阳与阳明合病，不下利，但呕者	营卫不和，胃气上逆	旨在解肌温阳，醒脾和胃
虚劳	十分	薯蓣丸	虚劳，诸不足，风气百疾	气血阴阳俱虚或夹太阳营卫	旨在解肌温阳，化阳散寒

（七）解肌温肺及用量

解肌温肺，即解表发汗，理脾和胃，温肺化饮；用于辨治既有营卫夹肺寒病变，用桂枝组方者有 2 首。

表 11　辨治营卫夹肺寒病变的桂枝用量

证型	最佳用量	方名	针对主症	病变证机	用药目的
肺寒	三两（9g）	小青龙汤	伤寒表不解，心下有水气。咳逆倚息不得卧	卫闭营郁，寒饮郁肺	旨在解肌温肺
		小青龙加石膏汤	肺胀，咳而上气，烦躁而喘，脉浮者	寒饮郁肺夹热	

又，桂枝于小青龙汤、小青龙加石膏汤中针对太阳营卫病变，即解表发汗，理脾和胃；若无太阳营卫病变，即理脾和胃，温肺化饮。可见，用桂枝三两因病变不同则产生不同的治疗作用。

（八）温通心脉及用量

温通心脉，即温通阳气，通畅心脉；用于辨治心阳虚病变者，用桂枝组方者有 5 首。

表 12　辨治心阳虚病变的桂枝用量

证型	最佳用量	方名	针对主症	病变证机	用药目的
心阳虚烦躁	一两（3g）	桂枝甘草龙骨牡蛎汤	烦躁	心阳虚弱	旨在温通心阳，用量大易于辛燥动阳
心阳虚惊狂	三两（9g）	桂枝去芍药加蜀漆牡蛎龙骨救逆汤	惊狂	心阳虚弱，神明不守	旨在温通心阳
心阴阳俱虚	三两（9g）	炙甘草汤	脉结代，心动悸	阳虚不温，阴虚不滋	旨在温通心阳，既不伤阴又不化燥
心胸阳虚	三两（9g）	桂枝去芍药加附子汤	脉微恶寒	阳虚不温，卫气不固	旨在温通心阳
心阳虚心悸	四两（12g）	桂枝甘草汤	心下悸	心阳虚弱，心气不固	旨在温通心阳

（九）通经散瘀及用量

通经散瘀，用于辨治瘀阻脉络所引起的病证表现，用桂枝组方有 6 首。

表 13　辨治瘀滞病变的桂枝用量

证型	最佳用量	方名	针对主症	病变证机	用药目的
气郁夹瘀	一两（3g）	枳实薤白桂枝汤	胸痹	心气郁滞，血行不利	旨在通经散瘀
瘀血	二两（6g）	桃核承气汤	如狂、少腹急结	瘀热蕴结	辨治病变为寒瘀者旨在温通散瘀，以瘀热为主者旨在既温通又制约寒药凝滞
		温经汤	妇科或疼痛	血虚不养，寒瘀阻滞	
痰瘀	三分	鳖甲煎丸	疟母（症瘕）	瘀血阻滞，痰湿蕴结	旨在通经散瘀
水瘀	仲景未言用量	桂枝茯苓丸	症瘕	水血互结	
瘀血	三两（9g）	土瓜根散	带下，经水不利少腹满痛，经一月再见者	阳郁血瘀	

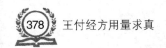

（十）平冲降逆及用量

平冲降逆，即平息气冲，降泄浊逆；用桂枝辨治病变以气上冲为主，其组方有 2 首，加味用方 2 首。

表 14　辨治气上冲病变的桂枝用量

证型	最佳用量	方名	针对主症	病变证机	用药目的
肺寒	四两（12g）	桂苓五味甘草汤	手足厥逆，气从小腹上冲胸咽，手足痹	寒饮蕴肺，浊气上冲	旨在平冲降逆，透散浊逆
心肾阳虚	五两（15g）	桂枝加桂汤	奔豚，气从少腹上冲心者	阳气不足，寒气上逆	旨在平冲降逆，温阳散寒
风水或风湿	三分（9g）	防己黄芪汤	太阳风水或风湿	水湿夹虚，浊气上逆	旨在平冲降逆，温化水湿
脾胃虚寒证或胸阳虚	四两（12g）	理中丸（人参汤）加减方	脘腹疼痛，霍乱，夹脐上筑者	脾胃虚弱，阴寒肆虐，肾中浊气上逆	旨在平冲降逆

（十一）温通筋骨及用量

温通筋骨，即温阳通经，柔筋壮骨；用桂枝辨治病变以筋骨疼痛为主，其组方有 4 首。病变以肌肉筋脉为主者，用量以二两为妥；以筋骨关节为主者，用量以四两为佳。

表 15　辨治筋骨疼痛病变的桂枝用量

证型	最佳用量	方名	针对主症	病变证机	用药目的
肌肉筋脉	二两（6g）	麻黄加术汤	湿家，身烦疼	营卫筋骨寒湿浸淫	旨在温通筋骨
筋骨关节疼痛	四两（12g）	甘草附子汤	风湿相搏，骨节疼烦，掣痛，不得屈伸，近之则痛剧	阳气虚弱，寒凝骨节	
		桂枝附子汤	风湿相搏，身体疼烦，不能自转侧	阳气虚弱，风寒湿凝滞	
		桂枝芍药知母汤	诸肢节疼痛	阳虚郁热，寒凝筋骨	

（十二）温化水饮及用量

温化水饮，即温通阳气，气化水饮；水者，水湿也，饮者，痰饮也；用桂枝温化水饮等病变，其组方有 12 首。

表 16　辨治水湿痰饮病变的桂枝用量

证型	最佳用量	方名	针对主症	病变证机	用药目的
膈间痰饮	二两（6g）	木防己汤、木防己去石膏加茯苓芒硝汤	膈间支饮，其人喘满，心下痞坚，面色黧黑	膈间阳郁热饮，正气损伤	旨在温化水饮
肺热	三两（9g）	泽漆汤	咳喘或哮喘	热饮伤肺	旨在温化水饮，并制约寒药凝滞
水气或痰饮	二两	茯苓甘草汤	厥而心下悸	水气或痰饮浸淫肆虐	旨在温化水饮，醒脾治水
		茯苓泽泻汤	胃反，吐而渴欲饮水者		
	三两（9g）	桂枝去芍药加麻黄附子细辛汤	心下坚大如盘，边如旋杯		
		防己茯苓汤	皮水为病，四肢肿，水气在皮肤中，四肢聂聂动者		
		苓桂术甘汤	心下逆满，气上冲胸，起则头眩，脉沉紧。心下有痰饮，胸胁支满，目眩		
太阳中风夹气虚重者或湿郁营卫虚弱	三两（9g）	桂枝加黄芪汤	黄汗	营卫虚弱，寒湿浸淫	旨在温化湿浊，温通气机
		黄芪芍桂苦酒汤		营卫虚弱，湿热浸淫	
水气上逆	四两（12g）	苓桂草枣汤	脐下悸，欲作奔豚	气虚不化，水气上逆	旨在温化水饮
三焦水气	半两（1.5g）	五苓散	脉浮，小便不利，微热消渴者	水气内停，阻遏气机，或夹太阳营卫	

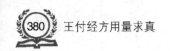
研究与探索桂枝辨治病证的基本作用，既要权衡病变轻重，又要思辨配伍用药；既要考虑药用剂型，又要斟酌病变属性。以此选择桂枝剂量，才能取得最佳治疗效果。

【配方与用量比例】

（一）桂枝配生姜及用量（共36方）

桂枝配生姜于桂枝汤中针对"太阳病，头痛，发热，汗出，恶风"，病变证机是卫强营弱，其用量比例是三两（9g）比三两（9g）（1∶1），旨在解肌调卫和胃。

桂枝配生姜于竹叶汤中针对"产后，中风，发热，面正赤，喘而头痛"，病变证机是寒热夹杂，营卫不和，其用量比例是一两（3g）比五两（15g）（1∶5），旨在解肌散寒和胃。

桂枝配生姜于柴胡桂枝汤中针对"发热，微恶寒，支节烦痛，微呕，心下支结"，病变证机是卫强营弱，胆胃不和；于柴胡加龙骨牡蛎汤中针对"胸满，烦惊，小便不利，谵语，一身尽重，不可转侧者"，病变证机是心胆郁热，浊气壅滞，其用量比例是一两半（4.5g）比一两半（4.5g）（1∶1），旨在解肌调卫和胃。

桂枝配生姜于桂枝二麻黄一汤中针对太阳中风轻证，病变证机是卫强营弱，其用量比例是一两十七铢（5.1g）比一两六铢（3.8g）（51∶38），旨在解肌调卫和胃。

桂枝配生姜于桂枝麻黄各半汤中针对太阳伤寒轻证，病变证机是卫闭营郁，其用量比例是一两十六铢（5g）比一两（3g）（5∶3），旨在解肌调卫和胃。

桂枝配生姜于大青龙汤中针对太阳伤寒证夹烦躁者，病变证机是卫闭营郁夹热；于葛根汤中针对"太阳病，顶背强，无汗，恶风"，病变证机是筋脉卫闭营郁；于葛根加半夏汤中针对"太阳与阳明合病，不下利，但呕者"，病变证机是营卫不和，胃气上逆，其用量比例是二两（6g）比三两（9g）（2∶3），旨在解肌调卫和胃。

桂枝配生姜于茯苓甘草汤中针对"厥而心下悸"，病变证机是阳郁水气，其用量比例是二两（6g）比三两（9g）（2∶3），旨在温阳化气，理脾和胃。

桂枝配生姜于温经汤中针对妇科或疼痛，病变证机是血虚不养，寒瘀阻滞，其用量比例是二两（6g）比二两（6g）（1：1），旨在通经散瘀，调理脾胃。

桂枝配生姜于茯苓泽泻汤中针对"胃反，吐而渴欲饮水者"，病变证机是饮阻脾胃，其用量比例是二两（6g）比四两（12g）（1：2），旨在温化水饮。

桂枝配生姜于厚朴七物汤中针对"病腹满，发热十日，脉浮而数，饮食如故"，病变证机是卫强营弱，浊热壅结，其用量比例是二两（6g）比五两（15g）（2：5），旨在解肌调卫和胃。

桂枝配生姜于桂枝加葛根汤中针对"项背强，反汗出，恶风者"，病变证机是卫强营弱，经筋不利，其用量比例是二两（6g）比三两（9g）（2：3），旨在解肌舒筋，宣透经脉。

桂枝配生姜于小建中汤中针对"虚劳，里急，悸，衄，腹中痛，梦失精，四肢酸疼，手足烦热，咽干，口燥"及"男子黄"，病变证机是气血虚弱，脉络拘急；于黄芪建中汤中针对"虚劳里急，诸不足"，病变证机是气血虚夹寒，其用量比例是三两（9g）比三两（9g）（1：1），旨在温阳化气和胃。

桂枝配生姜于炙甘草汤中针对"脉结代，心动悸"，病变证机是气血阴阳俱虚，其用量比例是三两（9g）比三两（9g）（1：1），旨在温通心阳，或解表和胃。

桂枝配生姜于泽漆汤中针对咳喘或哮喘，病变证机是热饮伤肺，其用量比例是三两（9g）比五两（15g）（3：5），旨在温肺化饮。

桂枝配生姜于桂枝加黄芪汤中针对黄汗，病变证机是营卫虚弱寒湿，其用量比例是三两（9g）比三两（9g）（1：1），旨在温化湿浊。

桂枝配生姜于桂枝加龙骨牡蛎汤中针对"夫失精家，少腹弦急，阴头寒，目眩，发落，脉极虚芤迟。病变证机是营卫虚弱，心肾不交，其用量比例是三两（9g）比三两（9g）（1：1），旨在温阳化气。

桂枝配生姜于黄芪桂枝五物汤中针对"外证身体不仁，如风痹状"，病变证机是气血虚夹寒，其用量比例是三两（9g）比六两（18g）（1：2），旨在温阳化气散寒。

桂枝配生姜于乌头桂枝汤中针对"寒疝，腹中痛，逆冷，手足不仁，若身疼痛"，病变证机是气血虚寒凝，其用量比例是三两（9g）比三两（9g）（1：1），旨在温阳化气和胃。

桂枝配生姜于当归四逆加吴茱萸生姜汤中针对手足厥寒或腹痛或痛经，病变证机是血虚夹痼寒，其用量比例是三两（9g）比半斤（24g）（3∶8），旨在温阳化气和胃。

桂枝配生姜于桂枝生姜枳实汤中针对"心中痞，诸逆心悬痛"，病变证机是气郁寒滞，其用量比例是三两（9g）比三两（9g）（1∶1），旨在温通经脉散寒。

桂枝配生姜于桂枝去芍药加附子汤中针对脉微恶寒，病变证机是心胸阳虚，其用量比例是三两（9g）比三两（9g）（1∶1），旨在温通心阳，兼以解肌调卫。

桂枝配生姜于桂枝去芍药加蜀漆牡蛎龙骨救逆汤中针对"必惊狂，卧起不安者"，病变证机是心阳虚弱，心神不安，其用量比例是三两（9g）比三两（9g）（1∶1），旨在温通心阳，解表和胃。

桂枝配生姜于桂枝去芍药加麻黄附子细辛汤中针对"心下坚大如盘，边如旋杯"，病变证机是阳虚寒饮，其用量比例是三两（9g）比三两（9g）（1∶1），旨在温化水饮，辛开理脾。

桂枝配生姜于桂枝去芍药汤中针对"脉促，胸满者"，病变证机是胸阳不足，其用量比例是三两（9g）比三两（9g）（1∶1），旨在温阳化气。

桂枝配生姜于桂枝加芍药汤中针对"因尔腹满时痛者"，病变证机是脾络不通；于桂枝加大黄汤中针对"大实痛者"，病变证机是脾络阻结不通，其用量比例是三两（9g）比三两（9g）（1∶1），旨在温通经脉。

桂枝配生姜于桂枝新加汤中针对"身疼痛，脉沉迟者"，病变证机是卫强营弱，气血虚弱，其用量比例是三两（9g）比四两（12g）（3∶4），旨在解肌调卫散寒。

桂枝配生姜于桂枝加附子汤中针对"其人恶风，小便难，四肢微急，难以屈伸者"，病变证机是卫强营弱，气血虚弱，其用量比例是三两（9g）比三两（9g）（1∶1），旨在解肌调卫。

桂枝配生姜于桂枝加厚朴杏仁汤中针对中风证夹咳喘，病变证机是卫强营弱，肺气上逆，其用量比例是三两（9g）比三两（9g）（1∶1），旨在解肌调卫，温宣肺气。

桂枝配生姜于栝楼桂枝汤中针对"太阳病，其证备，身体强，几几然，脉反沉迟，此为痉"，病变证机是经筋挛急，其用量比例是三两（9g）比三两（9g）（1∶1），旨在解肌舒筋，通透筋脉。

桂枝配生姜于桂枝芍药知母汤中针对"诸肢节疼痛，身体尪羸，脚肿如脱，头眩，短气，温温欲吐。"病变证机是阳虚郁热，寒凝筋骨，其用量比例是四两（12g）比五两（15g）（4∶5），旨在温通经脉。

桂枝配生姜于桂枝加桂汤中针对"必发奔豚，气从少腹上冲心者"，病变证机是阳气不足，寒气上逆，其用量比例是五两（15g）比三两（9g）（5∶3），旨在平冲降逆散寒。

（二）桂枝配芍药及用量（共32方）

桂枝配芍药于麻黄升麻汤中针对"寸脉沉而迟，手足厥逆，下部脉不至，喉咽不利，唾脓血，泄利不止者"，病变证机是寒热夹杂，虚实互见，其用量比例是六铢（0.8g）比六铢（0.8g）（1∶1），旨在温通益营缓急。

桂枝配芍药于桂枝二越婢一汤中针对太阳温病证，病变证机是营卫郁热，其用量比例是十八铢（2.3g）比十八铢（2.3g）（1∶1），旨在解肌调卫益营。

桂枝配芍药于鳖甲煎丸中针对疟母（症瘕），病变证机是瘀血阻滞，痰湿蕴结，气血不足，其用量比例是三分比五分（3∶5），旨在通经泻瘀益血。

桂枝配芍药于薯蓣丸中针对"虚劳，诸不足，风气百疾"，病变证机是气血阴阳俱虚或夹太阳营卫病变，其用量比例是十分比六分（5∶3），旨在温阳化气，补血敛阴。

桂枝配芍药于柴胡桂枝汤中针对少阳太阳夹杂证，病变证机是少阳胆热气郁，太阳卫强营弱，其用量比例是一两半（4.5g）比一两半（4.5g）（1∶1），旨在解肌调卫，益营敛阴。

桂枝配芍药于桂枝二麻黄一汤中针对太阳中风轻证，病变证机是卫强营弱，其用量比例是一两十七铢（5.4g）比一两六铢（3.7g）（54∶37），旨在解肌调卫，益营敛阴。

桂枝配芍药于桂枝麻黄各半汤中针对太阳伤寒轻证，病变证机是卫闭营郁，其用量比例是一两十六铢（5g）比一两（3g）（5∶3），旨在解肌调卫，益营敛阴。

桂枝配芍药于葛根汤中针对"太阳病，项背强，无汗，恶风"，病变证机是经筋不利，卫闭营郁，其用量比例是二两（6g）比二两（6g）（1∶1），旨

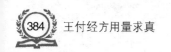

在解肌调卫，益营柔筋。

桂枝配芍药于葛根加半夏汤中针对太阳及脾胃病变，病变证机是卫闭营郁，脾胃不和，其用量比例是二两（6g）比二两（6g）（1∶1），旨在解肌调卫，兼益脾胃。

桂枝配芍药于桂枝加葛根汤中针对太阳柔痉证，病变证机是卫强营弱，经筋不利，其用量比例是二两（6g）比二两（6g）（1∶1），旨在补血柔筋，解肌舒筋。

桂枝配芍药于桂枝汤中针对太阳中风重证，病变证机是卫强营弱，其用量比例是三两（9g）比三两（9g）（1∶1），旨在解肌调卫，益营敛阴。

桂枝配芍药于温经汤中针对妇科及疼痛，病变证机是血虚不养，寒瘀阻滞，其用量比例是二两（6g）比二两（6g）（1∶1），旨在通经散瘀，兼益阴血。

桂枝配芍药于小青龙汤中针对"伤寒表不解，心下有水气。咳逆倚息不得卧"，病变证机是寒饮郁肺或夹卫闭营郁；于小青龙加石膏汤中针对"肺胀，咳而上气，烦躁而喘，脉浮者"，病变证机是寒饮郁肺夹热，其用量比例是三两（9g）比三两（9g）（1∶1），旨在解肌温肺，兼益阴血。

桂枝配芍药于小建中汤中针对"虚劳，里急，悸，衄，腹中痛，梦失精，四肢酸疼，手足烦热，咽干，口燥"及"男子黄"，病变证机是气血虚弱，脉络拘急；于黄芪建中汤中针对"虚劳里急，诸不足"，病变证机是气血夹寒，以气虚为主，其用量比例是三两（9g）比六两（18g）（1∶2），旨在温阳化气，柔补缓急。

桂枝配芍药于桂枝加黄芪汤中针对黄汗或卫气虚，病变证机是营卫虚弱，寒湿浸淫，其用量比例是三两（9g）比三两（9g）（1∶1），旨在温化湿浊，益营敛汗。

桂枝配芍药于桂枝加龙骨牡蛎汤中针对"夫失精家，少腹弦急，阴头寒，目眩，发落，脉极虚芤迟"，病变证机是心肾不交，心神不藏，其用量比例是三两（9g）比三两（9g）（1∶1），旨在温阳化气，补血敛阴。

桂枝配芍药于土瓜根散中针对"带下，经水不利，少腹满痛，经一月再见者"，病变证机是阳郁瘀血，其用量比例是三两（9g）比三两（9g）（1∶1），旨在通经散瘀，益阴通络。

　　桂枝配芍药于黄芪桂枝五物汤中针对"外证身体不仁，如风痹状"，病变证机是气血虚弱，脉络不荣或拘急，其用量比例是三两（9g）比三两（9g）（1∶1），旨在温阳化气，补血益阴。

　　桂枝配芍药于黄芪芍药桂枝苦酒汤中针对"黄汗之为病，身体重，发热，汗出而渴，状如风水，汗沾衣，色正黄如柏汁，脉自沉"，病变证机是营卫虚弱，湿热浸淫，其用量比例是三两（9g）比三两（9g）（1∶1），旨在温化湿浊，泻热益阴。

　　桂枝配芍药于乌头桂枝汤中针对"寒疝，腹中痛，逆冷，手足不仁，若身疼痛"，病变证机是寒凝脉络，经脉拘急，其用量比例是三两（9g）比三两（9g）（1∶1），旨在温阳化气，兼益阴血。

　　桂枝配芍药于当归四逆汤、当归四逆加吴茱萸生姜汤中针对"手足厥寒"，病变证机是血虚不荣，寒滞脉络，其用量比例是三两（9g）比三两（9g）（1∶1），旨在温通经脉，益血缓急。

　　桂枝配芍药于桂枝加芍药汤中针对"腹满时痛"，病变证机是脾络不通，经气不和；于桂枝加大黄汤中针对腹痛，病变证机是脾络不通，经气不和，其用量比例是三两（9g）比六两（18g）（1∶2），旨在温通经脉，益血泻瘀。

　　桂枝配芍药于桂枝新加汤中针对脉沉迟，身疼痛，病变证机是营卫气血虚，其用量比例是三两（9g）比四两（12g）（3∶4），旨在解肌调卫，益血缓急。

　　桂枝配芍药于桂枝加附子汤中针对四肢拘急，汗出，病变证机是卫虚不固，其用量比例是三两（9g）比三两（9g）（1∶1），旨在解肌调卫，温阳益血。

　　桂枝配芍药于桂枝加厚朴杏仁汤中针对咳喘，病变证机是卫强营弱，肺气不降，其用量比例是三两（9g）比三两（9g）（1∶1），旨在解肌调卫，益营敛汗。

　　桂枝配芍药于栝楼桂枝汤中针对"太阳病，其证备，身体强，几几然，脉反沉迟，此为痉"，病变证机是经筋挛急，其用量比例是三两（9g）比三两（9g）（1∶1），旨在解肌舒筋，补血柔筋。

　　桂枝配芍药于桂枝芍药知母汤中针对"诸肢节疼痛"，病变证机是阳虚郁热，寒凝筋骨，其用量比例是四两（12g）比四两（12g）（1∶1），旨在温通

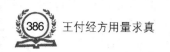

经脉，益阴泻热。

桂枝配芍药于桂枝加桂汤中针对"气从少腹上冲心者"，病变证机是阳气不足，寒气上冲，其用量比例是五两（15g）比三两（9g）（5∶3），旨在平冲降逆，兼益阴血。

桂枝配芍药于桂枝茯苓丸中针对妇科或症瘕，病变证机是水血互结，其用量比例是1∶1，旨在通经散瘀，缓急泻瘀。

（三）桂枝配人参及用量（共16方）

桂枝配人参于侯氏黑散中针对"治大风，四肢烦重，心中恶寒不足者"，病变证机是心脾不足，痰风内生，其用量比例是三分比三分（1∶1），旨在温阳化气，补益心气。

桂枝配人参于鳖甲煎丸中针对疟母（症瘕），病变证机是瘀血阻滞，痰湿蕴结，气血不足，其用量比例是三分比一分（3∶1），旨在通经益气。

桂枝配人参于薯蓣丸中针对"虚劳，诸不足，风气百疾"，病变证机是气血阴阳俱虚或夹太阳营卫病变，其用量比例是十分比七分（10∶7），旨在温阳化气，补益中气。

桂枝配人参于竹叶汤中针对"产后，中风，发热，面正赤，喘而头痛"，病变证机是寒热夹杂，卫强营弱，其用量比例是一两（3g）比一两（3g）（1∶1），旨在解肌温阳益气。

桂枝配人参于柴胡桂枝汤中针对少阳太阳夹杂证，病变证机是少阳胆热气郁，太阳营卫病变，其用量比例是一两半（4.5g）比一两半（4.5g）（1∶1），旨在解肌调卫，补益中气。

桂枝配人参于柴胡加龙骨牡蛎汤中针对胸满烦惊，病变证机是心胆郁热，其用量比例是一两半（4.5g）比一两半（4.5g）（1∶1），旨在温通益气。

桂枝配人参于温经汤中针对妇科或疼痛，病变证机是血虚不养，寒瘀阻滞，其用量比例是二两（6g）比二两（6g）（1∶1），旨在通经散瘀，益气化血。

桂枝配人参于木防己汤中针对"膈间支饮，其人喘满，心下痞坚，面色黧黑"，病变证机是膈间阳郁热饮，正气损伤；于木防己去石膏加茯苓芒硝汤中针对"膈间支饮，其人喘满，心下痞坚，面色黧黑"，病变证机是膈间阳郁热饮，其用量比例是二两（6g）比四两（12g）（1∶2），旨在温化水饮，补益中气。

桂枝配人参于炙甘草汤中针对"脉结代，心动悸"，病变证机是气血阴阳俱虚，其用量比例是三两（9g）比二两（6g）（3：2），旨在温通心阳，补益心气。

桂枝配人参于泽漆汤中针对热哮，病变证机是热饮伤气，其用量比例是三两（9g）比三两（9g）（1：1），旨在温化水饮，补益肺气。

桂枝配人参于小柴胡汤加减方中针对少阳夹杂，病变证机是胆热气郁少气，其用量比例是三两（9g）比三两（9g）（1：1），旨在解肌调卫，补益中气。

桂枝配人参于黄连汤加减方中针对"腹中痛，欲呕吐"，病变证机是寒热夹气虚，其用量比例是三两（9g）比二两（6g）（3：2），旨在温阳益气。

桂枝配人参于桂枝新加汤中针对脉沉迟，身疼痛，病变证机是营卫气血虚，其用量比例是三两（9g）比三两（9g）（1：1），旨在解肌调卫，益气化血。

桂枝配人参于桂枝人参汤中针对"遂协热而利，利下不止，心下痞硬，表里不解者"，病变证机是寒凝骨节，其用量比例是四两（12g）比三两（9g）（4：3），旨在解肌调卫，补益中气。

桂枝配人参于乌梅丸中针对蛔厥或久利，病变证机是寒热交错夹气血虚弱，其用量比例是六两（18g）比六两（18g）（1：1），旨在温阳化气，补益中气。

（四）桂枝配茯苓及用量（共15方）

桂枝配茯苓于麻黄升麻汤中针对泄利不止，唾脓血，病变证机是寒热夹杂，虚实互见，其用量比例是六铢（0.8g）比六铢（0.8g）（1：1），旨在温通益气利湿。

桂枝配茯苓于侯氏黑散中针对"治大风，四肢烦重，心中恶寒不足者"，病变证机是心脾不足，痰风内生，其用量比例是三分比三分（1：1），旨在温阳健脾，渗利痰湿。

桂枝配茯苓于薯蓣丸中针对"虚劳，诸不足，风气百疾"，病变证机是气血阴阳俱虚或夹太阳营卫病变，其用量比例是十分比五分（2：1），旨在温阳化气，兼以渗利。

桂枝配茯苓于五苓散中针对"脉浮，小便不利，微热，消渴者"，病变证机是水气内停，阻遏气机或夹太阳营卫病变，其用量比例是半两（1.5g）比十八铢（2.3g）（15：23），旨在温阳化气，渗利水湿。

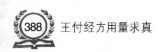

桂枝配茯苓于肾气丸中针对腰痛、脚气、消渴、微饮、转胞，病变证机是肾阴阳俱虚，其用量比例是一两（3g）比三两（9g）（1∶3），旨在温阳化气，兼以利浊。

桂枝配茯苓于茯苓甘草汤中针对"厥而心下悸"，病变证机是阳郁水气，其用量比例是二两（6g）比二两（6g）（1∶1），旨在温阳化气，渗利水气。

桂枝配茯苓于木防己去石膏加茯苓芒硝汤中针对"膈间支饮，其人喘满，心下痞坚，面色黧黑，其脉沉紧"，病变证机是膈间阳郁热饮，其用量比例是二两（6g）比四两（12g）（1∶2），旨在温化水饮，渗利水湿。

桂枝配茯苓于茯苓泽泻汤中针对"胃反，吐而渴欲饮水者"，病变证机是水饮阻滞脾胃，其用量比例是二两（6g）比半斤（24g）（1∶4），旨在温阳健脾利水。

桂枝配茯苓于小青龙汤加减方中针对肺寒证"若小便不利，少腹满者"，病变证机是寒饮郁肺夹水气内停，其用量比例是三两（9g）比四两（12g）（3∶4），旨在解肌温肺，渗利水气。

桂枝配茯苓于黄芪建中汤加减方中针对"腹满者"，病变证机是气血虚夹水气内停，其用量比例是三两（9g）比一两（3g）（3∶1），旨在温阳化气，渗利水湿。

桂枝配茯苓于防己茯苓汤中针对"皮水为病，四肢肿，水气在皮肤中，四肢聂聂动者"，病变证机是脾虚水气，其用量比例是三两（9g）比六两（18g）（1∶2），旨在温阳化气，泄利水气。

桂枝配茯苓于苓桂术甘汤中针对"心下逆满，气上冲胸，起则头眩，脉沉紧"，"心下有痰饮，胸胁支满，目眩"。病变证机是脾虚水气或痰饮，其用量比例是三两（9g）比四两（12g）（3∶4），旨在温阳化气，渗利水气。

桂枝配茯苓于苓桂草枣汤中针对"脐下悸者，欲作奔豚"，病变证机是气虚水逆，其用量比例是四两（12g）比半斤（24g）（1∶2），旨在温阳化气，泄利水气。

桂枝配茯苓于桂苓五味甘草汤中针对"手足厥逆，气从小腹上冲胸咽，手足痹，其面翕热如醉状，因复下流阴股，小便难"，病变证机是寒饮气冲，其用量比例是四两（12g）比四两（12g）（1∶1），旨在温阳化气，通调水道。

桂枝配茯苓于桂枝茯苓丸中针对妇科或症瘕，病变证机是水血互结，其用量比例是 1∶1，旨在通经散瘀，渗利水瘀。

（五）桂枝配麻黄及用量（共 13 方）

1. 桂枝用量大于麻黄

辨治脾胃病变者，桂枝配麻黄于桂枝去芍药加麻黄附子细辛汤中针对心下坚，大如盘，病变证机是阳虚寒饮，其用量比例是三两（9g）比二两（6g）（3∶2），旨在温胃通阳化饮。

辨治外感病变者，桂枝配麻黄于桂枝二麻黄一汤中针对太阳中风轻证，病变证机是卫强营弱，其用量比例是一两十七铢（5.1g）比十六铢（2g）（54∶21），旨在解肌调卫；于桂枝麻黄各半汤中针对太阳伤寒轻证，病变证机是卫闭营郁，其用量比例是一两十六铢（5g）比一两（3g）（5∶3），旨在解肌发汗。

辨治肌肉关节病变者，桂枝配麻黄于桂枝芍药知母汤中针对"诸肢节疼痛，身体尪羸，脚肿如脱，头眩，短气，温温欲吐"，病变证机是阳虚郁热，寒凝筋骨，其用量比例是四两（12g）比二两（6g）（2∶1），旨在通经通络。

2. 桂枝用量小于麻黄

桂枝配麻黄于麻黄汤中针对太阳伤寒证，病变证机是卫闭营郁，其用量比例是二两（6g）比三两（9g）（2∶3），旨在解肌通经发汗。

桂枝配麻黄于麻黄加术汤中针对太阳寒湿痹证，病变证机是寒湿卫闭营郁，其用量比例是二两（6g）比三两（9g）（2∶3），旨在温通筋骨。

桂枝配麻黄于葛根汤中针对太阳刚痉证，病变证机是筋脉卫闭营郁，其用量比例是二两（6g）比三两（9g）（2∶3），旨在解肌通经。

桂枝于葛根加半夏汤中针对表里兼证，病变证机是营卫不和，胃气上逆，其用量比例是二两（6g）比三两（9g）（2∶3），旨在解肌温阳。

桂枝配麻黄于麻黄升麻汤中针对泄利不止，唾脓血，病变证机是寒热夹杂，虚实互见，其用量比例是六铢（0.8g）比二两半（7.5g）（8∶75），旨在温通经脉，发越阳气。

桂枝配麻黄于桂枝二越婢一汤中针对风热表证（表寒里热证），病变证机是寒热夹杂，其用量比例是十八铢（2.3g）比十八铢（2.3g）（1∶1），旨在解肌调卫发汗。

桂枝于大青龙汤中针对表寒里热证，病变证机是卫闭营郁夹热，其用量比

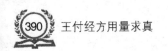

例是二两（6g）比六两（18g）（1：3），旨在解肌发汗。

3. 桂枝用量与麻黄相等

桂枝配麻黄于小青龙汤中针对"伤寒表不解，心下有水气。咳逆倚息不得卧"，病变证机是寒饮郁肺或夹卫闭营郁；于小青龙加石膏汤中针对"肺胀，咳而上气，烦躁而喘，脉浮者"，病变证机是寒饮郁肺夹热，其用量比例是三两（9g）比三两（9g）（1：1），旨在解肌宣肺。

（六）桂枝配白术及用量（共12方）

桂枝配白术于麻黄升麻汤中针对泄利不止，唾脓血，病变证机是寒热夹杂，虚实互见，其用量比例是六铢（0.8g）比六铢（0.8g）（1：1），旨在温通经脉，益气化阳。

桂枝配白术于侯氏黑散中针对"治大风，四肢烦重，心中恶寒不足者"，病变证机是心脾不足，痰风内生，其用量比例是三分比十分（3：10），旨在温阳健脾化气。

桂枝配白术于防己黄芪汤加减方中针对风水，病变证机是水气夹虚，其用量比例是七钱半（12g）比三分（2.25g）（12：9），旨在平冲健脾制水。

桂枝配白术于薯蓣丸中针对"虚劳，诸不足，风气百疾"，病变证机是气血阴阳俱虚或夹太阳营卫病变，其用量比例是十分比六分（5：3），旨在温阳健脾。

桂枝配白术于五苓散中针对"脉浮，小便不利，微热，消渴者"，病变证机是水气内停，阻遏气机或夹太阳营卫病变；于茵陈五苓散中针对"黄疸病"，病变证机是湿热蕴结，其用量比例是半两（1.5g）比十八铢（2.3g）（15：23），旨在温化健脾。

桂枝配白术于麻黄加术汤中针对"湿家，身烦疼"，病变证机是寒湿卫闭营郁，其用量比例是二两（6g）比四两（12g）（1：2），旨在温通健脾燥湿。

桂枝配白术于茯苓泽泻汤中针对"胃反，吐而渴欲饮水者"，病变证机是水饮阻滞脾胃，其用量比例是二两（6g）比三两（9g）（2：3），旨在温阳健脾制水。

桂枝配白术于苓桂术甘汤中针对"心下逆满，气上冲胸，起则头眩，脉沉紧"及"心下有痰饮，胸胁支满，目眩"，病变证机是脾虚水气或痰饮，其用量比例是三两（9g）比二两（6g）（3：2），旨在温阳健脾制水。

　　桂枝配白术于甘草附子汤中针对"风湿相搏,骨节疼烦,掣痛,不得屈伸,近之则痛剧,汗出,短气,小便不利,恶风,不欲去衣,或身微肿者",病变证机是寒凝骨节,其用量比例是四两(12g)比二两(6g)(2∶1),旨在温通筋骨,益气化阳。

　　桂枝配白术于桂枝人参汤中针对"遂协热而利,利下不止,心下痞硬,表里不解者",病变证机是寒凝骨节,其用量比例是四两(12g)比三两(9g)(4∶3),旨在解肌调卫,健脾益气。

　　桂枝配白术于桂枝芍药知母汤中针对"诸肢节疼痛,身体尪羸,脚肿如脱,头眩,短气,温温欲吐",病变证机是阳虚郁热,寒凝筋骨,其用量比例是四两(12g)比五两(15g)(4∶5),旨在温通经脉,益气化阳。

　　桂枝配白术于天雄散中针对阳虚不固证,病变证机是阳虚阴寒,肾精不固,其用量比例是六两(18g)比八两(24g)(3∶4),旨在温通经脉,益气化阳。

(七) 桂枝配干姜及用量 (共12方)

　　桂枝配干姜于麻黄升麻汤中针对泄利不止,唾脓血,病变证机是寒热夹杂,虚实互见,其用量比例是六铢(0.8g)比六铢(0.8g)(1∶1),旨在温阳通经散寒。

　　桂枝配干姜于侯氏黑散中针对"治大风,四肢烦重,心中恶寒不足者",病变证机是心脾不足,痰风内生,其用量比例是三分比三分(1∶1),旨在温心阳,暖脾阳。

　　桂枝配干姜于鳖甲煎丸中针对疟母(症瘕),病变证机是瘀血阻滞,痰湿蕴结,气血不足,其用量比例是三分比三分(1∶1),旨在通经散瘀,温阳散寒。

　　桂枝配干姜于四逆散加减方中针对手足厥逆及咳嗽,病变证机是肝郁及肺,其用量比例是五分比五分(1∶1),旨在温通经脉,宣肺止逆。

　　桂枝配干姜于薯蓣丸中针对"虚劳,诸不足,风气百疾",病变证机是气血阴阳俱虚或夹太阳营卫病变,其用量比例是十分比三分(10∶3),旨在温阳化气。

　　桂枝配干姜于小青龙汤中针对"伤寒表不解,心下有水气。咳逆倚息不得卧",病变证机是寒饮郁肺或夹卫闭营郁;于小青龙加石膏汤中针对"肺胀,

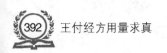

咳而上气，烦躁而喘，脉浮者"，病变证机是寒饮郁肺夹热，其用量比例是三两（9g）比三两（9g）（1:1），旨在解肌温肺化饮。

桂枝配干姜于柴胡桂枝干姜汤中针对"胸胁满微结，小便不利，渴而不呕，但头汗出，往来寒热，心烦者"，病变证机是寒热夹津伤，其用量比例是三两（9g）比二两（6g）（3:2），旨在温阳化气散寒。

桂枝配干姜于黄连汤中针对"腹中痛，欲呕吐"，病变证机是脾胃虚弱，寒热夹杂，其用量比例是三两（9g）比三两（9g）（1:1），旨在温阳化气散寒。

桂枝配干姜于风引汤中针对"热瘫痫"，病变证机是肝热生风，其用量比例是三两（9g）比四两（12g）（3:4），旨在温阳化气，并制约寒药凝滞。

桂枝配干姜于桂枝人参汤中针对"遂协热而利，利下不止，心下痞硬，表里不解者"，病变证机是脾胃虚寒或夹卫强营弱，其用量比例是四两（12g）比三两（9g）（4:3），旨在解肌调卫，温阳散寒。

桂枝配干姜于乌梅丸中针对蛔厥或久利，病变证机是寒热交错夹气血虚弱，其用量比例是六两（18g）比十两（30g）（3:5），旨在温阳化气散寒。

（八）桂枝配附子及用量（共10方）

桂枝配附子于肾气丸中针对腰痛、脚气、消渴、微饮、转胞，病变证机是肾阴阳俱虚，其用量比例是一两（3g）比一两（3g）（1:1），旨在温壮阳气。

桂枝配附子于竹叶汤中针对"产后，中风，发热，面正赤，喘而头痛"，病变证机是寒热夹杂，营卫不和，其用量比例是一两（3g）比一枚（5g）（3:5），旨在解肌温阳化气。

桂枝配附子于小青龙汤加减方中针对咽中噎，病变证机是寒饮郁肺阻咽或夹卫闭营郁，其用量比例是三两（9g）比一枚（5g）（9:5），旨在解肌温阳。

桂枝配附子于桂枝去芍药加附子汤中针对脉微恶寒，病变证机是心胸阳虚或夹营卫不调，其用量比例是三两（9g）比一枚（5g）（9:5），旨在解肌温通心阳。

桂枝配附子于桂枝去芍药加麻黄附子细辛汤中针对"心下坚大如盘，边如旋杯"，病变证机是阳虚寒饮，其用量比例是三两（9g）比一枚（5g）（9:5），旨在壮阳化饮。

桂枝配附子于桂枝加附子汤中针对"恶风，小便难，四肢微急，难以屈伸者"，病变证机是卫阳虚弱，阴津不荣，其用量比例是三两（9g）比一枚（5g）（9：5），旨在温阳化卫。

桂枝配附子于甘草附子汤中针对"风湿相搏，骨节疼烦，掣痛，不得屈伸，近之则痛剧，汗出，短气，小便不利，恶风，不欲去衣，或身微肿者"，病变证机是寒凝骨节，其用量比例是四两（12g）比二枚（10g）（6：5），旨在温通筋骨，壮阳散寒。

桂枝配附子于桂枝附子汤中针对"风湿相搏，身体疼烦，不能自转侧"，病变证机是阳气虚弱，风寒湿凝滞，其用量比例是四两（12g）比三枚（15g）（4：5），旨在温通筋骨。

桂枝配附子于桂枝芍药知母汤中针对"诸肢节疼痛，身体尪羸，脚肿如脱，头眩，短气，温温欲吐"，病变证机是阳虚郁热，寒凝筋骨，其用量比例是四两（12g）比二枚（10g）（6：5），旨在温通经脉，壮阳散寒。

桂枝配附子于乌梅丸中针对蛔厥或久利，病变证机是寒热交错夹气血虚弱，其用量比例是六两（18g）比六两（18g）（1：1），旨在温壮阳气。

（九）桂枝配黄芩及用量（共 8 方）

桂枝配黄芩于麻黄升麻汤中针对泄利不止，唾脓血，病变证机是寒热夹杂，虚实互见，其用量比例是六铢（0.8g）比十八铢（2.3g）（8：23），旨在温通经脉，清泻郁热。

桂枝配黄芩于侯氏黑散中针对"治大风，四肢烦重，心中恶寒不足者"，病变证机是心脾不足，痰风内生，其用量比例是三分比五分（3：5），旨在温阳化气，清泻郁热。

桂枝配黄芩于鳖甲煎丸中针对疟母（症瘕），病变证机是瘀血阻滞，痰湿蕴结，气血不足，其用量比例是三分比三分（1：1），旨在通经散瘀，清泻郁热。

桂枝配黄芩于柴胡桂枝汤中针对太阳少阳夹杂，病变证机是卫强营弱，少阳郁热，其用量比例是一两半（4.5g）比一两半（4.5g）（1：1），旨在解肌调卫，清泻郁热。

桂枝配黄芩于柴胡加龙骨牡蛎汤中针对"胸满，烦惊，小便不利，谵语，一身尽重，不可转侧者"，病变证机是心胆郁热，其用量比例是一两半（4.5g）比一两半（4.5g）（1：1），旨在温阳化气，清泻郁热。

桂枝配黄芩于柴胡桂枝干姜汤中针对"胸胁满微结，小便不利，渴而不

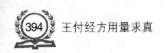

呕，但头汗出，往来寒热，心烦者”，病变证机是寒热夹津伤，其用量比例是三两（9g）比三两（9g）（1∶1），旨在温阳化气，清泻郁热。

桂枝配黄芩于泽漆汤中针对咳喘或哮喘，病变证机是热饮伤肺，其用量比例是三两（9g）比三两（9g）（1∶1），旨在温阳化饮，清泻肺热。

桂枝配黄芩于小柴胡汤加减方中针对少阳胆热气郁夹太阳中风证，病变证机是少阳胆热气郁夹卫强营弱，其用量比例是三两（9g）比三两（9g）（1∶1），旨在解肌调卫，清泻郁热。

（十）桂枝配石膏及用量（共8方）

桂枝配石膏于麻黄升麻汤中针对泄利不止，唾脓血，病变证机是寒热夹杂，虚实互见，其用量比例是六铢（0.8g）比六铢（0.8g）（1∶1），旨在温通经脉，清泻郁热。

桂枝配石膏于桂枝二越婢一汤中针对风热表证（表寒里热证），病变证机是寒热夹杂，其用量比例是十八铢（2.3g）比一两（3g）（23∶30），旨在解肌调卫，清泻郁热。

桂枝配石膏于竹皮大丸中针对“烦乱呕逆”，病变证机是虚热内扰，其用量比例是一分比二分（1∶2），旨在温阳化气，清泻郁热。

桂枝配石膏于大青龙汤中针对“脉浮紧，发热，恶寒，身疼痛，不汗出而烦躁者”及“伤寒，脉浮缓，身不疼，但重，乍有轻时”，病变证机是表寒里热或太阳营卫湿郁，其用量比例是二两（6g）比如鸡子大（48g）（1∶8），旨在解肌通经，清泻郁热。

桂枝配石膏于木防己汤中针对“膈间支饮，其人喘满，心下痞坚，面色黧黑，其脉沉紧”，病变证机是膈间阳郁热饮，正气损伤，其用量比例是二两（6g）比十二枚如鸡子大（48g）（1∶8），旨在温化水饮，清泻膈热。

桂枝配石膏于小青龙加石膏汤中针对“肺胀，咳而上气，烦躁而喘，脉浮者，心下有水”，病变证机是寒饮郁肺夹热，其用量比例是三两（9g）比二两（6g）（3∶2），旨在解肌温肺，兼清郁热。

桂枝配石膏于风引汤中针对“热、瘫、痫”，病变证机是肝热生风，其用量比例是三两（9g）比六两（18g）（1∶2），旨在温阳化气，清解郁热。

桂枝配石膏于白虎加桂枝汤中针对“温疟者，其脉如平，身无寒但热，骨节疼烦，时呕”，病变证机是温热伏郁，其用量比例是三两（9g）比一斤

（48g）（3∶16），旨在解肌通经，清解郁热。

（十一）桂枝配杏仁及用量（共8方）

桂枝配杏仁于薯蓣丸中针对"虚劳，诸不足，风气百疾"，病变证机是气血阴阳俱虚或夹太阳营卫病变，其用量比例是十分比六分（5∶3），旨在温阳化气，降泄浊逆。

桂枝配杏仁于桂枝二麻黄一汤中针对"若形似疟，一日再发"，病变证机是卫强营弱，其用量比例是一两十七铢（5.4g）比十六枚（2.5g）（5.4∶2.5），旨在解肌调卫，肃降浊逆。

桂枝配杏仁于桂枝麻黄各半汤中针对"太阳病，得之八九日，……面色反有热色者，未欲解也，以其不能得小汗出，身必痒"，病变证机是卫闭营郁，其用量比例是一两十六铢（5g）比二十四枚（4g）（5∶4），旨在解肌通经，肃降浊逆。

桂枝配杏仁于麻黄汤中针对"太阳病，头痛，发热，身疼，腰痛，骨节疼痛，恶风，无汗而喘者"，病变证机是卫闭营郁，其用量比例是二两（6g）比七十个（12g）（1∶2），旨在解肌通经，肃降肺气。

桂枝配杏仁于麻黄加术汤中针对"湿家，身烦疼"，病变证机是寒湿卫闭营郁，其用量比例是二两（6g）比七十个（12g）（1∶2），旨在解肌通经，肃降寒湿。

桂枝配杏仁于大青龙汤中针对表寒里热证，病变证机是卫闭营郁夹热，其用量比例是二两（6g）比四十枚（7g）（近1∶1），旨在解肌调卫，降泄浊逆。

桂枝配杏仁于小青龙汤加减方中针对太阳伤寒证与寒饮郁肺证相兼，或寒饮郁肺证，或溢饮寒证，病变证机是寒饮郁肺或夹卫闭营郁，其用量比例是三两（9g）比半升（12g）（3∶4），旨在解肌调卫，肃降肺气。

桂枝配杏仁于桂枝加厚朴杏仁汤中针对咳喘夹卫强营弱，其用量比例是三两（9g）比五十枚（8.5g）（近1∶1），旨在解肌调卫，肃降肺气。

（十二）桂枝配当归及用量（共7方）

桂枝配当归于麻黄升麻汤中针对泄利不止，唾脓血，病变证机是寒热夹杂，虚实互见，其用量比例是六铢（0.8g）比六铢（0.8g）（1∶1），旨在温通经脉，补血活血。

桂枝配当归于侯氏黑散中针对"治大风，四肢烦重，心中恶寒不足者"，

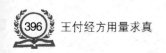

病变证机是心脾不足，痰风内生，其用量比例是三分比三分（1∶1），旨在温阳化气，补血活血。

桂枝配当归于薯蓣丸中针对"虚劳，诸不足，风气百疾"，病变证机是气血阴阳俱虚或夹太阳营卫病变，其用量比例是十分比十分（1∶1），旨在温阳化气，补血活血。

桂枝配当归于温经汤中针对妇科及疼痛，病变证机是血虚不养，寒瘀阻滞，其用量比例是二两（6g）比二两（6g）（1∶1），旨在通经散瘀，补血活血。

桂枝配当归于当归四逆汤中针对"手足厥寒"，病变证机是血虚不荣，寒滞脉络；于当归四逆加吴茱萸生姜汤中针对"手足厥寒"，病变证机是血虚夹痼寒，其用量比例是三两（9g）比三两（9g）（1∶1），旨在温通经脉，补血活血。

桂枝配当归于乌梅丸中针对蛔厥或久利，病变证机是寒热交错夹气血虚弱，其用量比例是六两（18g）比四两（12g）（3∶2），旨在温阳化气，补血活血。

（十三）桂枝配柴胡及用量（共7方）

桂枝配柴胡于鳖甲煎丸中针对疟母（症瘕），病变证机是瘀血阻滞，痰湿蕴结，气血不足，其用量比例是三分比六分（1∶2），旨在通经散瘀，疏透郁热。

桂枝配柴胡于四逆散加减方中针对手足厥逆及心悸，病变证机是肝郁及心，经脉郁滞，其用量比例是五分比十分（1∶2），旨在温通经脉。

桂枝配柴胡于薯蓣丸中针对"虚劳，诸不足，风气百疾"，病变证机是气血阴阳俱虚或夹太阳营卫病变，其用量比例是十分比五分（2∶1），旨在温阳化气，疏达气机。

桂枝配柴胡于柴胡桂枝汤中针对少阳太阳夹杂证，病变证机是少阳胆热气郁，太阳营卫病变，其用量比例是一两半（4.5g）比四两（12g）（近3∶8），旨在解肌调卫，清疏少阳。

桂枝配柴胡于柴胡加龙骨牡蛎汤中针对胸满烦惊，病变证机是心胆郁热，其用量比例是一两半（4.5g）比四两（12g）（3∶8），旨在温阳化气，清疏胆热。

桂枝配柴胡于柴胡桂枝干姜汤中针对"胸胁满微结，小便不利，渴而不呕，但头汗出，往来寒热，心烦者"，病变证机是寒热夹津伤，其用量比例是三两（9g）比半斤（24g）（3∶8），旨在温阳化气，清疏郁热。

桂枝配柴胡于小柴胡汤加减方中针对少阳胆热气郁夹太阳中风证，病变证机是少阳胆热气郁夹卫强营弱，其用量比例是三两（9g）比半斤（24g）（3∶8），旨在解肌调卫，清疏郁热。

（十四）桂枝配牡蛎及用量（共7方）

桂枝配牡蛎于侯氏黑散中针对"治大风，四肢烦重，心中恶寒不足者"，病变证机是心脾不足，痰风内生，其用量比例是三分比三分（1∶1），旨在温阳化气，潜阳息风。

桂枝配牡蛎于桂枝甘草龙骨牡蛎汤中针对烦躁，病变证机是心阳虚弱，其用量比例是一两（3g）比二两（6g）（1∶2），旨在温通心阳，潜阳安神。

桂枝配牡蛎于柴胡加龙骨牡蛎汤中针对"胸满，烦惊，小便不利，谵语，一身尽重，不可转侧者"，病变证机是心胆郁热，其用量比例是一两半（4.5g）比一两半（4.5g）（1∶1），旨在温阳化气，潜阳安神。

桂枝配牡蛎于柴胡桂枝干姜汤中针对"胸胁满微结，小便不利，渴而不呕，但头汗出，往来寒热，心烦者"，病变证机是寒热夹津伤，其用量比例是三两（9g）比三两（9g）（1∶1），旨在温阳化气，软坚散结。

桂枝配牡蛎于桂枝加龙骨牡蛎汤中针对"夫失精家，少腹弦急，阴头寒，目眩，发落，脉极虚芤迟"，病变证机是心肾虚寒，其用量比例是三两（9g）比三两（9g）（1∶1），旨在温阳化气，潜阳安神。

桂枝配牡蛎于风引汤中针对"热、瘫、痫"，病变证机是肝热生风，其用量比例是三两（9g）比二两（6g）（3∶2），旨在温阳化气，潜阳息风。

桂枝配牡蛎于桂枝去芍药加蜀漆牡蛎龙骨救逆汤中针对"惊狂，卧起不安者"，病变证机是心阳虚弱，其用量比例是三两（9g）比五两（15g）（3∶5），旨在温通心阳，潜阳安神。

（十五）桂枝配大黄及用量（共6方）

桂枝配大黄于鳖甲煎丸中针对疟母（症瘕），病变证机是瘀血阻滞，痰湿蕴结，气血不足，其用量比例是三分比三分（1∶1），旨在通经泻热。

桂枝配大黄于柴胡加龙骨牡蛎汤中针对胸满烦惊，病变证机是心胆郁热，

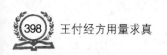

其用量比例是一两半（4.5g）比二两（6g）（3∶4），旨在温通泻热。

桂枝配大黄于桃核承气汤中针对如狂、少腹急结，病变证机是瘀热互结，其用量比例是二两（6g）比四两（12g）（1∶2），旨在通经泻瘀。

桂枝配大黄于厚朴七物汤中针对太阳阳明夹杂，病变证机是卫强营弱，浊热壅结，其用量比例是二两（6g）比三两（9g）（2∶3），旨在温通泻结。

桂枝配大黄于风引汤中针对热瘫痫，病变证机是肝热生风，其用量比例是三两（9g）比四两（12g）（3∶4），旨在温阳泻热。

桂枝配大黄于桂枝加大黄汤中针对"大实痛者"，病变证机是脾络不通夹热，经气不利，其用量比例是三两（9g）比二两（6g）（3∶2），旨在温通泻实。

（十六）桂枝配龙骨及用量（共6方）

桂枝配龙骨于桂枝甘草龙骨牡蛎汤中针对烦躁，病变证机是心阳虚弱，其用量比例是一两（3g）比二两（6g）（1∶2），旨在温通心阳，重镇安神。

桂枝配龙骨于柴胡加龙骨牡蛎汤中针对"胸满，烦惊，小便不利，谵语，一身尽重，不可转侧者"，病变证机是心胆郁热，其用量比例是一两半（4.5g）比一两半（4.5g）（1∶1），旨在温阳化气安神。

桂枝配龙骨于桂枝加龙骨牡蛎汤中针对"夫失精家，少腹弦急，阴头寒，目眩，发落，脉极虚芤迟"，病变证机是心肾虚寒，其用量比例是三两（9g）比三两（9g）（1∶1），旨在温阳化气安神。

桂枝配龙骨于风引汤中针对"热、瘫、痫"，病变证机是肝热生风，其用量比例是三两（9g）比四两（12g）（3∶4），旨在温阳化气，潜阳息风。

桂枝配龙骨于桂枝去芍药加蜀漆牡蛎龙骨救逆汤中针对"惊狂，卧起不安者"，病变证机是心阳虚弱，其用量比例是三两（9g）比四两（12g）（3∶4），旨在温通心阳，重镇安神。

桂枝配龙骨于天雄散中针对阳虚不固证，病变证机是阳虚阴寒，肾精不固，其用量比例是六两（18g）比三两（9g）（2∶1），旨在温阳化气，固涩安神。

（十七）桂枝配防风及用量（共5方）

桂枝配防风于侯氏黑散中针对"治大风，四肢烦重，心中恶寒不足者"，病变证机是心脾不足，痰风内生，其用量比例是三分比十分（3∶10），旨在温阳化气，透散内风。

桂枝配防风于薯蓣丸中针对"虚劳，诸不足，风气百疾"，病变证机是气血阴阳俱虚或夹太阳营卫病变，其用量比例是十分比六分（5∶3），旨在温阳化气，调和营卫。

桂枝配防风于防己地黄汤中针对"病如狂状，妄行，独语不休，无寒热，其脉浮"，病变证机是虚热扰心，其用量比例是三钱（匕）比三钱（匕）（1∶1），旨在温阳化气，疏散透邪。

桂枝配防风于竹叶汤中针对"产后，中风，发热，面正赤，喘而头痛"，病变证机是寒热夹杂，营卫不和，其用量比例是一两（3g）比一两（3g）（1∶1），旨在解肌透散。

桂枝配防风于桂枝芍药知母汤中针对"诸肢节疼痛，身体尪羸，脚肿如脱，头眩，短气，温温欲吐"，病变证机是阳虚郁热，寒凝筋骨，其用量比例是四两（12g）比四两（12g）（1∶1），旨在温通经脉，疏散风寒。

（十八）桂枝配防己及用量（共5方）

桂枝配防己于木防己汤中针对"膈间支饮，其人喘满，心下痞坚，面色黧黑"，病变证机是膈间阳郁热饮，正气损伤，其用量比例是二两（6g）比三两（9g）（2∶3），旨在温阳利膈化饮。

桂枝配防己于木防己去石膏加茯苓芒硝汤中针对"膈间支饮，其人喘满，心下痞坚，面色黧黑"，病变证机是膈间阳郁热饮，正气损伤，其用量比例是二两（6g）比二两（6g）（1∶1），旨在温阳利膈化饮。

桂枝配防己于防己地黄汤中针对"病如狂状，妄行，独语不休，无寒热，其脉浮"，病变证机是虚热扰心，心神不定，其用量比例是三钱（匕）（5g）比一钱（匕）（1.8g）（25∶9），旨在温阳化气，降泄通窍。

桂枝配防己于防己茯苓汤中针对"皮水为病，四肢肿，水气在皮肤中，四肢聂聂动者"，病变证机是脾气虚弱，水气泛滥，其用量比例是三两（9g）比三两（9g）（1∶1），旨在温化水饮，降利水湿。

桂枝配防己于防己黄芪汤加减方中针对"风水，脉浮，身重，汗出，恶风者""风湿，脉浮，身重，汗出，恶风者"，病变证机是肌表营卫虚弱，水气浸淫，其用量比例是三分（2.3g）比一两（3g）（23∶30），旨在平冲降逆，降利水湿。

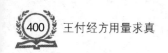

（十九）桂枝配地黄及用量（共4方）

桂枝配干地黄于薯蓣丸中针对"虚劳，诸不足，风气百疾"，病变证机是气血阴阳俱虚或夹太阳营卫病变，其用量比例是十分比十分（1∶1），旨在温阳化气，滋补阴血。

桂枝配生地黄于防己地黄汤中针对"病如狂状，妄行，独语不休，无寒热，其脉浮"，病变证机是虚热扰心，其用量比例是三钱（匕）比二斤（近1∶20），旨在温阳化气，凉血滋阴。

桂枝配干地黄于肾气丸中针对腰痛、转胞、脚气、消渴、痰饮，病变证机是肾阴阳俱虚，其用量比例是一两（3g）比八两（24g）（1∶8），旨在温阳化气，滋补阴血。

桂枝配生地黄于炙甘草汤中针对心动悸、脉结代，病变证机是心气血阴阳俱虚，其用量比例是三两（9g）比一斤（48g）（3∶16），旨在温通心阳，滋补阴血。

（二十）桂枝配干姜及用量（共4方）

桂枝配阿胶于鳖甲煎丸中针对疟母（症瘕），病变证机是瘀血阻滞，痰湿蕴结，气血不足，其用量比例是三分比三分（1∶1），旨在通经散瘀，补血益阴，并制约消癥伤血。

桂枝配阿胶于薯蓣丸中针对"虚劳，诸不足，风气百疾"，病变证机是气血阴阳俱虚或夹太阳营卫病变，其用量比例是十分比七分（10∶7），旨在温阳化气，补血益阴。

桂枝配阿胶于温经汤中针对妇科或疼痛，病变证机是血虚不养，寒瘀阻滞，其用量比例是二两（6g）比二两（6g）（1∶1），旨在通经散瘀，补血益阴。

桂枝配阿胶于炙甘草汤中针对"心动悸，脉结代"，病变证机是心阴阳气血俱虚，其用量比例是三两（9g）比二两（6g）（3∶2），旨在温通心阳，补血益阴。

（二十一）桂枝配枳实及用量（共4方）

桂枝配枳实于四逆散加减方中针对"四逆，其人或咳，或悸，或小便不利，或腹中痛，或泄利下重者"，病变证机是肝气郁滞，其用量比例是五分比十分（1∶2），旨在温通经脉，行气泄郁。

桂枝配枳实于枳实薤白桂枝汤中针对胸痹，病变证机是心气郁滞，血行不利，其用量比例是一两（3g）比四枚（4g）（3∶4），旨在通经散瘀，行气泄郁。

桂枝配枳实于厚朴七物汤中针对"病腹满，发热十日，脉浮而数"，病变证机是热结阳明，卫强营弱，其用量比例是二两（6g）比五枚（5g）（6∶5），旨在解肌调卫，行气导滞。

桂枝配枳实于桂枝生姜枳实汤中针对"心中痞，诸逆心悬痛"，病变证机是气郁寒滞，脉络不通，其用量比例是三两（9g）比五枚（5g）（9∶5），旨在温通经脉，行气泄郁。

（二十二）桂枝配葛根及用量（共4方）

桂枝配葛根于桂枝加葛根汤中针对"太阳病，项背强，反汗出，恶风者"，病变证机是卫强营弱，经筋不利；于葛根汤中针对"太阳病，项背强，无汗，恶风"，病变证机是卫闭营郁，经筋不利，其用量比例是二两（6g）比二两（6g）（1∶1），旨在解肌柔筋舒筋。

桂枝配葛根于葛根加半夏汤中针对"太阳与阳明合病，不下利，但呕者"，病变证机是卫闭营郁，胃气不降，其用量比例是二两（6g）比二两（6g）（1∶1），旨在解肌温阳，升清降浊。

桂枝配葛根于竹叶汤中针对"产后，中风，发热，面正赤，喘而头痛"，病变证机是营卫及阳气虚弱，郁热内生，其用量比例是一两（3g）比三两（9g）（1∶3），旨在解肌调卫，疏散透表。

（二十三）桂枝配知母及用量（共3方）

桂枝配知母于麻黄升麻汤中针对"寸脉沉而迟，手足厥逆，下部脉不至，喉咽不利，唾脓血，泄利不止者"，病变证机是寒热夹杂，其用量比例是六铢（0.8g）比十八铢（2.3g）（近1∶3），旨在温阳化气，清泻郁热。

桂枝配知母于白虎加桂枝汤中针对"温疟者，其脉如平，身无寒但热，骨节疼烦，时呕"，病变证机是温热伏郁，其用量比例是三两（9g）比六两（18g）（1∶2），旨在解肌通经，清泻郁热。

桂枝配知母于桂枝芍药知母汤中针对"诸肢节疼痛，身体尪羸，脚肿如脱，头眩，短气，温温欲吐"，病变证机是阳虚郁热，寒凝筋骨，其用量比例是四两（12g）比四两（12g）（1∶1），旨在温通经脉，清泻郁热。

（二十四）桂枝配桃仁及用量（共3方）

桂枝配桃仁于鳖甲煎丸中针对疟母（癥瘕），病变证机是瘀血阻滞，痰湿蕴结，

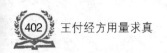

气血不足，其用量比例是三分比二分（3：2），旨在通经散瘀，活血消癥。

桂枝配桃仁于桃核承气汤中针对如狂、少腹急结，病变证机是瘀热，其用量比例是二两（6g）比五十个（9g）（2：3），旨在通经散瘀，活血化瘀。

桂枝配桃仁于桂枝茯苓丸中针对妇科或症瘕，病变证机是水血相结，其用量相等，旨在通经散瘀，活血消癥。

（二十五）桂枝配川芎及用量（共3方）

桂枝配川芎于侯氏黑散中针对"治大风，四肢烦重，心中恶寒不足者"，病变证机是心脾不足，痰风内生，其用量比例是三分比三分（1：1），旨在温阳化气，活血息风。

桂枝配川芎于薯蓣丸中针对"虚劳，诸不足，风气百疾"，病变证机是气血阴阳俱虚或夹太阳营卫病变，其用量比例是十分比六分（5：3），旨在温阳化气，理血行气。

桂枝配川芎于温经汤中针对妇科或疼痛，病变证机是血虚不养，寒瘀阻滞，其用量比例是二两（6g）比二两（6g）（1：1），旨在通经散瘀，行气化瘀。

（二十六）桂枝配泽泻及用量（共3方）

桂枝配泽泻于五苓散中针对"脉浮，小便不利，微热，消渴者"，病变证机是水气内停，阻遏气机或夹太阳营卫病变，其用量比例是半两（1.5g）比一两六铢（3.8g）（1.5：3.8），旨在温阳化水，清热利水。

桂枝配泽泻于肾气丸中针对腰痛、脚气、消渴、微饮、转胞，病变证机是肾阴阳俱虚，其用量比例是一两（3g）比三两（9g）（1：3），旨在温阳化气，渗利湿浊。

桂枝配泽泻于茯苓泽泻汤中针对"胃反，吐而渴欲饮水者"，病变证机是脾胃虚弱，寒水上逆，其用量比例是二两（6g）比四两（12g）（1：2），旨在温化水饮，泻利湿浊。

（二十七）桂枝配䗪虫及用量（共2方）

桂枝配䗪虫于鳖甲煎丸中针对疟母（症瘕），病变证机是瘀血阻滞，痰湿蕴结，气血不足，其用量比例是三分比五分（3：5），旨在通经散瘀，消癥除瘕。

桂枝配䗪虫于土瓜根散中针对"带下，经水不利，少腹满痛，经一月再见者"，病变证机是阳郁血瘀，其用量比例是三两（9g）比三两（9g）（1：1），旨在通经破瘀。

（二十八）桂枝配牡丹皮及用量（共2方）

桂枝配牡丹皮于肾气丸中针对腰痛、转胞、脚气、消渴、痰饮，病变证机是肾阴阳俱虚，其用量比例是一两（3g）比三两（9g）（1∶3），旨在温阳化气，凉血清热。

桂枝配牡丹皮于温经汤中针对妇科或疼痛，病变证机是血虚不养，寒瘀阻滞，其用量比例是二两（6g）比二两（6g）（1∶1），旨在通经散瘀，兼清郁热。

（二十九）桂枝配栝楼根及用量（共2方）

桂枝配栝楼根于柴胡桂枝干姜汤中针对"胸胁满微结，小便不利，渴而不呕，但头汗出，往来寒热，心烦者"，病变证机是寒热夹津伤，其用量比例是三两（9g）比四两（12g）（3∶4），旨在温阳化气，益阴化饮。

桂枝配栝楼根于栝楼桂枝汤中针对"太阳病，其证备，身体强，几几然，脉反沉迟，此为痉"，病变证机是经筋挛急，其用量比例是三两（9g）比二两（6g）（3∶2），旨在解肌舒筋，益阴荣筋。

（三十）桂枝配芒硝及用量（共2方）

桂枝配芒硝于木防己去石膏加茯苓芒硝汤中针对"膈间支饮，其人喘满，心下痞坚，面色黧黑"，病变证机是膈间阳郁热饮，正气损伤，其用量比例是二两（6g）比三合（9g）（2∶3），旨在温化水饮，泻热逐饮。

桂枝配芒硝于桃核承气汤中针对如狂、少腹急结，病变证机是瘀热肆虐，阻结经脉，其用量比例是二两（6g）比二两（6g）（1∶1），旨在通经散瘀，泻热祛瘀。

（三十一）桂枝配麦冬及用量（共2方）

桂枝配麦冬于炙甘草汤中针对"脉结代，心动悸"，病变证机是阳虚不温，阴虚不滋，其用量比例是三两（9g）比半升（12g）（3∶4），旨在温通心阳，滋补心阴。

桂枝配麦冬于温经汤中针对妇科或疼痛，病变证机是虚瘀寒，其用量比例是二两（6g）比一升（24g）（1∶4），旨在通经散瘀，滋养胞宫。

生姜（汁）用量及配方

《伤寒杂病论》260方中用生姜（汁）有70首，其中组方有66首，于用法加味中有4首。权衡仲景用生姜（汁）可辨治诸多病证，以70首方中生姜（汁）的剂量为切入点，归纳总结、提炼概括，以期研究、剖析、发微，用于指导临床实践，从而达到准确理解生姜（汁）量在方中的作用，更好地用活经方以辨治常见病、多发病及疑难病。

【剂型与用量导读】

表1　不同方剂中的生姜（汁）用量

用量		经方数量	经方名称
古代量	现代量		
一两	3g	3方	桂枝麻黄各半汤、柴胡加芒硝汤、排脓汤
一两二铢	3.3g	1方	桂枝二越婢一汤
一两六铢	3.8g	1方	桂枝二麻黄一汤
一两半	4.5g	3方	柴胡桂枝汤、柴胡加龙骨牡蛎汤、黄芩加半夏生姜汤
二两	6g	4方	麻黄连翘赤小豆汤、通脉四逆汤加减方、温经汤、葛根加半夏汤
三两	9g	32方	桂枝汤、小柴胡汤、小建中汤、大青龙汤、文蛤汤、乌头桂枝汤、炙甘草汤、茯苓甘草汤、真武汤、桂枝附子汤、桂枝生姜枳实汤、桂枝去芍药加附子汤、桂枝去芍药加蜀漆牡蛎龙骨救逆汤、桂枝去芍药加麻黄附子细辛汤、桂枝芍药汤、桂枝去桂加茯苓白术汤、桂枝附子去桂加白术汤（白术附子汤）、桂枝加桂汤、桂枝加芍药汤、桂枝加大黄汤、桂枝加附子汤、桂枝加葛根汤、桂枝加厚朴杏仁汤、桂枝加黄芪汤、桂枝加龙骨牡蛎汤、栝楼桂枝汤、理中丸加减方、黄芪建中汤、葛根汤、越婢汤、越婢加术汤、越婢加半夏汤
四两	12g	5方	生姜泻心汤、奔豚汤、茯苓泽泻汤、桂枝加芍药生姜各一两人参三两新加汤（桂枝新加汤）、射干麻黄汤

续表

用量		经方数量	经方名称
古代量	现代量		
四片	12g	1 方	防己黄芪汤加减方
五两	15g	9 方	大柴胡汤、半夏厚朴汤、当归生姜羊肉汤、竹叶汤、泽漆汤、栀子生姜豉汤、厚朴七物汤、桂枝芍药知母汤、旋覆代赭汤
六两	18g	2 方	吴茱萸汤、黄芪桂枝五物汤
半斤	24g	7 方	当归四逆加吴茱萸生姜汤、小半夏汤、小半夏加茯苓汤、厚朴生姜半夏甘草人参汤、橘皮汤、橘枳姜汤、橘皮竹茹汤
一升容量	60mL 或 50g	1 方	生姜半夏汤
仲景未言用量		1 方	干姜人参半夏丸加减方

表 2　不同剂型中的生姜（汁）用量

剂型	不同用量	古代量	现代量	代表方名
汤剂	最小用量	一两	3g	桂枝麻黄各半汤
	最大用量	一升容量	50g 或 48g	生姜半夏汤
	通常用量	三两	9g	桂枝汤
丸剂	基本用量	三两	9g	理中丸
	未言用量			干姜人参半夏丸加减方

【证型与用量变化】

（一）开胃降逆及用量

开胃降逆，即开胃消食，降逆止呕，用于辨治胃气上逆所引起的病证表现，用生姜组方者有 11 首。

表 3　辨治胃气上逆病变的生姜（汁）用量

证型	最佳用量	方名	针对主症	病变证机	用药目的
脾胃虚寒夹饮	仲景未言用量	干姜人参半夏丸加减方	妊娠呕吐不止	胃寒不降，浊气上逆	旨在开胃降逆，温胃散寒，干姜生姜同用，旨在相互作用，增强疗效

续表

证型	最佳用量	方名	针对主症	病变证机	用药目的
阳虚格阳	二两（6g）	通脉四逆汤加减	下利清谷，里寒外热，手足厥逆，脉微欲绝，身反不恶寒，其人面色赤。夹呕吐者	阳气虚弱，虚阳格拒，胃寒气逆	旨在开胃降逆，因病变证机是虚阳被格，用生姜量若偏大则耗散阳气
脾胃虚寒证或胸阳虚	三两（9g）	理中丸（人参汤）加减方	脘腹疼痛，霍乱，夹呕吐甚者	脾胃虚弱，阴寒肆虐，浊气上逆	旨在开胃降逆
肝胃虚寒	六两（18g）	吴茱萸汤	食谷欲呕者。干呕，吐涎沫，头痛者	肝胃虚弱，寒从内生	旨在开胃降逆，温中散寒
脾胃寒湿水饮	半斤（24g）	橘皮汤	干呕，哕，若手足厥者	寒湿肆虐，胃气不降，浊气上逆	旨在开胃降逆，温胃化饮
		小半夏汤	诸呕吐，谷不得下者	脾胃寒饮上逆	
		小半夏加茯苓汤	卒呕吐，心下痞，膈间有水，眩悸者		
少阳虚热呕利	一两半（4.5g）	黄芩加半夏生姜汤	少阳虚热呕吐	少阳郁热下注，正气不足，胃气上逆	旨在开胃降逆
奔豚气逆	四两（12g）	奔豚汤	奔豚，气上冲胸，腹痛，往来寒热	肝热气逆夹血虚	旨在开胃降逆，宣畅气机
心胸郁热	五两（15g）	栀子生姜豉汤	虚烦不得眠，若剧者，必反复颠倒，心中懊恼。烦热胸中窒，心中结痛，夹呕吐	郁热内扰心胸，心气不足	旨在开胃降逆，宣散郁热
虚热呃逆	半斤（24g）	橘皮竹茹汤	呃逆	脾胃虚弱，热扰气逆	旨在开胃降逆，透散胃热

（二）辛开醒脾及用量

辛开醒脾，即辛开宣发，醒理和胃，用于辨治脾胃不和病变所引起的病证表现，用生姜组方者有 20 首。

表 4　辨治脾胃不和病变的生姜（汁）用量

证型	最佳用量	方名	针对主症	病变证机	用药目的
脾虚水气	三两（9g）	桂枝去桂加茯苓白术汤	仍头项强痛、翕翕发热、无汗、心下满微痛、小便不利者	脾气虚弱，水气内停	旨在辛开醒脾，宣散水气
脘腹寒凝	三两（9g）	乌头桂枝汤	寒疝，腹中痛，逆冷，手足不仁，若身疼痛	寒凝脉络，经脉拘急	旨在辛开醒脾，温宣止痛
脾胃坚硬		桂枝去芍药加麻黄附子细辛汤	心下坚大如盘，边如旋杯，水饮所作	阳虚饮结寒凝	旨在辛开醒脾，温阳散寒
太阴脉络不通		桂枝加芍药汤	腹满时痛	脾络不通夹热	旨在辛开醒脾，宣通脉络
		桂枝加大黄汤	大实痛		
脾胃寒饮	一升（60mL 或 50g）	生姜半夏汤	胸中似喘不喘，似呕不呕，似哕不哕，彻心中愦愦然无奈者	胃寒不降，浊气上逆	旨在辛开醒脾，宣散止逆
表里寒热夹杂	二两（6g）	麻黄连翘赤小豆汤	伤寒，瘀热在里，身必发黄	湿热夹风寒	旨在醒脾和胃，温化湿浊
脾胃寒热夹杂或兼太阳伤寒	三两（9g）	文蛤汤	吐后，渴欲得水而贪饮者	胃热津伤或夹卫闭营郁	旨在辛开醒脾，宣散透达
脾胃寒热夹虚	四两（12g）	生姜泻心汤	心下痞硬，干噫食臭，胁下有水气，腹中雷鸣，下利者	寒热夹杂，中气虚弱，水气内停	旨在辛开醒脾，宣散消食

证型	最佳用量	方名	针对主症	病变证机	用药目的
阳明热结夹太阳中风	五两（15g）	厚朴七物汤	病腹满，发热十日，脉浮而数	热结阳明，卫强营弱	旨在辛开醒脾，解肌和胃
脾气虚气滞	半斤（24g）	厚朴生姜半夏甘草人参汤	腹胀满者	脾气虚弱，气滞不运	旨在醒脾和胃，消胀除满
胃寒痈脓	一两（3g）	排脓汤	胃脘痈脓	寒毒浸淫，腐蚀脉络	旨在醒脾和胃
少阳阳明郁热	一两（3g）	柴胡加芒硝汤	胸胁满而呕，日晡所发潮热	少阳郁热内结夹气虚	旨在辛开醒脾，宣畅少阳
少阳夹太阳	一两半（4.5g）	柴胡桂枝汤	发热，微恶寒，支节烦痛，微呕，心下支结	少阳郁热，卫强营弱	旨在辛开醒脾，解肌和胃
少阳夹杂	三两（9g）	小柴胡汤	往来寒热，胸胁苦满，嘿嘿，不欲饮食，心烦，喜呕	少阳胆热，气机郁滞，正气虚弱	旨在辛开醒脾
心胆热证	一两半（4.5g）	柴胡加龙骨牡蛎汤	胸满烦惊，小便不利，谵语，一身尽重，不可转侧者	心胆郁热，正气不足	旨在辛开醒脾，宣畅少阳
少阳阳明郁热	五两（15g）	大柴胡汤	心中痞硬，呕吐而下利者	热扰胃气，浊气上逆	旨在辛开醒脾，宣降胃气
气血虚	三两（9g）	小建中汤	虚劳，里急，悸，衄，腹中痛，梦失精，四肢酸疼，手足烦热，咽干，口燥。男子黄	气血虚弱，脉络拘急	旨在辛开醒脾
		黄芪建中汤	虚劳里急，诸不足		
气血虚痹	六两（18g）	黄芪桂枝五物汤	外证身体不仁，如风痹状	气血虚弱，络脉不通	旨在辛开醒脾，化生阳气

（三）解表和胃及用量

解表和胃，即辛温解表，调理脾胃，用于辨治营卫病变所引起的病证表现，用生姜组方者有 14 首。

表5　辨治营卫病变的生姜（汁）用量

证型	最佳用量	方名	针对主症	病变证机	用药目的
太阳伤寒轻证	一两（3g）	桂枝麻黄各半汤	太阳病，得之八九日，……面色反有热色者，未欲解也，以其不能得小汗出，身必痒	卫闭营郁	旨在解表和胃
太阳温病	一两二铢（3.3g）	桂枝二越婢一汤	太阳病，发热恶寒，热多寒少	风热郁表（亦即表寒里热）	
太阳中风轻证	一两六铢（3.7g）	桂枝二麻黄一汤	若形似疟，一日再发	卫强营弱	
太阳中风证	三两（9g）	桂枝汤	太阳病，头痛，发热，汗出，恶风	卫强营弱	
		桂枝加附子汤	其人恶风，小便难，四肢微急，难以屈伸者		
		桂枝去芍药汤	脉促，胸满		
		桂枝去芍药加附子汤	脉微恶寒		
		桂枝加厚朴杏仁汤	喘促		
		桂枝加葛根汤	太阳病，项背强，反汗出，恶风者		
		葛根汤	项背强，无汗，恶风		

续表

证型	最佳用量	方名	针对主症	病变证机	用药目的
营血虚	四两（12g）	桂枝新加汤	身疼痛，脉沉迟者	营血虚弱	旨在解表和胃，宣透脉络
太阳伤寒证夹寒逆	三两（9g）	葛根加半夏汤	太阳伤寒证夹呕吐	卫闭营郁，阳明寒气上逆	旨在解表和胃，散寒降逆
表寒里热或湿郁营卫	三两（9g）	大青龙汤	脉浮紧，发热，恶寒，身疼痛，不汗出而烦躁者。脉浮缓，身不疼，但重，乍有轻时	寒热夹杂，或湿郁营卫	旨在解表和胃，并制约石膏寒凝
阳虚郁热夹太阳中风	五两（15g）	竹叶汤	中风，发热，面正赤，喘而头痛	营卫及阳气虚弱，郁热内生	旨在解表和胃，并制约竹叶寒凉

（四）温通阳气及用量

温通阳气，用于辨治寒遏阳气所引起的病证表现，用生姜组方者有 7 首。

表6　辨治寒遏阳气病变的生姜（汁）用量

证型		最佳用量	方名	针对主症	病变证机	用药目的
血虚夹寒	较轻	五两（15g）	当归生姜羊肉汤	寒疝，腹中痛，及胁痛里急者。腹中疗痛	血虚不荣，脉络不畅	旨在温通阳气
	较重	半斤（24g）	当归四逆加吴茱萸生姜汤	久寒内结	血虚不荣，寒滞脉络	
心肾阳虚		三两（9g）	桂枝加桂汤	奔豚，气从少腹上冲心者	心肾不足，寒气上冲	
			桂枝加龙骨牡蛎汤	夫失精家，少腹弦急，阴头寒，目眩，发落，脉极虚芤迟	心肾不交，心神不藏	

续表

证型	最佳用量	方名	针对主症	病变证机	用药目的
太阳夹杂	三两（9g）	桂枝加黄芪汤	身疼重，烦躁，小便不利，此为黄汗；或黄疸/夹太阳中风	阳虚寒湿浸淫，或营卫虚弱	旨在温通阳气，解肌和胃
		栝楼桂枝汤	太阳病，其证备，身体强，几几然，脉反沉迟，此为痉	卫强营弱，经筋挛急	
虚瘀寒	二两（6g）	温经汤	妇科或疼痛	血虚不养，寒瘀阻滞	旨在温通阳气，和中散寒

（五）辛宣散水及用量

辛宣散水，用于辨治水气病变所引起的病证表现，用生姜组方者有6首。

表7　辨治水气病变的生姜（汁）用量

证型	最佳用量	方名	针对主症	病变证机	用药目的
水气	三两（9g）	茯苓甘草汤	厥而心下悸	脾胃阳郁，水气内停，或水气凌心	旨在辛宣散水，醒脾化津
		越婢加术汤	里水	寒热夹杂，水气浸淫	
胃反水逆	四两（12g）	茯苓泽泻汤	胃反，吐而渴欲饮水者	脾胃虚弱，寒水上逆	旨在辛宣散水，降逆和胃
太阳夹水气	三两（9g）	越婢汤	风水，恶风，一身悉肿，脉浮，不渴，续自汗出，无大热	郁热内扰，水气上浸	旨在辛宣散水
		真武汤	心下悸，头眩，身瞤动，振振欲擗地者。腹痛，小便不利，四肢沉重疼痛，自下利者	阳气虚弱，水气泛滥	
太阳表虚风水或风湿	四片（12g）	防己黄芪汤	太阳表虚风水证或太阳表虚风湿证	风夹水上浸或风夹湿浸淫肌筋	

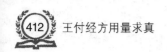
（六）温通心阳及用量

温通心阳，用于辨治心阳虚弱或心气郁滞病变所引起的病证表现，用生姜组方者有4首。

表8　辨治心阳虚弱或心气郁滞病变的生姜用量

证型		最佳用量	方名	针对主症	病变证机	用药目的
心阳虚		三两（9g）	桂枝去芍药加蜀漆牡蛎龙骨救逆汤	惊狂	心阳虚弱，心气不固	旨在温通心阳
			炙甘草汤	脉结代，心动悸	阳虚不温，阴虚不滋	
气机郁滞	较轻	三两（9g）	桂枝生姜枳实汤	心中痞，诸逆心悬痛	气郁寒滞，脉络不通	旨在温通心阳，辛散行气
	较重	半斤（24g）	橘枳姜汤	胸痹，胸中气塞短气。	气机阻滞，胸阳被遏	

（七）宣肺降逆及用量

宣肺降逆，用于辨治肺气上逆病变所引起的病证表现，用生姜组方者有3首。

表9　辨治肺气上逆病变的生姜用量

证型	最佳用量	方名	针对主症	病变证机	用药目的
肺胀	三两（9g）	越婢加半夏汤	咳而上气，此为肺胀，其人喘，目如脱状，脉浮大者	寒饮郁肺夹热水气	旨在宣肺降逆，宣散水气
寒饮郁肺结喉	四两（12g）	射干麻黄汤	咳而上气，喉中有水鸡声	寒饮郁肺，痰结咽喉	旨在宣肺降逆，通利咽喉
热饮伤肺	五两（15g）	泽漆汤	咳喘或哮喘	热饮伤肺，肺气不足	旨在宣肺降逆，止咳化痰

（八）宣通止痛及用量

宣通止痛，用于辨治肌肉筋骨疼痛病变所引起的病证表现，用生姜组方者有3首。

表10 辨治肌肉筋骨疼痛病变的生姜用量

证型	最佳用量	方名	针对主症	病变证机	用药目的
阳虚寒湿	三两（9g）	桂枝附子汤	风湿相搏，身体疼烦，不能自转侧	阳气虚弱，风寒湿痹阻凝滞	旨在宣通止痛
		桂枝附子去桂加白术汤（白术附子汤）	若其人大便硬，小便自利者		
阳虚郁热	五两（15g）	桂枝芍药知母汤	诸肢节疼痛	阳虚郁热	旨在宣通止痛

（九）醒脾化痰及用量

醒脾化痰，用于辨治痰阻蕴脾所引起的病证表现，用生姜组方有2首。

表11 辨治痰阻病变的生姜用量

证型	最佳用量	方名	针对主症	病变证机	用药目的
痰阻气郁	五两（15g）	半夏厚朴汤	咽中如有炙脔	痰饮阻滞，浊气郁结	旨在醒脾化痰
痰阻气逆		旋覆代赭汤	心下痞硬，噫气不除	脾胃虚弱，痰阻气逆	

【配方与用量比例】

（一）生姜配芍药及用量（共30方）

生姜配芍药于大柴胡汤中针对"心中痞硬，呕吐而下利者"，病变证机是少阳郁热，阳明热结，其用量比例是五两（15g）比半升（12g）（5∶4），旨在辛开醒脾，柔泻少阳。

生姜配芍药于小柴胡汤加减方中针对"腹中痛"，病变证机是少阳胆热乘脾，脉络拘急，其用量比例是三两（9g）比三两（9g）（1∶1），旨在辛开醒脾，补柔缓急。

生姜配芍药于小建中汤中针对"虚劳，里急，悸，衄，腹中痛，梦失精，四肢酸疼，手足烦热，咽干，口燥"及"男子黄"；于黄芪建中汤中针对"虚劳里急，诸不足"，病变证机是气血虚弱，脉络拘急，其用量比例是三两（9g）

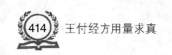

比六两（18g）（1：2），旨在辛开醒脾，补柔缓急。

生姜配芍药于乌头桂枝汤中针对"寒疝，腹中痛，逆冷，手足不仁，若身疼痛"，病变证机是寒凝脉络，经脉拘急，其用量比例是三两（9g）比三两（9g）（1：1），旨在辛开醒脾，补柔缓急。

生姜配芍药于当归四逆加吴茱萸生姜汤中针对"久寒内结"，病变证机是血虚不荣，寒滞脉络，其用量比例是半斤（24g）比三两（9g）（8：3），旨在温通阳气，通络养血。

生姜配芍药于防己黄芪汤加减方中针对"胃中不和者"，病变证机是风水或风湿夹胃中脉络不和，其用量比例是四片（12g）比三分（2.3g）（120：23），旨在辛宣散水，补柔缓急。

生姜配芍药于奔豚汤中针对"奔豚，气上冲胸，腹痛，往来寒热"，病变证机是肝热气逆，其用量比例是四两（12g）比二两（6g）（2：1），旨在开胃降逆，养血平冲。

生姜配芍药于真武汤中针对"心下悸，头眩，身瞤动，振振欲擗地者"及"腹痛，小便不利，四肢沉重疼痛，自下利者"，病变证机是阳气虚弱，水气泛滥，其用量比例是三两（9g）比三两（9g）（1：1），旨在辛宣散水，养血入阴。

生姜配芍药于桂枝汤中针对"太阳病，头痛，发热，汗出，恶风"；于桂枝加附子汤中针对"其人恶风，小便难，四肢微急，难以屈伸者"；于桂枝加厚朴杏仁汤中针对喘促；于桂枝加葛根汤中针对"太阳病，项背强，反汗出，恶风者"；于葛根汤中针对"项背强，无汗，恶风"，病变证机是卫强营弱，其用量比例是三两（9g）比三两（9g）（1：1），旨在解表和胃，益营敛汗。

生姜配芍药于桂枝二麻黄一汤中针对"若形似疟，一日再发"，病变证机是卫强营弱，其用量比例是一两六铢（3.8g）比一两六铢（3.7g）（1：1），旨在解表和胃，益营敛汗。

生姜配芍药于桂枝二越婢一汤中针对"太阳病，发热恶寒，热多寒少"，病变证机是卫热营灼，阴津不足，其用量比例是一两二铢（3.3g）比十八铢（2.3g）（3.3：2.3），旨在解表和胃，益营生津。

生姜配芍药于桂枝麻黄各半汤中针对"面色反有热色者，未欲解也，以其不能得小汗出，身必痒"，病变证机是卫闭营郁，阴津不足，其用量比例是一两（3g）比一两（3g）（1：1），旨在解表和胃，益营生津。

　　生姜配芍药于桂枝芍药知母汤中针对"诸肢节疼痛，身体魁羸，脚肿如脱，头眩短气，温温欲吐"，病变证机是阳虚寒凝，郁热内生，其用量比例是五两（15g）比三两（9g）（5∶3），旨在宣通止痛，养血清热。

　　生姜配芍药于桂枝去桂加茯苓白术汤中针对"仍头项强痛、翕翕发热、无汗、心下满微痛、小便不利者"，病变证机是脾气虚弱，水气浸淫，其用量比例是三两（9g）比三两（9g）（1∶1），旨在辛开醒脾，养血入阴。

　　生姜配芍药于桂枝加桂汤中针对"奔豚，气从少腹上冲心者"，病变证机是阳气虚弱，浊气上逆，其用量比例是三两（9g）比三两（9g）（1∶1），旨在温通阳气，养血平冲。

　　生姜配芍药于桂枝加芍药汤中针对"腹满时痛"，于桂枝加大黄汤中针对"大实痛者"，病变证机是脾络不通夹热，经气不通，其用量比例是三两（9g）比六两（18g）（1∶2），旨在辛开醒脾，通络养血。

　　生姜配芍药于桂枝新加汤中针对"身疼痛，脉沉迟者"，病变证机是营血虚弱，其用量比例是四两（12g）比四两（12g）（1∶1），旨在解表和胃，补柔缓急。

　　生姜配芍药于桂枝加黄芪汤中针对"身疼重，烦躁，小便不利，此为黄汗，或黄疸/夹太阳中风"，病变证机是营卫虚弱，寒湿浸淫，其用量比例是三两（9g）比三两（9g）（1∶1），旨在温通阳气，益营敛汗。

　　生姜配芍药于桂枝加龙骨牡蛎汤中针对阴头寒梦失精，病变证机是阳气虚弱，其用量比例是三两（9g）比三两（9g）（1∶1），旨在温阳化气，补血敛阴。

　　生姜配芍药于栝楼桂枝汤中针对"人阳病，其证备，身体强，几几然，脉反沉迟，此为痉"，病变证机是卫强营弱，经筋挛急，其用量比例是三两（9g）比三两（9g）（1∶1），旨在温通阳气，补血柔筋。

　　生姜配芍药于柴胡桂枝汤中针对少阳太阳夹杂证，病变证机是少阳胆热气郁，卫强营弱，其用量比例是一两半（4.5g）比一两半（4.5g）（1∶1），旨在辛开醒脾，益营敛汗。

　　生姜配芍药于黄芩加半夏生姜汤中针对少阳虚热呕吐，病变证机是少阳郁热下注，正气不足，胃气上逆，其用量比例是一两半（4.5g）比二两（6g）（3∶4），旨在开胃降逆，柔泻胆热。

　　生姜配芍药于黄芪桂枝五物汤中针对"外证身体不仁，如风痹状"，病变证机是气血虚弱，络脉不通，其用量比例是六两（18g）比三两（9g）

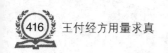

（2：1），旨在辛开醒脾，通络养血。

生姜配芍药于葛根加半夏汤中针对"不下利，但呕者"，病变证机是卫闭营郁，胃气不降，其用量比例是二两（6g）比二两（6g）（1：1），旨在解表和胃，补血敛阴。

生姜配芍药于温经汤中针对妇科或疼痛，病变证机是血虚不养，寒瘀阻滞，其用量比例是二两（6g）比二两（6g）（1：1），旨在温通阳气，补血敛阴。

（二）生姜配半夏及用量（共23方）

生姜汁配半夏于干姜人参半夏丸中针对"妊娠呕吐不止"，病变证机是胃寒不降，浊气上逆，旨在开胃降逆。

生姜配半夏于大柴胡汤中针对"心中痞硬，呕吐而下利者"，病变证机是少阳郁热，阳明热结，其用量比例是五两（15g）比半升（12g）（5：4），旨在辛开醒脾，降逆和胃。

生姜配半夏于小半夏汤中针对"诸呕吐，谷不得下者"，于小半夏加茯苓汤中针对"卒呕吐，心下痞，膈间有水，眩悸者"，病变证机是脾胃寒饮上逆，其用量比例是半斤（24g）比一升（24g）（1：1），旨在开胃降逆。

生姜配半夏于小柴胡汤中针对"往来寒热，胸胁苦满，嘿嘿，不欲饮食，心烦，喜呕"，病变证机是少阳胆热，气机郁滞，正气虚弱，其用量比例是三两（9g）比半升（12g）（3：4），旨在辛开苦降。

生姜配半夏于生姜泻心汤中针对"心下痞硬，干噫食臭，胁下有水气，腹中雷鸣，下利者"，病变证机是寒热夹杂，中气虚弱，其用量比例是四两（12g）比半升（12g）（1：1），旨在辛开苦降。

生姜配半夏于生姜半夏汤中针对"胸中似喘不喘，似呕不呕，似哕不哕，彻心中愦愦然无奈者"，病变证机是胃寒不降，浊气上逆，其用量比例是一升（48g）比半升（12g）（4：1），旨在降逆醒脾和胃。

生姜配半夏于半夏厚朴汤中针对"咽中如有炙脔"，病变证机是痰饮阻滞，浊气郁结，其用量比例是五两（15g）比一升（24g）（5：8），旨在醒脾利咽化痰。

生姜配半夏于竹叶汤加减方中针对"中风，发热，面正赤，喘而头痛"，夹呕吐，病变证机是营卫及阳气虚弱，郁热内生，胃气上逆，其用量比例是五两（15g）比半斤（24g）（5：8），旨在解表和胃，辛开苦降。

生姜配半夏于泽漆汤中针对咳喘或哮喘，病变证机是热饮伤肺，肺气不足，其用量比例是五两（15g）比半升（12g）（5∶4），旨在宣肺降逆化痰。

生姜配半夏于奔豚汤中针对"奔豚，气上冲胸，腹痛，往来寒热"，病变证机是肝热气逆，其用量比例是四两（12g）比四两（12g）（1∶1），旨在开胃降逆下气。

生姜配半夏于厚朴生姜半夏甘草人参汤中针对"腹胀满"，病变证机是脾气虚弱，浊气壅滞，其用量比例是半斤（24g）比半升（12g）（2∶1），旨在醒脾和胃，辛开苦降。

生姜配半夏于厚朴七物汤加减方中针对"病腹满，发热十日，脉浮而数"夹呕吐者，病变证机是热结阳明，胃气上逆，卫强营弱，其用量比例是五两（15g）比五合（12g）（5∶4）旨在辛开醒脾，降逆和胃。

生姜配半夏于柴胡加芒硝汤中针对"胸胁满而呕，日晡所发潮热"，病变证机是少阳郁热内结夹气虚，其用量比例是一两（3g）比二十铢（2.5g）（3∶2.5），旨在辛开苦降醒脾。

生姜配半夏于柴胡桂枝汤中针对"发热，微恶寒，支节烦痛，微呕，心下支结"，病变证机是少阳郁热夹气虚，卫强营弱；于柴胡加龙骨牡蛎汤中针对"胸满烦惊，小便不利，谵语，一身尽重，不可转侧者"，病变证机是心胆郁热，正气不足，其用量比例是一两半（4.5g）比二合半（6g）（3∶4），旨在辛开苦降醒脾。

生姜配半夏于黄芩加半夏生姜汤中针对少阳虚热呕吐，病变证机是少阳郁热下注，正气不足，胃气上逆，其用量比例是一两半（4.5g）比半升（12g）（3∶8），旨在开胃降逆。

生姜配半夏于射干麻黄汤中针对"咳而上气，喉中有水鸡声"，病变证机是寒饮郁肺，痰结咽喉，其用量比例是四两（12g）比八枚（12g）（1∶1），旨在宣肺降肺化痰。

生姜配半夏于黄芪建中汤加减方中针对气血虚证或夹太阳中风证，病变证机是气血虚弱，脉络不荣，其用量比例是三两（9g）比三两（9g）（1∶1），旨在辛开苦降醒脾。

生姜配半夏于旋覆代赭汤中针对"心下痞硬，噫气不除"，病变证机是脾胃虚弱，痰阻气逆，其用量比例是五两（15g）比半升（12g）（5∶4），旨在醒脾燥湿化痰。

生姜配半夏于葛根加半夏汤中针对"不下利，但呕者"，病变证机是卫闭营郁，胃气不降，其用量比例是二两（6g）比半升即（12g）（1∶2），旨在解表降逆和胃。

生姜配半夏于温经汤中针对妇科或疼痛，病变证机是血虚不养，寒瘀阻滞，其用量比例是三两（9g）比半升（12g）（3∶4），旨在温通阳气，辛开苦降。

生姜配半夏于越婢加半夏汤中针对"咳而上气，此为肺胀，其人喘，目如脱状，脉浮大者"，病变证机是寒饮郁肺夹热水气，其用量比例是三两（9g）比半升（12g）（3∶4），旨在宣肺降肺化痰。

（三）生姜配黄芩及用量（共9方）

生姜配黄芩于小柴胡汤中针对"往来寒热，胸胁苦满，嘿嘿，不欲饮食，心烦，喜呕"，病变证机是少阳胆热，气机郁滞，正气虚弱，其用量比例是三两（9g）比三两（9g）（1∶1），旨在辛开醒脾，清泻少阳。

生姜配黄芩于大柴胡汤中针对"心中痞硬，呕吐而下利者"，病变证机是少阳郁热，阳明热结，其用量比例是五两（15g）比半斤（24g）（5∶8），旨在辛开醒脾，清泻肝胆。

生姜配黄芩于生姜泻心汤中针对"心下痞硬，干噫食臭，胁下有水气，腹中雷鸣，下利者"，病变证机是寒热夹气虚，水气内停，其用量比例是四两（12g）比三两（9g）（4∶3），旨在辛开醒脾，清热燥湿。

生姜配黄芩于泽漆汤中针对咳喘或哮喘，病变证机是热饮伤肺，肺气不足，其用量比例是五两（15g）比三两（9g）（5∶3），旨在宣肺降逆，清泻肺热。

生姜配黄芩于奔豚汤中针对"奔豚，气上冲胸，腹痛，往来寒热"，病变证机是肝热气逆夹血虚，其用量比例是四两（12g）比二两（6g）（2∶1），旨在温通阳气，清泻肝热。

生姜配黄芩于柴胡加芒硝汤中针对"胸胁满而呕，日晡所发潮热"，病变证机是少阳郁热内结夹气虚，其用量比例是一两（3g）比一两（3g）（1∶1），旨在辛开醒脾，清泻少阳。

生姜配黄芩于柴胡桂枝汤中针对"发热，微恶寒，支节烦痛，微呕，心下支结"，病变证机是少阳郁热夹气虚，卫强营弱；于柴胡加龙骨牡蛎汤中针对"胸满烦惊，小便不利，谵语，一身尽重，不可转侧者"，病变证机是心胆郁热，正气不足，其用量比例是一两半（4.5g）比一两半（4.5g）（1∶1），旨在辛开醒脾，清泻少阳。

生姜配黄芩于黄芩加半夏生姜汤中针对少阳虚热呕吐，病变证机是少阳郁热下注，正气不足，胃气上逆，其用量比例是一两半（4.5g）比三两（9g）（1∶2），旨在开胃降逆，清热止利。

（四）生姜配石膏及用量（共6方）

生姜配石膏于大青龙汤中针对"脉浮紧，发热，恶寒，身疼痛，不汗出而烦躁者"及"脉浮缓，身不疼，但重，乍有轻时"，病变证机是表寒里热夹杂，其用量比例是三两（9g）比如鸡子大（48g）（3∶16），旨在解表和胃，清泻郁/肺热。

生姜配石膏于文蛤汤中针对"吐后，渴欲得水而贪饮者"，病变证机是胃热津伤或夹卫闭营郁，其用量比例是三两（9g）比如鸡子大（48g）（3∶16），旨在辛开醒脾，清胃泻热。

生姜配石膏于桂枝二越婢一汤中针对"太阳病，发热恶寒，热多寒少"，病变证机是风热郁表（亦即表寒里热），其用量比例是一两二铢（3.3g）比一两（3g）（11∶10），旨在解表和胃，清泻营卫。

生姜配石膏于越婢汤中针对"风水，恶风，一身悉肿，脉浮，不渴，续自汗出，无大热"，病变证机是风水夹热，浸淫于上，其用量比例是三两（9g）比半斤（24g）（3∶8），旨在辛宣散水，清泻营卫。

生姜配石膏于越婢加术汤中针对"里水"，病变证机是风水郁热，脾虚失制，其用量比例是三两（9g）比半斤（24g）（3∶8），旨在辛宣散水，清解郁热。

生姜配石膏于越婢加半夏汤中针对"咳而上气，此为肺胀，其人喘，目如脱状，脉浮大者"，病变证机是寒饮郁肺夹热水气，其用量比例是三两（9g）比半斤（24g）（3∶8），旨在宣肺降逆，清泻肺热。

（五）生姜配杏仁及用量（共5方）

生姜配杏仁于大青龙汤中针对"脉浮紧，发热，恶寒，身疼痛，不汗出而烦躁者""脉浮缓，身不疼，但重，乍有轻时"。病变证机是表寒里热夹杂，其用量比例是三两（9g）比四十个（7g）（9∶7），旨在解表和胃，肃降肺气。

生姜配杏仁于文蛤汤中针对"吐后，渴欲得水而贪饮者"，病变证机是胃热津伤或夹卫闭营郁，其用量比例是三两（9g）比五十个（9g）（1∶1），旨在辛开醒脾，降泄湿浊。

生姜配杏仁于桂枝麻黄各半汤中针对"太阳病，得之八九日，……面色反有热色者，未欲解也，以其不能得小汗出，身必痒"，病变证机是卫闭营郁，

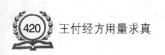

其用量比例是一两（3g）比二十四个（4g）（3：4），旨在解表和胃，肃降肺气。

生姜配杏仁于桂枝加厚朴杏仁汤中针对喘促，病变证机是卫强营弱，肺气上逆，其用量比例是三两（9g）比五十个（9g）（1：1），旨在解表和胃，肃降肺气。

生姜配杏仁于麻黄连翘赤小豆汤中针对"伤寒，瘀热在里，身必发黄"，病变证机是湿热夹风寒，其用量比例是二两（6g）比四十个（7g）（近1：1），旨在醒脾和胃，降泄湿浊。

（六）生姜配柴胡及用量（共5方）

生姜配柴胡于小柴胡汤中针对"往来寒热，胸胁苦满，嘿嘿，不欲饮食，心烦，喜呕"，病变证机是少阳胆热，气机郁滞，正气虚弱，其用量比例为三两（9g）比半斤（24g）（3：8）；于大柴胡汤中针对"心中痞硬，呕吐而下利者"，病变证机是少阳郁热，阳明热结，其用量比例是五两（15g）比半斤（24g）（5：8），旨在辛开醒脾，清疏少阳。

生姜配柴胡于柴胡加芒硝汤中针对"胸胁满而呕，日晡所发潮热"，病变证机是少阳郁热内结夹气虚，其用量比例是一两（3g）比二两十六铢（8g）（3：8），旨在辛开醒脾，清疏少阳。

生姜配柴胡于柴胡桂枝汤中针对"发热，微恶寒，支节烦痛，微呕，心下支结"，病变证机是少阳郁热夹气虚；于柴胡加龙骨牡蛎汤中针对"胸满烦惊，小便不利，谵语，一身尽重，不可转侧者"，病变证机是心胆郁热，正气不足，其用量比例是一两半（4.5g）比四两（12g）（3：8），旨在辛开醒脾，清疏少阳。

（七）生姜配大黄及用量（共4方）

生姜配大黄于大柴胡汤中针对"心中痞硬，呕吐而下利者"，病变证机是少阳郁热，阳明热结，其用量比例是五两（15g）比二两（6g）（5：2），旨在辛开醒脾，通泻秘结。

生姜配大黄于厚朴七物汤中针对"病腹满，发热十日，脉浮而数"，病变证机是热结阳明，卫强营弱，其用量比例是五两（15g）比三两（9g）（5：3），旨在辛开醒脾，通泻秘结。

生姜配大黄于桂枝加大黄汤中针对"大实痛"，病变证机是脾络不通夹热，经气不通，其用量比例是三两（9g）比二两（6g）（3：2），旨在辛开醒脾，通泻止痛。

生姜配大黄于柴胡加龙骨牡蛎汤中针对"胸满烦惊，小便不利，谵语，一身尽重，不可转侧者"，病变证机是心胆郁热，正气不足，其用量比例是一两半（4.5g）比二两（6g）（3∶4），旨在辛开醒脾，泻热除烦。

（八）生姜配枳实及用量（共4方）

生姜配枳实于大柴胡汤中针对"心中痞硬、呕吐而下利者"，病变证机是热扰胃气，浊气上逆，其用量比例是五两（15g）比四枚（4g）（15∶4），旨在辛开醒脾，行气导滞。

生姜配枳实于厚朴七物汤中针对"病腹满，发热十日，脉浮而数"，病变证机是热结阳明，卫强营弱，其用量比例是五两（15g）比五枚（5g）（3∶1），旨在辛开醒脾，行气导滞。

生姜配枳实于桂枝生姜枳实汤中针对"心中痞，诸逆心悬痛"，病变证机是气郁寒滞，脉络不通，其用量比例是三两（9g）比五枚（5g）（9∶5），旨在温通心阳，行气泄郁。

生姜配枳实于橘枳姜汤中针对"胸痹，胸中气塞，短气"，病变证机是气机阻滞，胸阳被遏，其用量比例是半斤（24g）比三两（9g）（8∶3），旨在温通心阳，行气泄郁。

（九）生姜配桔梗及用量（共2方）

生姜配桔梗于竹叶汤中针对"中风，发热，面正赤，喘而头痛"，病变证机是营卫及阳气虚弱，郁热内生，其用量比例是五两（15g）比一两（3g）（5∶1），旨在解表和胃，宣利气机。

生姜配桔梗于排脓汤中针对胃脘痈脓，病变证机是寒毒浸淫，腐蚀脉络，其用量比例是一两（3g）比三两（9g）（1∶3），旨在醒脾和胃，排脓解毒。

麻黄用量及配方

《伤寒杂病论》260方中用麻黄有28首，其中组方中有27首，于用法加味中有1首。权衡仲景用麻黄可辨治诸多病证，以28首方中麻黄的剂量为切入点，归纳总结、提炼概括，以期研究、剖析、发微，用于指导临床实践，从而达到准确理解麻黄量在方中的作用，更好地用活经方以辨治常见病、多发病及疑难病。

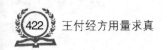

【剂型与用量导读】

表 1　不同方剂中的麻黄用量

用量		经方数量	经方名称
古代量	现代量		
小豆大（三丸）的1/2	1.5g	1方	半夏麻黄丸
半两	1.5g	2方	麻杏薏甘汤、防己黄芪汤加减方
十六铢	2g	1方	桂枝二麻黄一汤
十八铢	2.3g	1方	桂枝二越婢一汤
一两	3g	1方	桂枝麻黄各半汤
二两	6g	5方	麻黄附子细辛汤、麻黄附子甘草汤、桂枝芍药知母汤、桂枝去芍药加麻黄附子细辛汤、麻黄连翘赤小豆汤
二两半	7.5g	1方	麻黄升麻汤
三两	9g	8方	麻黄汤、小青龙汤、小青龙加石膏汤、葛根汤、葛根加半夏汤、乌头汤、麻黄加术汤、文蛤汤
四两	12g	4方	麻杏石甘汤、甘草麻黄汤、厚朴麻黄汤、射干麻黄汤
六两	18g	4方	大青龙汤、越婢汤、越婢加术汤、越婢加半夏汤

表 2　不同剂型中的麻黄用量

剂型	不同用量	古代量	现代量	代表方名
汤剂	最小用量	半两（1.5g）	2.1g	麻杏薏甘汤
	最大用量	六两	18g	大青龙汤
	通常用量	三两	9g	麻黄汤
	次于通常用量	二两	6g	麻黄附子细辛汤
汤散合剂	基本用量	半两	1.5g	麻杏薏甘汤
丸剂	基本用量	如小豆大（三丸）的1/2	1.5g	半夏麻黄丸

【证型与用量变化】

（一）发汗宣通及用量

发汗宣通，即发汗散邪，宣通营卫，用于辨治营卫病变所引起的病证表现，用麻黄组方者有9首。

表 3　辨治营卫病变的麻黄用量

证型		最佳用量	方名	针对主症	病变证机	用药目的
太阳伤寒	较重	三两（9g）	麻黄汤	面色反有热色者，未欲解也，以其不能得小汗出，身必痒	卫闭营郁	旨在发汗宣通
	较轻	一两（3g）	桂枝麻黄各半汤	太阳伤寒证与里寒证相兼	卫闭营郁，寒气内郁	
太阳伤寒证夹寒		二两（6g）	麻黄附子细辛汤、麻黄附子甘草汤	太阳伤寒证与里寒证相兼	卫闭营郁，寒气内郁	
表里寒热夹杂	以表证为主	六两（18g）	大青龙汤	脉浮紧，发热，恶寒，身疼痛，不汗出而烦躁者。脉浮缓，身不疼，但重，乍有轻时	寒热夹杂，或湿郁营卫	
	以里证为主	二两（6g）	麻黄连翘赤小豆汤	伤寒，瘀热在里，身必发黄	寒夹湿热	
太阳中风轻证		十六铢（2.1g）	桂枝二麻黄一汤	若形似疟，一日再发者	卫强营弱	
太阳温病		十八铢（2.3g）	桂枝二越婢一汤	太阳病，发热恶寒，热多寒少	风热郁表（亦即表寒里热）。旨在发汗宣通。又，辨治太阳温病证，非用麻黄则无以发汗宣通，可用麻黄又有助热伤津，所以用量必须切合病变证机；否则，不仅助热，更会加重病情，所以用麻黄量必须与病证相吻合	旨在宣发营卫

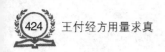

（二）宣肺平喘及用量

宣肺平喘，即宣发肺气，平息喘逆，用于辨治肺气上逆所引起的病证表现，用麻黄组方者有 6 首，用法加味者 1 首。

表 4　辨治肺气上逆病变的麻黄用量

证型		最佳用量	方名	针对主症	病变证机	用药目的
肺热		四两（12g）	麻杏石甘汤	汗出而喘，无大热	肺热气逆	旨在宣肺平喘。又，肺主气，得温则行，辨治肺热证，必用寒凉药配辛温药，以达宣肺止逆
表里俱寒		三两（9g）	小青龙汤	伤寒表不解，心下有水气。咳逆倚息不得卧	卫闭营郁，寒饮郁肺	旨在宣肺平喘
寒饮郁肺结喉		四两（12g）	射干麻黄汤	咳而上气，喉中有水鸡声	寒饮郁肺，痰结咽喉	
肺寒夹热	病轻	三两（9g）	小青龙加石膏汤	肺胀，咳而上气，烦躁而喘，脉浮者	寒饮郁肺夹热	
	病重	四两（12g）	厚朴麻黄汤	咳而脉浮者		
太阳表虚风水夹喘		半两（1.5g）	防己黄芪汤加减方	太阳表虚风水夹喘	卫虚水逆，肺气上逆	旨在宣肺平喘。又，麻黄用于卫气虚弱者，用量宜小，大则伤卫
肺胀		六两（18g）	越婢加半夏汤	咳而上气，此为肺胀，其人喘，目如脱状，脉浮大者	寒饮郁肺夹热水气	旨在宣肺平喘

（三）宣通经筋及用量

宣通经筋，即宣透经脉，温通筋骨，用于辨治肌肉经脉筋骨病变所引起的病证表现，用麻黄组方者有 5 首。

表5　辨治肌肉经脉筋骨病变的麻黄用量

证型	最佳用量	方名	针对主症	病变证机	用药目的
寒凝骨节	三两 (9g)	乌头汤	病历节，不可屈伸，疼痛。脚气疼痛，不可屈伸	卫闭营郁，寒凝骨节	旨在宣通经筋
筋骨关节疼痛	二两 (6g)	桂枝芍药知母汤	诸肢节疼痛	阳虚郁热	
肌肉筋脉风湿	三两 (9g)	麻黄加术汤	湿家，身烦疼	寒湿阻滞营卫筋骨	
		葛根汤	太阳病，项背强，无汗，恶风	卫闭营郁，经筋郁滞不利	
	半两 (1.5g)	麻杏薏甘汤	病者一身尽疼，发热，日晡所剧者，名风湿	太阳营卫湿热夹寒	

（四）宣利水饮及用量

宣利水饮，即宣通阳气，利水化饮。辨识水气病变包括水湿、饮停、痰阻，用于辨治水饮所引起的病证表现，用麻黄组方者有5首。

表6　辨治水气病变的麻黄用量

证型	最佳用量	方名	针对主症	病变证机	用药目的
水气夹热	六两 (18g)	越婢汤	风水，恶风，一身悉肿，脉浮，不渴，续自汗出，无大热	郁热内扰，水气上浸	旨在宣利水饮
		越婢加术汤	里水	寒热夹杂，水气郁滞	
脾胃水气夹寒	四两 (12g)	甘草麻黄汤	里水	寒水郁滞	
脾胃寒饮	二两 (6g)	桂枝去芍药加麻黄附子细辛汤	心下坚，大如盘，边如旋杯，水饮所作	阳虚寒凝，水饮内结	
水饮凌心	如小豆大（三丸）的 1/2 (1.5g)	半夏麻黄丸	心下悸	水饮凌心	

（五）温阳宣通及用量

温阳宣通，即温化阳气，宣通气机，用于辨治气机阻滞病变所引起的病证

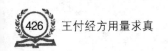

表现，用麻黄组方者有 2 首。

表 7　辨治气机郁滞病变的麻黄用量

证型	最佳用量	方名	针对主症	病变证机	用药目的
寒热夹杂	二两半 (7.5g)	麻黄升麻汤	寸脉沉而迟，手足厥逆，下部脉不至，喉咽不利，唾脓血，泄利不止者	寒热夹杂，阳气阻滞	旨在温阳宣通。又，辨治寒热夹杂之"手足厥逆"，用量小则无济于温通阳气，量大又有助热化燥伤阴
脾胃寒热夹杂	三两 (9g)	文蛤汤	吐后，渴欲得水而贪饮者	胃热津伤或夹卫闭营郁	旨在温阳宣通或发汗宣通

【配方与用量比例】

（一）麻黄配生姜及用量（共 16 方）

麻黄配生姜于大青龙汤中针对"脉浮紧，发热，恶寒，身疼痛，不汗出而烦躁者""脉浮缓，身不疼，但重，乍有轻时"，病变证机是寒热夹杂，或湿郁营卫，其用量比例是六两（18g）比三两（9g）（2∶1），旨在发汗宣通。

麻黄配生姜于文蛤汤中针对"吐后，渴欲得水而贪饮者"，病变证机是寒热夹杂，或兼卫闭营郁，其用量比例是三两（9g）比三两（9g）（1∶1），旨在温阳宣通，醒脾和胃。

麻黄配生姜于防己黄芪汤加减方中针对太阳表虚风水夹喘，病变证机是卫虚水逆，肺气上逆，其用量比例是半两（1.5g）比四片（12g）（1∶8），旨在宣肺平喘，散水止逆。

麻黄配生姜于桂枝二麻黄一汤中针对"若形似疟，一日再发者"，病变证机是卫强营弱，其用量比例是十六铢（2g）比一两六铢（3.8g）（20∶38），旨在发汗宣通，解表和胃。

麻黄配生姜于桂枝二越婢一汤中针对"太阳病，发热恶寒，热多寒少"，病变证机是风热郁表（亦即表寒里热），其用量比例是十八铢（2.3g）比一两二铢（3.3g）（23∶33），旨在发汗宣通，解表和胃。

麻黄配生姜于桂枝麻黄各半汤中针对太阳伤寒证与里寒证相兼，病变证机是卫闭营郁，其用量比例是一两（3g）比一两（3g）（1：1），旨在发汗宣通，解表和胃。

麻黄配生姜于桂枝芍药知母汤中针对"诸肢节疼痛，身体尪羸，脚肿如脱，头眩，短气，温温欲吐"，病变证机是阳虚郁热，寒凝筋骨，其用量比例是二两（6g）比五两（15g）（2：5），旨在宣通经筋，宣通止痛。

麻黄配生姜于桂枝去芍药加麻黄附子细辛汤中针对"心下坚，大如盘，边如旋杯，水饮所作"，病变证机是阳虚寒凝，水饮内结，其用量比例是二两（6g）比三两（9g）（2：3），旨在宣利水饮，醒脾和胃。

麻黄配生姜于射干麻黄汤中针对"咳而上气，喉中有水鸡声"，病变证机是寒饮郁肺，痰结咽喉，其用量比例是四两（12g）比四两（12g）（1：1），旨在宣肺平喘，降逆化饮。

麻黄配生姜于麻黄连翘赤小豆汤中针对"伤寒，瘀热在里，身必发黄"，病变证机是湿热夹风寒，其用量比例是二两（6g）比二两（6g）（1：1），旨在发汗宣通，温化湿浊。

麻黄配生姜于葛根汤中针对太阳刚痉证"太阳病，项背强，无汗，恶风"，病变证机是卫闭营郁，经筋不利，其用量比例是三两（9g）比三两（9g）（1：1），旨在宣通经筋，解表和胃。

麻黄配生姜于葛根加半夏汤中针对太阳伤寒证夹呕吐者，病变证机是卫闭营郁，阳明寒气上逆，其用量比例是三两（9g）比二两（6g）（3：2），旨在发汗宣通，醒脾降逆。

麻黄配生姜于越婢汤中针对"风水，恶风，一身悉肿，脉浮，不渴，续自汗出，无大热"，病变证机是郁热内扰，水气上浸；于越婢加术汤中针对"里水"，病变证机是寒热夹杂，水气郁滞，其用量比例是六两（18g）比三两（9g）（2：1），旨在宣利水饮，醒脾散水。

麻黄配生姜于越婢加半夏汤中针对"咳而上气，此为肺胀，其人喘，目如脱状，脉浮大者"，病变证机是寒饮郁肺夹热水气，其用量比例是六两（18g）比三两（9g）（2：1），旨在宣肺平喘，温肺化饮。

（二）麻黄配杏仁及用量（共10方）

麻黄配杏仁于大青龙汤中针对"脉浮紧，发热，恶寒，身疼痛，不汗出而烦躁者"及"脉浮缓，身不疼，但重，乍有轻时"，病变证机是寒热夹杂，或

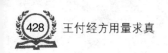

湿郁营卫，其用量比例是六两（18g）比四十个（7g）（近3∶1），旨在发汗宣通，降泄浊逆。

麻黄配杏仁于文蛤汤中针对"吐后，渴欲得水而贪饮者"，病变证机是寒热夹杂，或兼卫闭营郁，其用量比例是三两（9g）比五十个（8.5g）（近1∶1），旨在温阳宣通，降泄浊逆。

麻黄配杏仁于厚朴麻黄汤中针对"咳而脉浮"，病变证机是寒饮郁肺夹热，其用量比例是四两（12g）比半升（12g）（1∶1），旨在宣肺平喘，降泄浊逆。

麻黄配杏仁于桂枝二麻黄一汤中针对"若形似疟，一日再发者"，病变证机是卫强营弱，其用量比例是十六铢（2.1g）比十六个（2.5g）（21∶25），旨在发汗宣通，降泄浊逆。

麻黄配杏仁于桂枝麻黄各半汤中针对"面色反有热色者，未欲解也，以其不能得小汗出，身必痒"，病变证机是卫闭营郁，其用量比例是一两（3g）比二十四个（4g）（3∶4），旨在发汗宣通，降泄浊逆。

麻黄配杏仁于麻黄汤中针对"头痛，发热，身疼，腰痛，骨节疼痛，恶风，无汗而喘者"，病变证机是卫闭营郁，其用量比例是三两（9g）比七十个（12g）（3∶4），旨在发汗宣通，降泄浊逆。

麻黄配杏仁于麻黄加术汤中针对"湿家，身烦疼"，病变证机是营卫筋骨寒湿，其用量比例是三两（9g）比七十个（12g）（3∶4），旨在宣通经筋，降泄湿浊。

麻黄配杏仁于麻黄连翘赤小豆汤中针对"伤寒，瘀热在里，身必发黄"，病变证机是湿热夹风寒，其用量比例是二两（6g）比四十个（7g）（近1∶1），旨在发汗宣通，降泄湿浊。

麻黄配杏仁于麻杏石甘汤中针对"汗出而喘，无大热"，病变证机是肺热气逆，其用量比例是四两（12g）比五十个（8.5g）（近4∶3），旨在宣肺平喘，降泄浊气。

麻黄配杏仁于麻杏薏甘汤中针对"病者一身尽疼，发热，日晡所剧者，名风湿"，病变证机是湿热夹寒，其用量比例是半两（1.5g）比十个（1.8g）（5∶6），旨在宣通经筋，通利湿浊。

（三）麻黄配芍药及用量（共10方）

麻黄配芍药于小青龙汤中针对"伤寒表不解，心下有水气"及"咳逆倚息不得卧"，病变证机是卫闭营郁，寒饮郁肺；于小青龙加石膏汤中针对"肺胀，咳而上气，烦躁而喘，脉浮者"，病变证机是寒饮郁肺夹热，其用量比例是三两（9g）比三两（9g）（1∶1），旨在宣肺平喘，并制约温燥药伤津。

麻黄配芍药于乌头汤中针对"病历节，不可屈伸，疼痛"及"脚气疼痛，不可屈伸"，病变证机是卫闭营郁，寒凝骨节，其用量比例是三两（9g）比三两（9g）（1∶1），旨在宣通经筋，补血缓急止痛。

麻黄配芍药于桂枝二麻黄一汤中针对"若形似疟，一日再发者"，病变证机是卫强营弱，其用量比例是十六铢（2g）比一两六铢（3.8g）（21∶38），旨在发汗宣通，益营敛汗。

麻黄配芍药于桂枝二越婢一汤中针对"太阳病，发热恶寒，热多寒少"，病变证机是风热郁表（亦即表寒里热），其用量比例是十八铢（2.3g）比十八铢（2.3g）（1∶1），旨在发汗宣通，益营泻热。

麻黄配芍药于桂枝麻黄各半汤中针对"面色反有热色者，未欲解也，以其不能得小汗出，身必痒"，病变证机是卫闭营郁，其用量比例是一两（3g）比二十四个（4g）（3∶4），旨在发汗宣通，益营助汗。

麻黄配芍药于桂枝芍药知母汤中针对"诸肢节疼痛，身体尪羸，脚肿如脱，头眩，短气，温温欲吐"，病变证机是阳虚郁热，寒凝筋骨，其用量比例是二两（6g）比三两（9g）（2∶3），旨在宣通经筋，柔筋止痛。

麻黄配芍药于麻黄升麻汤中针对"寸脉沉而迟，手足厥逆，下部脉不至，喉咽不利，唾脓血，泄利不止者"，病变证机是寒热夹杂，阳气阻滞，其用量比例是二两半（7.5g）比六铢（0.8g）（近10∶1），旨在温阳宣通，泻热养血。

麻黄配芍药于葛根汤中针对太阳刚痉证即"太阳病，项背强，无汗，恶风"，病变证机是卫闭营郁，经筋不利，其用量比例是三两（9g）比二两（6g）（3∶2），旨在宣通经筋，柔筋缓急。

麻黄配芍药于葛根加半夏汤中针对太阳伤寒证夹呕吐者，病变证机是卫闭营郁，阳明寒气上逆，其用量比例是三两（9g）比二两（6g）（3∶2），旨在发汗宣通，益营缓急。

（四）麻黄配石膏及用量（共10方）

麻黄配石膏于大青龙汤中针对"脉浮紧，发热，恶寒，身疼痛，不汗出而烦躁者"及"脉浮缓，身不疼，但重，乍有轻时"，病变证机是寒热夹杂，或湿郁营卫，其用量比例是六两（18g）比四十个（7g）（近3∶1），旨在发汗宣

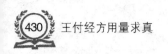

通，清泻郁热。

麻黄配石膏于小青龙加石膏汤中针对"肺胀，咳而上气，烦躁而喘，脉浮者"，病变证机是寒饮郁肺夹热，其用量比例是三两（9g）比二两（6g）（3：2），旨在宣肺平喘，清解郁热。

麻黄配石膏于文蛤汤中针对"吐后，渴欲得水而贪饮者"，病变证机是寒热夹杂，或兼卫闭营郁，其用量比例是三两（9g）比五两（15g）（3：5），旨在温阳宣通，清泻郁热。

麻黄配石膏于厚朴麻黄汤中针对"咳而脉浮"，病变证机是寒饮郁肺夹热，其用量比例是四两（12g）比如鸡子大（48g）（1：4），旨在宣肺平喘，清泻郁热。

麻黄配石膏于桂枝二越婢一汤中针对"太阳病，发热恶寒，热多寒少"，病变证机是风热郁表（亦即表寒里热），其用量比例是十八铢（2.3g）比一两（3g）（23：30），旨在发汗宣通，清解郁热。

麻黄配石膏于麻杏石甘汤中针对"汗出而喘，无大热"，病变证机是肺热气逆，其用量比例是四两（12g）比半斤（24g）（1：2），旨在宣肺平喘，清泻肺热。

麻黄配石膏于麻黄升麻汤中针对"寸脉沉而迟，手足厥逆，下部脉不至，喉咽不利，唾脓血，泄利不止者"，病变证机是寒热夹杂，阳气阻滞，其用量比例是二两半（7.5g）比六铢（0.8g）（75：8），旨在温阳宣通，清解郁热。

麻黄配石膏于越婢汤中针对"风水，恶风，一身悉肿，脉浮，不渴，续自汗出，无大热"，病变证机是郁热内扰，水气上浸；于越婢加术汤中针对"里水"，病变证机是寒热夹杂，水气郁滞，其用量比例是六两（18g）比半斤（24g）（3：4），旨在宣利水饮，清解郁热。

麻黄配石膏于越婢加半夏汤中针对"咳而上气，此为肺胀，其人喘，目如脱状，脉浮大者"，病变证机是寒饮郁肺夹热水气，其用量比例是六两（18g）比半斤（24g）（3：4），旨在宣肺平喘，清泻郁热。

（五）麻黄配半夏及用量（共7方）

麻黄配半夏于小青龙汤中针对"伤寒表不解，心下有水气"及"咳逆倚息不得卧"，病变证机是卫闭营郁，寒饮郁肺；于小青龙加石膏汤中针对"肺胀，咳而上气，烦躁而喘，脉浮者"，病变证机是寒饮郁肺夹热，其用量比例是三两（9g）比半升（12g）（3：4），旨在宣肺降逆，燥湿化痰。

麻黄配半夏于半夏麻黄丸中针对"心下悸"，病变证机是水饮凌心或饮阻脾胃，其用量相等，旨在宣利水饮，燥湿化痰。

麻黄配半夏于厚朴麻黄汤中针对"咳而脉浮"，病变证机是寒饮郁肺夹热，其用量比例是四两（12g）比半升（12g）（1：1），旨在宣肺平喘，降逆化痰。

麻黄配半夏于射干麻黄汤中针对"咳而上气，喉中有水鸡声"，病变证机是寒饮郁肺，痰结咽喉，其用量比例是四两（12g）比大者八枚（12g）（1：1），旨在宣肺平喘，降逆化痰。

麻黄配半夏于葛根加半夏汤中针对太阳伤寒证夹呕吐者，病变证机是卫闭营郁，阳明寒气上逆，其用量比例是三两（9g）比半升（12g）（3：4），旨在发汗宣通，降逆和胃。

麻黄配半夏于越婢加半夏汤中针对"咳而上气，此为肺胀，其人喘，目如脱状，脉浮大者"，病变证机是寒饮郁肺夹热水气，其用量比例是六两（18g）比半升（12g）（3：2），旨在宣肺平喘，降逆燥湿。

（六）麻黄配细辛及用量（共6方）

麻黄配细辛于小青龙汤中针对"伤寒表不解，心下有水气"及"咳逆倚息不得卧"，病变证机是卫闭营郁，寒饮郁肺；于小青龙加石膏汤中针对"肺胀，咳而上气，烦躁而喘，脉浮者"，病变证机是寒饮郁肺夹热，其用量比例是三两（9g）比三两（9g）（1：1），旨在宣肺平喘，温肺化饮。

麻黄配细辛于厚朴麻黄汤中针对"咳而脉浮"，病变证机是寒饮郁肺夹热，其用量比例是四两（12g）比二两（6g）（2：1），旨在宣肺平喘，温肺化饮。

麻黄配细辛于射干麻黄汤中针对"咳而上气，喉中有水鸡声"，病变证机是寒饮郁肺，痰结咽喉，其用量比例是四两（12g）比三两（9g）（4：3），旨在宣肺平喘，温肺化饮。

麻黄配细辛于桂枝去芍药加麻黄附子细辛汤中针对"心下坚，大如盘，边如旋杯，水饮所作"，病变证机是阳虚寒凝，水饮内结，其用量比例是二两（6g）比二两（6g）（1：1），旨在宣利水饮，温化阳气。

麻黄配细辛于麻黄附子细辛汤，针对"心下坚，大如盘，边如旋杯，水饮所作"，病变证机是卫闭营郁，寒气内结，其用量比例是二两（6g）比二两（6g）（1：1），旨在发汗宣通，温阳散寒。

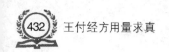

（七）麻黄配附子及用量（共6方）

麻黄配附子于小青龙汤加减方中针对"伤寒表不解，心下有水气"及"咳逆倚息不得卧"，病变证机是卫闭营郁，寒饮郁肺及喉嚏，其用量比例是三两（9g）比一枚（5g）（近2∶1），旨在宣肺平喘，温阳化饮。

麻黄配附子于桂枝芍药知母汤中针对"诸肢节疼痛，身体尪羸，脚肿如脱，头眩，短气，温温欲吐"，病变证机是阳虚郁热，寒凝筋骨，其用量比例是二两（6g）比二枚（10g）（3∶5），旨在宣通经筋，壮阳散寒。

麻黄配附子于桂枝去芍药加麻黄附子细辛汤中针对"心下坚，大如盘，边如旋杯，水饮所作"，病变证机是阳虚寒凝，水饮内结，其用量比例是二两（6g）比一枚（5g）（近6∶5），旨在宣利水饮，温阳散寒。

麻黄配附子于麻黄附子细辛汤中针对太阳伤寒证与里寒证相兼，病变证机是卫闭营郁，寒气内结；于麻黄附子甘草汤中针对太阳伤寒证与里寒证相兼，病变证机是卫闭营郁，阳气不足，其用量比例是二两（6g）比一枚（5g）（6∶5），旨在发汗宣通，温阳化气。

麻黄配附子于越婢汤加减方中针对"风水，恶风，一身悉肿，脉浮，不渴，续自汗出，无大热"，病变证机是郁热内扰，水气上浸，阳气不固，其用量比例是六两（18g）比一枚（5g）（近3∶1），旨在宣利水饮，温阳化气。

（八）麻黄配白术及用量（共5方）

麻黄配白术于防己黄芪汤加减方中针对太阳表虚风水夹喘，病变证机是卫虚水逆，肺气上逆，其用量比例是半两（1.5g）比七钱（匕）半（12g）（1∶8），旨在宣肺平喘，健脾制水。

麻黄配白术于桂枝芍药知母汤中针对"诸肢节疼痛，身体尪羸，脚肿如脱，头眩，短气，温温欲吐"，病变证机是阳虚郁热，寒凝筋骨，其用量比例是二两（6g）比五两（15g）（2∶5），旨在宣通经筋，健脾燥湿。

麻黄配白术于麻黄加术汤中针对"湿家，身烦疼"，病变证机是营卫筋骨寒湿，其用量比例是三两（9g）比四两（12g）（3∶4），旨在宣通经筋，燥湿除痹。

麻黄配白术于麻黄升麻汤中针对"寸脉沉而迟，手足厥逆，下部脉不至，喉咽不利，唾脓血，泄利不止者"，病变证机是寒热夹杂，阳气阻滞，其用量比例是二两半（7.5g）比六铢（0.8g）（近10∶1），旨在温阳宣通，健脾益气。

麻黄配白术于越婢加术汤中针对"里水"，病变证机是寒热夹杂，水气郁滞，其用量比例是六两（18g）比三两（9g）（2：1），旨在宣利水饮，健脾制水。

（九）麻黄配干姜及用量（共4方）

麻黄配干姜于小青龙汤中针对"伤寒表不解，心下有水气"及"咳逆倚息不得卧"，病变证机是卫闭营郁，寒饮郁肺；于小青龙加石膏汤中针对"肺胀，咳而上气，烦躁而喘，脉浮者"，病变证机是寒饮郁肺夹热，其用量比例是三两（9g）比三两（9g）（1：1），旨在宣肺平喘，温肺散寒。

麻黄配干姜于厚朴麻黄汤中针对"咳而脉浮"，病变证机是寒饮郁肺夹热，其用量比例是四两（12g）比二两（6g）（2：1），旨在宣肺平喘，温肺散寒。

麻黄配干姜于麻黄升麻汤中针对"寸脉沉而迟，手足厥逆，下部脉不至，喉咽不利，唾脓血，泄利不止者"，病变证机是寒热夹杂，阳气阻滞，其用量比例是二两半（7.5g）比六铢（0.8g）（10：1），旨在温阳宣通。

（十）麻黄配五味子及用量（共4方）

麻黄配五味子于小青龙汤中针对"伤寒表不解，心下有水气"及"咳逆倚息不得卧"，病变证机是卫闭营郁，寒饮郁肺；于小青龙加石膏汤中针对"肺胀，咳而上气，烦躁而喘，脉浮者"，病变证机是寒饮郁肺夹热，其用量比例是三两（9g）比半升（12g）（3：4），旨在宣肺平喘，益气敛肺。

麻黄配五味子于厚朴麻黄汤中针对"咳而脉浮"，病变证机是寒饮郁肺夹热，其用量比例是四两（12g）比半升（12g）（1：1），旨在宣肺平喘，益气敛肺。

麻黄配五味子于射干麻黄汤中针对"咳而上气，喉中有水鸡声"，病变证机是寒饮郁肺，痰结咽喉，其用量比例是四两（12g）比大者半升（12g）（1：1），旨在宣肺平喘，益气敛肺。

（十一）麻黄配黄芪及用量（共2方）

麻黄配黄芪于乌头汤中针对"病历节，不可屈伸，疼痛"及"脚气疼痛，不可屈伸"，病变证机是卫闭营郁，寒凝骨节，其用量比例是三两（9g）比三两（9g）（1：1），旨在宣通经筋，益气固卫。

麻黄配黄芪于防己黄芪汤加减方中针对太阳表虚风水夹喘，病变证机是卫虚水逆，肺气上逆，其用量比例是半两（1.5g）比一两一分（3.8g）（1.5：3.8），旨在宣肺平喘，益气化水。

（十二）麻黄配葛根及用量（共2方）

麻黄配葛根于葛根汤中针对"太阳病，项背强，无汗，恶风"，病变证机

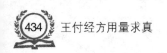

是卫闭营郁，经筋不利，其用量比例是三两（9g）比四两（12g）（3∶4），旨在宣通经脉，柔筋舒筋。

麻黄配葛根于葛根加半夏汤中针对"不下利，但呕者"，病变证机是卫闭营郁，胃气不降，其用量比例是三两（9g）比四两（12g）（3∶4），旨在发汗宣通，升清降浊。

（十三）麻黄配知母及用量（共2方）

麻黄配知母于桂枝芍药知母汤中针对诸肢节疼痛，病变证机是阳虚郁热，其用量比例是二两（6g）比四两（12g）（1∶2），旨在宣通经筋，清热润燥。

麻黄配知母于麻黄升麻汤中针对"寸脉沉而迟，手足厥逆，下部脉不至，喉咽不利，唾脓血，泄利不止者"，病变证机是寒热夹杂，阳气阻滞，其用量比例是二两半（7.5g）比十八铢（2.3g）（7.5∶2.3），旨在温阳宣通，清热润燥。

（十四）麻黄配厚朴及用量（共1方）

麻黄配厚朴于厚朴麻黄汤中针对"咳而脉浮"，病变证机是寒饮郁肺夹热，其用量比例是四两（12g）比四两（15g）（4∶5），旨在宣肺平喘，下气除痰。

（十五）麻黄配射干及用量（共1方）

麻黄配射干于射干麻黄汤中针对"咳而上气，喉中有水鸡声"，病变证机是寒饮郁肺，痰结咽喉，其用量比例是四两（12g）比大者八枚（12g）（1∶1），旨在宣肺平喘，泻肺降逆。

（十六）麻黄配升麻及用量（共1方）

麻黄配升麻于麻黄升麻汤中针对"寸脉沉而迟，手足厥逆，下部脉不至，喉咽不利，唾脓血，泄利不止者"，病变证机是寒热夹杂，阳气阻滞，其用量比例是二两半（7.5g）比一两一分（3.7g）（7.5∶3.7），旨在温阳宣通，透发郁阳。

（十七）麻黄配连翘及用量（共1方）

麻黄配连翘于麻黄连翘赤小豆汤中针对"伤寒，瘀热在里，身必发黄"，病变证机是湿热夹风寒，其用量比例是二两（6g）比一升（24g）（1∶4），旨在发汗宣通，清热解毒。

（十八）麻黄配赤小豆及用量（共1方）

麻黄配赤小豆于麻黄连翘赤小豆汤中针对"伤寒，瘀热在里，身必发黄"，病变证机是湿热夹风寒，其用量比例是二两（6g）比一升（24g）（1∶4），旨在发汗宣通，清热利湿。

葛根用量及配方

《伤寒杂病论》260 方中用葛根有 6 首。权衡仲景用葛根可辨治诸多病证，以 6 首方中葛根的剂量为切入点，归纳总结、提炼概括，以期研究、剖析、发微，用于指导临床实践，从而达到准确理解葛根量在方中的作用，更好地用活经方以辨治常见病、多发病及疑难病。

【剂型与用量导读】

表 1　不同方剂中的葛根用量

用量		经方数量	经方名称
古代量	现代量		
三两	9g	1 方	竹叶汤
四两	12g	3 方	桂枝加葛根汤、葛根汤、葛根加半夏汤
五两	15g	1 方	奔豚汤
半斤	24g	1 方	葛根芩连汤

表 2　不同剂型中的葛根用量

剂型	不同用量	古代量	现代量	代表方名
汤剂	最小用量	三两	9g	竹叶汤
	最大用量	半斤	24g	葛根芩连汤
	通常用量	四两	12g	桂枝加葛根汤

【证型与用量变化】

（一）升清降浊及用量

升清降浊，用于辨治浊气逆乱所引起的病证表现，用葛根组方有 2 首。

表 3　辨治清浊逆乱病变的葛根用量

证型	最佳用量	方名	针对主症	病变证机	用药目的
太阳伤寒夹胃寒	四两（12g）	葛根加半夏汤	不下利，但呕者	卫闭营郁，胃气不降	旨在升清降浊
肝热气逆	五两（15g）	奔豚汤	奔豚，气上冲胸腹痛，往来寒热	肝热气逆夹血虚	

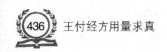

（二）柔筋舒筋及用量

柔筋舒筋，用于辨治筋脉拘急不利所引起的病证表现，用葛根组方有 2 首。

表 4　辨治筋脉不利病变的葛根用量

证型	最佳用量	方名	针对主症	病变证机	用药目的
筋脉拘急	四两（12g）	桂枝加葛根汤	太阳病，项背强，反汗出，恶风者	卫强营弱，经筋不利	旨在柔筋舒筋
		葛根汤	太阳病，项背强，无汗，恶风	卫闭营郁，经筋不利	

（三）清疏止利及用量

清疏止利，用于辨治浊热下迫下注所引起的病证表现，用葛根组方有 1 首。

表 5　辨治下利夹热病变的葛根用量

证型	最佳用量	方名	针对主症	病变证机	用药目的
大肠热利	半斤（24g）	葛根芩连汤	利遂不止，脉促者	湿热下注	旨在清疏止利

（四）疏散透表及用量

疏散透表，用于辨治热郁营卫所引起的病证表现，用葛根组方有 1 首。

表 6　辨治营卫不调病变的葛根用量

证型	最佳用量	方名	针对主症	病变证机	用药目的
太阳中风夹阳虚郁热	三两（9g）	竹叶汤	中风，发热，面正赤，喘而头痛	营卫及阳气虚弱，郁热内生	旨在疏散透表

【配方与用量比例】

（一）葛根配芍药及用量（共4方）

葛根配芍药于桂枝加葛根汤中针对"太阳病，项背强，反汗出，恶风者"，病变证机是卫强营弱，经筋不利；于葛根汤中针对"太阳病，项背强，无汗，恶风"，病变证机是卫闭营郁，经筋不利，其用量比例是四两（12g）比二两（6g）（2∶1），旨在补血柔筋舒筋。

葛根配芍药于葛根加半夏汤中针对"不下利，但呕者"，病变证机是卫闭营郁，胃气不降，其用量比例是四两（12g）比二两（6g）（2∶1），旨在升清降浊，和营缓急。

葛根配芍药于奔豚汤中针对"奔豚，气上冲胸，腹痛，往来寒热"，病变证机是肝热气逆夹血虚，其用量比例是五两（5g）比二两（6g）（5∶2），旨在升清降浊，补血柔肝。

（二）葛根配黄芩及用量（共2方）

葛根配黄芩于葛根芩连汤中针对"利遂不止，脉促者"，病变证机是湿热下注，其用量比例是半斤（24g）比三两（9g）（8∶3），旨在清疏燥湿止利。

葛根配黄芩于奔豚汤中针对"奔豚，气上冲胸，腹痛，往来寒热"，病变证机是肝热气逆夹血虚，其用量比例是五两（15g）比二两（6g）（5∶2），旨在升清降浊，清泻肝热。

（三）葛根配甘李根白皮及用量（共1方）

葛根配甘李根白皮于奔豚汤中针对"奔豚，气上冲胸，腹痛，往来寒热"，病变证机是肝热气逆夹血虚，其用量比例是五两（15g）比一升（24g）（5∶8），旨在升清降浊，清泻肝热。

香豉用量及配方

《伤寒杂病论》260方中用香豉有6首。权衡仲景用香豉可辨治诸多病证，以6首方中香豉的剂量为切入点，归纳总结、提炼概括，以期研究、剖析、发微，用于指导临床实践，从而达到准确理解香豉量在方中的作用，更好地用活经方以辨治常见病、多发病及疑难病。

【剂型与用量导读】

表1　不同方剂中的香豉用量

用量		经方数量	经方名称
古代量	现代量		
一合	2.4g	1方	瓜蒂散
四合	10g	3方	栀子豉汤、栀子生姜豉汤、栀子甘草豉汤
一升	24g	2方	枳实栀子豉汤、栀子大黄汤

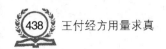

表2 不同剂型中的香豉用量

剂型	不同用量	古代量	现代量	代表方名
汤剂	最小用量	四合	10g	栀子豉汤
	最大用量	一升	24g	枳实栀子豉汤
散剂	最小用量	一合	2.4g	瓜蒂散

【证型与用量变化】

（一）宣透郁热及用量

宣透郁热，用于辨治热扰热郁病变所引起的病证表现，用香豉组方者有5首。

表3 辨治热扰热郁病变的香豉用量

证型	最佳用量	方名	针对主症	病变证机	用药目的
心胸郁热	四合（10g）	栀子豉汤	虚烦不得眠，若剧者，必反复颠倒，心中懊恼；烦热胸中窒；心中结痛	郁热内扰心胸	旨在宣透郁热
		栀子甘草豉汤	郁热夹少气	郁热内扰心胸，心气不足	
		栀子生姜豉汤	郁热夹呕吐	郁热内扰心胸，胃气上逆	
烦热气滞	一升（24g）	枳实栀子豉汤	心胸脘腹烦热胀满	郁热内扰，气机不畅	
湿热酒疸	一升（24g）	栀子大黄汤	酒黄疸，心中懊恼或热痛	湿热肆虐	

（二）辛散透达及用量

辛散透达，用于辨治浊气壅滞所引起的病证表现，用香豉组方有1首。

表4 辨治浊气壅滞病变的香豉用量

证型	最佳用量	方名	针对主症	病变证机	用药目的
痰阻或食积或毒物	一合（2.4g或7mL）	瓜蒂散	胸中痞硬，气上冲喉咽不得息者。心下满而烦，饥不能食者。宿食在上脘	痰饮阻滞，或饮食积滞，或毒物	旨在辛散透达

【配方与用量比例】

香豉配大黄及用量（共2方）

香豉配大黄于栀子大黄汤中针对"酒黄疸，心中懊侬或热痛"，病变证机是湿热肆虐，其用量比例是一升（24g）比一两（3g）（8∶1），旨在宣透郁热，泻热燥湿。

香豉配大黄于枳实栀子豉汤加减方中针对心胸脘腹烦热胀满，病变证机是郁热内扰，气机不畅，仲景未明确言用量比例，旨在宣透郁热，清泻胃热。

防风用量及配方

《伤寒杂病论》260方中用防风有5首。权衡仲景用防风可辨治诸多病证，以5首方中防风的剂量为切入点，归纳总结、提炼概括，以期研究、剖析、发微，用于指导临床实践，从而达到准确理解防风量在方中的作用，更好地用活经方以辨治常见病、多发病及疑难病。

【剂型与用量导读】

表1 不同方剂中的防风用量

用量		经方数量	经方名称
古代量	现代量		
一两	3g	1方	竹叶汤
三钱（匕）	5g	1方	防己地黄汤
四两	12g	1方	桂枝芍药知母汤
六分	18g	1方	薯蓣丸
十分	30g	1方	侯氏黑散

表2 不同剂型中的防风用量

剂型	不同用量	古代量	现代量	代表方名
汤剂	最小用量	一两	3g	竹叶汤
	最大用量	四两	12g	桂枝芍药知母汤
散剂	基本用量	十分	30g	侯氏黑散
丸剂	基本用量	六分	18g	薯蓣丸

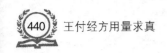

【证型与用量变化】

（一）疏散透达及用量

疏散透达，用于辨治气机不畅病变所引起的病证表现，用防风组方者有3首。

表3　辨治气机不畅病变的防风用量

证型	最佳用量	方名	针对主症	病变证机	用药目的
虚劳	六分 （18g）	薯蓣丸	虚劳，诸不足，风气百疾	气血阴阳俱虚或夹太阳营卫	旨在疏散透达
虚热	三钱（匕） （5g）	防己地黄汤	病如狂状，妄行，独语不休，无寒热，其脉浮	虚热扰心	
痰风	十分 （30g）	侯氏黑散	治大风，四肢烦重，心中恶寒不足者	心脾不足、痰风内生	

（二）疏散风寒及用量

疏散风寒，用于辨治风寒湿病变所引起的病证表现，用防风组方者有2首。

表4　辨治风寒湿病变的防风用量

证型	最佳用量	方名	针对主症	病变证机	用药目的
阳虚郁热夹太阳中风	一两（3g）	竹叶汤	中风，发热，面正赤，喘而头痛	营卫及阳气虚弱，郁热内生	旨在疏散风寒
筋骨关节疼痛	四两 （12g）	桂枝芍药知母汤	诸肢节疼痛	阳虚郁热	

【配方与用量比例】

（一）防风配麻黄及用量（共1方）

防风配麻黄于桂枝芍药知母汤中针对诸肢节疼痛，病变证机是阳虚郁热，其用量比例是四两（12g）比二两（6g）（2∶1），旨在疏散风寒，宣通经筋。

（二）防风配细辛及用量（共1方）

防风配细辛于侯氏黑散中针对"治大风，四肢烦重，心中恶寒不足者"，病变证机是心脾不足，痰风内生，"病痰饮者，当以温药和之"，其用量比例是十分（30g）比三分（9g）（10∶3），旨在疏散透达，温阳化痰。

（三）防风配菊花及用量（共1方）

防风配菊花于侯氏黑散中针对"治大风，四肢烦重，心中恶寒不足者"，病变证机是心脾不足，痰风内生，"病痰饮者，当以温药和之"。其用量比例是十分（30g）比四十分（120g）（1：4），旨在疏散透达，清解郁热。

（四）防风配防己及用量（共1方）

防风配防己于防己地黄汤中针对"病如狂状，妄行，独语不休，无寒热，其脉浮"，病变证机是虚热扰心，其用量比例是三钱（匕）比一钱（匕）（3：1），旨在疏散透达，降泄通窍。

升麻用量及配方

《伤寒杂病论》260方中用升麻有3首，权衡仲景用升麻主要用于辨治热毒、阳郁等病变。

【剂型与用量导读】

表1 方剂及剂型中的升麻用量

用量		经方数量	经方名称
古代量	现代量		
一两一分	3.7g	1方	麻黄升麻汤
二两	6g	2方	升麻鳖甲汤、升麻鳖甲去雄黄蜀椒汤

【证型与用量变化】

透热解毒，用于辨治热毒内生或阳郁不通所引起的病证表现，用升麻组方有1首。

表2 辨治阳郁病变的升麻用量

证型	最佳用量	方名	针对主症	病变证机	用药目的
热毒阳郁	二两（6g）	升麻鳖甲汤	面赤斑斑如锦纹，咽喉痛，唾脓血	热毒蕴结，阳气郁滞，血行不利	旨在透热解毒
		升麻鳖甲去雄黄蜀椒汤	阴毒之为病，面目青，身痛如被杖，咽喉痛	热毒蕴血	
寒热夹杂	一两一分（3.7g）	麻黄升麻汤	寸脉沉而迟，手足厥逆，下部脉不至，喉咽不利，唾脓血，泄利不止者	寒热夹杂，阳气阻滞	

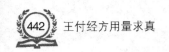

【配方与用量比例】

(一) 升麻配甘草及用量（共 3 方）

升麻配甘草于升麻鳖甲汤中针对"面赤斑斑如锦纹，咽喉痛，唾脓血"，病变证机是热毒蕴结，阳气郁滞，血行不利；于升麻鳖甲去雄黄蜀椒汤中针对"阴毒之为病，面目青，身痛如被杖，咽喉痛"，病变证机是热毒蕴血，其用量比例是二两（6g）比二两（6g）（1：1），旨在透热益气解毒。

升麻配甘草于麻黄升麻汤中针对"寸脉沉而迟，手足厥逆，下部脉不至，喉咽不利，唾脓血，泄利不止者"，病变证机是寒热夹杂，阳气阻滞，其用量比例是一两一分（3.7g）比二两半（7.5g）（37：75），旨在透发郁阳，甘缓益气。

(二) 升麻配鳖甲及用量（共 2 方）

升麻配鳖甲于升麻鳖甲汤中针对"面赤斑斑如锦纹，咽喉痛，唾脓血"，病变证机是热毒蕴结，阳气郁滞，血行不利；于升麻鳖甲去雄黄蜀椒汤中针对"阴毒之为病，面目青，身痛如被杖，咽喉痛"，病变证机是热毒蕴血，其用量比例是二两（6g）比手指大一枚（10g）（3：5），旨在透热解毒，益阴软坚。

(三) 升麻配知母及用量（共 1 方）

升麻配知母于麻黄升麻汤中针对"寸脉沉而迟，手足厥逆，下部脉不至，喉咽不利，唾脓血，泄利不止者"，病变证机是寒热夹杂，阳气阻滞，其用量比例是一两一分（3.7g）比十八铢（2.3g）（3.7：2.3），旨在透发郁阳，清热润燥。

(四) 升麻配天冬及用量（共 1 方）

升麻配天冬于麻黄升麻汤中针对"寸脉沉而迟，手足厥逆，下部脉不至，喉咽不利，唾脓血，泄利不止者"，病变证机是寒热夹杂，阳气阻滞，其用量比例是一两一分（3.7g）比六铢（0.8g）（37：8），旨在透发郁阳，清热滋阴。

菊花用量及配方

《伤寒杂病论》260 方中用菊花有 1 首，权衡仲景用菊花可主要用于辨治风痰郁热等病变。

【剂型与用量导读】

表1 方剂及剂型中的菊花用量

用量		经方数量	经方名称
古代量	现代量		
四十分	120g	1方	侯氏黑散

【证型与用量变化】

清解郁热，用于辨治郁热夹痰夹风所引起的病证表现，用菊花组方有1首。

表2 辨治痰风生热病变的菊花用量

证型	最佳用量	方名	针对主症	病变证机	用药目的
痰风	四十分	侯氏黑散	治大风，四肢烦重，心中恶寒不足者	心脾不足，痰风内生	旨在清解郁热

【配方与用量比例】

（一）菊花配白术及用量（共1方）

菊花配白术于侯氏黑散中针对"治大风，四肢烦重，心中恶寒不足者"，病变证机是心脾不足，痰风内生，其用量比例是四十分（120g）比十分（30g）（4∶1），旨在清解郁热，健脾化痰。

（二）菊花配人参及用量（共1方）

菊花配人参于侯氏黑散中针对"治大风，四肢烦重，心中恶寒不足者"，病变证机是心脾不足，痰风内生，其用量比例是四十分（120g）比三分（9g）（40∶3），旨在清解郁热，益气化痰。

（三）菊花配矾石及用量（共1方）

菊花配人参于侯氏黑散中针对"治大风，四肢烦重，心中恶寒不足者"，病变证机是心脾不足，痰风内生，其用量比例是四十分（120g）比三分（9g）（40∶3），旨在清解郁热，化痰息风。

（四）菊花配牡蛎及用量（共1方）

菊花配牡蛎于侯氏黑散中针对"治大风，四肢烦重，心中恶寒不足者"，病变证机是心脾不足，痰风内生，其用量比例是四十分（120g）比三分（9g）

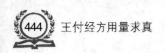

（40：3），旨在清解郁热，潜阳息风。

（五）菊花配桂枝及用量（共1方）

菊花配桂枝于侯氏黑散中针对"治大风，四肢烦重，心中恶寒不足者"，病变证机是心脾不足，痰风内生，其用量比例是四十分（120g）比三分（9g）（40：3），旨在清解郁热，温阳化气。

第九章　固涩药

运用固涩药既要重视病变部位又要重视病变属性，以此选方用药，则能明显提高治疗效果。

固涩收敛药 5 味如赤石脂、禹余粮、白石脂、诃梨勒、鸡子壳。

固涩生津药 2 味如苦酒、乌梅。

固涩清热药 1 味如秦皮。

赤石脂用量及配方

《伤寒杂病论》260 方中用赤石脂有 4 首，权衡仲景用赤石脂可主要用于辨治滑脱、热风、血虚等病变。

【剂型与用量导读】

表1　不同方剂中的赤石脂用量

用量		经方数量	经方名称
古代量	现代量		
一两	3g	1 方	乌头赤石脂丸
六两	18g	1 方	风引汤
一斤	48g	2 方	桃花汤、赤石脂禹余粮汤

表2　不同剂型中的赤石脂用量

剂型	不同用量	古代量	现代量	代表方名
汤剂	最小用量	六两	18g	风引汤
	最大用量	一斤	48g	桃花汤
丸剂	最小用量	一两	3g	乌头赤石脂丸

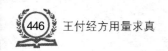

【证型与用量变化】

（一）固涩止泻及用量

固涩止泻，用于辨治滑脱不禁所引起的病证表现，用赤石脂组方有 2 首。

表3　辨治滑脱病变的赤石脂用量

证型	最佳用量	方名	针对主症	病变证机	用药目的
大肠滑泻	一斤（48g）	赤石脂禹余粮汤	大便滑脱不禁	正气不固，滑泻不止	旨在固涩止泻
		桃花汤	少阴病，下利，便脓血者	阳气虚弱，脉络不固	

（二）固敛息风及用量

固敛息风，用于辨治郁热生风所引起的病证表现，用赤石脂组方有 1 首。

表4　辨治郁热生风病变的赤石脂用量

证型	最佳用量	方名	针对主症	病变证机	用药目的
肝热生风	六两（18g）	风引汤	热、瘫、痫	热极生风	旨在固敛息风

（三）益血敛阴及用量

益血敛阴，用于辨治阴血不足所引起的病证表现，用赤石脂组方有 1 首。

表5　辨治心胸病变的赤石脂用量

证型	最佳用量	方名	针对主症	病变证机	用药目的
阳虚寒凝胸痹	一两（3g）	乌头赤石脂丸	心痛彻背，背痛彻心	阳虚寒凝，心脉不通	旨在益血敛阴

【配方与用量比例】

（一）赤石脂配干姜及用量（共3方）

赤石脂配干姜于风引汤中针对"热、瘫、痫"，病变证机是热极生风，其用量比例是六两（18g）比四两（12g）（3∶2），旨在固敛息风，温通阳气。

赤石脂配干姜于乌头赤石脂丸中针对"心痛彻背，背痛彻心"，病变证机是阳虚寒凝，心脉不通，其用量比例是一两（3g）比一两（3g）（1∶1），旨在益血敛阴，温通血脉。

赤石脂配干姜于桃花汤中针对"少阴病，下利，便脓血者"，病变证机是阳气虚弱，脉络不固，其用量比例是一斤（48g）比一两（3g）（16：1），旨在固涩止泻，温阳止血。

（二）赤石脂配大黄及用量（共1方）

赤石脂配大黄于风引汤中针对"热、瘫、痫"，病变证机是热极生风，其用量比例是六两（18g）比四两（12g）（3：2），旨在固敛泻热息风。

（三）赤石脂配禹余粮及用量（共1方）

赤石脂配禹余粮于赤石脂禹余粮汤中针对大便滑脱不禁，病变证机是正气不固，滑泻不止，其用量比例是一斤（48g）比一斤（48g）（1：1），旨在固涩止泻。

苦酒用量及配方

《伤寒杂病论》260方中用苦酒有4首，权衡仲景用苦酒主要用于辨治湿热、滑脱、咽喉不利等病变。

【剂型与用量导读】

表1　不同方剂及剂型中的苦酒用量

用量		经方数量	经方名称
古代量	现代量		
一升	70mL	1方	黄芪芍药桂枝苦酒汤（芪芍桂苦酒汤）
仲景未言用量		3方	乌梅丸、苦酒汤、三物备急丸

【证型与用量变化】

（一）清泄湿热及用量

清泄湿热，用于辨治湿热郁结所引起的病证表现，用苦酒组方有2首。

表2　辨治湿热病变的苦酒用量

证型	最佳用量	方名	针对主症	病变证机	用药目的
湿热黄汗	一升（24g）	黄芪芍药桂枝苦酒汤（芪芍桂苦酒汤）	黄汗之为病，身体重，发热，汗出而渴，状如风水，汗沾衣，色正黄如柏汁，脉自沉	营卫虚弱，湿热浸淫	旨在清泄湿热
痰热伤咽	仲景未言用量	苦酒汤	咽中伤，生疮，不能语言，声不出者	痰热灼伤脉络	旨在泄热利咽

（二）酸敛固涩及用量

酸敛固涩，用于辨治暴寒伤阳不固所引起的病证表现，用苦酒组方有1首。

表3　辨治暴寒伤阳不固病变的苦酒用量

证型	最佳用量	方名	针对主症	病变证机	用药目的
寒结	仲景未言用量	三物备急丸	腹痛，腹胀，手足不温，畏寒怕冷	血虚不荣，脉络不通，胃气上逆	旨在酸敛固涩，并制约攻逐药太过

（三）酸敛益阴或制蛔于静及用量

酸敛益阴或制蛔于静，用于辨治阴伤或蛔厥所引起的病证表现，用苦酒组方有1首。

表4　辨阴虚或蛔厥治病变的苦酒用量

证型	最佳用量	方名	针对主症	病变证机	用药目的
阴虚或蛔厥	仲景未言用量	乌梅丸	蛔上入其膈，故烦，须臾复止，得食而呕，又烦者，蛔闻食臭出，其人常自吐蛔。又主久利	寒热交错夹气血虚弱	旨在酸敛益阴或制蛔于静

【配方与用量比例】

（一）苦酒配半夏及用量（共1方）

苦酒配半夏于苦酒汤中针对"咽中伤，生疮，不能语言，声不出者"，病变证机是痰热灼伤脉络，旨在泄热利咽。

（二）苦酒配鸡子清及用量（共1方）

苦酒配鸡子清于苦酒汤中针对"咽中伤，生疮，不能语言，声不出者"，病变证机是痰热灼伤脉络，旨在益阴泄热利咽。

（三）苦酒配芍药及用量（共1方）

苦酒配芍药于黄芪芍药桂枝苦酒汤（芪芍桂苦酒汤）中针对"黄汗之为病，身体重，发热，汗出而渴，状如风水，汗沾衣，色正黄如柏汁，脉自沉"，病变证机是营卫虚弱，湿热浸淫，其用量比例是一升（24g）比三两（9g）旨在清泄湿热养血。

（四）苦酒配巴豆及用量（共1方）

苦酒配巴豆于三物备急丸中针对腹痛，腹胀，手足不温，畏寒怕冷，病变证机是阳明寒结，气机不通，旨在酸敛固涩，攻逐寒结，并制约巴豆攻逐太过。

禹余粮用量及配方

《伤寒杂病论》260方中用禹余粮有2首，权衡仲景用禹余粮主要用于辨治滑脱、津损等病变。

【剂型与用量导读】

表1 不同方剂及剂型中的禹余粮用量

用量		经方数量	经方名称
古代量	现代量		
一斤	48g	1方	赤石脂禹余粮汤
二斤	96g	1方	禹余粮丸

【证型与用量变化】

固涩益气，用于辨治滑泄不固或伤阴所引起的病证表现，用禹余粮组方有2首。

表2　辨治滑泄病变的禹余粮用量

证型	最佳用量	方名	针对主症	病变证机	用药目的
大肠滑脱	一斤（48g）	赤石脂禹余粮汤	大便滑脱不禁	正气不固，滑泻不止	旨在固涩止泻
心肾阴阳俱虚	二斤（100g或96g）	禹余粮丸	汗家，重发汗，必恍惚心乱，小便已阴疼	心肾俱虚，阴津不荣	旨在益阴敛津

秦皮用量及配方

《伤寒杂病论》260方中用秦皮有2首，权衡仲景用秦皮可主要用于辨治湿热、滑脱等病变。

【剂型与用量导读】

表1　方剂及剂型中的秦皮用量

用量		经方数量	经方名称
古代量	现代量		
三两	9g	2方	白头翁汤、白头翁加甘草阿胶汤

【证型与用量变化】

清热固涩，用于辨治热毒下迫下注不固所引起的病证表现，用秦皮组方有2首。

表2　辨治下利病变的秦皮用量

证型	最佳用量	方名	针对主症	病变证机	用药目的
热毒血痢或夹血虚	三两（9g）	白头翁汤	热毒血痢	湿热蕴结，迫扰血妄动	旨在清热固涩
		白头翁加甘草阿胶汤	热毒血痢夹血虚	湿热蕴结，迫扰血妄动夹血虚	

【配方与用量比例】

（一）秦皮配甘草及用量（共1方）

秦皮配甘草于白头翁汤中针对热毒血痢，又如秦皮于白头翁加甘草阿胶汤中针对热毒血痢夹血虚，病变证机是湿热蕴结，迫扰血妄动夹血虚，其用量比例是三两（9g）比二两（6g）（3∶2），旨在益气清热固涩。

（二）秦皮配阿胶及用量（共1方）

秦皮配阿胶于白头翁汤中针对热毒血痢，又如秦皮于白头翁加甘草阿胶汤中针对热毒血痢夹血虚，病变证机是湿热蕴结，迫扰血妄动夹血虚，其用量比例是三两（9g）比二两（6g）（3∶2），旨在清热固涩，补血养血。

白石脂用量及配方

《伤寒杂病论》260方中用白石脂有1首，权衡仲景用白石脂可主要用于辨治滑脱、热风、血虚等病变。

【剂型与用量导读】

表1　方剂及剂型中的白石脂用量

用量		经方数量	经方名称
古代量	现代量		
六两	18g	1方	风引汤

【证型与用量变化】

固敛息风，用于辨治郁热伤阴生风所引起的病证表现，用白石脂组方有1首。

表2　辨治生风病变的白石脂用量

证型	最佳用量	方名	针对主症	病变证机	用药目的
肝热生风	六两（18g）	风引汤	热、瘫、痫	热极生风	旨在固敛息风

【配方与用量比例】

（一）白石脂配赤石脂及用量（共1方）

白石脂配赤石脂于风引汤中针对"热、瘫、痫"，病变证机是热极生风，其用量比例是六两（18g）比六两（18g）（1∶1），旨在固敛息风。

（二）白石脂配紫石英及用量（共1方）

白石脂配紫石英于风引汤中针对"热、瘫、痫"，病变证机是热极生风，

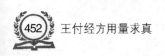

其用量比例是六两（18g）比六两（18g）（1∶1），旨在固敛息风，定惊安魂。

诃梨勒（诃子）用量及配方

《伤寒杂病论》260 方中用诃梨勒有 1 首，权衡仲景用诃梨勒主要用于辨治滑脱、气散等病变。

【剂型与用量导读】

表1　方剂及剂型中的诃子用量

用 量		经方数量	经方名称
古代量	现代量		
十枚	30g	1 方	诃梨勒散

【证型与用量变化】

固涩益气，用于辨治气不固摄所引起的病证表现，用诃子组方有 1 首。

表2　辨治气不固摄病变的诃梨勒用量

证型	最佳用量	方名	针对主症	病变证机	用药目的
气利	十枚（30g）	诃梨勒散	气利	气虚不固，清气上陷	旨在固涩益气

鸡子壳用量及配方

《伤寒杂病论》260 方中用鸡子壳有 1 首，权衡仲景用鸡子壳主要用于辨治痰热咽喉不利等病变。

【剂型与用量导读】

表1　方剂及剂型中的鸡子壳用量

用 量		经方数量	经方名称
古代量	现代量		
仲景未言用量		1 方	苦酒汤

【证型与用量变化】

收敛利咽，用于辨治热灼咽喉所引起的病证表现，用鸡子壳组方有 1 首。

表 2　辨治咽痛病变的鸡子壳用量

证型	最佳用量	方名	针对主症	病变证机	用药目的
痰热伤咽	仲景未言用量	苦酒汤	咽中伤，生疮，不能言语，声不出者	痰热灼伤脉络	旨在收敛利咽

【配方与用量比例】

鸡子壳配半夏及用量（共1方）

鸡子壳配半夏于苦酒汤中针对"咽中伤，生疮，不能言语，声不出者"，病变证机是痰热灼伤脉络，旨在收敛利咽化痰。

乌梅用量及配方

《伤寒杂病论》260 方中用乌梅有 1 首，权衡仲景用乌梅主要用于辨治蛔虫内扰、阴津亏虚、滑脱等病变。

【剂型与用量导读】

表 1　方剂及剂型中的乌梅用量

用量		经方数量	经方名称
古代量	现代量		
300 枚	500g	1 方	乌梅丸

【证型与用量变化】

酸敛益阴或制蛔于静，用于辨治阴伤不固或蛔虫内动所引起的病证表现，用乌梅组方有 1 首。

表 2　辨治阴虚或蛔厥病变的乌梅用量

证型	最佳用量	方名	针对主症	病变证机	用药目的
久利或蛔厥	300 枚（500g）	乌梅丸	蛔上入其膈，故烦，须臾复止，得食而呕，又烦者，蛔闻食臭出，其人常自吐蛔。又主久利	寒热交错夹气血虚弱	旨在酸敛益阴或制蛔于静

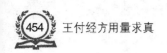

【配方与用量比例】

（一）乌梅配附子及用量（共1方）

乌梅配附子于乌梅丸中针对"蚘上入其膈，故烦，须臾复止，得食而呕，又烦者，蚘闻食臭出，其人常自吐蚘。又主久利"，病变证机是寒热交错夹气血虚弱，其用量比例是300枚（500g）比六两（18g）（250∶9），旨在酸敛益阴或制蚘于静，温阳化气。

（二）乌梅配人参及用量（共1方）

乌梅配人参于乌梅丸中针对"蚘上入其膈，故烦，须臾复止，得食而呕，又烦者，蚘闻食臭出，其人常自吐蚘。又主久利"，病变证机是寒热交错夹气血虚弱，其用量比例是300枚（500g）比六两（18g）（250∶9），旨在酸敛益阴或制蚘于静，补益脾胃。

（三）乌梅配蜀椒及用量（共1方）

乌梅配蜀椒于乌梅丸中针对"蚘上入其膈，故烦，须臾复止，得食而呕，又烦者，蚘闻食臭出，其人常自吐蚘。又主久利"，病变证机是寒热交错夹气血虚弱，其用量比例是300枚（500g）比四两（12g）（125∶3），旨在酸敛益阴或制蚘于静，温中止痛或安蚘。

（四）乌梅配苦酒及用量（共1方）

乌梅配苦酒于乌梅丸中针对"蚘上入其膈，故烦，须臾复止，得食而呕，又烦者，蚘闻食臭出，其人常自吐蚘。又主久利"，病变证机是寒热交错夹气血虚弱，旨在酸敛益阴或制蚘于静。

第十章　通泻药

辨治腑气不通病变，寒者以热通，热者以寒通，但治热必配温，治寒必伍寒，寒热夹杂者，权衡用药主次，斟酌用量。

苦寒通泻药 4 味如大黄、芒硝、甘遂、大戟。

苦温通泻药 2 味如巴豆、芫花。

大黄用量及配方

《伤寒杂病论》260 方中用大黄有 33 首，其中组方有 32 首，于用法加味中有 1 首。权衡仲景用大黄可辨治诸多病证，以 33 首方中大黄的剂量为切入点，归纳总结、提炼概括，以期研究、剖析、发微，用于指导临床实践，从而达到准确理解大黄量在方中的作用，更好地用活经方以辨治常见病、多发病及疑难病。

【剂型与用量导读】

表 1　不同方剂中的大黄用量

用量		经方数量	经方名称
古代量	现代量		
三分	9g	1 方	鳖甲煎丸
十分	7.5g	1 方	大黄䗪虫丸
一两	3g	2 方	栀子大黄汤、己椒苈黄丸
二两	6g	8 方	桂枝加大黄汤、大黄黄连泻心汤、附子泻心汤、柴胡加龙骨牡蛎汤、茵陈蒿汤、泻心汤、大柴胡汤、下瘀血汤
三两	9g	5 方	抵当汤、抵当丸、大黄附子汤、苓甘五味加姜辛半杏大黄汤、厚朴七物汤
四两	12g	10 方	大承气汤、小承气汤、调胃承气汤、桃核承气汤、大黄甘草汤、大黄牡丹汤、大黄甘遂汤、大黄硝石汤、风引汤、厚朴三物汤

续表

用量		经方数量	经方名称
古代量	现代量		
六两	18g	2方	大陷胸汤、厚朴大黄汤
半斤	24g	1方	大陷胸丸
一斤	48g	1方	麻子仁丸
如博棋子大五六枚		1方	枳实栀子豉汤加减方
仲景未言用量		1方	三物备急丸

表 2　不同剂型中的大黄用量

剂型	不同用量	古代量	现代量	代表方名
汤剂	最小用量	一两	6g	栀子大黄汤
	最大用量	六两	18g	大陷胸汤
	通常用量	四两	12g	大承气汤
	次于通常用量	二两	6g	大黄黄连泻心汤
丸剂	最小用量	三分	9g	鳖甲煎丸
	最大用量	一斤	48g	麻子仁丸

【证型与用量变化】

（一）通泻秘结及用量

通泻秘结，即通畅气机，泻下秘结，用于辨治大肠不通病变所引起的病证表现，用大黄组方者有 9 首。

表 3　汤剂辨治大肠不通病变的大黄用量

证型	最佳用量	方名	针对主症	病变证机	用药目的
阳明热结	四两（12g）	大承气汤、小承气汤	大便干结、潮热、谵语、腹痛	热结阳明，气郁不通	旨在通泻秘结
		调胃承气汤	心烦、蒸蒸发热		
		厚朴三物汤	痛而闭		

续表

证型	最佳用量	方名	针对主症	病变证机	用药目的
少阳阳明郁热	二两（6g）	大柴胡汤	心下痞硬、大便干结	热结阳明，浊气不行	旨在通泻秘结
太阳中风夹阳明热结	三两（9g）	厚朴七物汤	病腹满、发热十日，脉浮而数	热结阳明，卫强营弱	
寒结	三两（9g）	大黄附子汤	大便干结、腹痛	寒结不通	

表4 丸剂辨治大肠不通病变的大黄用量

证型	最佳用量	方名	针对主症	病变证机	用药目的
脾约	一斤（48g）	麻子仁丸	大便硬，小便数	热扰太阴，脾不运化	旨在通泻秘结
寒结	仲景未言用量	三物备急丸	脘腹寒痛	寒结不通	

（二）通泻瘀热及用量

通泻瘀热，即通畅气机，清泻瘀热，用于辨治瘀热病变所引起的病证表现，用大黄组方者有8首。

表5 汤剂辨治瘀热病变的大黄用量

证型	最佳用量	方名	针对主症	病变证机	用药目的
瘀热腹痛	二两（6g）	下瘀血汤	产后腹痛	瘀热相结，壅滞不通	旨在通泻瘀热
		抵当汤	发狂、身黄、消渴		
瘀热发狂	四两（12g）	大黄硝石汤	黄疸，腹满，小便不利而赤，自汗出	瘀热蕴结	
瘀热发黄	四两（12g）	桃核承气汤	如狂、少腹急结	湿热蕴结，瘀血阻滞	
		大黄牡丹汤	肠痈	热与血结而为瘀热	
瘀湿	四两（12g）	大黄硝石汤	瘀湿发黄	瘀热肆虐，阻结经脉	

表6　丸剂辨治瘀热病变的大黄用量

证型	最佳用量	方名	针对主症	病变证机	用药目的
瘀热满痛	三两（9g）	抵当丸	少腹满痛	瘀热搏结	旨在通泻瘀热
瘀热两目黯黑	十分（7.5g）	大黄䗪虫丸	腹满，不能饮食，……肌肤甲错，两目黯黑	瘀热肆虐，脉络阻滞	
痰瘀蕴结	三分（9g）	鳖甲煎丸	疟母（症瘕）	瘀血阻滞，痰湿蕴结	

（三）通泻水饮及用量

通泻水结，即通畅气机，泻下水结，用于辨治水结病变所引起的病证表现，用大黄组方者有4首。

表7　辨治水结病变的大黄用量

证型	最佳用量	方名	针对主症	病变证机	用药目的
水饮	六两（18g）	大陷胸汤	膈内拒痛、心中懊恼、心下痛如石硬	饮热互结	旨在通泻水结
		厚朴大黄汤	支饮，胸满者	饮热搏结	
肠间水结	一两（3g）	己椒苈黄丸	腹满，口舌干燥，此肠间有水气	水饮相结	
结胸	半斤（24g）	大陷胸丸	膈内拒痛、心中懊恼、心下痛如石硬	饮热相结	

（四）清胃泻热及用量

清胃泻热，用于辨治郁热在胃所引起的病证表现，用大黄组方有5首。

表8　辨治阳明胃热病变的大黄用量

证型	最佳用量	方名	针对主症	病变证机	用药目的
胃热	二两（6g）	大黄黄连泻心汤	心下痞	热郁阳明胃脘	旨在清泻胃热
		附子泻心汤	心下痞而复恶寒，汗出者	胃热夹阳虚	

续表

证型	最佳用量	方名	针对主症	病变证机	用药目的
肺寒夹胃热	三两（9g）	苓甘五味加姜辛半杏大黄汤	咳喘夹面热如醉	寒饮郁肺，胃热上逆	旨在清泻胃热
胃热气逆	四两（12g）	大黄甘草汤	对食已即吐	胃热气逆	
胃热气滞	如博棋子大五六枚	枳实栀子豉汤加减方	心胸烦热，脘腹胀满	胃热气滞	

（五）泻热燥湿及用量

泻热燥湿，用于辨治郁热生湿所引起的病证表现，用大黄组方有 2 首。

表 9　辨治湿热壅滞病变的大黄用量

证型	最佳用量	方名	针对主症	病变证机	用药目的
湿热黄疸	二两（6g）	茵陈蒿汤	身黄如橘子色，小便不利，腹微满者	湿热蕴结	旨在泻热燥湿
湿热酒疸	一两（3g）	栀子大黄汤	酒黄疸，心中懊㦖或热痛	湿热肆虐	

（六）泻利水血及用量

泻利水血，用于辨治水气瘀血所引起的病证表现，用大黄组方有 1 首。

表 10　辨治水血互结病变的大黄用量

证型	最佳用量	方名	针对主症	病变证机	用药目的
水血互结	四两（12g）	大黄甘遂汤	腹满如敦状，小便微难而不渴	水与血相结	旨在泻利水血

（七）泻热息风及用量

泻热息风，用于辨治郁热生风所引起的病证表现，用大黄组方有 1 首。

表 11　辨治热极生风病变的大黄用量

证型	最佳用量	方名	针对主症	病变证机	用药目的
肝热生风	四两（12g）	风引汤	热、瘫、痫	热极生风	旨在泻热息风

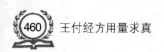

（八）泻热止血及用量

泻热止血，用于辨治郁热伤血动血所引起的病证表现，用大黄组方有 1 首。

表 12　辨治热动出血病变的大黄用量

证型	最佳用量	方名	针对主症	病变证机	用药目的
热盛出血	二两（6g）	泻心汤	吐血、衄血	热盛动血	旨在泻热止血

（九）通泻止痛及用量

通泻止痛，用于辨治瘀阻脉络不通所引起的病证表现，用大黄组方有 1 首。

表 13　辨治疼痛病变的大黄用量

证型	最佳用量	方名	针对主症	病变证机	用药目的
脾络瘀滞	二两（6g）	桂枝加大黄汤	大实痛者	脾络不通	旨在通泻止痛

（十）清心泻胆及用量

清心泻胆，用于辨治心胆郁热所引起的病证表现，用大黄组方有 1 首。

表 14　辨治心胆郁热病变的大黄用量

证型	最佳用量	方名	针对主症	病变证机	用药目的
心胆郁热	二两（6g）	柴胡加龙骨牡蛎汤	胸满烦惊，小便不利，谵语，一身尽重，不可转侧者	心胆郁热，神烦易惊	旨在清心泻胆

【配方与用量比例】

（一）大黄配枳实及用量（共 8 方）

大黄配枳实于大承气汤中针对大便干结、潮热、谵语、腹痛，病变证机是热结阳明，气郁不通，其用量比例是四两（12g）比三合（9g）（4∶3），旨在通泻秘结，行气导滞。

大黄配枳实于大柴胡汤中针对心下痞硬、大便干结，病变证机是热结阳明，浊气不行，其用量比例是二两（6g）比四枚（4g）（3∶2），旨在通泻秘结，行气导滞。

大黄配枳实于小承气汤针对大便干结、潮热、谵语、腹痛，病变证机是热结阳明，气郁不畅，其用量比例是四两（12g）比三枚（3g）（4∶1），旨在通泻秘结，行气导滞。

大黄配枳实于栀子大黄汤中针对"酒黄疸，心中懊憹或热痛"，病变证机是湿热肆虐，其用量比例是一两（3g）比五枚（5g）（3：5），旨在泻热燥湿，行气导滞。

大黄配枳实于厚朴七物汤中针对"病腹满，发热十日，脉浮而数"，病变证机是热结阳明，卫强营弱，其用量比例是三两（9g）比五枚（5g）（9：5），旨在通泻秘结，行气导滞。

大黄配枳实于厚朴三物汤中针对"痛而闭"，病变证机是热结阳明，气郁不通，其用量比例是四两（12g）比五枚（5g）（12：5），旨在通泻秘结，行气导滞。

大黄配枳实于厚朴大黄汤中针对"支饮，胸满者"，病变证机是饮热搏结，其用量比例是六两（18g）比四枚（4g）（9：2），旨在通泻水结，行气导滞。

大黄配枳实于麻子仁丸中针对大便硬、小便数，病变证机是热扰太阴，脾不运化，水津偏行，其用量比例是一斤（48g）比半斤（24g）（2：1），旨在通泻秘结，行气导滞。

（二）大黄配厚朴及用量（共7方）

大黄配厚朴于大承气汤中针对大便干结、潮热、谵语、腹痛，病变证机是热结阳明，气郁不通，其用量比例是四两（12g）比半斤（24g）（1：2），旨在通泻秘结，温通行气。

大黄配厚朴于小承气汤中针对大便干结、潮热、谵语、腹痛，病变证机是热结阳明，气郁不畅，其用量比例是四两（12g）比二两（6g）（2：1），旨在通泻秘结，温通行气。

大黄配厚朴于厚朴七物汤中针对"病腹满，发热十日，脉浮而数"，病变证机是热结阳明，卫强营弱，其用量比例是三两（9g）比半斤（24g）（3：8），旨在通泻秘结，温通行气。

大黄配厚朴于厚朴三物汤针对"痛而闭"，病变证机是热结阳明，气郁不通，其用量比例是四两（12g）比八两（24g）（1：2），旨在通泻秘结，温通行气。

大黄配厚朴于厚朴大黄汤中针对"支饮，胸满者"，病变证机是饮热搏结，其用量比例是六两（18g）比一尺（30g）（3：5），旨在通泻水结，温通行气。

大黄配厚朴于麻子仁丸中针对大便硬、小便数，病变证机是热扰太阴，脾不运化，水津偏行，其用量比例是一斤（48g）比一尺（30g）（8：5），旨在通泻秘结，温通行气。

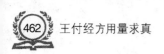

大黄配厚朴于鳖甲煎丸中针对疟母（症瘕），病变证机是瘀血阻滞，痰湿蕴结，气血不足，其用量比例是三分比一分（3∶1），旨在通泻瘀热，行气化痰。

（三）大黄配桃仁及用量（共7方）

大黄配桃仁于下瘀血汤中针对产后腹痛，病变证机是瘀热蕴结，壅滞不通，其用量比例是二两（6g）比二十枚（4g）（3∶2），旨在通泻瘀热。

大黄配桃仁于大黄牡丹汤中针对"少腹肿痞，按之即痛如淋，小便自调，时时发热，自汗出，复恶寒，其脉沉紧者"；于桃核承气汤中针对"如狂、少腹急结"，病变证机是瘀热相结，壅滞不通，其用量比例是四两（12g）比五十个（9g）（4∶3），旨在通泻瘀热。

大黄配桃仁于大黄䗪虫丸中针对"腹满，不能饮食，……肌肤甲错，两目黯黑"，病变证机是瘀热肆虐，脉络阻滞，其用量比例是十分（8g）比一升（24g）（1∶3），旨在通泻瘀热。

大黄配桃仁于抵当汤中针对发狂、身黄、消渴，病变证机是瘀热蕴结，其用量比例是三两（9g）比二十个（4g）（9∶4），旨在通泻瘀热。

大黄配桃仁于抵当丸中针对少腹满痛，病变证机是瘀热搏结，其用量比例是三两（9g）比二十五个（5g）（9∶5），旨在通泻瘀热。

大黄配桃仁于鳖甲煎丸中针对疟母（症瘕），病变证机是瘀血阻滞，痰湿蕴结，气血不足，其用量比例是三分比一分（3∶1），旨在通泻瘀热。

（四）大黄配芒硝及用量（共7方）

大黄配芒硝于己椒苈黄丸加减方中针对"腹满，口舌干燥，此肠间有水气"夹口渴者，病变证机是水饮相结，水津不行，其用量比例是一两（3g）比半两（1.5g）（2∶1），旨在通泻水结，软坚行津。

大黄配芒硝于大承气汤中针对大便干结、潮热、谵语、腹痛，病变证机是热结阳明，气郁不通，其用量比例是四两（12g）比三合（9g）（4∶3），旨在通泻秘结。

大黄配芒硝于大黄牡丹汤中针对肠痈，病变证机是湿热蕴结，瘀血阻滞，其用量比例是四两（12g）比三合（9g）（4∶3），旨在通泻秘结。

大黄配芒硝于大陷胸汤中针对"膈内拒痛、心中懊憹、心下痛如石硬"，病变证机是饮热互结，其用量比例是六两（18g）比一升（24g）（3∶4），旨在通泻水结。

大黄配芒硝于大陷胸丸中针对"膈内拒痛、心中懊憹、心下痛如石硬"，病变证机是饮热相结，其用量比例是半斤（24g）比半升（12g）（2∶1），旨在通泻水结。

大黄配芒硝于桃核承气汤中针对"如狂、少腹急结"，病变证机是瘀热肆虐，阻结经脉，其用量比例是四两（12g）比二两（6g）（2∶1），旨在通泻瘀热。

大黄配芒硝于调胃承气汤中针对"心烦、蒸蒸发热"，病变证机是热结阳明夹虚，其用量比例是四两（12g）即比半升（12g）（1∶1），旨在通泻秘结。

（五）大黄配黄芩及用量（共6方）

大黄配黄芩于大柴胡汤中针对"心下痞硬，大便干结"，病变证机是热结阳明，浊气不行，其用量比例是二两（6g）比三两（9g）（2∶3），旨在通泻秘结，清热燥湿。

大黄配黄芩于大黄䗪虫丸中针对"腹满，不能饮食，……肌肤甲错，两目黯黑"，病变证机是瘀热肆虐，脉络阻滞，其用量比例是十分（8g）比二两（6g）（4∶3），旨在通泻瘀热，清热燥湿。

大黄配黄芩于泻心汤中针对"吐血、衄血"，病变证机是热盛动血，其用量比例是二两（6g）比一两（3g）（2∶1），旨在泻热止血。

大黄配黄芩于附子泻心汤中针对"心下痞而复恶寒，汗出者"，病变证机是胃热蕴结夹阳虚不固，其用量比例是二两（6g）比一两（3g）（2∶1），旨在清泻胃热。

大黄配黄芩于柴胡加龙骨牡蛎汤中针对"胸满烦惊，小便不利，谵语，一身尽重，不可转侧者"，病变证机是热结阳明，少阳郁热，其用量比例是二两（6g）比三两（9g）（2∶3），旨在清心泻胆，清泻郁热。

大黄配黄芩于鳖甲煎丸中针对疟母（癥瘕），病变证机是瘀血阻滞，痰湿蕴结，气血不足，其用量比例是三分比三分（1∶1），旨在通泻瘀热，清解郁热。

（六）大黄配半夏及用量（共5方）

大黄配半夏于大柴胡汤中针对"心下痞硬，大便干结"，病变证机是热结阳明，浊气不行，其用量比例是二两（6g）比半升（12g）（1∶2），旨在通泻秘结，醒脾降逆。

大黄配半夏于苓甘五味加姜辛半杏大黄汤中针对"面热如醉"，病变证机是寒饮郁肺，胃热上逆，其用量比例是三两（9g）比半升（12g）（3∶4），旨在清泻胃热，肃降肺气。

大黄配半夏于厚朴七物汤加减方中针对"病腹满，发热十日，脉浮而数"夹呕吐者，病变证机是热结阳明，卫强营弱，其用量比例是三两（9g）比五合（12g）（3∶4），旨在通泻秘结，降逆止呕。

大黄配半夏于柴胡加龙骨牡蛎汤中针对"胸满烦惊，小便不利，谵语，一身尽重，不可转侧者"，病变证机是心胆郁热，神烦易惊，其用量比例是二两（6g）比二合半（6g）（1∶1），旨在清心泻胆，调理气机。

大黄配半夏于鳖甲煎丸中针对疟母（症瘕），病变证机是瘀血阻滞，痰湿蕴结，气血不足，其用量比例是三分比一分（3∶1），旨在通泻瘀热，燥湿化痰。

（七）大黄配干姜及用量（共4方）

大黄配干姜于三物备急丸中针对心胸脘腹疼痛，病变证机是寒结不通，其用量比例为1∶1，旨在通泻秘结，温中散寒。

大黄配干姜于风引汤中针对"热、瘫、痫"，病变证机是热极生风，其用量比例是四两（12g）比四两（12g）（1∶1），旨在泻热息风，并制约寒药凝滞。

大黄配干姜于苓甘五味加姜辛半杏大黄汤中针对"面热如醉"，病变证机是寒饮郁肺，胃热上逆，其用量比例是三两（9g）比半升（12g）（3∶4），旨在清泻胃热，温肺散寒。

大黄配干姜于鳖甲煎丸中针对疟母（症瘕），病变证机是瘀血阻滞，痰湿蕴结，气血不足，其用量比例是三分比三分（1∶1），旨在通泻瘀热，温通阳气。

（八）大黄配杏仁及用量（共4方）

大黄配杏仁于大陷胸丸中针对"膈内拒痛、心中懊恼、心下痛如石硬"，病变证机是饮热相结，其用量比例是半斤（24g）比半升（12g）（2∶1），旨在通泻水结，降肺化饮。

大黄配杏仁于大黄䗪虫丸中针对"腹满，不能饮食，……肌肤甲错，两目黯黑"，病变证机是瘀热肆虐，脉络阻滞，其用量比例是十分（8g）比一升（24g）（1∶3），旨在通泻瘀热，降泄浊逆。

大黄配杏仁于苓甘五味加姜辛半杏大黄汤中针对"面热如醉"，病变证机是寒饮郁肺，胃热上逆，其用量比例是三两（9g）比半升（12g）（3∶4），旨在清泻胃热，温肺化痰。

大黄配杏仁于麻子仁丸中针对大便硬、小便数，病变证机是热扰太阴，脾不运化，水津偏行，其用量比例是一斤（48g）比一升（24g）（2∶1），旨在通泻秘结，泻肺润肠。

（九）大黄配水蛭及用量（共3方）

大黄配水蛭于抵当汤中针对发狂、身黄、消渴，病变证机是瘀热蕴结，其用量比例是二两（6g）比三十个（60g）（1∶10），旨在通泻瘀热，破血逐瘀。

大黄配水蛭于抵当丸中针对少腹满痛，病变证机是瘀热蕴结，其用量比例是三两（9g）比二十个（40g）（近1∶4），旨在通泻瘀热，破血逐瘀。

大黄配水蛭于大黄䗪虫丸中针对"腹满，不能饮食，……肌肤甲错，两目黯黑"，病变证机是瘀热肆虐，脉络阻滞，用量比例是十分比百枚，旨在通泻瘀热，破血逐瘀。

（十）大黄配虻虫及用量（共3方）

大黄配虻虫于抵当汤中针对发狂、身黄、消渴，病变证机是瘀热蕴结，其用量比例是三两（9g）比三十个（6g）（3∶2），旨在通泻瘀热，破血逐瘀。

大黄配虻虫于抵当丸中针对少腹满痛，病变证机是瘀热蕴结，其用量比例是三两（9g）比二十个（4g）（9∶4），旨在通泻瘀热，破血逐瘀。

大黄配虻虫于大黄䗪虫丸中针对"腹满，不能饮食，……肌肤甲错，两目黯黑"，病变证机是瘀热肆虐，脉络阻滞，用量比例是十分比一升，旨在通泻瘀热，破血逐瘀。

（十一）大黄配䗪虫及用量（共3方）

大黄配䗪虫于下瘀血汤中针对产后腹痛，病变证机是瘀热相结，壅滞不通，其用量比例是二两（6g）比二十枚（10g）（3∶5），旨在通泻瘀热，逐瘀通络。

大黄配䗪虫于大黄䗪虫丸中针对"腹满，不能饮食，……肌肤甲错，两目黯黑"，病变证机是瘀热肆虐，脉络阻滞，其用量比例是十分（8g）比一升（24g）（1∶3），旨在通泻瘀热，逐瘀通络。

大黄配䗪虫于鳖甲煎丸中针对疟母（症瘕），病变证机是瘀血阻滞，痰湿蕴结，气血不足，其用量比例是三分比五分（3∶5），旨在通泻瘀热，逐瘀通络。

（十二）大黄配葶苈子及用量（共3方）

大黄配葶苈子于己椒苈黄丸中针对"腹满，口舌干燥，此肠间有水气"，病变证机是水饮相结，其用量比例是一两（3g）比一两（3g）（1∶1），旨在通泻水结，泻利水气。

大黄配葶苈子于大陷胸丸中针对"膈内拒痛，心中懊恼，心下痛如石硬"，病变证机是饮热相结，其用量比例是半斤（24g）比半升（12g）（2∶1），旨在通泻水结，通调水道。

大黄配葶苈子于鳖甲煎丸中针对疟母（症瘕），病变证机是瘀血阻滞，痰湿蕴结，气血不足，其用量比例是三分比一分（3∶1），旨在通泻瘀热，破坚利痰。

（十三）大黄配柴胡及用量（共3方）

大黄配柴胡于大柴胡汤中针对心下痞硬、大便干结，病变证机是热结阳明，浊气不行，其用量比例是二两（6g）比半斤（24g）（1∶4），旨在通泻秘结，清热调气。

大黄配柴胡于柴胡加龙骨牡蛎汤中针对"胸满烦惊，小便不利，谵语，一身尽重，不可转侧者"，病变证机是心胆郁热，神烦易惊，其用量比例是二两（6g）比二两（6g）（1∶1），旨在清心泻胆，清热调气。

大黄配柴胡于鳖甲煎丸中针对疟母（症瘕），病变证机是瘀血阻滞，痰湿蕴结，气血不足，其用量比例是三分比六分（1∶2），旨在通泻瘀热，调理气机。

（十四）大黄配甘遂及用量（共3方）

大黄配甘遂于大陷胸汤中针对"膈内拒痛、心中懊恼、心下痛如石硬"，病变证机是饮热互结，其用量比例是六两（18g）比一钱匕（1.5g）（12∶1），旨在通泻水结。

大黄配甘遂于大陷胸丸中针对"膈内拒痛、心中懊恼、心下痛如石硬"，病变证机是饮热相结，其用量比例是半斤（24g）比一钱匕（1.5g）（16∶1），旨在通泻水结。

大黄配甘遂于大黄甘遂汤中针对"腹满如敦状，小便微难而不渴"，病变证机是水与血相结，其用量比例是四两（12g）比二两（6g）（2∶1），旨在泻利水血。

（十五）大黄配阿胶及用量（共2方）

大黄配阿胶于大黄甘遂汤中针对"腹满如敦状，小便微难而不渴"，病变证机是水与血相结，其用量比例是四两（12g）比二两（6g）（2∶1），旨在泻利水血，并制约泻利伤血。

大黄配阿胶于鳖甲煎丸中针对疟母（症瘕），病变证机是瘀血阻滞，痰湿蕴结，气血不足，其用量比例是三分比三分（1∶1），旨在通泻瘀热，滋补阴血，并制约泻利伤血。

（十六）大黄配牡丹皮及用量（共2方）

大黄配牡丹皮于下瘀血汤中针对产后腹痛，于大黄牡丹汤中针对肠痈，病变证机是瘀热相结，壅滞不通，其用量比例是四两（12g）比一两（3g）（4∶1），旨在通泻瘀热，凉血消肿。

大黄配牡丹皮于鳖甲煎丸中针对疟母（症瘕），病变证机是瘀血阻滞，痰湿蕴结，气血不足，其用量比例是三分比五分（3∶5），旨在通泻瘀热，散瘀通经。

（十七）大黄配巴豆及用量（共1方）

大黄配巴豆于三物备急丸中针对心胸脘腹疼痛，腹胀，手足不温，畏寒怕冷，病变证机是寒结不通，其用量比例为1∶1，旨在温阳通泻秘结。

（十八）大黄配鳖甲及用量（共1方）

大黄配鳖甲于鳖甲煎丸中针对疟母（症瘕），病变证机是瘀血阻滞，痰湿蕴结，气血不足，其用量比例是三分比十二分（1∶4），旨在通泻瘀热，软坚散结。

（十九）大黄配干地黄（生地黄）及用量（共1方）

大黄配干地黄于大黄䗪虫丸中针对"腹满，不能饮食，……肌肤甲错，两目黯黑"，病变证机是瘀热肆虐，脉络阻滞，其用量比例是十分（8g）比十两（30g）（近1∶4），旨在通泻瘀热，凉血补血。

（二十）大黄配瓜子及用量（共1方）

大黄配瓜子于大黄牡丹汤中针对肠痈，病变证机是瘀热相结，壅滞不通，其用量比例是四两（12g）比半升（12g）（1∶1），旨在通泻瘀热，清热利湿排脓。

（二十一）大黄配硝石及用量（共1方）

大黄配硝石于大黄硝石汤中针对"黄疸，腹满，小便不利而赤，自汗出"，病变证机是湿热蕴结，瘀血阻滞，其用量比例是四两（12g）比半升（12g）（1∶1），旨在通泻瘀热，燥湿散瘀。

芒硝用量及配方

《伤寒杂病论》260方中用芒硝有9首。权衡仲景用芒硝可辨治诸多病证，以9首方中芒硝的剂量为切入点，归纳总结、提炼概括，以期研究、剖析、发微，用于指导临床实践，从而达到准确理解芒硝量在方中的作用，更好地用活经方以辨治常见病、多发病及疑难病。

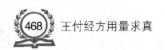

【剂型与用量导读】

表 1　不同方剂中的芒硝用量

用　量		经方	经方名称
古代量	现代量	数量	
半两	1.5g	1 方	己椒苈黄丸加减方
二两	6g	2 方	桃核承气汤、柴胡加芒硝汤
三合	9g	3 方	大承气汤、大黄牡丹汤、木防己去石膏加茯苓芒硝汤
半升	12g	2 方	大陷胸丸、调胃承气汤
一升	24g	1 方	大陷胸汤

表 2　不同剂型中的芒硝用量

剂型	不同用量	古代量	现代量	代表方名
汤剂	最小用量	二两	6g	桃核承气汤
	最大用量	一升	24g	大陷胸汤
丸剂	最小用量	半两	1.5g	己椒苈黄丸加减方
	最大用量	半升	12g	大陷胸丸

【证型与用量变化】

(一) 泻热逐水及用量

泻热逐水，用于辨治痰饮水气郁结所引起的病证表现，用芒硝组方有 4 首。

表 3　辨治痰饮病变的芒硝用量

证型	剂型	最佳用量	方名	针对主症	病变证机	用药目的
结胸	汤剂	一升 (24g)	大陷胸汤	膈内拒痛，心中懊侬、心下痛如石硬	饮热相结	旨在泻热逐水
膈间痰蕴	汤剂	三合 (9g)	木防己去石膏加茯苓芒硝汤	膈间支饮，其人喘满，心下痞坚、面色黧黑	膈间阳郁热饮，正气损伤	
水热郁结	丸剂	半两 (1.5g)	己椒苈黄丸加减方	腹满，口舌干燥，此肠间有水气	水热郁结，阻遏气机	
结胸	丸剂	半升 (12g)	大陷胸丸	膈内拒痛、心中懊侬心下痛如石硬	饮热相结	

（二）泻热软坚及用量

泻热软坚，用于辨治郁热内结所引起的病证表现，用芒硝组方有 3 首。

表 4　辨治热结病变的芒硝用量

证型	最佳用量	方名	针对主症	病变证机	用药目的
热结	三合（9g）	大承气汤	阳明热结证，阳明热结旁流	热结不通，阻遏气机	旨在泻热软坚
少阳阳明热证	二两（6g）	柴胡加芒硝汤	胸胁满而呕，日晡所发潮热	少阳郁热内结夹气虚	
热结夹虚	半升（12g）	调胃承气汤	心烦、蒸蒸发热	热结阳明，气郁不通	

（三）泻热祛瘀及用量

泻热祛瘀，用于辨治瘀热内结所引起的病证表现，用芒硝组方有 2 首。

表 5　辨治瘀热病变的芒硝用量

证型	最佳用量	方名	针对主症	病变证机	用药目的
肠痈瘀热	三合（9g）	大黄牡丹汤	肠痈	瘀热相结，壅滞不通	旨在泻热祛瘀
膀胱瘀热	二两（6g）	桃核承气汤	热结膀胱、如狂	瘀热蕴结	

【配方与用量比例】

（一）芒硝配葶苈子及用量（共 2 方）

芒硝配葶苈子于己椒苈黄丸加减方中针对"腹满，口舌干燥，此肠间有水气"，病变证机是水热郁结，阻遏气机，其用量比例是半两（1.5g）比一两（3g）（1∶2），旨在泻热逐水，通利水道。

芒硝配葶苈子于大陷胸丸中针对"膈内拒痛、心中懊恼、心下痛如石硬"，病变证机是饮热相结，其用量比例是半升（12g）比半升（12g）（1∶1），旨在泻热逐水，通利水道。

（二）芒硝配防己及用量（共 2 方）

芒硝配防己于己椒苈黄丸加减方中针对"腹满，口舌干燥，此肠间有水

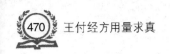

气"，病变证机是水热郁结，阻遏气机，其用量比例是半两（1.5g）比一两（3g）（1∶2），旨在泻热逐水，苦降行水。

芒硝配防己于木防己去石膏加茯苓芒硝汤中针对"膈间支饮，其人喘满，心下痞坚，面色黧黑"，病变证机是膈间阳郁热饮，正气损伤，其用量比例是三合（9g）比二两（6g）（3∶2），旨在泻热逐饮，利湿化饮。

（三）芒硝配甘遂及用量（共2方）

芒硝配甘遂于大陷胸汤中针对"膈内拒痛、心中懊侬、心下痛如石硬"，病变证机是饮热相结，其用量比例是一升（24g）比一钱匕（1.5g）（16∶1），旨在泻热逐水涤饮。

芒硝配甘遂于大陷胸丸中针对"膈内拒痛、心中懊侬，心下痛如石硬"，病变证机是饮热相结，其用量比例是半升（12g）比一钱匕（1.5g）（8∶1），旨在泻热逐水涤饮。

（四）芒硝配厚朴及用量（共1方）

芒硝配厚朴于大承气汤中针对阳明热结证，阳明热结旁流，病变证机是热结不通，阻遏气机，其用量比例是三合（9g）比八两（24g）（3∶8），旨在泻热软坚，温通下气。

（五）芒硝配枳实及用量（共1方）

芒硝配枳实于大承气汤中针对阳明热结证，阳明热结旁流，病变证机是热结不通，阻遏气机，其用量比例是三合（9g）比五枚（5g）（9∶5），旨在泻热软坚，清热行气。

（六）芒硝配杏仁及用量（共1方）

芒硝配杏仁于大陷胸丸中针对"膈内拒痛、心中懊侬、心下痛如石硬"，病变证机是饮热相结，其用量比例是半升（12g）比半升（12g）（1∶1），旨在泻热逐水，肃降水饮。

甘遂用量及配方

《伤寒杂病论》260方中用甘遂有5首。权衡仲景用甘遂可辨治诸多病证，以5首方中甘遂的剂量为切入点，归纳总结、提炼概括，以期研究、剖析、发微，用于指导临床实践，从而达到准确理解甘遂量在方中的作用，更好地用活经方以辨治常见病、多发病及疑难病。

【剂型与用量导读】

表1 不同方剂中的甘遂用量

用量		经方数量	经方名称
古代量	现代量		
一钱匕的1/3	0.5~0.6g	1方	十枣汤
一钱匕	1.5~1.8g	2方	大陷胸汤、大陷胸丸
三枚	5g	1方	甘遂半夏汤
二两	6g	1方	大黄甘遂汤

表2 不同剂型中的甘遂用量

剂型	不同用量	古代量	现代量	代表方名
汤剂	最小用量	一钱匕的1/3	0.5~0.6g	十枣汤
	最大用量	二两	6g	大黄甘遂汤
丸剂	通常用量	一钱匕	1.5~1.8g	大陷胸丸

【证型与用量变化】

（一）泻逐水饮及用量

泻逐水饮，用于辨治水饮病变所引起的病证表现，用甘遂组方者有4首。

表3 辨治水饮病变的甘遂用量

证型	最佳用量	方名	针对主症	病变证机	用药目的
悬饮或水结	一钱匕的1/3（0.5~0.6g）	十枣汤	头痛，心下痞硬满，引胁下痛，干呕，短气，汗出。咳，烦，胸中痛者	水饮相结，阻滞不通	旨在泻逐水饮
结胸	一钱匕（1.5g）	大陷胸汤、大陷胸丸	膈内拒痛，心中懊恼，心下痛如石硬	饮热相结	
水饮蕴结	三枚（5g）	甘遂半夏汤	其人欲自利，利反快，虽利，心下续坚满，此为留饮欲去故也	水饮留结	

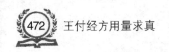

（二）逐水利血及用量

逐水利血，用于辨治水气瘀血所引起的病证表现，用甘遂组方有1首。

表4 辨治水血病变的甘遂用量

证型	最佳用量	方名	针对主症	病变证机	用药目的
水血互结	二两（6g）	大黄甘遂汤	腹满如敦状，小便微难而不渴	水与血相结	旨在逐水利血

【配方与用量比例】

（一）甘遂配大戟、芫花及用量（共1方）

甘遂配大戟、芫花于十枣汤中针对"头痛，心下痞硬满，引胁下痛，干呕，短气，汗出"及"咳，烦，胸中痛者"，病变证机是水饮相结，阻滞不通，其用量比例为1：1，旨在泻逐水饮。

（二）甘遂配葶苈子及用量（共1方）

甘遂配葶苈子于大陷胸丸中针对"膈内拒痛、心中懊恼、心下痛如石硬"，病变证机是饮热相结，其用量比例是一钱匕（1.5g）比半升（12g）（3：24），旨在攻逐降泄水湿。

（三）甘遂配阿胶及用量（共1方）

甘遂配阿胶于大黄甘遂汤中针对"腹满如敦状，小便微难而不渴"，病变证机是水与血相结，其用量比例是二两（6g）比二两（6g）（1：1），旨在逐水利血，并制约泻利伤血。

（四）甘遂配半夏及用量（共1方）

甘遂配半夏于甘遂半夏汤中针对"其人欲自利，利反快，虽利，心下续坚满，此为留饮欲去故也"，病变证机是水饮留结，其用量比例是三枚（5g）比十二枚（12g）（5：12），旨在泻逐水饮，燥湿化痰。

巴豆用量及配方

《伤寒杂病论》260方中用巴豆有2首，权衡仲景用巴豆主要用于辨治寒结、痰壅等病变。

【剂型与用量导读】

表1 方剂及剂型中的巴豆用量

用量		经方数量	经方名称
古代量	现代量		
一分	3g	1方	三物白散
仲景未言用量			三物备急丸

【证型与用量变化】

攻逐寒痰，用于辨治寒痰郁结所引起的病证表现，用巴豆组方有2首。

表2 辨治寒结病变的巴豆用量

证型	最佳用量	方名	针对主症	病变证机	用药目的
寒结不通	与大黄、干姜为相等	三物备急丸	腹痛，腹胀，手足不温，畏寒怕冷	阳明寒结，气机不通	旨在攻逐寒结
寒实结胸	一分（3g）	三物白散	膈内拒痛，心下痛如石硬，腹痛	寒痰相结，阻滞不通	旨在攻逐寒痰

【配方与用量比例】

巴豆配贝母及用量（共1方）

巴豆配贝母于三物白散中针对膈内拒痛、心下痛如石硬、腹痛，病变证机是寒痰相结，阻滞不通，其用量比例是一分比三分（1∶3），旨在攻逐寒痰，降逆化痰。

大戟用量及配方

《伤寒杂病论》260方中用大戟有1首，权衡仲景用大戟主要用于辨治水结、饮停等病变。

【剂型与用量导读】

表1 方剂及剂型中的大戟用量

用量		经方数量	经方名称
古代量	现代量		
一钱匕的1/3	0.5~0.6g	1方	十枣汤

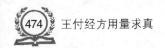

【证型与用量变化】

攻泻逐水，用于辨治痰饮水气所引起的病证表现，用大戟组方有1首。

表2　辨治痰饮水气病变的大戟用量

证型	最佳用量	方名	针对主症	病变证机	用药目的
悬饮或水结	一钱匕的1/3（0.5~0.6g）	十枣汤	头痛，心下痞硬满，引胁下痛，干呕，短气，汗出。咳，烦，胸中痛者	水饮相结，阻滞不通	旨在攻泻逐水

芫花用量及配方

《伤寒杂病论》260方中用芫花有1首，权衡仲景用芫花主要用于辨治水结、饮停等病变。

【剂型与用量导读】

表1　方剂及剂型中的芫花用量

用量		经方数量	经方名称
古代量	现代量		
一钱匕的1/3	0.5~0.6g	1方	十枣汤

【证型与用量变化】

泻利逐水，用于辨治痰饮水气所引起的病证表现，用芫花组方有1首。

表2　辨治痰饮水气病变芫花用量

证型	最佳用量	方名	针对主症	病变证机	用药目的
悬饮或水结	一钱匕的1/3（0.5~0.6g）	十枣汤	头痛，心下痞硬满，引胁下痛，干呕，短气，汗出。咳，烦，胸中痛者	水饮相结，阻滞不通	旨在泻利逐水

第十一章　安神药

安神药有养心安神和重镇安神，养心安神主要用于虚证，重镇安神药主要用于实证，但在临床实际中既没有单一的虚证也没有单一的实证，病变多是虚实夹杂，只有分清病变虚实主次，以此才能更合理地选药定量。

养心安神药2味如柏实、酸枣仁。

重镇安神药4味如牡蛎、龙骨、铅丹、紫石英。

牡蛎用量及配方

《伤寒杂病论》260方中用牡蛎有10首。权衡仲景用牡蛎可辨治诸多病证，以10首方中牡蛎的剂量为切入点，归纳总结、提炼概括，以期研究、剖析、发微，用于指导临床实践，从而达到准确理解牡蛎量在方中的作用，更好地用活经方以辨治常见病、多发病及疑难病。

【剂型与用量导读】

表1　不同方剂中的牡蛎用量

用 量		经方数量	经方名称
古代量	现代量		
方寸匕的1/7	1g	1方	牡蛎泽泻散
方寸匕的1/2	3~4.5g	1方	栝楼牡蛎散
二分	6g	1方	白术散
一两半	4.5g	1方	柴胡加龙骨牡蛎汤
二两	6g	2方	桂枝甘草龙骨牡蛎汤、风引汤
三两	9g	2方	柴胡桂枝干姜汤、桂枝加龙骨牡蛎汤
三分	9g	1方	侯氏黑散
五两	15g	1方	桂枝去芍药加蜀漆牡蛎龙骨救逆汤

表2 不同剂型中的牡蛎用量

剂型	不同用量	古代量	现代量	代表方名
汤剂	最小用量	一两半	4.5g	柴胡加龙骨牡蛎汤
	最大用量	五两	15g	桂枝去芍药加蜀漆牡蛎龙骨救逆汤
散剂	最小用量	方寸匕的1/7	1g	牡蛎泽泻散
	最大用量	三分	9g	侯氏黑散

【证型与用量变化】

（一）潜阳安神及用量

潜阳安神，用于辨治心神不藏病变所引起的病证表现，用牡蛎组方者有4首。

表3 辨治心神不藏病变的牡蛎用量

证型	最佳用量	方名	针对主症	病变证机	用药目的
心阳虚烦躁	二两（6g）	桂枝甘草龙骨牡蛎汤	烦躁	心阳虚弱	旨在潜阳安神
心肾不固	三两（9g）	桂枝加龙骨牡蛎汤	阴头寒梦失精	阳气虚弱	
心阳虚	五两（15g）	桂枝去芍药加蜀漆牡蛎龙骨救逆汤	惊狂	心阳虚弱，心神不藏	
心胆郁热	一两半（4.5g）	柴胡加龙骨牡蛎汤	胸满，烦惊，小便不利，谵语	心胆郁热，心神不藏	

（二）潜阳息风及用量

潜阳息风，用于辨治内风病变所引起的病证表现，用牡蛎组方者有2首。

表4 辨治内风病变的牡蛎用量

证型	最佳用量	方名	针对主症	病变证	用药目的
肝热生风	二两（6g）	风引汤	热、瘫、痫	肝热生风	旨在潜阳息风
痰风	三分	侯氏黑散	治大风，四肢烦重，心中恶寒不足者	心脾不足，痰风内生	

（三）软坚散结及用量

软坚散结，用于辨治水气蕴结病变所引起的病证表现，用牡蛎组方者有2首。

表5 辨治水气蕴结病变的牡蛎用量

证型	最佳用量	方名	针对主症	病变证机	用药目的
水气下注	方寸匕的1/7（1g）	牡蛎泽泻散	从腰以下有水气者	湿热蕴结，水气滞留	旨在软坚散结
寒热夹杂	三两（9g）	柴胡桂枝干姜汤	胸胁满微结，小便不利	寒热夹津伤	

（四）收涩固胎及用量

收涩固胎，用于辨治胎动不安所引起的病证表现，用牡蛎组方有1首。

表6 辨治胎动不安病变的牡蛎用量

证型	最佳用量	方名	针对主症	病变证机	用药目的
脾胃寒湿	二分（6g）	白术散	胎疾	脾气虚弱，寒湿肆虐	旨在收涩固胎

（五）益阴敛阴及用量

益阴敛阴，用于辨治阴津损伤所引起的病证表现，用牡蛎组方有1首。

表7 辨治阴虚病变的牡蛎用量

证型	最佳用量	方名	针对主症	病变证机	用药目的
阴虚内热	方寸匕的1/2（3~4.5g）	栝楼牡蛎散	内热烦渴	阴津亏损，燥热内扰	旨在益阴敛阴

【配方与用量比例】

（一）牡蛎配川芎及用量（共2方）

牡蛎配川芎于白术散中针对胎疾，病变证机是脾气虚弱，寒湿肆虐，其用量比例是二分比四分（1∶2），旨在收涩固胎，理血安胎。

牡蛎配川芎于侯氏黑散中针对"治大风，四肢烦重，心中恶寒不足者"，病变证机是心脾不足，痰风内生，其用量比例是三分比三分（1∶1），旨在潜阳活血息风。

（二）牡蛎配赤石脂及用量（共1方）

牡蛎配赤石脂于风引汤中针对"热、瘫、痫"，病变证机是肝热生风，其用量比例是二两（6g）比六两（18g）（1∶3），旨在潜阳固敛息风。

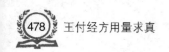

（三）牡蛎配泽泻及用量（共1方）

牡蛎配泽泻于牡蛎泽泻散中针对"从腰以下有水气者"，病变证机是湿热蕴结，水气滞留，其用量比例为1∶1，旨在软坚散结，清热利水。

（四）牡蛎配海藻及用量（共1方）

牡蛎配海藻于牡蛎泽泻散中针对"从腰以下有水气者"，病变证机是湿热蕴结，水气滞留，其用量比例为1∶1，旨在软坚散结利水。

龙骨用量及配方

《伤寒杂病论》260方中用龙骨有7首。权衡仲景用龙骨可辨治诸多病证，以7首方中龙骨的剂量为切入点，归纳总结、提炼概括，以期研究、剖析、发微，用于指导临床实践，从而达到准确理解龙骨量在方中的作用，更好地用活经方以辨治常见病、多发病及疑难病。

【剂型与用量导读】

表1　不同方剂中的龙骨用量

用量		经方数量	经方名称
古代量	现代量		
钱匕的1/3	0.5~0.9g	1方	蜀漆散
一两半	4.5g	1方	柴胡加龙骨牡蛎汤
二两	6g	1方	桂枝甘草龙骨牡蛎汤
三两	9g	1方	天雄散
四两	12g	3方	桂枝去芍药加蜀漆牡蛎龙骨救逆汤、桂枝加龙骨牡蛎汤、风引汤

表2　不同剂型中的龙骨用量

剂型	不同用量	古代量	现代量	代表方名
汤剂	最小用量	一两半	4.5g	柴胡加龙骨牡蛎汤
	最大用量	四两	12g	风引汤
散剂	最小用量	钱匕的1/3	0.5~0.9g	蜀漆散
	最大用量	三两	9g	天雄散

【证型与用量变化】

（一）固涩安神及用量

固涩安神，用于辨治心神不固病变所引起的病证表现，用龙骨组方者有 5 首。

表 3　辨治心神不固病变的龙骨用量

证型	最佳用量	方名	针对主症	病变证机	用药目的
阳虚不固	三两（9g）	天雄散	阳虚不固证	阳虚阴寒，肾精不固	旨在固涩安神
	四两（12g）	桂枝加龙骨牡蛎汤	阴头寒梦失精	阳气不足，心肾不交	
心阳虚烦躁	二两（6g）	桂枝甘草龙骨牡蛎汤	烦躁	心阳虚弱	
心阳虚	四两（12g）	桂枝去芍药加蜀漆牡蛎龙骨救逆汤	惊狂	心阳虚弱，心神不藏	
心胆郁热	一两半（4.5g）	柴胡加龙骨牡蛎汤	胸满，烦惊，小便不利，谵语	心胆郁热，心神不藏	

（二）息风安神及用量

息风安神，用于辨治肝热生风扰神所引起的病证表现，用龙骨组方有 1 首。

表 4　辨治肝热生风病变的龙骨用量

证型	最佳用量	方名	针对主症	病变证机	用药目的
肝热生风	四两（12g）	风引汤	热、瘫、痫	肝热生风	旨在息风安神

（三）清热化痰及用量

清热化痰，用于辨治痰气郁热所引起的病证表现，用龙骨组方有 1 首。

表 5　辨治痰热病变的龙骨用量

证型	最佳用量	方名	针对主症	病变证机	用药目的
阳郁痰结	钱匕的 1/3（0.5～0.9g）	蜀漆散	疟多寒者，名曰牝疟	阳气郁滞，痰热蕴结	旨在清热化痰

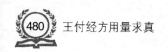

【配方与用量比例】

（一）龙骨配牡蛎及用量（共5方）

龙骨配牡蛎于风引汤中针对"热、瘫、痫"，病变证机是肝热生风，其用量比例是四两（12g）比二两（6g）（2∶1），旨在潜阳息风安神。

龙骨配牡蛎于桂枝甘草龙骨牡蛎汤中针对烦躁，病变证机是心阳虚弱，其用量比例是二两（6g）比二两（6g）（1∶1），旨在固涩潜阳安神。

龙骨配牡蛎于桂枝去芍药加蜀漆牡蛎龙骨救逆汤中针对"惊狂，卧起不安者"，病变证机是心阳虚弱，其用量比例是四两（12g）比五两（15g）（4∶5），旨在固涩潜阳安神。

龙骨配牡蛎于桂枝加龙骨牡蛎汤中针对"夫失精家，少腹弦急，阴头寒，目眩，发落，脉极虚芤迟"，病变证机是心肾虚寒，其用量比例是四两比三两（4∶3），旨在固涩潜阳安神。

龙骨配牡蛎于柴胡加龙骨牡蛎汤中针对"胸满，烦惊，小便不利，谵语，一身尽重，不可转侧者"，病变证机是心胆郁热，其用量比例是一两半（4.5g）比一两半（4.5g）（1∶1），旨在固涩潜阳安神。

（二）龙骨配紫石英及用量（共1方）

龙骨配紫石英于风引汤中针对"热、瘫、痫"，病变证机是肝热生风，其用量比例是四两（12g）比六两（18g）（2∶3），旨在重镇息风安神。

（三）龙骨配白术及用量（共1方）

龙骨配白术于天雄散中针对阳虚不固证，病变证机是阳虚阴寒，肾精不固，其用量比例是三两（9g）比八两（24g）（3∶8），旨在固涩安神，健脾益肾。

柏实用量及配方

《伤寒杂病论》260方中用柏实有1首，权衡仲景用柏实主要用于辨治肺气上逆、心神不安等病变。

【剂型与用量导读】

表1 方剂及剂型中的柏实用量

用 量		经方数量	经方名称
古代量	现代量		
一分	3g	1方	竹皮大丸加减方

【证型与用量变化】

安神益肺，用于辨治心肺不足所引起的病证表现，用柏实组方有1首。

表2 辨治肺气上逆病变的柏实用量

证型	最佳用量	方名	针对主症	病变证机	用药目的
脾胃虚热	一分	竹皮大丸加减方	烦乱呕逆夹喘	脾胃虚热，心神不藏，肺气上逆	旨在安神益肺

【配方与用量比例】

柏实配竹茹及用量（共1方）

柏实配竹茹于竹皮大丸加减方中针对烦乱呕逆夹喘者，病变证机是脾胃虚热，心神不藏，肺气上逆，其用量比例是一分（3g）比二分（6g）（1：2），旨在安神益肺，清胃降逆。

铅丹用量及配方

《伤寒杂病论》260方中用铅丹有1首，权衡仲景用铅丹主要用于辨治郁热、心神不宁等病变。

【剂型与用量导读】

表1 方剂及剂型中的铅丹用量

用 量		经方数量	经方名称
古代量	现代量		
一两半	4.5g	1方	柴胡加龙骨牡蛎汤

【证型与用量变化】

泻热镇惊，用于辨治心胆不宁所引起的病证表现，用铅丹组方有1首。

表2　辨治心神不定病变的铅丹用量

证型	最佳用量	方名	针对主症	病变证机	用药目的
少阳夹少阴	一两半（4.5g）	柴胡加龙骨牡蛎汤	胸满，烦惊，小便不利，谵语，一身尽重，不可转侧者	心胆郁热，正气不足	旨在泻热镇惊

【配方与用量比例】

（一）铅丹配龙骨及用量（共1方）

铅丹配龙骨于柴胡加龙骨牡蛎汤中针对"胸满，烦惊，小便不利，谵语，一身尽重，不可转侧者"，病变证机是心胆郁热，正气不足，其用量比例是一两半（4.5g）比一两半（4.5g）（1∶1），旨在泻热镇惊，固涩安神。

（二）铅丹配牡蛎及用量（共1方）

铅丹配牡蛎于柴胡加龙骨牡蛎汤中针对"胸满，烦惊，小便不利，谵语，一身尽重，不可转侧者"，病变证机是心胆郁热，正气不足，其用量比例是一两半（4.5g）比一两半（4.5g）（1∶1），旨在泻热镇惊，潜阳安神。

（三）铅丹配大黄及用量（共1方）

铅丹配大黄于柴胡加龙骨牡蛎汤针对"胸满，烦惊，小便不利，谵语，一身尽重，不可转侧者"，病变证机是心胆郁热，正气不足，其用量比例是一两半（4.5g）比二两（6g）（3∶4），旨在镇惊清心泻胆。

酸枣仁用量及配方

《伤寒杂病论》260方中用酸枣仁有1首，权衡仲景用酸枣仁主要用于辨治血虚、魂不舍、神不安等病变。

【剂型与用量导读】

表1　方剂及剂型中的酸枣仁用量

用量		经方数量	经方名称
古代量	现代量		
二升	48g	1方	酸枣仁汤

【证型与用量变化】

养血舍魂安神，用于辨治心肝阴血不足所引起的病证表现，用酸枣仁组方有 1 首。

表 2　辨心肝阴血虚病变的酸枣仁用量

证型	最佳用量	方名	针对主症	病变证机	用药目的
心肝阴血虚	二升（48g）	酸枣仁汤	虚劳虚烦，不得眠	心肝阴血不足，虚热内生	旨在养血舍魂安神

【配方与用量比例】

（一）酸枣仁配知母及用量（共 1 方）

酸枣仁配知母于酸枣仁汤中针对"虚劳虚烦，不得眠"，病变证机是心肝阴血不足，虚热内生，心神不宁，用量比例是二升（48g）比二两（6g）（8∶1），旨在养血舍魂安神，清滋除烦。

（二）酸枣仁配茯苓及用量（共 1 方）

酸枣仁配茯苓于酸枣仁汤中针对"虚劳虚烦，不得眠"，病变证机是心肝阴血不足，虚热内生，心神不宁，其用量比例是二升（48g）比二两（6g）（8∶1），旨在养血舍魂安神，益气宁心。

（三）酸枣仁配川芎及用量（共 1 方）

酸枣仁配川芎于酸枣仁汤中针对"虚劳虚烦，不得眠"，病变证机是心肝阴血不足，虚热内生，心神不宁，其用量比例是二升（48g）比二两（6g）（8∶1），旨在养血舍魂安神，行气理血。

紫石英用量及配方

《伤寒杂病论》260 方中用紫石英有 1 首，权衡仲景用紫石英主要用于辨治郁热、魂不舍、神不安等病变。

【剂型与用量导读】

表 1　方剂及剂型中的紫石英用量

用量		经方数量	经方名称
古代量	现代量		
六两	18g	1 方	风引汤

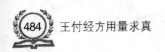

【证型与用量变化】

定惊安魂，用于辨治肝热扰心所引起的病证表现，用紫石英组方有1首。

表2　辨治肝热病变的紫石英用量

证型	最佳用量	方名	针对主症	病变证机	用药目的
肝热生风	六两（18g）	风引汤	热、瘫、痫	热极生风	旨在定惊安魂

【配方与用量比例】

（一）紫石英配牡蛎及用量（共1方）

紫石英配牡蛎于风引汤中针对"热、瘫、痫"，病变证机是热极生风，其用量比例是六两（18g）比二两（6g）（3∶1），旨在定惊安魂，潜阳息风。

（二）紫石英配桂枝及用量（共1方）

紫石英配桂枝于风引汤中针对"热、瘫、痫"，病变证机是热极生风，其用量比例是六两（18g）比三两（9g）（2∶1），旨在泻热益阴，温阳化气。

（三）紫石英配大黄及用量（共1方）

紫石英配大黄于风引汤中针对"热、瘫、痫"，病变证机是热极生风，其用量比例是六两（18g）比四两（12g）（3∶2），旨在泻热益阴，泻热息风。

第十二章　理气药

辨治气郁病变有偏寒偏热不同，即气郁化热者必清，气郁阻滞者当温，寒热并用者，旨在相互兼顾。

清热理气药 2 味如柴胡、枳实。

温通理气药 4 味如厚朴、橘皮、薤白、苏叶。

枳实用量及配方

《伤寒杂病论》260 方中用枳实有 17 首。权衡仲景用枳实可辨治诸多病证，以 17 首方中枳实的剂量为切入点，归纳总结、提炼概括，以期研究、剖析、发微，用于指导临床实践，从而达到准确理解枳实量在方中的作用，更好地用活经方以辨治常见病、多发病及疑难病。

【剂型与用量导读】

表 1　不同方剂中的枳实用量

用 量		经方数量	经方名称
古代量	现代量		
方寸匕的 1/4	1.5~2.25g	1 方	四逆散
方寸匕的 1/2	3~4.5g	1 方	枳实芍药散
三枚	3g	1 方	枳实栀子豉汤
四枚	4g	4 方	大柴胡汤、枳实薤白桂枝汤、栀子厚朴汤、厚朴大黄汤
三枚大者	5g	1 方	小承气汤
五枚	5g	5 方	大承气汤、栀子大黄汤、厚朴七物汤、厚朴三物汤、桂枝生姜枳实汤
七枚	7g	1 方	枳术汤

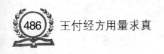

续表

用 量		经方数量	经方名称
古代量	现代量		
三两	9g	1方	橘枳姜汤
十六枚	16g	1方	排脓散
半斤	24g	1方	麻子仁丸

表2　不同剂型中的枳实用量

剂型	不同用量	古代量	现代量	代表方名
汤剂	最小用量	三枚	3g	枳实栀子豉汤
	最大用量	三两	9g	橘枳姜汤
散剂	最小用量	方寸匕的1/4	1.5~2.25g	四逆散
	最大用量	十六枚	16g	排脓散
丸剂	通常用量	半斤	24g	麻子仁丸

【证型与用量变化】

（一）行气导滞及用量

行气导滞，用于辨治浊气壅滞病变所引起的病证表现，用枳实组方者有9首。

表3　辨治浊气壅滞病变的枳实用量

证型	最佳用量	方名	针对主症	病变证机	用药目的
烦热气滞较轻	三枚（3g）	枳实栀子豉汤	心胸脘腹烦热胀满	郁热内扰，气机不畅	旨在行气导滞
烦热气滞较重	四枚（4g）	栀子厚朴汤	心烦，腹满，卧起不安者	郁热内扰，气机不畅	
		大柴胡汤	心下痞硬、大便干结	热结阳明，浊气不行	

续表

证型	最佳用量	方名	针对主症	病变证机	用药目的
热结阳明	五枚或三枚大者（5g）	大承气汤、小承气汤	大便干结、潮热、谵语、腹痛	热结阳明，气郁不通	旨在行气导滞
		厚朴三物汤	痛而闭	热结阳明，气郁不通	
		厚朴七物汤	病腹满，发热十日，脉浮而数	热结阳明，卫强营弱	
湿热酒黄疸	五枚（5g）	栀子大黄汤	酒黄疸，心中懊恼或热痛	湿热蕴结，气机壅滞	
脾约	半斤（24g）	麻子仁丸	大便硬、小便数	热扰太阴，脾不运化，水津偏行	

（二）行气泄郁及用量

行气泄郁，用于辨治气机郁滞病变所引起的病证表现，用枳实组方者有5首。

表4　辨治气机郁滞病变的枳实用量

证型	最佳用量	方名	针对主症	病变证机	用药目的
肝气郁滞	方寸匕的1/4（1.5~2.25g）	四逆散	四逆，其人或咳，或悸或小便不利，或腹中痛，或泄利下重者	肝气郁滞	旨在行气泄郁
产后腹痛	方寸匕的1/2（3~4.5g）	枳实芍药散	产后腹痛，烦满不得卧	气血郁滞	
气郁夹瘀	四枚（4g）	枳实薤白桂枝汤	胸痹	心气郁滞，血行不利	
气机郁滞	五枚（5g）	桂枝生姜枳实汤	心中痞，诸逆心悬痛	气郁寒滞，脉络不通	
气郁胸痹	三两（9g）	橘枳姜汤	胸痹，胸中气塞，短气	气机阻滞，胸阳被遏	

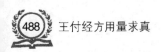

（三）行气醒脾及用量

行气醒脾，用于辨治脾气不运所引起的病证表现，用枳实组方有 1 首。

表5　辨治脾气壅滞病变的枳实用量

证型	最佳用量	方名	针对主症	病变证机	用药目的
脾胃气虚气滞夹饮	七枚（7g）	枳术汤	心下坚，大如盘，边如旋盘，水饮所作	脾气虚弱，气虚不化，气滞饮停	旨在行气醒脾

（四）行气化饮及用量

行气化饮，用于辨治气郁夹热生饮所引起的病证表现，用枳实组方有 1 首。

表6　辨治热结支饮病变的枳实用量

证型	最佳用量	方名	针对主症	病变证机	用药目的
支饮	四枚（4g）	厚朴大黄汤	支饮，胸满者	饮热相结	旨在行气化饮

（五）行气生肌及用量

行气生肌，用于辨治气郁生痈化脓所引起的病证表现，用枳实组方有 1 首。

表7　辨治痈脓病变的枳实用量

证型	最佳用量	方名	针对主症	病变证机	用药目的
胃热痈脓	十六枚（16g）	排脓散	胃脘痈脓	热毒浸淫，灼腐脉络	旨在行气生肌

【配方与用量比例】

（一）枳实配薤白及用量（共2方）

枳实配薤白于枳实薤白桂枝汤中针对胸痹，病变证机是心气郁滞，血行不利，其用量比例是四枚（4g）比半斤（24g）（1：6），旨在行气泄郁，开胸通阳。

枳实配薤白于四逆散加减方中针对"四逆，其人或咳，或悸，或小便不利，或腹中痛，或泄利下重者"，病变证机是肝气郁滞，浊气壅涩，其用量比例是方寸匕的 1/4 比三升（72g）（1.5~2.25g），旨在行气泄郁，调气治重。

（二）枳实配豉（香豉、淡豆豉）及用量（共2方）

枳实配香豉于枳实栀子豉汤中针对心胸脘腹烦热胀满，病变证机是郁热内扰，气机不畅，其用量比例是三枚（3g）比一升（24g）（1∶8），旨在行气导滞，宣透郁热。

枳实配香豉于栀子大黄汤中针对"酒黄疸，心中懊侬或热痛"，病变证机是湿热蕴结，气机壅滞，其用量比例是五枚（5g）比一升（24g）（近1∶5），旨在行气导滞，宣透郁热。

（三）枳实配栝楼实及用量（共1方）

枳实配栝楼实于枳实薤白桂枝汤中针对胸痹，病变证机是心气郁滞，血行不利，其用量比例是四枚（4g）比一枚（15g）（近1∶4），旨在行气泄郁，宽胸化痰。

（四）枳实配杏仁及用量（共1方）

枳实配杏仁于麻子仁丸中针对大便硬、小便数，病变证机是热扰太阴，脾不运化，水津偏行，其用量比例是半斤（24g）比一升（24g）（1∶1），旨在行气导滞，泻肺润肠。

厚朴用量及配方

《伤寒杂病论》260方中用厚朴有14首。权衡仲景用厚朴可辨治诸多病证，以14首方中厚朴的剂量为切入点，归纳总结、提炼概括，以期研究、剖析、发微，用于指导临床实践，从而达到准确理解厚朴量在方中的作用，更好地用活经方以辨治常见病、多发病及疑难病。

【剂型与用量导读】

表1 不同方剂中的厚朴用量

用量		经方数量	经方名称
古代量	现代量		
二分	6g	1方	王不留行散
三分	9g	1方	鳖甲煎丸
二两	6g	2方	小承气汤、桂枝加厚朴杏仁汤
三两	9g	1方	半夏厚朴汤
四两	12g	2方	枳实薤白桂枝汤、栀子厚朴汤

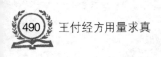

续表

| 用 量 | | 经方 | 经方名称 |
古代量	现代量	数量	
五两	15g	1 方	厚朴麻黄汤
八两	24g	1 方	厚朴三物汤
半斤	24g	3 方	大承气汤、厚朴生姜半夏甘草人参汤、厚朴七物汤
一尺	30g	2 方	麻子仁丸、厚朴大黄汤

表 2　不同剂型中的厚朴用量

剂型	不同用量	古代量	现代量	代表方名
汤剂	最小用量	二两	6g	小承气汤
	最大用量	一尺	30g	厚朴大黄汤
	通常用量	半斤或八两	24g	大承气汤
散剂	基本用量	二分	6g	王不留行散
丸剂	基本用量	三分	9g	鳖甲煎丸

【证型与用量变化】

（一）温通行气及用量

温通行气，即温通气机，行气降浊，用于辨治气机壅滞病变所引起的病证表现，用厚朴组方者有 3 首。

表 3　辨治气机壅滞病变的厚朴用量

证型	最佳用量	方名	针对主症	病变证机	用药目的
阳明热结较轻	二两 (6g)	小承气汤	心烦，烦躁，谵语，心下硬，腹大满不通	热结不畅，浊气壅滞	旨在温通行气
阳明热结较重	半斤 (24g)	大承气汤	潮热，手足漐漐汗出，大便难而谵语者。独语如见鬼状。若剧者，发则不识人，循衣摸床，惕而不安，微喘直视	热结不通，浊气壅滞	
脾约	一尺 (30g)	麻子仁丸	大便硬，小便数	热蕴于脾，脾不运津，浊气壅滞	

（二）行气除满及用量

行气除满，即温通气机，消除痞满，用于辨治气滞壅结病变所引起的病证表现，用厚朴组方者有 4 首。

表4　辨治气机郁滞病变的厚朴用量

证型	最佳用量	方名	针对主症	病变证机	用药目的
热郁气滞	四两（12g）	栀子厚朴汤	心烦，腹满，卧起不安	郁热内扰，浊气蕴结	旨在行气除满
气虚气滞	半斤（24g）	厚朴生姜半夏甘草人参汤	腹胀满者	脾气虚弱，气滞不行	
热结夹太阳中风	半斤（24g）	厚朴七物汤	病腹满，发热十日，脉浮而数，饮食如故	热结阻滞，气郁不行，或夹卫强营弱	
气滞热结	八两（24g）	厚朴三物汤	痛而闭者	气结不行，热结不通	

（三）行气化痰及用量

行气化痰，即温通气机，气化痰饮，用于辨治气郁痰饮病变所引起的病证表现，用厚朴组方者有 4 首。

表5　辨治气郁痰饮病变的厚朴用量

证型	最佳用量	方名	针对主症	病变证机	用药目的
气郁痰阻	三两（9g）	半夏厚朴汤	咽中如有炙脔	气机郁滞，痰湿阻结	旨在行气化痰
胸痹	四两（12g）	枳实薤白桂枝汤	胸痹，心中痞，留气结在胸，胸满，胁下逆抢心	气机郁滞，痰湿阻结，血脉不利	
支饮热结	一尺（30g）	厚朴大黄汤	支饮，胸满者	痰饮阻滞，热结气壅	
痰瘀蕴结	三分（9g）	鳖甲煎丸	疟母（症瘕）	瘀血阻滞，痰湿蕴结，气血不足	

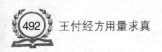

（四）下气平喘及用量

下气平喘，即温通气机，降逆平喘，用于辨治肺逆气喘病变所引起的病证表现，用厚朴组方者有2首。

表6　辨治肺逆气喘病变的厚朴用量

证型	最佳用量	方名	针对主症	病变证机	用药目的
肺寒夹热	五两（15g）	厚朴麻黄汤	咳而脉浮者	寒饮郁肺夹热	旨在下气平喘
肺寒夹太阳中风	二两（6g）	桂枝加厚朴杏仁汤	咳喘	肺气不足，寒饮郁滞，或夹卫强营弱	

（五）行气帅血及用量

行气帅血，用于气郁血滞所引起的病证表现，用厚朴组方有1首。

表7　辨治气血郁滞病变的厚朴用量

证型	最佳用量	方名	针对主症	病变证机	用药目的
阳虚瘀热	二分（6g）	王不留行散	病金疮	阳气不足，瘀热蕴结	旨在行气帅血

【配方与用量比例】

（一）厚朴配枳实及用量（共8方）

厚朴配枳实于大承气汤中针对"潮热，手足絷絷汗出，大便难而谵语者"及"独语如见鬼状。若剧者，发则不识人，循衣摸床，惕而不安，微喘直视"，病变证机是热结不通，浊气壅滞，其用量比例是半斤（24g）比五枚（5g）（近5:1），旨在温通清热行气。

厚朴配枳实于小承气汤中针对"心烦，烦躁，谵语，心下硬，腹大满不通"，病变证机是热结不畅，浊气壅滞，其用量比例是二两（6g）比三枚（3g）（2:1），旨在温通行气清热。

厚朴配枳实于枳实薤白桂枝汤中针对"胸痹，心中痞，留气结在胸，胸满，胁下逆抢心"，病变证机是气机郁滞，痰湿阻结，血脉不利，其用量比例是四两（12g）比四枚（4g）（3:1），旨在行气泄郁化痰。

厚朴配枳实于栀子厚朴汤中针对"心烦，腹满，卧起不安"，病变证机是郁热内扰，浊气蕴结，其用量比例是四两（12g）比四枚（4g）（3：1），旨在行气除满，清热除烦。

厚朴配枳实于厚朴七物汤中针对"病腹满，发热十日，脉浮而数，饮食如故"，病变证机是热结阻滞，气郁不行，或夹卫强营弱，其用量比例是半斤（24g）比五枚（5g）（近5：1），旨在行气清热除满。

厚朴配枳实于厚朴三物汤中针对"痛而闭者"，病变证机是气结不行，热结不通，其用量比例是八两（24g）比五枚（5g）（近5：1），旨在行气清热除满。

厚朴配枳实于厚朴大黄汤中针对"支饮，胸满者"，病变证机是痰饮阻滞，热结气壅，其用量比例是一尺（30g）比四枚（4g）（15：2），旨在行气清热化饮。

厚朴配枳实于麻子仁丸中针对"大便硬，小便数"，病变证机是热蕴于脾，脾不运津，浊气壅滞，其用量比例是一尺（30g）比半斤（12g）（5：2），旨在温通清热行气。

（二）厚朴配杏仁及用量（共3方）

厚朴配杏仁于厚朴麻黄汤中针对"咳而脉浮者"，病变证机是寒饮郁肺夹热，其用量比例是五两（15g）比半升（12g）（5：4），旨在降肺下气平喘。

厚朴配杏仁于桂枝加厚朴杏仁汤中针对咳喘，病变证机是肺气不足，寒饮郁滞，或夹卫强营弱，其用量比例是二两（6g）比五十枚（15g）（2：5），旨在降肺下气平喘。

厚朴配杏仁于麻子仁丸中针对"大便硬，小便数"，病变证机是热蕴于脾，脾不运津，浊气壅滞，其用量比例是一尺（30g）比一升（24g）（5：4），旨在温通行气，泻肺润肠。

柴胡用量及配方

《伤寒杂病论》260方中用柴胡有9首。权衡仲景用柴胡可辨治诸多病证，以9首方中柴胡的剂量为切入点，归纳总结、提炼概括，以期研究、剖析、发微，用于指导临床实践，从而达到准确理解柴胡量在方中的作用，更好地用活经方以辨治常见病、多发病及疑难病。

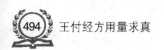

【剂型与用量导读】

表1　不同方剂中的柴胡用量

用量		经方数量	经方名称
古代量	现代量		
十分，服用方寸匕的1/4	1.5~2.25g	1方	四逆散
五分	15g	1方	薯蓣丸
六分	18g	1方	鳖甲煎丸
二两十六铢	8g	1方	柴胡加芒硝汤
四两	12g	2方	柴胡桂枝汤、柴胡加龙骨牡蛎汤
半斤	24g	3方	小柴胡汤、大柴胡汤、柴胡桂枝干姜汤

表2　不同剂型中的柴胡用量

剂型	不同用量	古代量	现代量	代表方名
汤剂	最小用量	二两十六铢	8g	柴胡加芒硝汤
	最大用量	半斤	24g	小柴胡汤
散剂	最小用量	方寸匕的1/4	1.5~2.25g	四逆散
丸剂	最小用量	五分	15g	薯蓣丸
	最大用量	六分	18g	鳖甲煎丸

【证型与用量变化】

（一）清疏少阳及用量

清疏少阳，即清透疏达少阳，用于辨治少阳郁热病变所引起的病证表现，用柴胡组方者有6首。

表3　辨治郁热病变的柴胡用量

证型	最佳用量	方名	针对主症	病变证机	用药目的
少阳夹杂	半斤（24g）	小柴胡汤	往来寒热，胸胁苦满，嘿嘿，不欲饮食，心烦，喜呕	少阳胆热，气机郁滞，正气虚弱	旨在清疏少阳
少阳阳明郁热较轻	二两十六铢（8g）	柴胡加芒硝汤	胸胁满而呕，日晡所发潮热	少阳郁热内结夹气虚	

续表

证型	最佳用量	方名	针对主症	病变证机	用药目的
少阳阳明郁热较重	半斤（24g）	大柴胡汤	心中痞硬，呕吐而下利者	少阳郁热，阳明热结	旨在清疏少阳
少阳太阳夹杂	四两（12g）	柴胡桂枝汤	发热，微恶寒，支节烦痛，微呕，心下支结	少阳郁热夹气虚，卫强营弱	
少阳少阴	四两（12g）	柴胡加龙骨牡蛎汤	胸满烦惊，小便不利，谵语，一身尽重，不可转侧者	心胆郁热，正气不足	旨在清疏郁热
少阳阳郁伤阴或阳郁津伤水饮	半斤（24g）	柴胡桂枝干姜汤	胸胁满微结，小便不利	寒热夹津伤	

（二）疏利理气及用量

疏利理气，即疏泄解郁，调理气机，用于辨治气机郁滞病变所引起的病证表现，用柴胡组方者有3首。

表4　辨治气郁病变的柴胡用量

证型	最佳用量	方名	针对主症	病变证机	用药目的
肝气郁滞	以方寸匕的1/4（1.5~2.25g）	四逆散	四逆，其人或咳，或悸，或小便不利，或腹中痛，或泄利下重者	肝气郁滞，气机不利	旨在疏肝理气
虚劳	五分（15g）	薯蓣丸	虚劳，诸不足，风气百疾	气血阴阳俱虚或夹太阳营卫病变	
痰瘀蕴结	六分（18g）	鳖甲煎丸	疟母（症瘕）	瘀血阻滞，痰湿蕴结，气血不足	

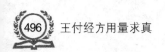

【配方与用量比例】

（一）柴胡配枳实及用量（共2方）

柴胡配枳实于四逆散中针对"四逆，其人或咳，或悸，或小便不利，或腹中痛，或泄利下重者"，病变证机是肝气郁滞，其用量比例为1：1，旨在疏肝理气。

柴胡配枳实于大柴胡汤中针对少阳阳明热证，病变证机是少阳郁热，阳明热结，其用量比例是半斤（24g）比四枚（4g）（6：1），旨在清疏少阳，行气导滞。

（二）柴胡配阿胶及用量（共2方）

柴胡配阿胶于薯蓣丸中针对"虚劳，诸不足，风气百疾"，病变证机是气血阴阳俱虚或夹太阳营卫病变，其用量比例是五分比三分（5：3），旨在疏利气机，补血化阴。

柴胡配阿胶于鳖甲煎丸中针对疟母（症瘕），病变证机是瘀血阻滞，痰湿蕴结，气血不足，其用量比例是六分比三分（2：1），旨在疏利气机，滋阴养血。

（三）柴胡配芒硝及用量（共1方）

柴胡配芒硝于柴胡加芒硝汤中针对"胸胁满而呕，日晡所发潮热"，病变证机是少阳郁热内结夹气虚，其用量比例是二两十六铢（8g）比二两（6g）（4：3），旨在清疏少阳，清泻阳明。

（四）柴胡配厚朴及用量（共1方）

柴胡配厚朴于鳖甲煎丸中针对疟母（症瘕），病变证机是瘀血阻滞，痰湿蕴结，气血不足，其用量比例是六分比三分（2：1），旨在疏利气机，行气化痰。

（五）柴胡配桃仁及用量（共1方）

柴胡配桃仁于鳖甲煎丸中针对疟母（症瘕），病变证机是瘀血阻滞，痰湿蕴结，气血不足，其用量比例是六分比二分（3：1），旨在疏利气机，活血化瘀。

（六）柴胡配龙骨及用量（共1方）

柴胡配龙骨于柴胡加龙骨牡蛎汤中针对"胸满烦惊，小便不利，谵语，一身尽重，不可转侧者"，病变证机是心胆郁热，正气不足，其用量比例是四两（12g）比一两半（4.5g）（近3：1），旨在清疏郁热，固涩安神。

（七）柴胡配牡蛎及用量（共1方）

柴胡配牡蛎于柴胡加龙骨牡蛎汤中针对"胸满烦惊，小便不利，谵语，一身尽重，不可转侧者"，病变证机是心胆郁热，正气不足，其用量比例是四两（12g）比一两半（4.5g）（近3∶1），旨在清疏郁热，潜阳安神。

（八）柴胡配防风及用量（共1方）

柴胡配防风于薯蓣丸中针对"虚劳，诸不足，风气百疾"，病变证机是气血阴阳俱虚或夹太阳营卫病变，其用量比例是五分比六分（5∶6），旨在疏利气机，宣散透达。

（九）柴胡配牡丹皮及用量（共1方）

柴胡配牡丹皮于鳖甲煎丸中针对疟母（症瘕），病变证机是瘀血阻滞，痰湿蕴结，气血不足，其用量比例是六分比五分（6∶5），旨在疏利气机，凉血散瘀。

橘皮用量及配方

《伤寒杂病论》260方中用橘皮有4首，其中组方有3首，于用法加味中有1首。权衡仲景用橘皮可主要用于辨治胃气上逆，心胸气郁等病变。

【剂型与用量导读】

表1　不同方剂中的陈皮用量

用量		经方数量	经方名称
古代量	现代量		
二两	6g	1方	当归生姜羊肉汤加减方
四两	12g	1方	橘皮汤
一斤	48g	1方	橘枳姜汤
二升	48g	1方	橘皮竹茹汤

表2　不同剂型中的陈皮用量

剂型	不同用量	古代量	现代量	代表方名
汤剂	最小用量	二两	6g	当归生姜羊肉汤加减方
	最大用量	一斤或二升	48g	橘枳姜汤

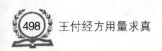
【证型与用量变化】

理气宽胸降逆，用于辨治气郁气逆所引起的病证表现，用陈皮组方有 4 首。

表3　辨治气郁病变的陈皮用量

证型	最佳用量	方名	针对主症	病变证机	用药目的
气血虚夹寒	二两（6g）	当归生姜羊肉汤加减方	寒疝，腹中痛，及胁痛里急者；腹中疠痛	血虚不荣，脉络不通，胃气上逆	旨在理气降逆
脾胃寒湿气逆	四两（12g）	橘皮汤	干呕，哕，若手足厥者	寒湿肆虐，胃气不降，浊气上逆	
虚热呃逆	二升（48g）	橘皮竹茹汤	呃逆	脾胃虚弱，热扰气逆	
气郁胸痹病	一斤（48g）	橘枳姜汤	胸痹，胸中气塞，短气	气机阻滞，胸阳被遏	旨在理气宽胸

【配方与用量比例】

（一）橘皮配生姜及用量（共4方）

橘皮配生姜于当归生姜羊肉汤加减方中针对"寒疝，腹中痛，及胁痛里急者""腹中疠痛"，病变证机是血虚不荣，脉络不通，胃气上逆，其用量比例是二两（6g）比五两（15g）（2∶5），旨在理气降逆温，温通阳气。

橘皮配生姜于橘皮汤中针对"干呕，哕，若手足厥者"，病变证机是寒湿肆虐，胃气不降，浊气上逆，其用量比例是四两（12g）比半斤（24g）（1∶2），旨在开胃理气降逆。

橘皮配生姜于橘枳姜汤中针对"胸痹，胸中气塞，短气"，病变证机是气机阻滞，胸阳被遏，其用量比例是一斤（48g）比半斤（24g）（2∶1），旨在理气宽胸，温通心阳。

橘皮配生姜于橘皮竹茹汤中针对呃逆，病变证机是脾胃虚弱，热扰气逆，其用量比例是二升（48g）比半斤（24g）（2∶1），旨在理气开胃降逆。

（二）橘皮配竹茹及用量（共1方）

橘皮配竹茹于橘皮竹茹汤中针对呃逆，病变证机是脾胃虚弱，热扰气逆，其用量比例是二升（48g）比二升（48g）（1∶1），旨在理气降逆、清胃降逆。

（三）橘皮配人参及用量（共1方）

橘皮配人参于橘皮竹茹汤中针对呃逆，病变证机是脾胃虚弱，热扰气逆，其用量比例是二升（48g）比一两（3g）（16∶1），旨在理气降逆、补益脾胃。

薤白用量及配方

《伤寒杂病论》260方中用薤白有4首，其中组方有3首，于用法加味中有1首。权衡仲景用薤白主要用于辨治阳郁、气滞、下重等病变。

【剂型与用量导读】

表1　不同方剂中的薤白用量

用量		经方数量	经方名称
古代量	现代量		
三两	9g	1方	栝楼薤白半夏汤
半升	12g	1方	栝楼薤白白酒汤
半斤	24g	1方	枳实薤白桂枝汤
三升	72g	1方	四逆散加减方

表2　不同剂型中的薤白用量

剂型	不同用量	古代量	现代量	代表方名
汤剂	最小用量	三两	9g	栝楼薤白半夏汤
	最大用量	半斤	24g	枳实薤白桂枝汤
散剂	基本用量	三升	72g	四逆散加减方

【证型与用量变化】

开胸通阳，用于辨治阳郁气滞所引起的病证表现，用薤白组方有4首。

表3 辨治阳郁病变的薤白用量

证型	最佳用量	方名	针对主症	病变证机	用药目的
气郁夹瘀	半斤（24g）	枳实薤白桂枝汤	胸痹	心气郁滞，血行不利	旨在开胸通阳
气痰郁胸痹	半升（12g）	栝楼薤白白酒汤	胸痹之病，喘息咳唾，胸背痛，短气	心气郁滞，痰浊壅滞	旨在开胸通阳
痰瘀胸痹	三两（9g）	栝楼薤白半夏汤	胸痹，不得卧，心痛彻背者	痰瘀胶结，浊气壅滞	旨在开胸通阳
肝气郁滞	三升（72g）	四逆散加减方	四逆，其人或咳，或悸，或小便不利，或腹中痛，或泄利下重者	肝气郁滞，浊气壅涩	旨在调气治重

【配方与用量比例】

（一）薤白配白酒及用量（共2方）

薤白配白酒于栝楼薤白白酒汤中针对"胸痹之病，喘息咳唾，胸背痛，短气"，病变证机是心气郁滞，痰浊壅滞，其用量比例是半升（12g）比七升，旨在开胸通阳活血。

薤白配白酒于栝楼薤白半夏汤中针对"胸痹，不得卧，心痛彻背者"，病变证机是痰瘀胶结，浊气壅滞，其用量比例是三两（9g）比一斗（50mL），旨在开胸通阳活血。

（二）薤白配桂枝及用量（共1方）

薤白配桂枝于枳实薤白桂枝汤中针对胸痹，病变证机是心气郁滞，血行不利，其用量比例是半斤（24g）比一两（3g）（8∶1），旨在开胸通阳，通经散瘀。

（三）薤白配柴胡及用量（共1方）

薤白配柴胡于四逆散加减方中针对"四逆，其人或咳，或悸，或小便不利，或腹中痛，或泄利下重者"，病变证机是肝气郁滞，浊气壅涩，其用量比例是三升（72g）比方寸匕的1/4（1.5~2.25g），旨在调气治重，疏肝理气。

苏叶用量及配方

《伤寒杂病论》260 方中用苏叶有 1 首，权衡仲景用苏叶主要用于辨治气郁、痰扰等病变。

【剂型与用量导读】

表 1 方剂及剂型中的苏叶用量

用 量		经方数量	经方名称
古代量	现代量		
二两	6g	1 方	半夏厚朴汤

【证型与用量变化】

开郁散结，用于辨治痰阻气郁所引起的病证表现，用苏叶组方有 1 首。

表 2 辨治痰阻气郁病变的苏叶用量

证型	最佳用量	方名	针对主症	病变证机	用药目的
痰阻气郁	二两（6g）	半夏厚朴汤	咽中如有炙脔	痰饮阻滞，浊气郁结	旨在开郁散结

【配方与用量比例】

苏叶配厚朴及用量（共1方）

苏叶配厚朴于半夏厚朴汤中针对"咽中如有炙脔"，病变证机是痰饮阻滞，浊气郁结，其用量比例是二两（6g）比三两（9g）（2：3），旨在开郁散结，行气化痰。

第十三章　止血药

止血药分温阳止血药和清热止血药，温阳止血药如艾叶、黄土；清热止血者如柏叶，临证用药定量应相互兼顾，方可取得最佳疗效。

艾叶用量及配方

《伤寒杂病论》260方中用艾叶有2首，权衡仲景用艾叶主要用于辨治出血、经气不利等病变。

【剂型与用量导读】

表1　方剂及剂型中的艾叶用量

用量		经方数量	经方名称
古代量	现代量		
三两	9g	1方	胶艾汤
三把	15g	1方	柏叶汤

【证型与用量变化】

调经止血，用于辨治出血病变所引起的病证表现，用艾叶组方者有2首。

表2　辨治出血病变的艾叶用量

证型	最佳用量	方名	针对主症	病变证机	用药目的
血虚出血	三两（9g）	胶艾汤	血虚出血	血虚不藏	旨在调经止血
阳虚出血	三把（15g）	柏叶汤	吐血不止者	阳虚不固或夹热	旨在调经止血

【配方与用量比例】

（一）艾叶配阿胶及用量（共1方）

艾叶配阿胶于胶艾汤中针对血虚出血，病变证机是血虚不藏，用量比例是三两（9g）比二两（6g）（3∶2），旨在补血调经止血。

（二）艾叶配柏叶及用量（共1方）

艾叶配柏叶于柏叶汤中针对"吐血不止者"，病变证机是阳虚不固或夹热，其用量比例是三把（15g）比三两（9g）（5∶3），旨在调经止血，并制约温燥药动血。

（三）艾叶配干姜及用量（共1方）

艾叶配干姜于柏叶汤中针对"吐血不止者"，病变证机是阳虚不固或夹热，其用量比例是三把（15g）比三两（9g）（5∶3），旨在温阳调经止血。

柏叶用量及配方

《伤寒杂病论》260方中用柏叶有1首，权衡仲景用柏叶主要用于辨治出血、经气不利等病变。

【剂型与用量导读】

表1　方剂及剂型中的柏叶用量

用　量		经方	经方名称
古代量	现代量	数量	
三两	9g	1方	柏叶汤

【证型与用量变化】

凉血止血，用于辨治血热或阳虚夹热所引起的出血，用柏叶组方有1首。

表2　辨治出血病变的柏叶用量

证型	最佳用量	方名	针对主症	病变证机	用药目的
阳虚出血	三两（9g）	柏叶汤	吐血不止者	阳虚不固或夹热	旨在凉血止血

黄土用量及配方

《伤寒杂病论》260方中用黄土有1首，权衡仲景用黄土可主要用于辨治出血、阳虚等病变。

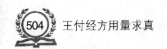

【剂型与用量导读】

表1　方剂及剂型中的黄土用量

用量		经方数量	经方名称
古代量	现代量		
半斤	24g	1方	黄土汤

【证型与用量变化】

温阳止血，用于辨治阳虚不固所引起的病证表现，用灶心黄土组方有1首。

表2　辨治出血病变的黄土用量

证型	最佳用量	方名	针对主症	病变证机	用药目的
阳虚出血	半斤（24g）	黄土汤	出血	脾气虚弱，气不摄血	旨在温阳止血

【配方与用量比例】

（一）黄土配附子及用量（共1方）

黄土配附子于黄土汤中针对出血，病变证机是脾气虚弱，气不摄血，其用量比例是半斤（24g）比三两（9g）（8∶3），旨在温阳化气止血。

（二）黄土配黄芩及用量（共1方）

黄土配黄芩于黄土汤中针对出血，病变证机是脾气虚弱，气不摄血，其用量比例是半斤（24g）比三两（9g）（8∶3），旨在温阳止血，止血制燥。

第十四章　涌吐风痰药

涌吐风痰药 3 味如蜀漆、瓜蒂、藜芦，辨治病证用药定量，无论是针对有形风痰还是针对无形风痰，只要审明病变证机是风痰，即可以法用之。

蜀漆用量及配方

《伤寒杂病论》260 方中用蜀漆有 3 首，权衡仲景用蜀漆主要用于辨治痰热、阳郁等病变。

【剂型与用量导读】

表 1　不同方剂及剂型中的蜀漆用量

用量		经方数量	经方名称
古代量	现代量		
钱匕的 1/3	0.5~0.9g	1 方	蜀漆散
方寸匕的 1/7	1g	1 方	牡蛎泽泻散
三两	9g	1 方	桂枝去芍药加蜀漆牡蛎龙骨救逆汤

【证型与用量变化】

清热涤痰安神，用于辨治郁热内结，或痰浊蕴结，或心神不定所引起的病证表现，用蜀漆组方有 3 首。

表 2　辨治痰浊病变的蜀漆用量

证型	最佳用量	方名	针对主症	病变证机	用药目的
水气下注	方寸匕的 1/7（1g）	牡蛎泽泻散	从腰以下有水气者	湿热蕴结，水气滞留	旨在涤痰化饮
阳郁痰结	钱匕的 1/3（0.5~0.9g）	蜀漆散	疟多寒者，名曰牝疟	阳气郁滞，痰热蕴结	
心阳虚	三两（9g）	桂枝去芍药加蜀漆牡蛎龙骨救逆汤	必惊狂，卧起不安者	心阳虚弱，心神不藏	旨在化痰安神

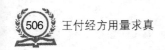

【配方与用量比例】

(一) 蜀漆配牡蛎及用量 (共2方)

蜀漆配牡蛎于牡蛎泽泻散中针对"从腰以下有水气者",病变证机是湿热蕴结,水气滞留,其用量比例为1:1,旨在涤痰化饮,软坚散结。

蜀漆配牡蛎于桂枝去芍药加蜀漆牡蛎龙骨救逆汤中针对惊狂,病变证机是心阳虚弱,心神不藏,其用量比例是三两(9g)比四两(15g)(3:5),旨在化痰安神,潜阳安神。

(二) 蜀漆配龙骨及用量 (共1方)

蜀漆配龙骨于蜀漆散中针对"疟多寒者,名曰牝疟",病变证机是阳气郁滞,痰热蕴结,其用量比例为1:1,旨在清热涤痰化饮。

(三) 蜀漆配云母及用量 (共1方)

蜀漆配云母于蜀漆散中针对"疟多寒者,名曰牝疟",病变证机是阳气郁滞,痰热蕴结,其用量比例为1:1,旨在涤痰化饮安神。

瓜蒂用量及配方

《伤寒杂病论》260方中用瓜蒂有2首,权衡仲景用瓜蒂主要用于辨治痰郁、郁热等病变。

【剂型与用量导读】

表1　方剂及剂型中的瓜蒂用量

用 量		经方	经方名称
古代量	现代量	数量	
一分	3g	1方	瓜蒂散
二十枚	6g	1方	一物瓜蒂散

【证型与用量变化】

涌吐痰食,用于辨治湿浊病变所引起的病证表现,用瓜蒂组方者有2首。

表2 辨治湿浊/毒物病变的瓜蒂用量

证型	最佳用量	方名	针对主症	病变证机	用药目的
痰阻或食积或毒物	一分	瓜蒂散	胸中痞硬，气上冲喉咽不得息者；心下满而烦，饥不能食者；宿食在上脘	痰饮阻滞，或饮食积滞，或毒物	旨在涌吐痰食
暑湿	二十个（6g）	一物瓜蒂散	太阳中暍，身热疼重，而脉微弱	暑湿浸淫，壅滞气机	旨在清热解暑

【配方与用量比例】

（一）瓜蒂配赤小豆及用量（共1方）

瓜蒂配赤小豆于瓜蒂散中针对"胸中痞硬，气上冲喉咽不得息者""心下满而烦，饥不能食者""宿食在上脘"，病变证机是痰饮阻滞，或饮食积滞，或毒物，其用量比例是一分比一分（1：1），旨在涌吐痰食，降利湿浊。

（二）瓜蒂配香豉及用量（共1方）

瓜蒂配香豉于瓜蒂散中针对"胸中痞硬，气上冲喉咽不得息者""心下满而烦，饥不能食者""宿食在上脘"，病变证机是痰饮阻滞，或饮食积滞，或毒物，其用量比例是一分（3g）比一合（2.4g）（3：2.4），旨在涌吐痰食，辛散透达。

藜芦用量及配方

《伤寒杂病论》260方中用藜芦有1首，权衡仲景用藜芦主要用于辨治痰风、筋急等病变。

【剂型与用量导读】

表1 方剂及剂型中的藜芦用量

用量		经方数量	经方名称
古代量	现代量		
一两	3g	1方	藜芦甘草汤

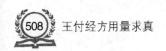

【证型与用量变化】

涤痰息风，用于辨治痰浊郁结，或痰郁生风，或风从内生所引起的病证表现，用藜芦组方有 1 首。

表 2　辨治风痰病变的藜芦用量

证型	最佳用量	方名	针对主症	病变证机	用药目的
筋脉风痰	一两（3g）	藜芦甘草汤	患者常以手指臂肿动，此人身体瞤瞤者	风痰阻络，经筋不利	旨在涤痰息风

【配方与用量比例】

藜芦配甘草及用量（共1方）

藜芦配甘草于藜芦甘草汤中针对"病人常以手指臂肿动，此人身体瞤瞤者"，病变证机是风痰阻络，经筋不利，其用量比例是一两（3g）比一两（3g）（1∶1），旨在涤痰息风，益气舒筋。

第十五章　软坚散结药

软坚散结药 3 味如赤硝、海藻、盐（食盐），赤硝偏于治疗瘀结者，海藻偏于治疗痰水者，而盐则偏于通利渗透。

赤硝用量及配方

《伤寒杂病论》260 方中用赤硝有 1 首，权衡仲景用赤硝主要用于辨治瘀血、痰浊等病变。

【剂型与用量导读】

表 1　方剂及剂型中的赤硝用量

用量		经方数量	经方名称
古代量	现代量		
十二分	36g	1 方	鳖甲煎丸

【证型与用量变化】

破坚散结用于辨治痰浊瘀血所引起的病证表现，用赤硝组方有 1 首。

表 2　辨治痰瘀病变的赤硝用量

证型	最佳用量	方名	针对主症	病变证机	用药目的
痰瘀蕴结	十二分	鳖甲煎丸	疟母（症瘕）	瘀血阻滞，痰湿蕴结	旨在破坚散结

【配方与用量比例】

（一）赤硝配鳖甲及用量（共 1 方）

赤硝配鳖甲于鳖甲煎丸中针对疟母（症瘕），病变证机是瘀血阻滞，痰湿蕴结，气血不足，其用量比例是十二分（36g）比十二分（36g）（1∶1），旨

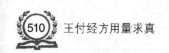

在破坚散结，消瘕破积。

（二）赤硝配鼠妇及用量（共1方）

赤硝配鼠妇于鳖甲煎丸中针对疟母（症瘕），病变证机是瘀血阻滞，痰湿蕴结，气血不足，其用量比例是十二分（36g）比三分（9g）（4∶1），旨在破坚散结，破血消癥。

（三）赤硝配大黄及用量（共1方）

赤硝配大黄于鳖甲煎丸中针对疟母（症瘕），病变证机是瘀血阻滞，痰湿蕴结，气血不足，其用量比例是十二分（36g）比三分（9g）（4∶1），旨在破坚散结，通泻瘀热。

（四）赤硝配人参及用量（共1方）

赤硝配人参于鳖甲煎丸中针对疟母（症瘕），病变证机是瘀血阻滞，痰湿蕴结，气血不足，其用量比例是十二分（36g）比一分（3g）（12∶1），旨在破坚散结，益气化痰。

海藻用量及配方

《伤寒杂病论》260方中用海藻有1首，权衡仲景用海藻主要用于辨治痰结、水停等病变。

【剂型与用量导读】

表1　方剂及剂型中的海藻用量

用量		经方数量	经方名称
古代量	现代量		
仲景未言用量		1方	牡蛎泽泻散

【证型与用量变化】

软坚利水，用于辨治痰浊瘀血水气所引起的病证表现，用海藻组方有1首。

表2 辨治水湿蕴结病变的海藻用量

证型	最佳用量	方名	针对主症	病变证机	用药目的
水气下注	方寸匕的1/7（1g）	牡蛎泽泻散	从腰以下有水气者	湿热蕴结，水气滞留	旨在软坚利水

【配方与用量比例】

海藻配蜀漆及用量（共1方）

海藻配蜀漆于牡蛎泽泻散中针对"从腰以下有水气者"，病变证机是湿热蕴结，水气滞留，其用量比例为1∶1，旨在软坚利水，涤痰化饮。

盐（食盐）用量及配方

《伤寒杂病论》260方中用盐有1首，权衡仲景用盐主要用于辨治湿蕴、痰结、瘀结等病变。

【剂型与用量导读】

表1 方剂及剂型中的食盐用量

用量		经方数量	经方名称
古代量	现代量		
用量与大附子等分	8g	1方	头风摩散

【证型与用量变化】

软坚消散，用于辨治痰浊瘀血气郁所引起的病证表现，用食盐组方有1首。

表2 辨治头痛病变的食盐用量

证型	最佳用量	方名	针对主症	病变证机	用药目的
阳虚头痛	与大附子等分（8g）	头风摩散	头痛	阳虚寒凝，经脉不通	旨在软坚消散

第十六章　和胃药

和胃药 2 味如豆黄卷、曲（神曲），豆黄卷偏于醒脾以升，神曲偏于消食以降，二者合用以升降，故治疗效果会更好。

豆黄卷用量及配方

《伤寒杂病论》260 方中用豆黄卷有 1 首，权衡仲景用豆黄卷可主要用于辨治食积，气滞等病变。

【剂型与用量导读】

表 1　方剂及剂型中的豆黄卷用量

用 量		经方	经方名称
古代量	现代量	数量	
十分	30g	1 方	薯蓣丸

【证型与用量变化】

开胃醒脾，用于辨治脾胃气机郁滞所引起的病证表现，用豆黄卷组方有 1 首。

表 2　辨治虚劳病变的豆黄卷用量

证型	最佳用量	方名	针对主症	病变证机	用药目的
虚劳	十分（30g）	薯蓣丸	虚劳，诸不足，风气百疾	气血阴阳俱虚或夹太阳营卫病变	旨在开胃醒脾

【配方与用量比例】

（一）豆黄卷配曲及用量（共 1 方）

豆黄卷配曲于薯蓣丸中针对"虚劳，诸不足，风气百疾"，病变证机是气血阴阳俱虚或夹太阳营卫病变，其用量比例是十分（30g）比十分（30g）（1∶1），旨在开胃醒脾，消食和胃。

（二）豆黄卷配白蔹及用量（共1方）

豆黄卷配白蔹于薯蓣丸中针对"虚劳，诸不足，风气百疾"，病变证机是气血阴阳俱虚或夹太阳营卫病变，其用量比例是十分（30g）比二分（6g）（5∶1），旨在开胃醒脾，清热散结。

（三）豆黄卷配山药及用量（共1方）

豆黄卷配山药于薯蓣丸中针对"虚劳，诸不足，风气百疾"，病变证机是气血阴阳俱虚或夹太阳营卫病变，其用量比例是十分（30g）比三十分（90g）（1∶3），旨在开胃醒脾，益气化阴。

（四）豆黄卷配白术及用量（共1方）

豆黄卷配白术于薯蓣丸中针对"虚劳，诸不足，风气百疾"，病变证机是气血阴阳俱虚或夹太阳营卫病变，其用量比例是十分（30g）比六分（18g）（5∶3），旨在开胃醒脾，健脾益气。

曲（神曲）用量及配方

《伤寒杂病论》260方中用曲有1首，权衡仲景用曲可主要用于辨治食积、酒伤、油腻等病变。

【剂型与用量导读】

表1　方剂及剂型中的曲用量

用量		经方数量	经方名称
古代量	现代量		
十分	30g	1方	薯蓣丸

【证型与用量变化】

消食和胃，用于辨治脾胃气机升降不和所引起的病证表现，用曲组方有1首。

表 2 辨治虚劳病变的曲用量

证型	最佳用量	方名	针对主症	病变证机	用药目的
虚劳	十分	薯蓣丸	虚劳，诸不足，风气百疾	气血阴阳俱虚或夹太阳营卫病变	旨在消食和胃或制约滋补药壅滞

【配方与用量比例】

(一) 曲配山药及用量 (共1方)

曲配山药于薯蓣丸中针对"虚劳，诸不足，风气百疾"，病变证机是气血阴阳俱虚或夹太阳营卫病变，其用量比例是十分（30g）比三十分（90g）（1∶3），旨在消食和胃，益气化阴。

(二) 曲配人参及用量 (共1方)

曲配人参于薯蓣丸中针对"虚劳，诸不足，风气百疾"，病变证机是气血阴阳俱虚或夹太阳营卫病变，其用量比例是十分（30g）比七分（21g）（10∶7），旨在消食和胃，益气化阳。

(三) 曲配阿胶及用量 (共1方)

曲配阿胶于薯蓣丸中针对"虚劳，诸不足，风气百疾"，病变证机是气血阴阳俱虚或夹太阳营卫病变，其用量比例是十分（30g）比七分（21g）（10∶7），旨在消食和胃，补血化阴。

(四) 曲配干地黄及用量 (共1方)

曲配干地黄于薯蓣丸中针对"虚劳，诸不足，风气百疾"，病变证机是气血阴阳俱虚或夹太阳营卫病变，其用量比例是十分（30g）比十分（30g）（1∶1），旨在消食和胃，补血滋阴。

第十七章　其他药

其他药6味如雄黄、白蔹、粉（轻粉或铅粉）、蜂窝、裈裆、蜘蛛，临证应用各有所异，皆当一一掌握，方可临证治病运用自如。

雄黄用量及配方

《伤寒杂病论》260方中用雄黄有3首，权衡仲景用雄黄主要用于辨治湿毒、阳郁等病变。

【剂型与用量导读】

表1　不同方剂中的雄黄用量

用 量		经方数量	经方名称
古代量	现代量		
半两	1.5g	1方	升麻鳖甲汤
二两	6g	1方	雄黄熏方
仲景未言用量		1方	小儿疳虫蚀齿方

表2　不同剂型中的雄黄用量

剂型	不同用量	古代量	现代量	代表方名
内服汤剂	基本用量	半两	1.5g	升麻鳖甲汤
外用散剂	基本用量	二两	6g	雄黄熏方

【证型与用量变化】

温通解毒，用于辨治疫毒病变所引起的病证表现，用雄黄组方者有3首。

表3　辨治疫毒病变的雄黄用量

证型	最佳用量	方名	针对主症	病变证机	用药目的
疳虫蚀齿	仲景未言用量	小儿疳虫蚀齿方	牙齿及牙龈病变	郁热夹寒，毒腐牙齿	
热毒阳郁证	半两（1.5g）	升麻鳖甲汤	面赤斑斑如锦纹，咽喉痛，唾脓血	热毒蕴结，阳气郁滞，血行不利	旨在温通解毒
寒湿疫毒	二两（6g）	雄黄熏方	阴部溃烂，手足不温，口淡不渴	寒毒浸淫，腐蚀脉络	

【配方与用量比例】

（一）雄黄配葶苈子及用量（共1方）

雄黄配葶苈子于小儿疳虫蚀齿方中针对牙齿及牙龈病变，病变证机是郁热夹寒，毒腐牙齿，其用量比例为1:1，旨在温通解毒散结。

（二）雄黄配甘草及用量（共1方）

雄黄配甘草于升麻鳖甲汤中针对"面赤斑斑如锦纹，咽喉痛，唾脓血"，病变证机是热毒蕴结，阳气郁滞，血行不利，其用量比例是半两（1.5g）比二两（6g）（1:4），旨在温通解毒，益气清热。

粉（轻粉或铅粉）用量及配方

《伤寒杂病论》260方中用粉有1首，权衡仲景用粉可主要用于辨治郁毒、虫积等病变。

【剂型与用量导读】

表1　方剂及剂型中的粉（轻粉或铅粉）用量

用量		经方数量	经方名称
古代量	现代量		
一两	3g	1方	甘草粉蜜汤

【证型与用量变化】

杀虫驱虫，用于辨治虫邪所引起的病证表现，用粉（轻粉或铅粉）组方有

1 首。

表 2　辨治虫症病变的粉（轻粉或铅粉）用量

证型	最佳用量	方名	针对主症	病变证机	用药目的
虫症	一两（3g）	甘草粉蜜汤	虫症，腹痛	虫邪内扰	旨在杀虫驱虫

【配方与用量比例】

粉配蜜及用量（共1方）

粉配蜜于甘草粉蜜汤中针对虫症，病变证机是虫邪内扰，其用量比例是一两（3g）比四两（12g）（1∶4），旨在杀虫驱虫，甘缓诱入。

蜂窝用量及配方

《伤寒杂病论》260 方中用蜂窝有1 首，权衡仲景用蜂窝可主要用于辨治阳郁、瘀结等病变。

【剂型与用量导读】

表 1　方剂及剂型中的蜂窝用量

用量		经方数量	经方名称
古代量	现代量		
四分	12g	1 方	鳖甲煎丸

【证型与用量变化】

通阳散瘀，用于辨治阳郁血瘀经脉不通所引起的病证表现，用蜂窝组方有1 首。

表 2　辨治痰瘀蕴结病变的蜂窝用量

证型	最佳用量	方名	针对主症	病变证机	用药目的
痰瘀蕴结	四分（12g）	鳖甲煎丸	疟母（症瘕）	瘀血阻滞，痰湿蕴结，气血不足	旨在通阳散瘀

【配方与用量比例】

（一）蜂窝配鳖甲及用量（共1方）

蜂窝配鳖甲于鳖甲煎丸中针对疟母（症瘕），病变证机是瘀血阻滞，痰湿

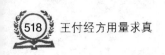

蕴结，气血不足，其用量比例是四分（12g）比十二分（36g）（1∶3），旨在通阳散瘀，消癥破积。

（二）蜂窝配鼠妇及用量（共1方）

蜂窝配鼠妇于鳖甲煎丸中针对疟母（症瘕），病变证机是瘀血阻滞，痰湿蕴结，气血不足，其用量比例是四分（12g）比三分（9g）（4∶3），旨在通阳散瘀，破血消癥。

（三）蜂窝配大黄及用量（共1方）

蜂窝配大黄于鳖甲煎丸中针对疟母（症瘕），病变证机是瘀血阻滞，痰湿蕴结，气血不足，其用量比例是四分（12g）比三分（9g）（4∶3），旨在通阳散瘀，通泻瘀热。

（四）蜂窝配阿胶及用量（共1方）

蜂窝配阿胶于鳖甲煎丸中针对疟母（症瘕），病变证机是瘀血阻滞，痰湿蕴结，气血不足，其用量比例是四分（12g）比三分（9g）（4∶3），旨在通阳散瘀，补血养血。

裈裆用量及配方

《伤寒杂病论》260方中用裈裆有1首，权衡仲景用裈裆可主要用于辨治郁毒、疫毒、窍闭等病变。

【剂型与用量导读】

表1　方剂及剂型中的裈裆用量

用量		经方	经方名称
古代量	现代量	数量	
方寸匕	6~9g	1方	烧裈散

【证型与用量变化】

通窍泄浊，用于辨治痰湿郁瘀所引起的病证表现，用裈裆组方有1首。

表2 辨治阴阳易病变的裈裆用量

证型	最佳用量	方名	针对主症	病变证机	用药目的
阴 阳 易	方寸匕 (6~9g)	烧裈散	其人身体重，少气，少腹里急，或引阴中拘挛，热上冲胸，头重不欲举，眼中生花，膝胫拘急者	疫热浸淫，肆虐上下	旨在通窍泄浊

蜘蛛用量及配方

《伤寒杂病论》260 方中用蜘蛛有 1 首，权衡仲景用蜘蛛主要用于辨治气滞、瘀结等病变。

【剂型与用量导读】

表1 方剂及剂型中的蜘蛛用量

用量		经方数量	经方名称
古代量	现代量		
十四枚	7g	1 方	蜘蛛散

【证型与用量变化】

通透经脉，用于辨治经脉不和所引起的病证表现，用蜘蛛组方有 1 首。

表2 辨治经脉不和病变的蜘蛛用量

证型	最佳用量	方名	针对主症	病变证机	用药目的
寒滞脉络	十四枚 (7g)	蜘蛛散	阴狐疝气者，偏有大小，时时上下	肝寒经筋缓急	旨在通透经脉

【配方与用量比例】

蜘蛛配桂枝及用量（共1方）

蜘蛛配桂枝于蜘蛛散中针对阴狐疝气，病变证机是肝寒经筋缓急，其用量比例是十四枚（7g）比半两（1.5g）（14∶3），旨在破滞通经，温通经脉。

附录　经方 260 首的组成及用法

一画

一物瓜蒂散

【组成】　瓜蒂二十个（6g）

【用法】　上锉，以水一升，煮取五合，去滓。顿服。

二画

十枣汤

【组成】　芫花熬　甘遂　大戟各等分

【用法】　上三味，等分，分别捣为散，以水一升半，先煮大枣肥者十枚，取八合，去滓。内药末，强人服一钱匕（1.5~1.8g），羸人服半钱，温服之，平旦服。若下少病不除者，明日更服，加半钱，得快下利后，糜粥自养。

三画

三物白散

【组成】　桔梗三分（9g）　巴豆去皮尖，熬黑，研如脂，一分（3g）贝母三分（9g）

【用法】　上三味，为散，内巴豆，更于臼中杵之，与白饮和服。强人半钱匕，羸者减之。病在膈上必吐，在膈下必利，不利，进热粥一杯，利过不止，进冷粥一杯。身热皮粟不解，欲引衣自覆，若以水噀之、洗之，益令热劫不得出，当汗而不汗，则烦。假令汗出已，腹中痛，与芍药三两，如上法。

三物备急丸

【组成】　大黄　干姜　巴豆各等分（各 3g）

【用法】　上皆须精新，多少随意。先捣大黄、干姜，下筛为散。别研巴豆，如脂，内散中，合捣千杵。即尔用之为散亦好，下蜜为丸，密器贮之，莫令歇气。若中恶客忤，心腹胀满刺痛，口噤气急，停尸卒死者，以暖水、苦酒服大豆许三枚，老小量之，扶头起，令得下喉，须臾未醒，更与三枚，腹中鸣转，得吐利便愈。若口已噤，可先和成汁，倾口中令从齿间得入至良。

干姜附子汤

【组成】　干姜一两（3g）　附子生用，去皮，切八片，一枚（5g）

【用法】　上二味，以水三升，煮取一升，去滓。顿服。

干姜黄连黄芩人参汤

【组成】　干姜　黄连　黄芩　人参各三两（各 9g）

【用法】　上四味，以水六升，煮取二升，去滓。分温再服。

干姜人参半夏丸

【组成】　干姜　人参各一两（各 3g）　半夏二两（6g）

【用法】　上三味，末之，以生姜汁糊为丸，如梧桐子大，饮服十丸，日三服。

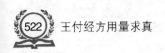

土瓜根散

【组成】　土瓜根　芍药　桂枝　䗪虫各三两（各9g）

【用法】　上四味，杵为散，酒服方寸匕，日三服。

土瓜根汁方

【组成】　土瓜根二十两（60g）（编者注：剂量乃编者所加，仲景方无剂量。）

【用法】　上一味，以水四升，煮取二升，去滓。本方之用有二法：温服一升，分二服。又纳灌肛门内，急抱，欲大便时乃去之。（编者注：用法乃编者所加，仲景方无用法。）

下瘀血汤

【组成】　大黄二两（6g）　桃仁二十枚（4g）　䗪虫熬，去足，二十枚（10g）

【用法】　上三味，末之，炼蜜和为四丸，以酒一升，煎一丸，取八合，顿服之，新血下如豚肝。

己椒苈黄丸

【组成】　防己　椒目　葶苈熬　大黄各一两（各3g）

【用法】　上四味，末之，蜜丸如梧子大，先食，饮服一丸，日三服。稍增，口中有津液。渴者，加芒硝半两。

大承气汤

【组成】　大黄酒洗，四两（12g）　厚朴炙，去皮，半斤（24g）　枳实

炙，五枚（5g）　芒硝三合（9g）

【用法】　上四味，以水一斗，先煮二物，取五升，去滓，内大黄，更煮取二升，去滓。内芒硝，更上微火一两沸，分温再服。得下，余勿服。

大柴胡汤

【组成】　柴胡半斤（24g）　黄芩三两（9g）　芍药三两（9g）　半夏洗，半升（12g）　生姜切，五两（15g）　枳实炙，四枚（4g）　大枣擘，十二枚　［大黄二两（6g）］

【用法】　上七（八）味，以水一斗二升，煮取六升，去滓。再煎，温服一升，日三服。一方，加大黄二两，若不加，恐不为大柴胡汤。（编者注：用法后 10 字，可能是叔和批注文。）

大青龙汤

【组成】　麻黄去节，六两（18g）　桂枝去皮，二两（6g）　甘草炙，二两（6g）　杏仁去皮尖，四十枚（7g）　生姜切，三两（9g）　大枣擘，十枚　石膏碎，如鸡子大（48g）

【用法】　上七味，以水九升，先煮麻黄，减二升，去上沫，内诸药，煮取三升，去滓，温服一升。取微似汗，汗出多者，温粉粉之。一服汗者，停后服。若复服，汗多亡阳，遂虚，恶风，烦躁，不得眠也。

大陷胸汤

【组成】　大黄去皮，六两（18g）　芒硝一升（24g）　甘遂一钱匕（1.5g）

【用法】　上三味，以水六升，先煮大黄，取二升，去滓。内芒硝，煮一两沸，内甘遂末，温服一升。得快利，止后服。

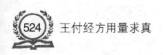
大陷胸丸

【组成】　大黄半斤（24g）　葶苈子熬，半升（12g）　芒硝半升（12g）
杏仁去皮尖，熬黑，半升（12g）

【用法】　上四味，捣筛二味，内杏仁、芒硝，合研如脂，和散，取如弹
丸一枚，别捣甘遂一钱匕，白蜜二合，水二升，煮取一升，温，顿服之。一宿
乃下，如不下，更服，取下为效，禁如药法。

大黄黄连泻心汤

【组成】　大黄二两（6g）　黄连一两（3g）

【用法】　上二味，以麻沸汤二升，渍之，须臾，绞去滓。分温再服。

大黄甘草汤

【组成】　大黄四两（12g）　甘草一两（3g）

【用法】　上二味，以水三升，煮取一升，分温再服。

大黄甘遂汤

【组成】　大黄四两（12g）　甘遂二两（6g）　阿胶二两（6g）

【用法】　上三味，以水三升，煮取一升，顿服之。其血当下。

大黄牡丹汤

【组成】　大黄四两（12g）　牡丹一两（3g）　桃仁五十个（8.5g）
瓜子半升（12g）　芒硝三合（9g）

【用法】　上五味，以水六升，煮取一升，去滓。内芒硝，再煎沸。顿服
之。有脓当下，如无脓，当下血。

大黄附子汤

【组成】 大黄三两（9g）   附子炮，三枚（15g）   细辛二两（6g）

【用法】 上三味，以水五升，煮取二升。分温三服。若强人煮取二升半，分温三服。服后如人行四五里，进一服。

大黄硝石汤

【组成】 大黄四两（12g）   黄柏四两（12g）   硝石四两（12g）   栀子十五枚（15g）

【用法】 上四味，以水六升，煮取二升，去滓，内硝，更煮取一升，顿服。

大建中汤

【组成】 蜀椒去汗，二合（5g）   干姜四两（12g）   人参二两（6g）

【用法】 上三味，以水四升，煮取二升，去滓。内胶饴一升，微火煎取一升半，分温再服。如一炊顷，可饮粥二升，后更服，当一日食糜，温服之。

大半夏汤

【组成】 半夏（洗完用）二升（48g）   人参三两（9g）   白蜜一升（60mL）

【用法】 上三味，以水一斗二升，和蜜，扬之二百四十遍，煮取二升半，温服一升，余分再服。

小半夏汤

【组成】 半夏一升（24g）   生姜半斤（24g）

【用法】 上二味，以水七升，煮取一升半。分温再服。

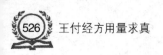

小半夏加茯苓汤

【组成】　半夏一升（24g）　　生姜半斤（24g）　　茯苓三两（9g）

【用法】　上三味，以水七升，煮取一升五合。分温再服。

小青龙汤

【组成】　麻黄去节，三两（9g）　　芍药三两（9g）　　细辛三两（9g）
干姜三两（9g）　　甘草炙，三两（9g）　　桂枝去皮，三两（9g）　　五味子半
升（12g）　　半夏洗，半升（12g）

【用法】　上八味，以水一斗，先煮麻黄，减二升，去上沫，内诸药，煮
取三升，去滓。温服一升。若渴，去半夏，加栝楼根三两；若微利，去麻黄，
加荛花，如一鸡子，熬令赤色；若噫者，去麻黄，加附子一枚，炮；若小便不
利，少腹满者，去麻黄，加茯苓四两；若喘，去麻黄，加杏仁半升，去皮尖。
且荛花不治利，麻黄主喘，今此语反之，疑非仲景意。（编者注：后20字恐是
叔和按语混入正文，当删。）

小青龙加石膏汤

【组成】　麻黄去节，三两（9g）　　芍药三两（9g）　　细辛三两（9g）
干姜三两（9g）　　甘草炙，三两（9g）　　桂枝去皮，三两（9g）　　五味子半
升（12g）　　半夏洗，半升（12g）　　石膏二两（6g）

【用法】　上九味，以水一斗，先煮麻黄，去上沫，内诸药，煮取三升。
强人服一升，羸者减之，日三服，小儿服四合。

小柴胡汤

【组成】　柴胡半斤（24g）　　黄芩三两（9g）　　人参三两（9g）　　半夏洗，
半升（12g）　　甘草炙三两（9g）　　生姜切，三两（9g）　　大枣擘，十二枚

【用法】 上七味，以水一斗二升，煮取六升，去滓。再煎取三升，温服一升，日三服。若胸中烦而不呕者，去半夏、人参，加全栝楼一枚；若渴，去半夏，加人参合前成四两半，栝楼根四两；若腹中痛者，去黄芩，加芍药三两；若胁下痞硬，去大枣，加牡蛎四两；若心下悸，小便不利者，去黄芩，加茯苓四两；若不渴，外有微热者，去人参，加桂枝三两，温覆微汗愈；若咳者，去人参、大枣、生姜，加五味子半升，干姜二两。

小承气汤

【组成】 大黄酒洗，四两（12g） 厚朴炙，去皮，二两（6g） 枳实大者，炙，三枚（5g）

【用法】 上三味，以水四升，煮取一升二合，去滓。分温二服。初服当更衣，不尔者，尽饮之；若更衣者，勿服之。

小建中汤

【组成】 桂枝去皮，三两（9g） 甘草炙，二两（6g） 芍药六两（18g） 生姜切，三两（9g） 大枣擘，十二枚 胶饴一升（70mL）

【用法】 上六味，以水七升，煮取三升，去滓。内饴，更上微火消解。温服一升，日三服。呕家不可与建中汤，以甜故也。

小陷胸汤

【组成】 黄连一两（3g） 半夏洗，半升（12g） 全栝楼大者一枚（30g）

【用法】 上三味，以水六升，先煮栝楼，取三升，去滓。内诸药，煮取二升，去滓。分温三服。

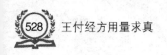

小儿疳虫蚀齿方

【组成】　雄黄　葶苈
【用法】　上二味，末之，取腊日猪脂熔，以槐枝绵裹头四五枚，点药烙之。

四画

五苓散

【组成】　猪苓去皮，十八铢（2.3g）　泽泻一两六铢（3.8g）　白术十八铢（2.3g）　茯苓十八铢（2.3g）　桂枝去皮，半两（1.5g）
【用法】　上五味，捣为散，以白饮和，服方寸匕，日三服。多饮暖水，汗出愈，如法将息。

天雄散

【组成】　天雄炮，三两（9g）　白术八两（24g）　桂枝六两（18g）龙骨三两（9g）
【用法】　上四味，杵为散，酒服半钱匕。日三服。不知，稍增之。

王不留行散

【组成】　王不留行八月八采，十分（30g）　蒴藋细叶七月七采，十分（30g）　桑东南根白皮三月三采，十分（30g）　甘草十八分（54g）　川椒除目及闭口，去汗，三分（9g）　黄芩二分（6g）　干姜二分（6g）　厚朴二分（6g）　芍药二分（6g）
【用法】　上九味，桑根皮以上三味烧灰存性，勿令灰过；各别杵筛，合治之，为散，服方寸匕。小疮即粉之，大疮但服之，产后亦可服。如风寒，桑根勿取之。前三物皆阴干百日。

木防己汤

【组成】 木防己三两（9g） 石膏十二枚鸡子大（48g） 桂枝二两（6g） 人参四两（12g）

【用法】 上四味，以水六升，煮取二升。分温再服。

木防己去石膏加茯苓芒硝汤

【组成】 木防己二两（6g） 桂枝二两（6g） 人参四两（12g） 芒硝三合（8g） 茯苓四两（12g）

【用法】 上五味，以水六升，煮取二升，去滓。内芒硝，再微煎。分温再服，微利则愈。

文蛤散

【组成】 文蛤五两（15g）

【用法】 上一味，为散，以沸汤和方寸匕服。汤用五合。

文蛤汤

【组成】 文蛤五两（15g） 麻黄三两（9g） 甘草三两（9g） 生姜三两（9g） 石膏五两（15g） 杏仁五十个（8.5g） 大枣十二枚

【用法】 上七味，以水六升，煮取二升。温服一升，汗出即愈。

风引汤

【组成】 大黄四两（12g） 干姜四两（12g） 龙骨四两（12g） 桂

枝三两（9g）　甘草二两（6g）　牡蛎二两（6g）　寒水石六两（18g）　滑石六两（18g）　赤石脂六两（18g）　白石脂六两（18g）　紫石英六两（18g）　石膏六两（18g）

【用法】　上十二味，杵，粗筛，以韦囊盛之，取三指撮，井花水三升，煮三沸。温服一升。

乌头汤

【组成】　麻黄三两（9g）　芍药三两（9g）　黄芪三两（9g）　甘草炙，三两（9g）　川乌咀，以蜜二升，煎取一升，即出乌头，五枚（10g或15g）

【用法】　上五味，咀四味，以水三升，煮取一升，去滓。内蜜煎中，更煎之。服七合。不知，尽服之。

乌头煎（大乌头煎）

【组成】　乌头熬，去皮，不咀，大者五枚（15g）

【用法】　上以水三升，煮取一升，去滓。内蜜二升，煎令水气尽，取二升。强人服七合；弱人服五合。不差，明日更服，不可日再服。

乌头桂枝汤

【组成】　乌头五枚（10g）　桂枝去皮，三两（9g）　芍药三两（9g）甘草炙，二两（6g）　生姜切，三两（9g）　大枣十二枚（按：仲景方中乌头无用量，本书引用剂量源于《医心方》。）

【用法】　上一味（乌头），以蜜二升，煎减半，去滓。以桂枝汤五合解之，得一升后，初服二合，不知，即服三合；又不知，复加至五合。其知者，如醉状，得吐者，为中病。

上五味（桂枝汤），锉，以水七升，微火煮取三升，去滓。

乌头赤石脂丸

【组成】　蜀椒一两（3g）　乌头一分（0.8g）　附子炮，半两（1.5g）
干姜一两（3g）　赤石脂一两（3g）

【用法】　上五味，末之，蜜丸如桐子大，先服食一丸，日三服。不知，
稍加服。

乌梅丸

【组成】乌梅三百枚（500g）　黄连十六两（48g）　细辛六两（18g）
干姜十两（30g）　当归四两（12g）　黄柏六两（18g）　桂枝去皮，六两
（18g）　人参六两（18g）　附子炮，去皮，六两（18g）　蜀椒出汗，四两
（12g）

【用法】　上十味，异捣筛，合治之，以苦酒渍乌梅一宿，去核，蒸之五
斗米下，饭熟捣成泥，和药令相得，内臼中，与蜜，杵二千下。丸如梧桐子
大。先食饮，服十丸，日三服。稍加至二十丸，禁生冷、滑物、食臭等。

升麻鳖甲汤

【组成】　升麻二两（6g）　当归一两（3g）　蜀椒炒，去汗，一两
（3g）　甘草二两（6g）　雄黄研，半两（1.5g）　鳖甲炙，手指大一枚
（10g）

【用法】　上六味，以水四升，煮取一升。顿服之。老小再服，取汗。

升麻鳖甲去雄黄蜀椒汤

【组成】　升麻二两（6g）　当归一两（3g）　甘草二两（6g）　鳖甲
炙，手指大一枚（10g）

【用法】　上四味，以水四升，煮取一升。顿服之。老小再服，取汗。

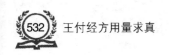

五画

四逆汤

【组成】　甘草炙，二两（6g）　　干姜一两半（4.5g）　　附子生用，去皮，破八片，一枚（5g）

【用法】　上三味，以水三升，煮取一升二合，去滓。分温再服，强人可大附子一枚，干姜三两。

四逆加人参汤

【组成】　甘草炙，二两（6g）　　干姜一两半（4.5g）　　附子生用，去皮，破八片，一枚（5g）　　人参一两（3g）

【用法】　上四味，以水三升，煮取一升二合，去滓。分温再服。

四逆散

【组成】　柴胡　　枳实破，水渍，炙干　　芍药　　甘草（炙）

【用法】　上四味，各十分，捣筛，白饮和，服方寸匕，日三服。咳者，加五味子、干姜各五分，并主下利；悸者，加桂枝五分；腹中痛者，加附子一枚，炮令坼；泄利下重者，先以水五升，煮薤白三升，煮取三升，去滓。以散三方寸匕，内汤中，煮取一升半，分温再服。

甘草汤

【组成】　甘草二两（6g）

【用法】　上一味，以水三升，煮取一升半，去滓。温服七合，日二服。

甘草干姜汤

【组成】　甘草炙，四两（12g）　　干姜炮，二两（6g）

【用法】　上咀二味，以水三升，煮取一升五合，去滓。分温再服。

甘草附子汤

【组成】　甘草炙，二两（6g）　　附子炮，去皮，破，二枚（10g）　　白术二两（6g）　　桂枝去皮，四两（12g）

【用法】　上四味，以水六升，煮取三升，去滓。温服一升，日三服。初服，得微汗则解，能食，汗止，复烦者，将服五合，恐一升多者，宜服六七合为始。

甘草泻心汤

【组成】　甘草炙，四两（12g）　　黄芩三两（9g）　　半夏洗，半升（12g）　　大枣擘，十二枚　　黄连一两（3g）　　干姜三两（9g）　　人参三两（9g）

【用法】　上七味，以水一斗，煮取六升，去滓。再煎煮三升，温服一升，日三服。

甘草麻黄汤

【组成】　甘草二两（6g）　　麻黄四两（12g）

【用法】　上二味，以水五升，先煮麻黄，去上沫，内甘草，煮取三升。温服一升。重覆汗出，不汗，再服。慎风寒。

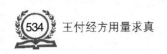

甘草粉蜜汤

【组成】　甘草二两（6g）　　粉一两（3g）　　蜜四两（12g）

【用法】　上三味，以水三升，先煮甘草，取二升，去滓。内粉、蜜，搅令和，煎如薄粥。温服一升，差即止。

甘麦大枣汤

【组成】　甘草三两（9g）　　小麦一升（24g）　　大枣十枚

【用法】　上三味，以水六升，煮取三升。温分三服，亦补脾气。

甘姜苓术汤

【组成】　甘草　白术各二两（各6g）　　干姜　茯苓各四两（各12g）

【用法】　上四味，以水五升，煮取三升。分温三服，腰中即温。

甘遂半夏汤

【组成】　甘遂大者，三枚（5g）　　半夏以水一升，煮取半升，去滓，十二枚（12g）　　芍药五枚（15g）　　甘草炙，如指大一枚（5g）

【用法】　上四味，以水二升，煮取半升，去滓。以蜜半升，和药汁煎服八合。顿服之。

生姜泻心汤

【组成】　生姜切，四两（12g）　　甘草炙，三两（9g）　　人参三两（9g）　干姜一两（3g）　　黄芩三两（9g）　　半夏洗，半升（12g）　　黄连一两（3g）　大枣擘，十二枚

【用法】　上八味，以水一斗，煮六升，去滓。再煮取三升，温服一升，

日三服。附子泻心汤，本云加附子，半夏泻心汤、甘草泻心汤，同体别名耳。生姜泻心汤，本云理中人参黄芩汤去桂枝加黄连。并泻肝法。

生姜半夏汤

【组成】　半夏半升（12g）　生姜汁一升（60mL）

【用法】　上二味，以水三升，煮半夏，取二升，内生姜汁，煮取一升半。小冷，分四服。日三夜一服，止，停后服。

白头翁汤

【组成】　白头翁二两（6g）　黄柏三两（9g）　黄连三两（9g）　秦皮三两（9g）

【用法】　上四味，以水七升，煮取二升，去滓。温服一升，不愈，更服一升。

白头翁加甘草阿胶汤

【组成】　白头翁二两（6g）　甘草　阿胶各二两（各 6g）　柏皮（黄柏）三两（9g）　黄连三两（9g）　秦皮三两（9g）

【用法】　上六味，以水七升，煮取二升半，内胶令消尽。去滓。分温三服。

白虎汤

【组成】　知母六两（18g）　石膏碎，一斤（48g）　甘草炙，二两（6g）　粳米六合（18g）

【用法】　上四味，以水一斗，煮米熟，汤成，去滓。温服一升，日三服。

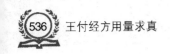

白虎加人参汤

【组成】　知母六两（18g）　石膏碎，绵裹，一斤（48g）　甘草炙，二两（6g）　粳米六合（18g）　人参三两（9g）

【用法】　上五味，以水一斗，煮米熟，汤成，去滓。温服一升，日三服。

白虎加桂枝汤

【组成】　知母六两（18g）　石膏碎，一斤（48g）　甘草炙，二两（6g）　粳米六合（18g）　桂枝去皮，三两（9g）

【用法】　上锉，每五钱，水一盏半，煎至八分，去滓。温服，汗出愈。

白通汤

【组成】　葱白四茎　干姜一两（3g）　附子（生，去皮，破八片）一枚（5g）

【用法】　上三味，以水三升，煮取一升，去滓。分温再服。

白通加猪胆汁汤

【组成】　葱白四茎　干姜一两（3g）　附子生，去皮，破八片，一枚（5g）　人尿五合（30mL）　猪胆汁一合（6mL）

【用法】　上五味，以水三升，煮取一升，去滓。内胆汁、人尿，和令相得。分温再服，若无胆，亦可用。

白术散

【组成】　白术四分（12g）　川芎四分（12g）　蜀椒去汗，三分（9g）　牡蛎二分（6g）

【用法】　上四味，杵为散，酒服一钱匕，日三服，夜一服。但苦痛，加芍药；心下毒痛，倍加川芎；心烦吐痛，不能饮食，加细辛一两，半夏大者二十枚。服之后，更以醋浆水服之。若呕，以醋浆水服之；复不解者，小麦汁服之。已后渴者，大麦粥服之。病虽愈，服之勿置。

瓜蒂散

【组成】　瓜蒂熬黄，一分（3g）　赤小豆一分（3g）
【用法】　上二味，各别捣筛，为散已，合治之，取一钱匕，以香豉一合，用热汤七合，煮作稀粥，去滓。取汁和散，温，顿服之，不吐者，少少加，得快吐，乃止。诸亡血虚家，不可与瓜蒂散。

头风摩散

【组成】　大附子炮，一枚（8g）　盐等分
【用法】　上二味，为散，沐了，以方寸匕，已摩疾上，令药力行。

半夏泻心汤

【组成】　半夏洗，半升（12g）　黄芩三两（9g）　人参三两（9g）干姜三两（9g）　甘草三两（9g）　黄连一两（3g）　大枣擘，十二枚
【用法】　上七味，以水一斗，煮取六升，去滓，再煎取三升。温服一升，日三服。

半夏散及汤

【组成】　半夏洗　桂枝（去皮）　甘草炙
【用法】　上三味，等分，各别捣筛已，合治之。白饮和，服方寸匕，日三服。若不能服散者，以水一升，煎七沸，内散两方寸匕，更煮三沸，下火，令小冷。少少咽之。半夏有毒，不当散服。

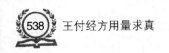

半夏干姜散

【组成】　半夏　干姜等分

【用法】　上二味，杵为散，取方寸匕，浆水一升半，煮取七合。顿服之。

半夏厚朴汤

【组成】　半夏一升（24g）　厚朴三两（9g）　茯苓四两（12g）　生姜五两（15g）　干苏叶二两（6g）

【用法】　上五味，以水七升，煮取四升。分温四服，日三夜一服。

半夏麻黄丸

【方药歌诀】　半夏麻黄能化饮，饮邪凌心证心悸，

亦主脾胃饮逆证，温阳通阳能止逆。

【组成】　半夏　麻黄等分

六画

当归散

【组成】　当归一斤（48g）　黄芩一斤（48g）　芍药一斤（48g）　川芎一斤（48g）　白术半斤（24g）

【用法】　上五味，杵为散，酒饮服方寸匕，日三服。妊娠常服即易产，胎无苦疾。产后百病悉主之。

当归芍药散

【组成】　当归三两（9g）　芍药一斤（48g）　川芎半斤（24g）　茯苓

四两（12g）　　白术四两（12g）　　泽泻半斤（24g）

【用法】　上六味，杵为散，取方寸匕，酒服。日三服。

当归四逆汤

【组成】　当归三两（9g）　　桂枝去皮，三两（9g）　　芍药三两（9g）　　细辛三两（9g）　　甘草炙，二两（6g）　　通草二两（6g）　　大枣擘，二十五枚

【用法】　上七味，以水八升，煮取三升，去滓。温服一升，日三服。

当归四逆加吴茱萸生姜汤

【组成】　当归三两（9g）　　桂枝去皮，三两（9g）　　芍药三两（9g）　　细辛三两（9g）　　甘草炙，二两（6g）　　通草二两（6g）　　大枣擘，二十五枚　　生姜切，半斤（24g）　　吴茱萸二升（48g）

【用法】　上九味，以水六升，清酒六升，和，煮取五升，去滓。温分五服。

当归生姜羊肉汤

【组成】　当归三两（9g）　　生姜五两（15g）　　羊肉一斤（48g）

【用法】　上三味，以水八升，煮取三升，温服七合，日三服。若寒多者，加生姜成一斤；痛多而呕者，加橘皮二两，白术一两；加生姜者，亦加水五升，煮取三升二合，服之。

当归贝母苦参丸

【组成】　当归　贝母　苦参各四两（各12g）

【用法】　上三味，末之，炼蜜丸，如小豆大，饮服三丸，加至十丸。

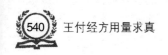

竹叶石膏汤

【组成】 竹叶二把（20g） 石膏一斤（48g） 半夏洗，半升（12g）麦门冬去心，一升（24g） 人参二两（6g） 甘草炙，二两（6g） 粳米半升（12g）

【用法】 上七味，以水一斗，煮取六升，去滓。内粳米，煮米熟，汤成，去米。温服一升，日三服。

竹叶汤

【组成】 竹叶一把（10g） 葛根三两（9g） 防风 桔梗 桂枝 人参 甘草各一两（各3g） 附子炮，一枚（5g） 大枣十五枚 生姜五两（15g）

【用法】 上十味，以水一斗，煮取二升半，分温三服，温覆使汗出。颈项强，用大附子一枚，破之如豆大，煎药扬去沫；呕者，加半夏半斤，洗。

竹皮大丸

【组成】 生竹茹二分（6g） 石膏二分（6g） 桂枝一分（3g） 甘草七分（21g） 白薇一分（3g）

【用法】 上五味，末之，枣肉和丸如弹子大，以饮服一丸，日三夜二服。有热者倍白薇，烦喘者加柏实一分。

红蓝花酒

【组成】 红蓝花一两（3g）

【用法】 上一味，以酒一大碗，煎减半。顿服一半，未止再服。

防己地黄汤

【组成】　防己一钱（1.8g）　桂枝三钱（5g）　防风三钱（5g）　甘草二钱（3.6g）

【用法】　上四味，以酒一杯，浸之一宿，绞取汁，生地黄二斤，咀，蒸之如斗米饭久，以铜器盛其汁，更绞地黄汁，和，分再服。

防己茯苓汤

【组成】　防己三两（9g）　黄芪三两（9g）　桂枝三两（9g）　茯苓六两（18g）　甘草二两（6g）

【用法】　上五味，以水六升，煮取二升，分温三服。

防己黄芪汤

【组成】　防己一两（3g）　甘草炙，半两（1.5g）　白术七钱半（12g）黄芪去芦，一两一分（3.8g）

【用法】　上锉，麻豆大，每抄五钱匕，生姜四片，大枣一枚，水盏半，煎八分，去滓。温服，良久再服。喘者，加麻黄半两；胃中不和者，加芍药三分；气上冲者，加桂枝三分；下有陈寒者，加细辛三分。服后当如虫行皮中，从腰下如冰，后坐被上，又以一被绕腰以下，温令微汗，差。

百合知母汤

【组成】　百合擘，七枚（14g）　知母切，三两（9g）

【用法】　上先以水洗百合，渍一宿，当白沫出，去其水，更以泉水二升，煎取一升，去滓。别以泉水二升煎知母，取一升，去滓。后合和，煎取一升五合，分温再服。

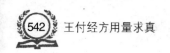

百合洗方

【组成】　百合一升（24g）

【用法】　上以百合一升，以水一斗，渍之一宿，以洗身，洗已，食煮饼，勿以盐豉也。

百合地黄汤

【组成】　百合擘，七枚（14g）　生地黄汁一升（80mL）

【用法】　上先以水洗百合，渍一宿，当白沫出，去其水，更以泉水二升，煎取一升，去滓。内地黄汁，取其一升五合，分温再服。中病，勿更服，大便当如漆。

百合滑石散

【组成】　百合炙，一两（3g）　滑石三两（9g）

【用法】　上为散，饮服方寸匕，日三服。当微利者，止服，热则除。

百合鸡子汤

【组成】　百合擘，七枚（14g）　鸡子黄一枚

【用法】　上先以水洗百合，渍一宿，当白沫出，去其水，更以泉水二升，煎取一升，去滓。内鸡子黄，搅匀，煎五分，温服。

芍药甘草汤

【组成】　芍药四两（12g）　甘草四两（12g）

【用法】　上二味，以水三升，煮取一升五合，去滓，分温再服。

芍药甘草附子汤

【组成】 芍药 甘草各三两（各9g） 附子炮，去皮，破八片，一枚（5g）

【用法】 上三味，以水五升，煮取一升五合，去滓。分温三服。

七画

赤丸

【组成】 茯苓四两（12g） 乌头炮，二两（6g） 半夏洗，四两（12g） 细辛一两（3g）

【用法】 上四味，末之，内真朱为色，炼蜜丸如麻子大，先食酒饮下三丸，日再夜一服；不知，稍增之，以知为度。

赤石脂禹余粮汤

【组成】 赤石脂碎，一斤（48g） 太一禹余粮碎，一斤（48g）

【用法】 上二味，以水六升，煮取二升，去滓。分温三服。

赤小豆当归散

【组成】 赤小豆浸，令牙出，曝干，三升（72g） 当归十两（30g）

【用法】 上二味，杵为散，浆水服方寸匕，日三服。

吴茱萸汤（茱萸汤）

【组成】 吴茱萸洗，一升（24g） 人参三两（9g） 生姜切，六两（18g） 大枣擘，十二枚

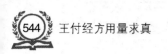

【用法】　上四味，以水七升，煮取二升，去滓。温服七合，日三服。

牡蛎泽泻散

【组成】　牡蛎熬　泽泻　蜀漆暖水洗，去腥　葶苈子熬　商陆根熬　海藻洗去咸　栝楼根各等分

【用法】　上七味，异捣，下筛为散，更于臼中治之，白饮和，服方寸匕，日三服。小便利，止后服。

附子汤

【组成】　附子炮，去皮，破八片，二枚（10g）　茯苓三两（9g）　人参二两（6g）　白术四两（12g）　芍药三两（9g）

【用法】　上五味，以水八升，煮取三升，去滓。温服一升，日三服。

附子泻心汤

【组成】　大黄二两（6g）　黄连一两（3g）　黄芩一两（3g）　附子炮，去皮，破，别煮取汁，一枚（5g）

【用法】　上四味，切三味，以麻沸汤二升渍之，须臾，绞去汁，内附子汁，分温再服。

附子粳米汤

【组成】　附子炮，一枚（5g）　半夏半升（12g）　甘草一两（3g）大枣十枚　粳米半升（12g）

【用法】　上五味，以水八升，煮米熟，汤成，去滓。温服一升，日三服。

鸡屎白散

【组成】 鸡屎白

【用法】 上一味，为散，取方寸匕，以水六合，和。温服。

诃梨勒散

【组成】 诃梨勒煨，十枚（10g）

【用法】 上一味，为散，粥饮和，顿服。

皂荚丸

【组成】 皂荚刮去皮，用酥炙，八两（24g）

【用法】 上一味，末之，蜜丸梧子大，以枣膏和汤，服三丸，日三夜一服。

杏子汤

【组成】 杏仁五两（15g）（仲景原书无用量，乃编者所加。）

【用法】 上一味，以水八升，煮取三升，温分三服。

麦门冬汤

【组成】 麦门冬七升（168g）　半夏一升（24g）　人参三两（9g）
甘草二两（6g）　粳米三合（9g）　大枣十二枚

【用法】 上六味，以水一斗二升，煮取六升，温服一升，日三夜一服。

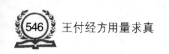

八画

抵当丸

【组成】 水蛭熬（40g） 虻虫去翅足，熬，各二十个（各4g） 桃仁去皮尖，二十五个（5g） 大黄三两（9g）

【用法】 上四味，捣，分四丸，以水一升，煮一丸，取七合服之。晬时当下血，若不下，更服。

抵当汤

【组成】 水蛭熬（60g） 虻虫去翅中，熬，各三十个（各6g） 桃仁去皮尖，二十个（4g） 大黄酒洗，三两（9g）

【用法】 上四味，以水五升，煮取三升，去滓。温服一升，不下，更服。

苦酒汤

【组成】 半夏洗，碎如枣核，十四枚（5g） 鸡子去黄，内上苦酒，着鸡子壳中，一枚

【用法】 上二味，内半夏，著苦酒中，以鸡子壳置刀环中，安火上，令三沸，去滓。少少含咽之。不差，更作三剂。

苦参汤

【组成】 苦参十两（30g）（方药及用量引自《经方辨治疑难杂病技巧》）

【用法】 上一味，以水二斗半，煮取一斗半，去滓。熏洗，分早晚。（用法引自《经方辨治疑难杂病技巧》）

炙甘草汤

【组成】 甘草炙，四两（12g）　生姜切，三两（9g）　人参二两（6g）生地黄一斤（48g）　桂枝去皮，三两（9g）　阿胶二两（6g）　麦门冬去心，半升（12g）　麻仁半升（12g）　大枣擘，三十枚

【用法】 上九味，以清酒七升，水八升，先煮八味，取三升，去滓。内胶烊消尽，温服一升，日三服。一名复脉汤。

泽泻汤

【组成】 泽泻五两（15g）　白术二两（6g）

【用法】 上二味，以水二升，煮取一升。分温再服。

泽漆汤

【组成】 半夏半升（12g）　紫参（一作紫菀）五两（15g）　泽漆以东流水五斗，煮取一斗五升，三斤（150g）　生姜五两（15g）　白前五两（15g）　甘草　黄芩　人参　桂枝各三两（各9g）

【用法】 上九味，咀，内泽漆汁中，煮取五升，温服五合，至夜尽。

泻心汤

【组成】 大黄二两（6g）　黄连　黄芩各一两（各3g）

【用法】 上三味，以水三升，煮取一升。顿服之。

矾石汤

【组成】 矾石二两（6g）

【用法】 上一味，以浆水一斗五升，煎三五沸，浸脚良。

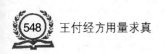

矾石丸

【组成】　矾石烧，三分（9g）　　杏仁一分（3g）
【用法】　上二味，末之，炼蜜和丸枣核大，内脏中，剧者再内之。

奔豚汤

【组成】　甘草　川芎　当归各二两（各6g）　　半夏四两（12g）　　黄芩
二两（6g）　　生葛五两（15g）　　芍药二两（6g）　　生姜四两（12g）　　甘李
根白皮一升（24g）
【用法】　上九味，以水二斗，煮取五升。温服一升，日三夜一服。

苓甘五味姜辛汤

【组成】　茯苓四两（12g）　　甘草三两（9g）　　干姜三两（9g）　　细辛
三两（9g）　　五味子半升（12g）
【用法】　上五味，以水八升，煮取三升，温服半升，日三。

苓甘五味加姜辛半夏杏仁汤

【组成】　茯苓四两（12g）　　甘草三两（9g）　　细辛三两（9g）　　干姜
三两（9g）　　五味子半升（12g）　　半夏半升（12g）　　杏仁去皮尖，半升
（12g）
【用法】　上七味，以水一斗，煮取三升，去滓。温服半升，日三。

苓甘五味加姜辛半杏大黄汤

【组成】　茯苓四两（12g）　　甘草三两（9g）　　细辛三两（9g）　　干姜
三两（9g）　　五味子半升（12g）　　半夏半升（12g）　　杏仁去皮尖，半升

（12g）　大黄三两（9g）

【用法】　上八味，以水一斗，煮取三升，去滓。温服半升，日三。

肾气丸

【组成】　干地黄八两（24g）　薯蓣（即山药）四两（12g）　山茱萸四两（12g）　泽泻三两（9g）　茯苓三两（9g）　牡丹皮三两（9g）　桂枝一两（3g）　附子炮，一两（3g）

【用法】　上八味，末之，炼蜜和丸，梧子大，酒下十五丸，加至二十五丸，日再服。

九画

茵陈蒿汤

【组成】　茵陈蒿六两（18g）　栀子擘，十四枚（14g）　大黄去皮，二两（6g）

【用法】　上三味，以水一斗二升，先煮茵陈减六升，内二味，煮取三升，去滓。分温三服。小便当利，尿如皂荚汁状，色正赤，一宿腹减，黄从小便去也。

茵陈五苓散

【组成】　茵陈蒿末十分（30g）　五苓散五分（15g）

【用法】　上二物，和，先食，饮方寸匕，日三服。

茯苓甘草汤

【组成】　茯苓二两（6g）　桂枝去皮，二两（6g）　甘草炙，一两（3g）　生姜切，三两（9g）

【用法】　上四味，以水四升，煮取二升，去滓。分温三服。

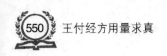

茯苓四逆汤

【组成】 茯苓四两（12g） 人参一两（3g） 附子生用，去皮，破八片，一枚（5g） 甘草炙，二两（6g） 干姜一两半（4.5g）

【用法】 上五味，以水五升，煮取三升，去滓。温服七合，日三服。

茯苓桂枝甘草大枣汤（苓桂草枣汤）

【组成】 茯苓半斤（24g） 桂枝去皮，四两（12g） 甘草炙，二两（6g） 大枣擘，十五枚

【用法】 上四味，以甘烂水一斗，先煮茯苓减二升，内诸药，煮取三升，去滓。温服一升，日三服。作甘烂水法，取水二斗，置大盆内，以杓扬之，水上有珠子五六千颗相逐，取用之。

茯苓桂枝白术甘草汤（苓桂术甘汤）

【组成】 茯苓四两（12g） 桂枝去皮，三两（9g） 白术 甘草各二两（各6g）

【用法】 上四味，以水六升，煮取三升，去滓。分温三服。

茯苓戎盐汤

【组成】 茯苓半斤（24g） 白术二两（6g） 戎盐弹丸大一枚（15g）

【用法】 上三味（编者注：上三味之后用法乃《四部备要》补注），先将茯苓、白术煎成，入戎盐煎，分三服。

茯苓泽泻汤

【组成】 茯苓半斤（24g） 泽泻四两（12g） 甘草二两（6g） 桂枝

二两（6g）　白术三两（9g）　生姜四两（12g）

　　【用法】　上六味，以水一斗，煮取三升，内泽泻，再煮取二升半。温服八合，日三服。

茯苓杏仁甘草汤

　　【组成】　茯苓三两（9g）　杏仁五十个（8.5g）　甘草一两（3g）

　　【用法】　上三味，以水一斗，煮取五升。温服一升，日三服。不差，更服。

柏叶汤

　　【组成】　柏叶　干姜各三两（各9g）　艾三把（15g）

　　【用法】　上三味，以水五升，取马通汁一升，合煮取一升。分温再服。

枳术汤

　　【组成】　枳实七枚（7g）　白术二两（6g）

　　【用法】　上二味，以水五升，煮取三升，分温三服，腹中软即当散也。

枳实芍药散

　　【组成】　枳实烧令黑，勿太过　芍药等分

　　【用法】　上二味，杵为散，服方寸匕，日三服。并主痈脓，以麦粥下之。

枳实栀子豉汤

　　【组成】　枳实炙，三枚（3g）　栀子擘，十四个（14g）　香豉绵裹，一升（24g）

　　【用法】　上三味，以清浆水七升，空煮取四升，内枳实、栀子，煮取二升，下豉，更煮五六沸，去滓。温分三服，覆令微似汗。若有宿食，内大黄，

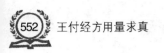

如博棋子大五六枚，服之愈。

枳实薤白桂枝汤

【组成】　枳实四枚（4g）　厚朴四两（12g）　薤白半斤（24g）　桂枝一两（3g）　全栝楼捣，一枚（15g）

【用法】　上五味，以水五升，先煮枳实、厚朴，取二升，去滓。内诸药，煮数沸，分温三服。

栀子豉汤

【组成】　栀子擘，十四个（14g）　香豉绵裹，四合（10g）

【用法】　上二味，以水四升，先煮栀子得二升半，内豉，煮取一升半，去滓。分为二服，温进一服。得吐者，止后服。

栀子甘草豉汤

【组成】　栀子擘，十四个（14g）　香豉绵裹，四合（10g）　甘草炙，二两（6g）

【用法】　上三味，以水四升，先煮栀子、甘草得二升半，内豉，煮取一升半，去滓。分二服，温进一服。得吐者，止后服。

栀子生姜豉汤

【组成】　栀子擘，十四个（14g）　香豉绵裹，四合（10g）　生姜五两（15g）

【用法】　上三味，以水四升，先煮栀子、生姜得二升半，内豉，煮取一升半，去滓。分二服，温进一服。得吐者，止后服。

栀子柏皮汤

【组成】　栀子擘，十五个（15g）　甘草炙，一两（3g）　黄柏二两（6g）

【用法】　上三味，以水四升，煮取一升半，去滓。分温再服。

栀子厚朴汤

【组成】　栀子擘，十四个（14g）　厚朴炙，去皮，四两（12g）　枳实水浸，炙令黄，四枚（4g）

【用法】　上三味，以水三升半，煮取一升半，去滓。分二服，温进一服。得吐者，止后服。

栀子干姜汤

【组成】　栀子擘，十四枚　干姜二两（6g）

【用法】　上二味，以水三升半，煮取一升半，去滓。分二服，温进一服。得吐者，止后服。

栀子大黄汤

【组成】　栀子十四枚（14g）　大黄一两（3g）　枳实五枚（5g）　豉一升（24g）

【用法】　上四味，以水六升，煮取三升。分温三服。

厚朴生姜半夏甘草人参汤

【组成】　厚朴炙，去皮，半斤（24g）　生姜切，半斤（24g）　半夏洗，半升（12g）　甘草炙，二两（6g）　人参一两（3g）

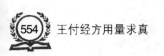

【用法】　上五味，以水一斗，煮取三升，去滓。温服一升，日三服。

厚朴七物汤

【组成】　厚朴半斤（24g）　甘草三两（9g）　大黄三两（9g）　大枣十枚　枳实五枚（5g）　桂枝二两（6g）　生姜五两（15g）

【用法】　上七味，以水一斗，煮取四升，温服八合，日三服。呕者加半夏五合，下利去大黄，寒多者加生姜至半斤。

厚朴三物汤

【组成】　大黄酒洗，四两（12g）　厚朴炙，去皮，八两（24g）　枳实炙，五枚（5g）

【用法】　上三味，以水一斗二升，先煮二味，取五升，内大黄，煮取二升。温服一升。以利为度。

厚朴大黄汤

【组成】　大黄六两（18g）　厚朴一尺（30g）　枳实四枚（4g）

【用法】　上三味，以水五升，煮取二升。分温再服。

厚朴麻黄汤

【组成】　厚朴五两（15g）　麻黄四两（12g）　石膏如鸡子大（48g）　杏仁半升（12g）　半夏半升（12g）　干姜二两（6g）　细辛二两（6g）　小麦一升（24g）　五味子半升（12g）

【用法】　上九味，以水一斗二升，先煮小麦熟，去滓。内诸药，煮取三升，温服一升，日三服。

侯氏黑散

【组成】 菊花四十分（120g） 白术十分（30g） 细辛三分（9g） 茯苓三分（9g） 牡蛎三分（9g） 桔梗八分（24g） 防风十分（30g） 人参三分（9g） 矾石三分（9g） 黄芩五分（15g） 当归三分（9g） 干姜三分（9g） 川芎三分（9g） 桂枝三分（9g）

【用法】 上十四味，杵为散，酒服方寸匕，日一服，初服二十日，温酒调服，禁一切鱼肉、大蒜，常宜冷食，自能助药力，在腹中不下也。热食即下矣，冷食自能助药力。

禹余粮丸

【组成】 禹余粮二斤（100g）（编者注：仲景原书无用量，乃编者所加。）

【用法】 上一味，捣碎，以蜜为丸，为十二丸，温服一丸，日分三服。（仲景原书无用法，乃编者所加）。

十画

真武汤

【组成】 茯苓三两（9g） 芍药三两（9g） 生姜切，三两（9g） 白术二两（6g） 附子炮，去皮，破八片，一枚（5g）

【用法】 上五味，以水八升，煮取三升，去滓。温服七合，日三服。若咳者，加五味子半升，细辛、干姜各一两；若小便利者，去茯苓；若下利者，去芍药，加干姜二两；若呕者，去附子，加生姜足前成半斤。

桂枝汤

【组成】 桂枝三两（9g） 芍药三两（9g） 甘草炙，二两（6g） 生

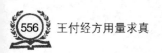
姜切，三两（9g）　大枣十二枚，擘

【用法】　上五味，咀三味，以水七升，微火煮取三升，去滓。适寒温，服一升。服已须臾，啜热稀粥一升余，以助药力。温服令一时许，遍身染染微似有汗者益佳，不可令如水流漓，病必不除。若一服汗出病差，停后服，不必尽剂。若不汗，更服依前法。又不汗，后服小促其间，半日许令三服尽。若病重者，一日一夜服，周时观之。服一剂尽，病证犹在者，更作服。若不汗出，乃服至二三剂。禁生冷，黏滑，肉面，五辛，酒酪，臭恶等。

桂枝二麻黄一汤

【组成】　桂枝去皮，一两十七铢（5.4g）　芍药一两六铢（3.7g）　麻黄去节，十六铢（2.1g）　生姜切，一两六铢（3.7g）　杏仁去皮尖，十六个（2.5g）　甘草炙，一两二铢（3.2g）　大枣擘，五枚

【用法】　上七味，以水五升，先煮麻黄一二沸，去上沫，内诸药，煮取二升，去滓。温服一升，日再。本云：桂枝汤二分，麻黄汤一分，合为二升，分再服。今合为一方，将息如前法。

桂枝二越婢一汤

【组成】　桂枝去皮，十八铢（2.3g）　芍药十八铢（2.3g）　麻黄十八铢（2.3g）　甘草炙，十八铢（2.3g）　大枣擘，四枚　生姜切，一两二铢（3.3g）　石膏碎，绵裹，一两（3g）

【用法】　上七味，以水五升，煮麻黄一二沸，去上沫，内诸药，煮取二升，去滓。温服一升。本云：当裁为越婢汤，桂枝汤合之，饮一升。今合为一方，桂枝汤二分，越婢汤一分。

桂枝麻黄各半汤

【组成】　桂枝去皮，一两十六铢（5.2g）　芍药　生姜切　甘草炙　麻黄去节，各一两（各3g）　大枣擘，四枚　杏仁汤渍，去皮尖及两仁者，二十

四枚（4g）

　　【用法】　上七味，以水五升，先煮麻黄一二沸，去上沫，内诸药，煮取一升八合，去滓。温服六合，本云：桂枝汤三合，麻黄汤三合，并为六合。顿服，将息如上法。

桂枝人参汤

　　【组成】　桂枝别切，四两（12g）　甘草炙，四两（12g）　白术三两（9g）　人参三两（9g）　干姜三两（9g）

　　【用法】　上五味，以水九升，先煮四味，取五升，内桂，更煮取三升，去滓。温服一升，日再夜一服。

桂枝甘草汤

　　【组成】　桂枝去皮，四两（12g）　甘草炙，二两（6g）

　　【用法】　上二味，以水三升，温服一升，去滓。顿服。

桂枝甘草龙骨牡蛎汤

　　【组成】　桂枝去皮，一两（3g）　甘草炙，二两（6g）　牡蛎熬，二两（6g）　龙骨二两（6g）

　　【用法】　上四味，以水五升，煮取二升半，去滓。温服八合，日三服。

桂枝附子汤

　　【组成】　桂枝去皮，四两（12g）　附子炮，去皮，破，三枚（15g）　生姜切，三两（9g）　大枣擘，十二枚　甘草炙，二两（6g）

　　【用法】　上五味，以水六升，煮取二升，去滓。分温三服。

桂枝茯苓丸

【组成】　桂枝　茯苓　牡丹去心　芍药　桃仁去皮尖，熬，各等分（各12g）

【用法】　上五味，末之，炼蜜和丸，如兔屎大，每日食前服一丸。不知，加至三丸。

桂枝生姜枳实汤

【组成】　桂枝　生姜各三两（各9g）　枳实五枚（5g）

【用法】　上三味，以水六升，煮取三升。分温三服。

桂枝芍药知母汤

【组成】　桂枝四两（12g）　芍药三两（9g）　甘草二两（6g）　麻黄二两（6g）　生姜五两（15g）　白术五两（15g）　知母四两（12g）　防风四两（12g）　附子炮，二枚（10g）

【用法】　上九味，以水七升，煮取二升。温服七合，日三服。

桂苓五味甘草汤

【组成】　桂枝去皮，四两（12g）　茯苓四两（12g）　甘草炙，三两（9g）　五味子半升（12g）

【用法】　上四味，以水八升，煮取三升，去滓。分三温服。

桂苓五味甘草去桂加姜辛夏汤

【组成】　茯苓四两（12g）　甘草二两（6g）　细辛二两（6g）　干姜二两（6g）　五味子半升（12g）　半夏半升（12g）

【用法】　上六味，以水八升，煮取三升，去滓。温服半升，日三。

桂枝去芍药加附子汤

【组成】　桂枝去皮，三两（9g）　生姜切，三两（9g）　甘草炙，二两（6g）　大枣擘，十二枚　附子炮，去皮，破八片，一枚（5g）

【用法】　上五味，以水七升，煮取三升，去滓。温服一升。本云：桂枝汤，今去芍药，加附子，将息如前法。

桂枝去芍药加蜀漆牡蛎龙骨救逆汤

【组成】　桂枝去皮，三两（9g）　甘草炙，二两（6g）　生姜切，三两（9g）　大枣擘，十二枚　牡蛎熬，五两（15g）　龙骨四两（12g）　蜀漆洗去腥，三两（9g）

【用法】　上七味，以水一斗二升，先煮蜀漆减二升，内诸药，煮取三升，去滓。温服一升。本云：桂枝汤，去芍药，加蜀漆、牡蛎、龙骨。

桂枝去芍药加麻黄附子细辛汤

【组成】　桂枝三两（9g）　生姜三两（9g）　甘草二两（6g）　大枣十二枚　麻黄二两（6g）　细辛二两（6g）　附子炮，一枚（5g）

【用法】　上七味，以水七升，煮麻黄，去上沫，内诸药，煮取二升，分温三服。当汗出，如虫行皮中，即愈。

桂枝去芍药汤

【组成】　桂枝去皮，三两（9g）　生姜切，三两（9g）　甘草炙，二两（6g）　大枣擘，十二枚

【用法】　上四味，以水七升，煮取三升，去滓。温服一升。本云：桂枝汤，今去芍药，将息如前法。

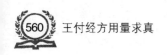

桂枝去桂加茯苓白术汤

【组成】　芍药三两（9g）　甘草炙，二两（6g）　生姜切，三两（9g）　白术　茯苓各三两（各9g）　大枣擘，十二枚

【用法】　上六味，以水八升，煮取三升，去滓。温服一升，小便利则愈。本云：桂枝汤，今去桂枝，加茯苓、白术。

桂枝附子去桂加白术汤（白术附子汤）

【组成】　附子炮，去皮，破，三枚（15g）　白术四两（12g）　生姜切，三两（9g）　大枣擘，十二枚　甘草炙，二两（6g）

【用法】　上五味，以水六升，煮取二升，去滓。分温三服。初一服，其人身如痹，半日许复服之，三服都尽，其人如冒状，勿怪。此以附子、术并走皮内，逐水气未得除，故使之耳。法当加桂枝四两，此本一方二法。以大便硬，小便自利，去桂也；以大便不硬，小便不利，当加桂。附子三枚，恐多也，虚弱家及产妇，宜减服之。

桂枝加桂汤

【组成】　桂枝去皮，五两（15g）　芍药三两（9g）　甘草炙，二两（6g）　生姜切，三两（9g）　大枣擘，十二枚

【用法】　上五味，以水七升，煮取三升，去滓。温服一升。本云：桂枝汤，今加桂满五两，所以加桂者，以泄奔豚气也。

桂枝加芍药汤

【组成】　桂枝去皮，三两（9g）　芍药六两（18g）　甘草炙，二两（6g）　生姜切，三两（9g）　大枣擘，十二枚

【用法】　上五味，以水七升，煮取三升，去滓。温分三服。本云：桂枝

汤，今加芍药。

桂枝加大黄汤

【组成】 桂枝去皮，三两（9g） 芍药六两（18g） 大黄二两（6g）甘草炙，二两（6g） 生姜切，三两（9g） 大枣擘，十二枚

【用法】 上六味，以水七升，煮取三升，去滓。温服一升，日三服。

桂枝加芍药生姜各一两人参三两新加汤（桂枝新加汤）

【组成】 桂枝去皮，三两（9g） 芍药四两（12g） 生姜切，四两（12g） 甘草炙，二两（6g） 人参三两（9g） 大枣擘，十二枚

【用法】 上六味，以水一斗二升，煮取三升，去滓。温服一升。本云：桂枝汤，今加芍药、生姜、人参。

桂枝加附子汤

【组成】 桂枝去皮，三两（9g） 芍药三两（9g） 甘草炙，二两（6g） 生姜切，三两（9g） 大枣擘，十二枚 附子炮，去皮，破八片，一枚（5g）

【用法】 上六味，以水七升，煮取三升，去滓。温服一升。本云：桂枝汤，今加附子，将息如前法。

桂枝加葛根汤

【组成】 葛根四两（12g） 桂枝去皮，二两（6g） 芍药二两（6g）生姜切，三两（9g） 甘草炙，二两（6g） 大枣擘，十二枚 ［麻黄去节，三两（9g）］

【用法】 上六味，以水一斗，先煮葛根，减二升，去上沫，内诸药，煮取三升，去滓。温服一升，覆取微似汗，不须啜粥，余如桂枝法将息及禁忌。

桂枝加厚朴杏仁汤

【组成】 桂枝去皮，三两（9g） 甘草炙，二两（6g） 生姜切，三两（9g） 芍药三两（9g） 大枣擘，十二枚 厚朴炙，去皮，二两（6g） 杏仁去皮尖，五十枚（8.5g）

【用法】 上七味，以水七升，微火煮取三升，去滓。温服一升。覆取微似汗。

桂枝加黄芪汤

【组成】 桂枝三两（9g） 芍药三两（9g） 甘草二两（6g） 生姜三两（9g） 大枣十二枚 黄芪二两（6g）

【用法】 上六味，以水八升，煮取三升，温服一升，须臾，饮热稀粥一升余，以助药力，温服，取微汗；若不汗，更服。

桂枝加龙骨牡蛎汤

【组成】 桂枝 芍药 生姜各三两（各9g） 甘草二两（6g） 大枣十二枚 龙骨 牡蛎各三两（各9g）

【用法】 上七味，以水七升，煮取三升。分温三服。

桃花汤

【组成】 赤石脂一半全用，一半筛末，一斤（48g） 干姜一两（3g） 粳米一升（24g）

【用法】 上三味，以水七升，煮米令熟，去滓。温服七合，内赤石脂末方寸匕，日三服。若一服愈，余勿服。

桃核承气汤

【组成】　桃仁去皮尖，五十个（8.5g）　大黄四两（12g）　桂枝去皮，二两（6g）　甘草炙，二两（6g）　芒硝二两（6g）

【用法】　上五味，以水七升，煮取二升半，去滓。内芒硝，更上火微沸，下火。先食，温服五合，日三服。当微利。

桔梗汤

【组成】　桔梗一两（3g）　甘草二两（6g）

【用法】　上二味，以水三升，煮取一升，去滓。温分再服。（又，《金匮要略》云：上二味，以水三升，煮取一升，分温再服，则吐脓血也。）

栝楼桂枝汤

【组成】　栝楼根二两（6g）　桂枝三两（9g）　芍药三两（9g）　甘草二两（6g）　生姜三两（9g）　大枣十二枚

【用法】　上六味，以水九升，煮取三升，分温三服，取微汗。汗不出，食顷，啜热粥发之。

栝楼薤白白酒汤

【组成】　全栝楼捣，一枚（15g）　薤白半升（24g）　白酒七升

【用法】　上三味，同煮，取二升，分温再服。

栝楼薤白半夏汤

【组成】　全栝楼捣，一枚（15g）　薤白三两（9g）　半夏半升（12g）白酒一斗（50mL）

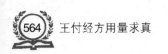

【用法】　上四味，同煮，取四升，温服一升，日三服。

栝楼瞿麦丸

【组成】　栝楼根二两（6g）　茯苓三两（9g）　薯蓣三两（9g）　附子炮，一枚（5g）　瞿麦一两（3g）

【用法】　上五味，末之，炼蜜丸，梧子大，饮服三丸，日三服。不知，增至七八丸，以小便利，腹中温为知。

栝楼牡蛎散

【组成】　栝楼根　牡蛎熬，各等分

【用法】　上为细末，饮服方寸匕，日三服。

柴胡加芒硝汤

【组成】　柴胡二两十六铢（8g）　黄芩一两（3g）　人参一两（3g）甘草炙，一两（3g）　生姜切，一两（3g）　半夏二十铢（2.1g）　大枣擘，四枚　芒硝二两（6g）

【用法】　上八味，以水四升，煮取二升，去滓。内芒硝，更煮微沸，分温再服，不解，更作。

柴胡桂枝汤

【组成】　桂枝去皮，一两半（4.5g）　黄芩一两半（4.5g）　芍药一两半（4.5g）　人参一两半（4.5g）　甘草炙，一两（3g）　半夏洗，二合半（6g）　大枣擘，六枚　生姜切，一两半（4.5g）　柴胡四两（12g）

【用法】　上九味，以水七升，煮取三升，去滓。温服一升。本云：人参汤，作如桂枝法，加半夏、柴胡、黄芩，复如柴胡法，今用人参作半剂。（编者注："本云……"至末29字，与方意不符，恐为叔和批注混入正文，宜删。）

柴胡桂枝干姜汤

【组成】 柴胡半斤（24g） 桂枝去皮，三两（9g） 干姜二两（6g） 栝楼根四两（12g） 黄芩三两（9g） 牡蛎熬，三两（9g） 甘草炙，二两（6g）

【用法】 上七味，以水一斗二升，煮取六升，去滓。再煎取三升，温服一升，日三服。初服微烦，复服，汗出便愈。

柴胡加龙骨牡蛎汤

【组成】 柴胡四两（12g） 龙骨一两半（4.5g） 黄芩一两半（4.5g） 生姜切，一两半（4.5g） 铅丹一两半（4.5g） 人参一两半（4.5g） 桂枝去皮，一两半（4.5g） 茯苓一两半（4.5g） 半夏洗，二合（6g） 大黄二两（6g） 牡蛎熬，一两半（4.5g） 大枣擘，六枚

【用法】 上十二味，以水八升，煮取四升，内大黄，切如棋子，更煮一两沸，去滓。温服一升。本云：柴胡汤，今加龙骨等。

调胃承气汤

【组成】 大黄酒洗，四两（12g） 芒硝半升（12g） 甘草炙，二两（6g）

【用法】 上三味，以水三升，煮取一升，去滓。内芒硝，更上火微煮，令沸，少少温服之（编者注：此用法是伤寒论第 29 条所言）。温顿服之（此四字是伤寒论第 207 条所言）。

胶艾汤

【组成】 川芎 阿胶 甘草各二两（各 6g） 艾叶 当归各三两（各 9g） 芍药四两（12g） 干地黄六两（18g）

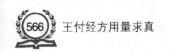

【用法】 上七味，以水五升，清酒三升，合煮取三升，去滓，内胶，令消尽。温服一升，日三服。不差，更作。

胶姜汤

【组成】 阿胶三两（9g） 干姜三两（9g）（方药及剂量引自《经方辨治疑难杂病技巧》）

【用法】 上二味，以水四升，煮干姜减一升，去滓，内胶烊化，微沸。温服一升，日三服。（用法引自《经方辨治疑难杂病技巧》）

狼牙汤

【组成】 狼牙三两（9g）

【用法】 上一味，以水四升，煮取半升，以绵缠箸如茧，浸汤沥阴中，日四遍。

射干麻黄汤

【组成】 射干十三枚（9g） 麻黄四两（12g） 生姜四两（12g） 细辛 紫菀 款冬花各三两（各9g） 五味子半升（12g） 大枣七枚 半夏大者，洗，八枚（12g）

【用法】 上九味，以水一斗二升，先煮麻黄两沸，去上沫，内诸药，煮取三升，分温三服。

烧裈散

【组成】 妇人中裈近隐处，剪烧作灰

【用法】 上一味，以水服方寸匕，日三服。小便即利，阴头微肿，此为愈也。妇人病，取男子裈，烧，服。

通脉四逆汤

【组成】　甘草炙，二两（6g）　　干姜三两（9g）［强人可四两（12g）］
附子生用，去皮，破八片，大者一枚（8g）

【用法】　上三味，以水三升，煮取一升二合，去滓。分温再服。其脉即
出者愈。面色赤者，加葱九茎；腹中痛者，去葱，加芍药二两；呕者，加生姜
二两；咽痛者，去芍药，加桔梗一两；利止脉不出者，去桔梗，加人参二两。
病皆与方相应者，乃服之。

通脉四逆加猪胆汁汤

【组成】　　附子生用，去皮，破八片，大者一枚（8g）　　干姜三两（9g）
［强人可四两（12g）］　　猪胆汁半合（3mL）　　甘草炙，二两（6g）

【用法】　上四味，以水三升，煮取一升二合，去滓。内猪胆汁。分温再
服。其脉即来，无猪胆，以羊胆代之。

十一画

理中丸

【方药歌诀】　　理中汤主理中乡，参术甘草与干姜，
　　　　　　　　脾胃虚寒证与霍乱，虚寒胸痹在温阳。

【组成】　　人参　干姜　甘草炙　白术各三两（各9g）

【用法】　上四味，捣筛，蜜和为丸，如鸡子黄许大。以沸汤数合，和一
丸，研碎，温服之。日三四，夜二服。腹中未热，益至三四丸，然不及汤。汤
法：以四物依两数切，用水八升，煮取三升，去滓。温服一升，日三服。若脐
上筑者，肾气动也，去术加桂四两；吐多者，去术加生姜三两；下多者，还用
术；悸者加茯苓二两；渴欲得水者，加术，足前成四两半；腹中痛者，加人
参，足前成四两半；寒者，加干姜足前成四两半；腹满者，去术，加附子一

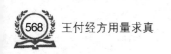

枚。服汤后，如食顷，饮热粥一升许，微自温，勿发揭衣被。

黄芩汤

【组成】　黄芩三两（9g）　芍药二两（6g）　甘草炙，二两（6g）　大枣擘，十二枚

【用法】　上四味，以水一斗，煮取三升，去滓。温服一升，日再夜一服。

黄芩加半夏生姜汤

【组成】　黄芩三两（9g）　芍药二两（6g）　甘草炙，二两（6g）　大枣擘，十二枚　半夏洗，半升（12g）　生姜切，一两半（4.5g）

【用法】　上六味，以水一斗，煮取三升，去滓。温服一升，日再夜一服。

黄连汤

【组成】　黄连三两（9g）　甘草炙，三两（9g）　干姜三两（9g）　桂枝去皮，三两（9g）　人参二两（6g）　半夏洗，半升（12g）　大枣擘，十二枚

【用法】　上七味，以水一斗，煮取六升，去滓。温服一升，日三服，夜二服。

黄连粉方

【组成】　黄连十两（30g）（编者注：原方无剂量，此乃编者所加。）

【用法】　上一味，研末为散，和水内服二两半。亦可外用涂患处，剂量斟酌用之。（编者注：仲景未言用法，此乃编者所加。）

黄连阿胶汤

【组成】　黄连四两（12g）　黄芩二两（6g）　芍药二两（6g）　鸡子黄二枚　阿胶三两（9g）

【用法】　上五味，以水六升，先煮三物，取二升，去滓。内胶烊尽，小冷，内鸡子黄，搅令相得。温服七合，日三服。

黄土汤

【组成】　甘草三两（9g）　干地黄三两（9g）　白术三两（9g）　附子炮，三两（9g）　阿胶三两（9g）　黄芩三两（9g）　灶心黄土半斤（24g）

【用法】　上七味，以水八升，煮取三升。分温二服。

黄芪建中汤

【组成】　桂枝去皮，三两（9g）　甘草炙，二两（6g）　芍药六两（18g）　生姜切，三两（9g）　大枣擘，十二枚　胶饴一升（70mL）　黄芪一两半（4.5g）

【用法】　上七味，以水七升，煮取三升，去滓。内饴，更上微火消解。温服一升，日三服。呕家，不可用建中汤，以甜故也。气短，胸满者，加生姜；腹满者，去枣，加茯苓一两半；及疗肺虚损不足，补气加半夏三两。

黄芪桂枝五物汤

【组成】　黄芪三两（9g）　芍药三两（9g）　桂枝三两（9g）　生姜六两（18g）　大枣十二枚

【用法】　上五味，以水六升，煮取二升。温服七合，日三服。

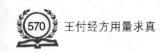

黄芪芍桂苦酒汤

【组成】 黄芪五两（15g） 芍药三两（9g） 桂枝三两（9g）

【用法】 上三味，以苦酒一升，水七升，相和，煮取三升，温服一升。当心烦，服至六七日乃解。若心烦不止者，以苦酒阻故也。

猪苓汤

【组成】 猪苓去皮 茯苓 泽泻 阿胶 滑石碎各一两（各3g）

【用法】 上五味，以水四升，先煮四味，取二升，去滓。内阿胶烊消。温服七升。日三服。

猪苓散

【组成】 猪苓 茯苓 白术各等分

【用法】 上三味，杵为散，饮服方寸匕，日三服。

猪肤汤

【组成】 猪肤一斤（48g）

【用法】 上一味，以水一斗，煮取五升，去滓。加白蜜一升，白粉五合，熬香，和令相得，温分六服。

猪胆汁方

【组成】 猪胆一枚

【用法】 又大猪胆汁一枚，泻汁，和少许法醋，以灌谷道内，如一食顷，当大便出宿食恶物，甚效。

猪膏发煎

【组成】 猪膏半斤（24g） 乱发如鸡子大，三枚（10g）
【用法】 上二味，和膏中煎之，发消药成。分再服。病从小便出。

排脓汤

【组成】 甘草二两（6g） 桔梗三两（9g） 生姜一两（3g） 大枣十枚
【用法】 上四味，以水三升，煮取一升。温服五合。日再服。

排脓散

【组成】 枳实十六枚（16g） 芍药六分（18g） 桔梗二分（6g）
【用法】 上三味，杵为散，取鸡子黄一枚，以药散与鸡黄相等，揉和令相得，饮和服之，日一服。

旋覆花汤

【组成】 旋覆花三两（9g） 葱十四茎 新绛少许（6g）（编者注：按陶弘景释新绛为茜草。）
【用法】 上三味，以水三升，煮取一升。顿服之。

旋覆代赭汤

【组成】 旋覆花三两（9g） 代赭石一两（3g） 人参二两（6g） 生姜五两（15g） 甘草炙，三两（9g） 半夏洗，半升（12g） 大枣擘，十二枚
【用法】 上七味，以水一斗，煮取六升，去滓。再煎取三升。温服一升，日三服。

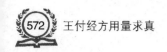

蛇床子散

【组成】 蛇床子仁

【用法】 上一味，末之，以白粉少许，和令相得，如枣大，绵裹内之，自然温。

麻黄汤

【组成】 麻黄去节，三两（9g） 桂枝二两（6g） 杏仁去皮尖，七十个（12g） 甘草炙，一两（3g）

【用法】 上四味，以水九升，先煮麻黄减二升，去上沫，内诸药，煮取二升半，去滓。温服八合，覆取微似汗，不需啜粥，余如桂枝法将息。

麻黄加术汤

【组成】 麻黄去节，三两（9g） 桂枝去皮，二两（6g） 甘草炙，一两（3g） 杏仁去皮尖，七十个（12g） 白术四两（12g）

【用法】 上五味，以水九升，先煮麻黄，减二升，去上沫，内诸药，煮取二升半，去滓。温服八合，覆取微似汗。

麻黄连翘赤小豆汤

【组成】 麻黄去节，二两（6g） 连翘二两（6g） 杏仁去皮尖，四十个（7g） 赤小豆一升（24g） 大枣擘，十二枚 生梓白皮切，一升（24g） 生姜切，二两（6g） 甘草炙，二两（6g）

【用法】 上八味，以潦水一斗，先煮麻黄，再沸，去上沫，内煮药，煮取三升，去滓。分温三服，半日服尽。

麻黄附子细辛汤

【组成】 麻黄去节，二两（6g） 细辛二两（6g） 附子炮，去皮，破八片，一枚（5g）

【用法】 上三味，以水一斗，先煮麻黄，减二升，去上沫，内诸药，煮取三升，去滓。温服一升，日三服。

麻黄附子甘草汤（麻黄附子汤）

【组成】 麻黄去节，二两（6g） 甘草炙，二两（6g） 附子炮，去皮，破八片，一枚（5g）

【用法】 上三味，以水七升，先煮麻黄一两沸，去上沫，内诸药，煮取三升，去滓。温服一升，日三服。

麻黄杏仁石膏甘草汤（麻杏石甘汤）

【组成】 麻黄去节，四两（12g） 杏仁去皮尖，五十个（8.5g） 甘草炙，二两（6g） 石膏碎，绵裹，半斤（24g）

【用法】 上四味，以水七升，煮麻黄，减二升，去上沫，内诸药，煮取二升，去滓。温服一升。本云：黄耳杯。

麻黄杏仁薏苡甘草汤（麻杏薏甘汤）

【组成】 麻黄去节，汤泡，半两（1.5g） 杏仁去皮尖，炒，十个（1.8g） 薏苡仁半两（1.5g） 甘草炙，一两（3g）

【用法】 上锉，麻豆大，每服四钱匕，水盏半，煮八分，去滓。温服。有微汗，避风。

麻黄升麻汤

【组成】 麻黄去节，二两半（7.5g） 升麻一两一分（3.7g） 当归一两一分（3.7g） 知母十八铢（2.2g） 黄芩十八铢（2.2g） 葳蕤十八铢（2.2g） 芍药六铢（0.8g） 天门冬去心，六铢（0.8g） 桂枝去皮，六铢（0.8g） 茯苓六铢（0.8g） 甘草炙，六铢（0.8g） 石膏碎，绵裹，六铢（0.8g） 白术六铢（0.8g） 干姜六铢（0.8g）

【用法】 上十四味，以水一斗，先煮麻黄一两沸，去上沫，内诸药，煮取三升，去滓。分温三服。相去如炊三斗米顷，令尽，汗出愈。

麻子仁丸

【组成】 麻仁二升（48g） 芍药半斤（24g） 枳实炙，半斤（24g） 大黄去皮，一斤（48g） 厚朴炙，去皮，一尺（30g） 杏仁去皮尖，熬，别作脂，一升（24g）

【用法】 上六味，蜜和丸，如梧桐子大。饮服十丸，日三服，渐加，以知为度。

十二画

葛根汤

【组成】 葛根四两（12g） 麻黄去节，三两（9g） 桂枝去皮，二两（6g） 生姜切，三两（9g） 甘草炙，二两（6g） 芍药二两（6g） 大枣擘，十二枚

【用法】 上七味，以水一斗，先煮麻黄、葛根，减二升，去白沫，内诸药，煮取三升，去滓。温服一升，覆取微似汗，余如桂枝法将息及禁忌，诸汤皆仿此。

葛根加半夏汤

【组成】　葛根四两（12g）　麻黄去节，三两（9g）　甘草炙，二两（6g）　芍药二两（6g）　桂枝去皮，二两（6g）　生姜切，二两（6g）　半夏洗，半升（12g）　大枣擘，十二枚

【用法】　上八味，以水一斗，先煮葛根、麻黄，减二升，去白沫。内诸药，煮取三升，去滓。温服一升。覆取微似汗。

葛根芩连汤

【组成】　葛根半斤（24g）　甘草炙，二两（6g）　黄芩三两（9g）　黄连三两（9g）

【用法】　上四味，以水八升，先煮葛根，减二升，内诸药，煮取二升，去滓。分温再服。

温经汤

【组成】　吴茱萸三两（9g）　当归二两（6g）　川芎二两（6g）　芍药二两（6g）　人参二两（6g）　桂枝二两（6g）　阿胶二两（6g）　生姜二两（6g）　牡丹皮去心，二两（6g）　甘草二两（6g）　半夏半升（12g）　麦冬去心，一升（24g）

【用法】　上十二味，以水一斗，煮取三升，分温三服。亦主妇人少腹寒，久不受胎；兼取崩中去血，或月水来过多，及至期不来。

滑石代赭汤

【组成】　百合擘，七枚（14g）　滑石碎，绵裹，三两（9g）　代赭石碎，绵裹，如弹丸大一枚（15g）

【用法】　上先以水洗百合，渍一宿，当白沫出，去其水，更以泉水二升，

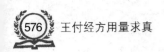

煎取一升，去滓。别以泉水二升煎滑石、代赭，取一升，去滓。后合和重煎，取一升五合，分温服。

滑石白鱼散

【组成】　滑石二分（6g）　乱发烧，二分（6g）　白鱼二分（6g）

【用法】　上三味，杵为散，饮服方寸匕，日三服。

硝石矾石散

【组成】　硝石　矾石烧，等分

【用法】　上二味，为散，以大麦粥汁和，服方寸匕，日三服。病随大小便去，小便正黄，大便正黑，是候也。

雄黄熏方

【组成】　雄黄二两（6g）（用量引自《经方辨治疑难杂病技巧》）

【用法】　上一味，为末，筒瓦二枚合之，烧，向肛熏之。

紫参汤

【组成】　紫参半斤（24g）　甘草三两（9g）

【用法】　上二味，以水五升，先煮紫参，取二升，内甘草，煮取一升半。分温三服。

越婢汤

【组成】　麻黄六两（18g）　石膏半斤（24g）　生姜三两（9g）　甘草二两（6g）　大枣十五枚

【用法】　上五味，以水六升，先煮麻黄，去上沫，内诸药，煮取三升，分温三服。恶风者加附子一枚，炮；风水加术四两。

越婢加术汤

【组成】　麻黄六两（18g）　　石膏半斤（24g）　　生姜三两（9g）　　大枣十五枚　甘草二两（6g）　　白术四两（12g）

【用法】　上六味，以水六升，先煮麻黄去沫，内诸药，煮取三升，分温三服。恶风加附子一枚，炮。

越婢加半夏汤

【组成】　麻黄六两（18g）　　石膏半斤（24g）　　生姜三两（9g）　　大枣十五枚　甘草二两（6g）　　半夏半升（12g）

【用法】　上六味，以水六升，先煮麻黄，去上沫，内诸药，煮取三升，分温三服。

葶苈大枣泻肺汤

【组成】　葶苈子熬令黄色，捣丸如弹子大，二十枚（10g）　　大枣十二枚（按：仲景方中大枣无剂量，本书引用剂量源于《千金要方》《外台秘要》。）

葶苈丸

【组成】葶苈子二斤（100g）（仲景原书无用量，乃编者所加。）

【用法】上一味，捣碎，以蜜为丸，共为二十丸，温服一丸，日分三服。（仲景原书无用法，乃编者所加。）

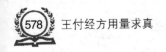

葵子茯苓丸

【组成】　葵子一斤（48g）　　茯苓三两（9g）

【用法】　上二味，杵为散，饮服方寸匕，日三服。小便利则愈。

十三画

蒲灰散

【组成】　蒲灰七分（21g）　　滑石三分（9g）

【用法】　上二味，杵为散，饮服方寸匕，日三服。

蜀漆散

【组成】　蜀漆洗，去腥　　云母烧二日夜　　龙骨等分

【用法】　上三味，杵为散，未发前以浆水服半钱。温疟加蜀漆半分，临发时，服一钱匕。

十四画

酸枣仁汤

【组成】　酸枣仁二升（48g）　　甘草一两（3g）　　知母二两（6g）　　茯苓二两（6g）　　川芎二两（6g）

【用法】　上五味，以水八升，煮酸枣仁，得六升，内诸药，煮取三升，分温三服。

蜘蛛散

【组成】　蜘蛛熬焦，十四枚　桂枝半两（1.5g）

【用法】　上二味，为散，取八分一匕，饮和服。日再服，蜜丸亦可。

蜜煎导

【组成】　食蜜七合（50mL）

【用法】　上一味，于铜器内，微火煎，当须凝如饴状，搅之勿令焦著，欲可丸，并手捻作梃，令头锐，大如指，长二寸许，当热时急作，冷则硬，以内谷道中，以手急抱，欲大便时乃去之。

十六画

薯蓣丸

【组成】　薯蓣三十分（90g）　当归　桂枝　曲　干地黄　豆黄卷各十分（各30g）　甘草二十八分（84g）　人参七分（21g）　川芎　芍药　白术　麦冬　杏仁各六分（各18g）　柴胡　桔梗　茯苓各五分（各15g）　阿胶七分（21g）　干姜三分（9g）　白蔹二分（6g）　防风六分（18g）　大枣百枚为膏

【用法】　上二十一味，末之，炼蜜为丸，如弹子大，空腹酒服一丸，一百丸为剂。

薏苡附子散

【组成】　薏苡仁十五两（45g）　大附子炮，十枚（80g）

【用法】　上二味，杵为散，服方寸匕，日三服。

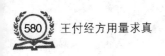

薏苡附子败酱散

【组成】　薏苡仁十分（30g）　附子二分（6g）　败酱五分（15g）
【用法】　上三味，杵为散，取方寸匕，以水二升，煎减半，顿服，小便当下。

橘皮汤

【组成】　橘皮四两（12g）　生姜半斤（24g）
【用法】　上二味，以水七升，煮取三升。温服一升，下咽即愈。

橘枳姜汤

【组成】　橘皮一斤（48g）　枳实三两（9g）　生姜半斤（24g）
【用法】　上三味，以水五升，煮取二升。分温三服。

橘皮竹茹汤

【组成】　橘皮二升（48g）　竹茹二升（48g）　大枣三十枚　人参一两（3g）　生姜半斤（24g）　甘草五两（15g）
【用法】　上六味，以水一斗，煮取三升。温服一升，日三服。

十八画

藜芦甘草汤

【组成】　藜芦一两（3g）　甘草二两（6g）
【用法】　以水二升，煮取一升五合，分二服，温服之（仲景原方无用量及用法，此为笔者所加）。

十九画

鳖甲煎丸

【组成】 鳖甲炙,十二分（36g） 乌扇烧,三分（9g） 黄芩三分（9g） 柴胡六分（18g） 鼠妇熬,三分（9g） 干姜三分（9g） 大黄三分（9g） 芍药五分（15g） 桂枝三分（9g） 葶苈熬,一分（3g） 石韦去毛,三分（9g） 厚朴三分（9g） 牡丹去心,五分（15g） 瞿麦二分（6g） 紫葳三分（9g） 半夏一分（3g） 人参一分（3g） 䗪虫熬,五分（15g） 阿胶炙,三分（9g） 蜂窝炙,四分（12g） 赤硝十二分（36g） 蜣螂熬,二分（6g） 桃仁二分（6g）

【用法】 上二十三味,为末。取煅灶下灰一斗,清酒一斛五斗,浸灰,候酒尽一半,着鳖甲于中,煮令泛烂如胶漆,绞取汁,内诸药,煎如丸,如梧子大,空心服七丸。日三服。